本书的出版得到了上海市会计学会的学术支持

上海市会计学会科研课题系列丛书

公立医院财务管控理论与实践
——上海的探索

刘雅娟 陈志军 何堃 李雪辉 周海平 等／编著

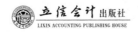
立信会计出版社
LIXIN ACCOUNTING PUBLISHING HOUSE

图书在版编目(CIP)数据

公立医院财务管控理论与实践：上海的探索 / 刘雅
娟等编著. —上海：立信会计出版社，2021.8(2023.3 重印)
ISBN 978 - 7 - 5429 - 6721 - 3

Ⅰ. ①公… Ⅱ. ①刘… Ⅲ. ①医院—财务管理—研究
—上海 Ⅳ. ①R197.322

中国版本图书馆 CIP 数据核字(2021)第 168246 号

策划编辑　　孙　勇
责任编辑　　孙　勇
封面设计　　南房间

公立医院财务管控理论与实践——上海的探索
GONGLI YIYUAN CAIWU GUANKONG LILUN YU SHIJIAN SHANGHAI DE TANSUO

出版发行	立信会计出版社	
地　　址	上海市中山西路 2230 号	邮政编码　200235
电　　话	(021)64411389	传　　真　(021)64411325
网　　址	www.lixinaph.com	电子邮箱　lixinaph2019@126.com
网上书店	http://lixin.jd.com	http://lxkjcbs.tmall.com
经　　销	各地新华书店	

印　　刷	江苏凤凰数码印务有限公司	
开　　本	787 毫米×1092 毫米	1/16
印　　张	28.25	插　　页　1
字　　数	670 千字	
版　　次	2021 年 8 月第 1 版	
印　　次	2023 年 3 月第 2 次	
书　　号	ISBN 978 - 7 - 5429 - 6721 - 3/R	
定　　价	99.00 元	

总　序

　　上海市会计学会(以下简称学会)成立于改革开放之初的1979年,迄今已逾42年。

　　自成立以来,学会始终将推动会计科研、培养会计科研队伍作为重点工作。学会每年发布课题研究公告,组织专家评选立项,并通过不断改进课题评价与管理办法,加强跟踪管理、完善激励机制,从而在国际会计研究、会计信息化与智能化、管理会计等领域取得了一系列科研成果,培养了一批具备一定理论水平与实务经验的中青年会计才俊。

　　学会支持的课题研究内容丰富,既有对企业会计准则、政府会计准则等财务会计领域的研究,也有对内部控制、管理会计、会计信息化等领域的研究,但更多的课题属于跨领域的综合性研究。特别是进入21世纪以后,随着会计国际趋同步伐的不断加快、信息化与智能化对传统会计理论和会计实务影响的逐步深入,传统的会计组织方式、信息处理手段等面临越来越大的挑战,学会也及时调整课题方向,特别突出业财融合,更加重视信息技术、大数据处理技术以及流程自动化(RPA)等对财务会计、管理会计、财务管理和内部控制的影响,力图通过课题研究,以解剖麻雀的方式,以点带面地推动和引领先进会计技术在更多企事业单位的迭代与进化。

　　课题管理与制度建设是保障课题研究质量的基础。近年来,上海市会计学会学术委员会狠抓课题质量建设,严格全过程管理,强化过程跟踪,坚持实施评审答辩和问询整改机制,课题质量不断提高,公开发表和公开交流的课题研究成果逐年增加。

　　学会学术委员会是保障课题质量的学术支撑,在课题管理各环节起着指导、把关和提升的作用。学术委员会由来自理论界和实务界的专家学者组成,他们坚实的理论素养和丰富的实务经验,在校准课题研究方向、优化研究报告等方面,都起到重要作用。

　　课题研究不是为了研究而研究,而是为了交流、传播和共享,以便共同提高、共同进步。为此,我们特精选部分优秀课题研究成果,首次以"上海市会计学会科研课题系列丛书"的形式,由立信会计出版社陆续公开出版。本套丛书的每一本均力求围绕一个主题展开,更加方便读者的阅读与研究。

　　学术研究是学会的根基,学术研究水平高低从根本上体现了学会的办会水平。上海市会计学会将一如既往地重视和支持创新会计实务、总结优秀会计实践的研究课题,力争多出成果、多出精品,努力为新时代中国会计事业作出新的更大贡献;也期望上海会计学术界和实务界有志之士,积极投身和参与上海市会计学会的课题研究,不断提高上海市会计学会的研究水平和课题研究质量。

上海市会计学会会长

上海国家会计学院原院长　　夏大慰

2021年8月

序　言

医疗卫生事业直接关系到人民群众的身心健康和生老病死,与人民群众的切身利益密切相关。医院作为医疗卫生事业的重要组成部分,其运行情况一直受到整个社会的高度关注。新一轮医改以来,上海市公立医院遵循国家医改的原则,针对"看病难、看病贵"等问题,率先全面深入分析医院收入、成本数据,优化医疗资源配置与强化绩效管理,推动支付方式与票据无纸化改革,升级信息系统与完善内部控制,推进现代医院管理体系建设,切实提升了运行的效率与效果。本书是近年来上海市公立医院财会人员对医院财务管控进行积极探索所取得的理论与实践的重要成果,也是上海市会计学会组织开展的学术研究与交流成果的重要组成部分。

本书的内容由专题研究报告与专题论文两部分组成。其中,专题研究报告来源于上海市会计学会公开招标并立项的研究课题,专题论文来源于上海市会计学会会刊《新会计》杂志公开发表的论文。

专题研究报告部分展现的是医院成本管理、运行评价、内部控制以及财务信息化等四个方面的研究成果。"看病贵"问题与医院的收费直接相关,而医院收费的重要依据是成本,医院成本核算及其管控也就成了缓解"看病贵"问题的关键。新华医院总会计师刘雅娟正高级会计师主持的课题,研究了公立医院成本管理的策略问题,探索了在补偿机制改革背景下如何通过合适的策略来强化医院的成本管理,以达到最终有效控制医院成本的目的;华山医院总会计师周海平正高级会计师主持的课题,研究了公立医院的成本核算模式问题,探索通过应用作业成本法构建新的医院成本核算模式,以达到准确核算医院成本的目的;新华医院刘雅娟主持研究的另一项课题,研究了病种成本的核算问题,探索支付方式改革背景下医疗行业如何通过构建病种成本核算体系以提供各病种治疗成本信息,达到揭示各病种实际治疗成本的目的。"看病难"问题与医院的运行效率有关,缓解"看病难"问题的关键在于提升医院的运行效率,瑞金医院财务处处长李雪辉正高级会计师主持的课题,研究了公立医院经济运行的评价问题,探索基于业财融合的理念构建综合评价指标体系,对公立医院的经济运行进行全面客观的评价,以达到促进公立医院提高运行效率的目的。医院作为特殊的事业单位,医院反腐倡廉的成效与其是否具有完善的内部控制机制直接相关,上海儿童医学中心总会计师陈志军正高级会计师主持的课题,研究了公立医院内部控制的评价问题,探索构建内部控制评价指标体系,达到强化医院内部控制的目的。无论是医院的成本核算与管理,还是医院的运行效率与内部控制的有效性,都将取决于医院的信息化建设水平,上海市第九人民医院总会计师何堃正高级会计师主持的课题,研究了公立医院财务信息系统的优化问题,探索基于新政府会计制度的实施进行医院财务信息系统的全面优化,以达到有效进行财务管控的目的。

专题论文部分展现的是上海市各类公立医院财会人员在管理会计创新与应用、会计核算与成本管理、内部控制与绩效评价以及信息化与移动支付等方面取得的研究成果。

上海市各类公立医院的财会人员根据国家财务与会计制度的变化、新医改的要求、"大智移云物区"带来的新一轮科技革命，紧密结合公立医院的运行与管理变革需求，对管理会计在公立医院的运用、全面预算管理的实施与优化、成本的多维度核算与精细化管理、绩效评估与考核、内部控制体系建设与内部审计制度完善、"大智移云物区"技术下的信息化建设以及移动支付的实施等方面公立医院管理的现实问题提出了具有前瞻战略视野的新观点，提供了具有现实价值与可推广的成功经验。

上海市会计学会长期倡导并大力支持对具有重大现实意义的课题进行研究，尤其鼓励原创性研究。课题研究不仅能够切实解决国家与上海市经济社会发展中的重大财务与会计问题，而且能够有效促进高端财务与会计人才的培养。本书的研究成果不仅展现了上海市公立医院财会人员为提高医院运行的效率与效果对财务管控进行探索所提供的上海案例与经验，而且展现了上海公立医院财会人员整体的专业能力与业务素质。

上海市会计学会组织开展的课题研究及其会刊《新会计》的编辑出版离不开学会领导的支持与指导，特别是学会学术委员会在其中发挥了重要的作用。在本书付印之际，向学会领导以及各位学术委员会委员（上海财经大学潘飞教授、上海市财政局乔元芳高级会计师、同济大学白云霞教授、上海对外经济贸易大学李婉丽教授、上海国家会计学院李颖琦教授、上海财经大学李增泉教授、上海海事大学张川教授、上海交通大学张天西教授、华东理工大学张爱民教授、上海证券交易所林勇峰博士、华东理工大学胡仁昱教授、上海交通大学夏立军教授）表示由衷的感谢！此外，还要感谢学会秘书处工作人员为课题研究的组织管理所做的大量联络与沟通工作。

进一步缓解"看病难、看病贵"问题，深入推进医疗、医保、医药"三医"联动改革，聚焦广大人民群众期盼持续推进的医改，使广大人民群众享有更便捷更优质的医疗服务，特别是有效应对席卷全球的新冠疫情，仍需上海公立医院财会人员持续地思考、探索与实践。期待上海市公立医院的财会人员有更富内涵的研究成果、更高质量的上海案例问世！

上海市会计学会副会长兼学术委员会主任

《新会计》主编 邵瑞庆

2021 年 8 月

目　录

上篇　专题研究报告

下篇　专题论文

专题一　管理会计创新与应用

专题二　会计核算与成本管理

专题三　内部控制与绩效评价

专题四　信息化与移动支付

上篇

专题研究报告

专题研究报告一

基于作业成本法的公立医院成本核算应用研究

周海平 等

本专题研究报告为上海市会计学会 2015 年重点科研课题研究成果,也是课题组成员多年研究成果的总结,课题依托单位为上海交通大学医学院附属仁济医院,课题负责人周海平现任职复旦大学附属华山医院,本书出版时课题负责人对研究成果作了修订。

课题组成员
课题负责人:
    上海交通大学医学院附属仁济医院　周海平
课题组其他成员:

上海交通大学医学院附属仁济医院	高一红	陈珏燕	陈宇峰	马伊芳
	陈　希	周　皎	戎　莉	张英华
	杨　坚	王　斌		
上海市卫生和健康发展研究中心	金春林	彭　颖		
青浦区财政局	马　鸣	朱　英		
青浦区财政会计学会	戴再根	徐　真		
上海国家会计学院	朱　丹	黄宁宁	邓　娴	姜　宁

第一章 绪 论

第一节 研究背景与意义

一、研究背景

医药卫生体制改革对公立医院建立现代医院管理制度、强化医院精细化管理提出了新的要求。医院成本核算制度是医院财务管理制度中最基本和最重要的内容之一。

(一)医药卫生体制改革的宏观背景

公立医院加强成本核算和成本管理是医药卫生体制改革的宏观要求。

2012年国务院办公厅印发《关于县级公立医院综合改革试点的意见》,要求改革以药补医机制,鼓励探索医药分开的多种形式;加强医院财务会计管理,强化成本核算与控制,探索实行总会计师制度。

2013年11月12日中共十八届三中全会通过的《中共中央关于全面深化改革若干重大问题的决定》,明确提出取消以药补医,理顺医药价格,建立科学补偿机制。

2015年国务院办公厅印发《关于城市公立医院综合改革试点的指导意见》,明确提出:"破除公立医院逐利机制,落实政府的领导责任、保障责任、管理责任、监督责任,充分发挥市场机制作用,建立起维护公益性、调动积极性、保障可持续的运行新机制;构建起布局合理、分工协作的医疗服务体系和分级诊疗就医格局,有效缓解群众看病难、看病贵问题。"

医药卫生体制改革的不断推进对公立医院提出了更高的要求,即公立医院应建立现代医院管理制度,强化精细化管理;加强医院财务会计管理,强化成本核算与控制;三级公立医院还应落实总会计师制度。同时,医药卫生体制改革要求将公立医院补偿由服务收费、药品加成收入和财政补助三个渠道改为服务收费和财政补助两个渠道;深化医保支付方式改革,建立以按病种付费为主,按人头付费、按服务单元付费为辅的复合型付费方式,逐步减少按项目付费方式;鼓励推行按疾病诊断相关分组(DRGs)付费方式。

公立医院是医药卫生体制改革的重要环节之一,面对医药卫生体制改革的宏观背景,公立医院需要建立健全现代医院管理制度,提高医院精细化管理水平,提高医院财务管理的精细化程度。这对公立医院的财务管理以及成本核算和成本管理,提出了更高的要求。

(二)公立医院提升管理水平的微观背景

公立医院加强成本核算和成本管理也是公立医院发展的内在要求。

随着我国公立医院的不断发展,面对医院的规模化、集团化和多院区管理的客观现实,公立医院需要不断提高财务管理的精细化水平。成本核算和成本管理是公立医院财务管理的重要组成部分,也是公立医院提高管理能力、加强经济管理的重要抓手。因此,加强成本核算和成本管理是医院发展的内生动力和必然要求。

一方面,随着"药品零加成"和"耗材零差率"政策的推进,医院面临着巨大的运行压力,降本降耗成为医院管理的一个重要工作目标,这客观上对医院加强成本核算工作提出了要求;另一方面,即将进行的按病种付费、按人头付费和按服务单元付费等医保支付方式的变革也将促使医院加强成本核算和成本管理。除此之外,随着公立医院诊疗能力的提升、医院规模的扩大以及医院多院区诊疗模式的推进,提高成本核算的精度和强化成本管理是医院发展的必然要求。

总之,宏观医药卫生体制改革是推动医院精细化管理的外部动力,医院的发展是推动医院精细化管理的内部动力。成本核算和成本管理逐渐成为医院提高运营管理能力的有效抓手。

本研究系统梳理公立医院成本核算的发展历程和现状,研究作业成本法在医疗服务项目成本核算中的应用,总结医院成本核算以及作业成本法在应用中存在的问题,提出解决路径和方案,为提高医院精细化管理水平、加强医院成本核算与成本管理、服务国家医药卫生体制改革做出努力。

二、研究意义

本研究结合研究依托单位、研究参与单位以及主要研究人员在医院成本核算与成本管理、作业成本法理论研究与应用等方面的经验,总结作业成本法在医院医疗服务项目成本核算中的应用及推进过程,提出公立医院深化、细化成本核算与成本管理的途径。本研究具有以下几个方面的研究意义。

(一)对医院成本核算与成本管理的意义

随着现代医院管理体制改革的不断推进,医院提高精细化管理能力成为外部监管的重要要求,如何提高医院成本管理能力和水平是医院管理人员尤其是医院财务管理人员必须面对的重要问题之一。

医院成本核算是医院成本管理的基础,加强公立医院成本核算的相关性、可比性、准确性、及时性,在公立医院逐渐细化科室成本核算,推进项目成本核算和病种成本核算的今天,显得尤为重要。如何通过探讨和总结医院成本核算的特点、重点与难点,探索医院成本核算的路径,提高医院成本核算质量和工作效率,进而提高医院成本管理水平并以此带动医院财务管理、经济运行管理和整体管理能力的提升,成为公立医院面临的重要问题之一。

探索在医院成本核算中推进作业成本法的应用,总结作业成本法推进的步骤、过程、技术路线及实施方案,总结公立医院在应用作业成本法中所碰到的问题并提出改进建议,提高成本核算的工作效率,对今天的公立医院尤为具有实践意义。

本研究通过系统梳理相关理论和相关研究文献,为医院成本核算和成本管理工作推进提供理论支撑;通过深入思考并总结在公立医院成本核算过程中推进作业成本法的步骤,总结现阶段公立医院推进精细化成本核算所面临的问题,并基于对这些问题的分析,提出改进方法和举措;通过总结公立医院成本核算工作中应用作业成本法的步骤,帮助公立医院提升成本核算与成本管理水平,为医院管理者、总会计师、财务管理人员提供经验和借鉴。

(二)对相关管理部门的意义

公立医院是由我国政府(国有资本)出资建设的,是人民群众看病就医的主要场所,是承担我国医疗救治任务的重要力量。

本研究结合作业成本法在公立医院推进过程中的医疗服务项目成本数据核算结果，分析医疗服务项目成本构成情况，并提出管理医院的相关建议。本研究所提出的建议涉及医院成本核算制度改进、公立医院财政补偿政策、医疗服务项目定价等。这些建议均基于研究过程中对数据的核算和对核算结果的分析以及相应的思考，期望这些建议能够在调动公立医院管理积极性、破除公立医院逐利机制、落实政府保障责任、建立可持续的财政补偿政策、建立动态的医疗服务项目价格调整机制等方面对公立医院改革有所助益。

（三）对社会的意义

本研究通过对公立医院应用作业成本法的过程及相应核算结果的分析发现，存在医疗服务项目收费标准不抵医疗服务项目成本的现象，并且该现象具有一定的普遍性；通过病种收费和病种成本比较反映出收费不抵成本。通过对核算结果的分析，我们可以发现，在公立医院现行定价体系下，公立医院提供诊疗服务所消耗的成本高于所能够收到的医疗服务收费[①]。人民群众所反映的"看病难""看病贵"问题体现在承担医疗救助的诊疗环节，尤其突出体现在医疗救助能力强、疑难杂症较多、疾病较为复杂、患者集聚多的大型综合性公立医院。但"看病难""看病贵"问题的根源并不完全在公立医院，问题的解决需要靠全社会各方面的共同努力。

第二节　研究思路与方法

一、研究思路

首先，本研究通过对我国当前医药卫生体制改革宏观背景的分析，总结公立医院运营中面临的外部压力；通过对医院迅速发展现状下运营状况的分析，总结医院运营中面临的内部压力。由此可见，深化、细化成本核算，加强成本管理是医院适应外部压力和内部压力应采取的必要措施。

其次，本研究通过对国内外成本核算相关理论的研究，梳理和总结医院成本核算和作业成本法应用的相关理论基础、核算原理以及在公立医院的应用情况；通过对我国公立医院成本核算现状的研究，总结我国公立医院成本核算的发展阶段、规范要求和核算现状。

再次，本研究通过对本研究的依托单位基于作业成本法的医院成本核算实践的研究，总结作业成本法在公立医院成本核算中的推进过程、存在问题、解决路径和应用建议。

最后，本研究提出医院成本核算制度修订建议以及医院补偿机制建设的相关政策建议。

二、研究方法

本研究采用文献研究法、调查研究法、案例研究法和专家访谈法等研究方法。

（一）文献研究法

本研究归纳总结作业成本法基本理论及其发展，在此基础上对国内外关于医院成本

---

① 该现象为本研究开展期间（2015 年左右）的状况，现阶段该状况有所缓解。

核算相关理论、制度和成本管理发展阶段的文献进行分析,系统梳理国外医院成本核算的发展历程、我国医院成本核算的发展历程、我国医院成本核算的现行办法及制度要求等。

(二)调查研究法

本研究的参与单位上海市卫生和健康发展研究中心及研究成员通过调查研究,对公立医院成本核算现状、管理部门、信息系统、数据与报表、困难与建议五个方面进行了调查研究。

(三)案例研究法

本研究在研究作业成本法相关理论和医院成本管理文献的基础上,结合研究依托单位近年来推动作业成本法应用的实践情况进行深入分析,从作业成本法开展情况、推进步骤、实施总结、存在问题及解决建议几个方面进行案例研究。

(四)专家访谈法

本研究的研究成员采用专家访谈法,通过走访公立医院院长、总会计师、财务科室负责人和业务骨干,以及公立医院相关的财务管理、卫生经济、卫生管理领域的专家学者,着重针对公立医院成本核算现状,成本核算方法,目前存在问题及未来发展方向,作业成本法的推进步骤、方法、困难和经验等方面进行访谈,对行业领域专家的意见和建议进行梳理总结。

第三节 研究内容与主要创新

一、研究内容

本研究的主要内容包括以下四个方面。

(一)理论基础与文献研究

在研究过程中,本研究对成本管理基本理论、成本管理的发展阶段、作业成本法相关理论进行梳理,明确本研究相关的概念、内涵;通过文献研究梳理国内外医院成本核算历史沿革、我国现行公立医院成本核算的规范要求以及医院成本核算应该遵循的原则和方法。本研究通过文献研究,系统梳理我国公立医院成本核算现状及作业成本法应用的过程,总结现有医院成本核算办法存在的问题与不足并提出改进建议,为医院精细化成本核算工作提供理论基础。

(二)我国公立医院成本核算现状研究

本研究系统梳理了公立医院成本核算的各类规范要求及成本核算实务的演进。同时,本研究借助研究参与单位上海市卫生和健康发展研究中心前期对上海市公立医院成本核算的调查研究结果,通过对调查研究结果的分析,明确目前我国公立医院成本核算所处的阶段、所面临的工作任务挑战以及未来的发展方向。

(三)基于作业成本法的公立医院成本核算应用研究

本研究基于研究依托单位连续两个年度在医院全部医疗服务项目应用作业成本法的实践,研究作业成本法下医疗服务项目成本核算中的成本归集、作业划分、核算路径、核算结果和核算结果分析与应用。

同时,本研究参与单位上海国家会计学院基于管理责任划分的作业库,对J手术项目的成本基于作业成本法的核算结果进行分析,提出作业成本法改进建议。

除此之外,本研究探索基于临床路径的医疗服务项目叠加法成本核算,提出病种成本核算的概念、核算原理、核算范围、核算方法及开展病种成本核算的意义;通过案例分析提出作业成本法下病种成本核算的路径、步骤,总结核算中发现的问题并提出改进对策,为病种成本核算提供探索。

(四)我国公立医院成本核算问题及对策研究

本研究通过对研究依托单位应用作业成本法的实践进行深入研究,总结我国公立医院现行成本核算存在的问题、会计核算基础工作方面存在的问题、财务管理信息系统建设问题以及成本核算结果应用问题,并提出相关改进建议。

二、主要结论

本研究主要结论有以下三个方面。

(一)公立医院成本核算应贯彻权责发生制原则

公立医院成本核算应该贯彻权责发生制原则,在进行科室成本核算时,应取消管理费用一级分摊;贯彻配比原则,按照"谁受益、谁负担"的原则归集、分配各项成本费用,使各科室的收入与成本费用相配比。公立医院应推进科室成本核算的精细化,合理保证医院科室成本核算数据的准确性。

(二)公立医院应不断推进"业财融合"的财务管理信息系统建设

公立医院应持续不断进行业务系统与财务系统的融合,建立互联互通的集财务核算与成本核算于一体的财务管理信息系统。在财务管理信息系统中,实现科室成本核算、项目成本核算、病种成本核算等成本核算模块与通用财务核算模块的融合,使成本核算一体化、自动化,建设一次核算便能产生包括成本信息在内的全部财务信息的财务管理信息系统,提高成本核算的工作效率和成本核算结果的准确性、可靠性和及时性。

(三)作业成本法是医院成本核算的有效方法之一

医疗服务项目成本核算是医院成本核算最基础的业务单元,医院应持续推进医疗服务项目成本核算,并在此基础上进行病种成本、床日成本以及其他成本核算对象的成本核算工作。作业成本法是医院成本核算中一种有效的成本核算方法。在作业成本法推进过程中,公立医院应持续改进、深化、细化相关工作,包括更加精确地划分作业、科学地建设作业库、匹配成本信息基础数据等。

三、主要政策建议

(一)明确政府保障责任的政策建议

我国公立医院是政府出资举办的提供医疗服务的主体,也是人民群众看病就医的主要场所。

本研究通过对公立医院作业成本法应用实践所产生数据的分析表明,公立医院目前的医疗服务项目收费价格低于所发生的实际成本,并且该情况具有一定的普遍性。维护公立医院的公益性不仅是公立医院的责任,也是全社会的责任,我国需要建立维护公立医院公益性的政府保障制度体系。

本研究从医疗服务供方角度进行客观分析,提出明确政府保障责任的政策建议,建议主管财政部门逐渐建立科学的财政补偿制度,确定财政补偿范围和标准,通过政府保障责任的落实,找到"看病难"和"看病贵"问题的根源,促进公立医院更好地满足人民群众看病就医的需求。

(二)充分发挥市场机制作用的政策建议

目前,在公立医院运营过程中,医疗服务项目收费不能充分弥补医疗服务项目成本的现象存在且比较普遍,尤其是手术类、护理类、操作类等以医护人员劳务成本为主要成本构成的医疗服务项目,其医疗服务收费和医疗服务成本倒挂现象比较突出。该状况导致收入与成本存在严重倒挂的医疗服务项目的成本压力无法通过实施成本管理降低,虽然医院厉行节约,但医疗服务项目收费仍无法弥补项目成本。

医疗服务项目收费能够弥补项目成本是保障医院运行的基本要求,是医院可持续健康发展的必要条件,也是破除医院逐利机制的重要保障。本研究建议建立医疗服务项目收费标准动态调整机制,充分考虑必需的医疗服务项目成本补偿,尤其是对依赖医生劳动和医疗技术、体现医生劳动价值的高风险医疗服务项目,以及康复、护理等专业要求高、人力成本耗费大、长期以来定价过低的医疗服务项目,应予以倾斜。只有建立合理的医疗收费补偿机制,才能从根本上破除医院逐利机制、维护公立医院公益性,促进医疗事业健康可持续发展。

(三)落实政府管理责任和监督责任的政策建议

本研究通过对公立医院应用作业成本法实践过程的研究,分析总结医院财务管理和成本核算中存在的问题,提出政府管理部门应充分落实政府管理责任和监督责任的政策建议。

本研究从医疗服务供方角度进行客观分析,提出在医疗行为管理、诊疗规范制定和发布以及医院运行管理中的管理与监督重点,有利于政府管理责任和监督责任的落实,有利于提高公立医院诊疗水平和管理积极性,杜绝管理中的浪费现象,提高管理效率,促进公立医院更好地满足人民群众看病就医的需求。

四、主要创新

本研究对研究依托单位应用作业成本法的实践过程进行分析,主要创新在于以下几个方面。

(一)研究对象及范围具有一定创新性

本研究的研究对象是两所相互关联的医院,研究范围是两所医院开展的全部医疗服务项目,研究跨度是两个完整的会计年度,研究基于该两所医院、两个年度的全部医疗服务项目成本核算数据,区别于以往研究只对一家医院的某一科室、某一项目的作业成本法应用进行研究。因此,本研究的研究对象及范围具有一定的创新性。

(二)对改进公立医院成本核算制度的建议具有创新性

本研究结合对研究依托单位内部全面开展作业成本法所遇到的问题的深入思考,对现行公立医院成本核算制度所存在的问题进行研究,提出的"区分成本和费用概念""取消管理费用一级分摊"等成本核算建议具有创新性。

(三)关于落实政府责任的政策建议具有创新性

本研究基于作业成本法在公立医院成本核算应用中的结果,结合国家公立医院改革要求,提出的落实政府作为公立医院投资主体的管理责任和监督责任的政策建议,以及充分发挥市场机制作用的政策建议,是基于医疗服务供方的成本核算和医院管理的经济视角,该经济视角的基础是研究取得的数据结果,该经济视角及政策建议较新颖。

五、研究不足及未来研究方向

(一) 研究不足

本研究尽管基于作业成本法在公立医院成本核算应用中的真实核算结果,但也存在一定的不足,主要体现在两个方面。

1. 成本核算数据的准确性仍存在不足

本研究基于作业成本法在两所医院、两个年度的全部医疗服务项目的应用结果进行,而该两所医院作业成本法的应用只是基于本研究参与人员前期对医院各科室的调研结果,由于政策环境与医院运行处在不断变化中,数据来源和核算基础均在细化过程中,数据的准确性尚待提高。

2. 公立医院作业成本法应用仍不完善

尽管本研究基于连续两个年度、两所医院的作业成本法应用的实践过程进行研究,但医院对作业划分与作业库的固化尚处于尝试阶段,作业成本法应用尚需磨合和细化,在实践中应继续深化和细化相关标准过程和步骤。

(二) 未来研究方向

尽管作业成本法在公立医院成本核算中的应用尚存这样或那样的问题,但成本核算的精细化是公立医院提升财务管理水平的必然趋势。在医药卫生体制改革的宏观背景下,医院财务管理工作者需要持续不断推进成本核算精细化工作。本研究的主要研究人员未来还会在公立医院财务管理、成本核算、作业成本相关信息系统建设、业财融合的财务管理信息系统推进等方面进行深入研究。

第二章 文献综述

第一节 理论基础

一、成本管理基本理论

(一)成本管理的基本概念

成本管理就是运用管理学的理论和方法,对企业资源的耗费和使用进行预算和控制的理论、程序和方法的总称。

成本管理的基础是成本会计核算形成的相关结果。

成本会计对单位产品生产、服务提供过程中的成本耗费进行预测、决策、控制、核算、分析和考核的会计,是现代会计的一个重要分支。

(二)成本管理的发展阶段

有研究认为,长期以来伴随着经济的发展,成本管理经历了以下三个主要发展阶段。

1. 成本核算的初步形成阶段

1750年,英国人詹姆斯·多德森(James Doam)为他的亚麻制袜厂设计了备货、纺麻、漂白、染色、织袜、整理等步骤,最后计算出每双棕色长袜的成本,初步形成了分步成本计算法的模式。

1889年,英国会计师G.P.诺顿在《纺织工业簿记》(*Textile - Manufactures Book Keeping*)一书中,主张将成本分为制造成本和间接费用两大部分,对制造成本按产品进行分配,将间接费用直接转到损益账户中,设计出了制造成本法的模式。

该阶段形成的成本管理思想主要体现在对产品成本的事后核算以及将产品成本与实际发生的成本进行比较,这些成本分类核算的方法是今天的成本核算方法的早期萌芽。

2. 成本管理的迅速发展阶段

1911年,美国工程师弗雷德里克·温斯洛·泰勒出版了《科学管理原理》一书,将科学引进了管理领域,提出了"以计件工资和标准化工作原理来控制工人生产效率"的思想。随后,"标准成本""差异分析"和"预算控制"等成本核算技术方法应运而生。

1947年,美国通用电气公司工程师麦尔斯(Miles)首次提出"价值工程"(Value Engineering)的概念,指出在新产品设计时就应该考虑成本因素,以最少的成本获得最大的产品功能。

1952年,美国会计学家希琴斯(J. A. Higgins)提出"责任成本会计"的概念,提倡根据成本是否可控,将各成本责任单位发生的成本区分为可控成本与不可控成本,并仅将可控成本作为成本核算的主要内容,以明确成本责任,使成本控制更为有效。责任成本会计旨在通过调动各级成本管理部门控制成本的积极性,达到控制成本的目的。

3. 战略成本管理阶段

战略成本管理主要从战略角度研究发生成本的各个环节,从而进一步找出降低成本的途径。战略成本管理强调成本管理要从成本发生的源头入手,采取与企业战略、发展阶段相适应的成本控制措施。

(三) 成本会计的主要内容

1. 固定成本和变动成本

根据产品成本与业务量的关系(成本习性),我们可以将成本划分为固定成本和变动成本。

固定成本是指成本总额在一定时期和一定业务量范围内,不受业务量增减变动影响而保持不变的成本。

变动成本是指成本总额随着业务量的增减变化而呈正比例增减变化的成本。

需要注意的是,成本习性是建立在"相关范围"内的,在"相关范围"之外,成本习性会发生变化。

2. 直接成本和间接成本

根据成本费用与产品生产或劳务提供的关系我们可以将成本费用划分为直接成本和间接成本。

直接成本的发生与特定的产品或劳务有直接的关联关系。通常为变动成本,但也可能是固定成本。

间接成本的发生与多种产品或劳务有关联。会计人员对间接成本需要先进行归集,然后再按一定的标准分配到产品或劳务中。

3. 间接成本的分摊方法

间接成本的分摊方法是成本会计的重要组成部分。间接成本的分摊方法通常有两种:一种是基于产出结果,依据产量、产值、重量等进行分摊;另一种是建立在成本消耗基础上,依据工时、工资、开机时间、材料消耗等进行分摊。为简化成本核算工作,我们也可以按照成本消耗定额进行分摊。

二、作业成本法相关理论

传统成本会计的成本习性划分是建立在"相关范围"的假设基础上的,其按产品成本与产品业务量的关系,将成本划分为变动成本和固定成本。从实际来看,有些成本费用从短期来看属于固定成本,而从长期来看,也会具有变动的属性,因而传统成本会计核算的准确性受到质疑。

1971年,美国会计学者斯托布斯博士出版了《作业成本计算和投入产出会计》,开创了基于作业成本法的成本管理新模式,也掀起了会计学者研究成本核算新方法的热潮。1998年,美国哈佛大学学者罗宾·库伯(Robin Cooper)和罗伯特·卡普兰(Robert Kaplan)率先把这种方法定义为作业成本法(Activity-Based Costing),简称ABC法。

作业成本法将成本划分为短期变动成本和长期变动成本。其中,随产品产量直接变动的是短期变动成本,如直接材料、直接人工。而制造费用则属于长期变动成本,它与企业的生产、管理、服务等部门的作业量有关,与产量变化没有关系。作业成本法的基本原理是"成本动因",即企业制造费用的发生是企业生产产品所必需的各种作业所驱动的,其发生多少与企业产品产量无关,而与驱动其发生的作业数量相关。作业成本法在间接费用的分摊上引入"作业"概念,通过作业动因和成本动因建立间接费用分配的双重标准,提高了成本核算的相关性和准确性。

制造费用中的短期变动成本随产量直接变动,其应该基于"数量相关成本动因",如直接人工工时、机器小时、直接人工成本、产量等进行分配。而制造费用中的长期变动成本,应该根据"作业相关成本动因"进行分配。

第二节 国内外文献综述

一、国外文献综述

(一)国外医疗服务成本核算相关文献研究

国外医疗服务成本核算的发展源于医疗服务成本管理的需求。1933 年,国际医院协会负责医院会计和财务的第四委员会建议医院实行分科核算,建立收支分户账,将资本收入和经营收入分开。此后,医院成本核算开始演进。

医疗服务成本核算的发展阶段和企业成本管理阶段基本相似,也可以分成三个阶段。

1. 医疗服务成本核算初步发展阶段

医疗服务成本核算起步较晚,初步形成阶段约在 20 世纪 50 年代至 20 世纪 90 年代。

最初,医疗服务成本核算在借鉴企业成本核算的基础上,形成了以数量为基础对间接成本采用阶梯分配法的一种核算模式。这可以看作是医疗服务成本核算的萌芽。

国际健保组织的 Macdonald 和 Reuter(1973)研究了以患者为单位计算医疗服务成本的方法。该研究以患者为成本核算单位,"自上而下"地计算医院的成本,以"生成能力"为分配成本的依据,对成本分配系数的设定进行了初步探索。

耶鲁大学卫生研究中心于 1976 年以住院患者疾病为分类基础,以患者病例组合为成本分类单位,定名疾病诊断相关组(Diagnosis Related Groups,DRGs),形成以疾病为单位核算医疗服务成本的方法,并将其作为支付医疗费用的参考。

Fetter 和 Thompson(1992)将 DRGs 方法在新泽西州医院进行了实践,产生了以 DRGs 为基础的预付费制度。从此,美国医院开始实行以 DRGs 为基础的预付费制度,并且面向所有的医疗保险患者,在此基础上逐步衍生出按病种付费的概念,英国、法国、德国等也在此基础上设计了适合本国国情的按病种付费方案。

2. 医疗服务成本核算迅速发展阶段

20 世纪 90 年代至 21 世纪初,随着作业成本法的提出,医院逐步开展作业成本法在医疗服务成本核算中的应用,医疗服务成本核算从理论探索向系统化的成本管理迅速发展,逐步形成了医疗服务成本核算与管理的成熟理论。

3. 医疗服务成本管理的战略化阶段

21 世纪以来,随着成本理论的发展逐渐聚焦于组织管理和战略管理会计,医院成本核算与成本管理由原来的强调作业层级控制升级为战略层次的成本管理。该阶段的成本管理通过采用标准成本制度,比较分析实际值与标准值的差异,进而监督医院的经营状况,并逐渐掌握医院经营成本的变化情况,以便科学编制预算、合理确定医疗服务价格。

(二)国外作业成本法相关文献研究

Helmi 和 Tanju(1991)将作业成本法引入医院的成本核算,提出医院采用作业成本法进行成本核算的五个步骤,认为作业成本法能够提高医院成本核算的准确性。

Chan(1993)将作业成本法运用到检验科的成本核算中,表明作业成本法相比传统成本核算能够更加准确地反映医疗服务成本耗费。他还提出在医疗服务成本核算时应充分考虑成本动因,并将作业成本法与单位服务标准成本资料、DRGs 标准结合。

Udpa 和 Sunee(1996)从划分作业中心、确定资源动因和成本动因等方面探讨了作业成本法在整个医院成本核算和管理中的优越性,首次将作业成本法和医疗服务相结合,将作业成本法在医院中的应用提升到理论高度。

Liberman 和 Rotarius(2005)运用作业成本法对医院的检验科和输血科所提供的各项医疗服务成本进行了成本核算,其结果证实传统成本核算的办法对医疗服务成本的核算不够准确。

二、国内文献研究

(一)医院成本核算相关文献研究

我国学者在医疗服务项目成本核算方面的研究也是一个逐渐发展的过程,总体来讲,对于医疗服务项目成本核算的方法主要有传统的实际成本法、作业成本法、成本当量(点数)法、成本比例系数法等。

刘兴柱和孟庆跃(1998)基于传统的成本核算方法,提出测算医疗服务项目成本可以采用工作量百分比、材料用量百分比、相对值单位等作为分摊系数,将医技和临床科室的成本分摊到各个项目中。

2001 年,《医疗服务项目成本分摊测算办法(试行)》提出可以使用成本当量(点数)核算医疗服务项目成本。

池文瑛(2013)认为医院成本的核算过程涵盖了医院的经营活动,应充分发挥医疗服务项目成本核算数据的作用,及时发现和解决医院成本管理过程中存在的问题,为政府部门制定科学、合理的医疗服务收费标准提供依据。

卢颖(2013)从医疗服务项目成本核算出发,研究了医疗服务项目成本核算的现状、存在的问题以及其对补偿公立医院的影响,对北京市基于医疗服务项目成本核算的公立医院补偿机制提出建议。

彭颖等(2015)对上海市公立医疗机构成本核算现状进行研究,提出开展医疗服务项目成本核算试点,形成医疗服务项目成本并对其监测的建议。

(二)医院作业成本法相关文献研究

受国外医院引入作业成本法的影响,国内也出现了关于医疗机构运用作业成本法进行成本核算的研究。

鲍玉荣和朱士俊(2005)对作业成本法的应用进行了全面的研究,通过对个别科室的个别医疗服务项目的成本进行测算,提出应用作业成本法对医疗服务项目成本进行核算的方法。王洁等(2013)通过对某医院超声项目成本核算的研究,采用时间驱动作业成本法,测算医疗服务项目全成本,并进行科室服务效率和作业效率分析。郑万会等(2013)采用传统作业成本法,通过分析作业和成本动因,明确作业中心,进行成本核算与成本分析。李梦娇(2014)通过对 A 医院 B 超室项目分别采用作业成本法和传统成本法核算成本并进行对比,提出医院应用作业成本法的障碍以及应用作业成本法的条件。刘仁昭

(2014)通过对山东大学第二医院的项目成本核算,认为医院间接费用的分配依据不够细致,作业成本法计算过程过于复杂,不能够准确地反映成本动因。

综上所述,国外医院成本核算与管理经历了从借鉴企业核算方法(传统成本核算方法)到引入作业成本法核算科室成本和医疗服务项目成本的过程。不同阶段形成了有效的衔接,使作业成本法的理论和实践有效结合。目前国外关于医院成本核算与管理的研究仍在继续。

作业成本法在我国公立医院成本核算中的应用实践和相关的研究正在蓬勃发展,尽管我国大多数医院还在应用传统的成本核算和管理模式,但由于作业成本法在实际成本计算过程中具有的独特优势,近年来,我国公立医院逐渐开始使用作业成本法进行医疗服务项目成本核算。

作业成本法是成本核算的有力手段,对其进行应用与研究将对我国公立医院提升成本核算和成本管理水平产生一定的推动作用。

第三章　我国公立医院成本核算概况研究

第一节　我国公立医院成本核算与管理概况

我国的公立医院成本核算工作的迅速发展是由医院财务管理范围不断扩大和医院管理要求不断提高所推动的。

在改革开放之前,我国公立医院的运行经费由财政全额拨付,医院财务管理和核算只围绕医院经济业务进行简单的收入和支出核算。因此,没有成本控制的外部压力和内部需求,成本核算工作动力不足。

改革开放之后,医院的成本核算才随着外部宏观管理的要求和医院管理的内部需要逐渐起步。我国公立医院成本核算的发展历程基本上与国外医院相似。

一、成本核算的初步探索阶段

1978年4月,卫生部、财政部、国家劳动总局下发《关于加强医院经济管理试点工作的通知》,提出了"合理收费,节约支出"的问题,建立了以增收节支为内容的"五定一奖"定额管理制度。这是我国医疗机构开展成本核算工作的起点。

1988年出台的《医院财务管理办法》和《医院会计制度》,是我国首次实行的反映医院财务会计核算特点的行业会计制度,明确规定了医院的会计核算和财务管理办法。医院开始注重成本管理,对支出的核算也延伸到了劳务费用、折旧消耗、业务消耗等方面。

医院成本核算方法以《医院会计制度》为基础,将成本核算结果作为结余核算与奖金发放的基础,该阶段医院成本核算的主要特点如下。

(1)所有成本(或消耗)均列入科室成本核算范围,即全成本核算。

(2)没有形成统一的成本会计制度和科学的成本核算方法,多以"毛扣"或"实扣"的粗略统计方法计算成本。

(3)虽然确定科室核算中的直接成本与间接成本,但只进行粗略分摊。有研究指出,这一时期医疗机构的成本核算并非真正意义上的成本核算,其核算方法可称为医院粗略成本核算法,主要为效益分配提供依据,实质上是一种侧重于测算支出的经济核算。

二、医院成本核算迅速发展阶段

1992年6月,在医院分级管理研讨会上,卫生部提出要加大医院改革的步伐,"改革医院运行机制,落实自主权,搞活医院""逐步调整收费标准,逐步达到按成本收费,使医疗单位能够达到保本"。同年年底财政部颁布了《企业会计准则》,统一了企业会计核算标准,许多医院财务会计工作人员随即分析了企业与医院成本核算的差异,并探讨企业成本核算方法在医院中的应用。

这一时期,医院成本核算工作迅速发展,有关的研究和报道也很多。其中,政策层面研究的目的集中为医疗质量控制和医疗服务定价(或收费标准),微观层面研究的目的集中于结余核算与奖金发放。成本核算逐渐成为医疗机构宏观和微观管理的一个有效工具,各地各级医院分别在医疗项目成本测算与研究、病种成本测算、设备成本测算等方面进行了深入持续研究。

特别值得一提的是,1996 年,卫生部卫生经济研究所在山东成立成本测算中心,该中心的成本核算研究组用 4 年(1996—1999 年)时间,在全国 11 个省、直辖市的 33 所医院开展了以医疗服务定价为导向的成本测算与核算研究。该中心的研究把医院总成本分为直接成本中心成本和间接成本中心成本,其中直接成本中心总成本由项目、诊次、床日、病种和其他单位成本组成。在以下方面取得了成果。

1. 关于医院成本的分类与划分

成本核算研究组将医院成本分为九类,将医院总成本分为直接成本中心(科室)成本和间接成本中心(科室)成本。

2. 关于医院成本的归集与分摊

成本核算研究组确定了医院不同成本类别的分摊系数(房屋折旧成本按面积分摊,设备折旧在设备分类基础上按使用百分比分摊,劳务成本按人员分摊);确定了将直接成本中心成本分摊到服务项目的两种分摊系数(操作时间系数和工作量系数);确定了医技科室成本的分摊系数(门诊人次和实际占用床日数);确定了医辅科室成本分摊方法,将比例常数分摊法(将成本分摊到医技科室)和相对值法(将成本分摊到临床科室)进行整合,直接计算分摊到临床科室的医疗辅助科室成本。

3. 关于病种成本核算方法的探索

成本核算研究组提出以项目成本为基础测算病种成本,并应用相对值对各年度的病种成本进行调节。对此,成本核算研究组只是提出了基本思路,没有进一步探讨。

4. 提出要素指数法和相对值法两种成本测算方法

成本核算研究组提出了医疗服务成本要素指数法和医院成本相对值法两种医院成本核算方法。前者在计算六类成本要素价格指数的基础上,测算每所医院的年度平均指数;后者以项目核算成本为基础推算医院成本,注重医生的劳动强度和技术价值。成本核算研究组的研究成果对于后来的《医院财务制度》《医院会计制度》和《医疗服务项目成本分摊测算办法》的出台有着很大的引领作用。

三、医疗机构成本核算蓬勃开展

1999 年我国颁布了《医院财务制度》和《医院会计制度》,规定医院应实行成本核算,具体分为医疗服务成本核算和药品成本核算;要求有条件的医院要设置总会计师,实行全成本核算。

2011 年,财政部、卫生部颁布了新版《医院财务制度》和《医院会计制度》,规定医院成本管理的具体要求,明确了成本核算原则、成本核算对象划分、成本的归集与分摊办法,鼓励有条件的医院开展医疗服务项目成本核算和病种成本核算。

这一阶段,我国医疗机构成本核算呈多样化发展,不断引进新方法,核算方法不断完善,研究内容更为广泛。成本核算逐步形成系统化的管理思想和理念,并被运用于医院成本管理和控制。周瑞等(2001)提出了几种管理费用的分摊方法,如按人摊销、分项分别摊销、将管理费直接从医院总收入中扣除,由医院负责控制和管理,不再在医技科室之间摊销,管理费用发生时直接细化分配到相关医技科室。从对医院成本分摊方法的研究进展来看,随着时间的推移,成本分摊的层次将会更清晰,分摊的顺序将更科学合理。与此同时,成本核算级次逐渐细化,从院级成本核算、科室成本核算到项目成本核算、单病种成本核算。山东济宁医学院附属医院是推行单病种成本核算的典型,多年来该院在相关理论研究的基础上,探索出适合医院特点、符合实际的一套单病种核算方法。另外,经过连续10余年的研究和探索,卫生部卫生经济研究所成本测算中心组织开发了"医疗服务成本测算系统",涵盖了医院医疗服务项目成本测算方法、诊次与床日成本测算方法等。该系统不但可以迅速测算出医院医疗服务项目成本、医院的诊次和床日成本以及医院内部各部门的成本,而且还可以对不同医院的部门成本进行查询比较。目前,该成本监测系统也在不断推广和完善。

第二节　上海市公立医院成本核算现状研究

为了深入了解上海市公立医疗机构成本核算工作开展现状,本研究的参与单位上海市卫生和健康发展研究中心于2014年对上海市公立医院成本核算现状进行了研究(本节中将其简称为该研究)①,对上海市公立医院成本核算现状及存在问题进行了深入分析。

一、上海市市级公立医院院科两级成本核算的调查分析

该研究通过对全市公立医院院科两级成本核算现状开展了摸底调查,对调查结果分析如下。

(一)调查对象

该研究的调查对象如下:①上海市市级三甲公立医疗机构28所,包括上海申康医院发展中心(简称"申康中心")直属医院15所、上海交通大学医学院附属医院7所、复旦大学附属医院6所;②区属全部公立医疗机构(含社区卫生服务中心)。

(二)研究方法

该研究将专家访谈法和实际考察两种方法相结合。一是通过专家访谈了解市级公立医疗机构成本核算现状。专家包括卫生行政主管部门人员2人、市级公立医疗机构分管财务的院长和财务(或成本核算)部门负责人各4人、成本核算专员8人。二是通过上海市卫生和计划生育委员会,组织区属全部公立医疗机构填写"上海市公立医疗机构成本核算现状调查表",从成本核算现况、管理部门、信息系统、数据与报表、困难与建议五个方面进行摸底调查。本次调查共收回263家机构的问卷,包括170家社区卫生服务中心、87家二级医院、6家区属三级医院。

(三)调查结果

1. 区属公立医疗机构院科两级成本核算现状

区属公立医疗机构成本核算水平总体上较低,具有如下特点。

一是开展成本核算工作的医疗机构比例不高。在263所区属公立医疗机构中,仅有121家开展了成本核算工作,占被调查机构的46%,其中,6所区属三级医院已开展成本核算。二级医院和社区卫生服务中心中开展成本核算的比例分别为71%和31%,如表

---

①　相关调查报告《上海市公立医疗机构成本核算现状调查与分析》已发表于《中国医院管理》(2015年第3期),本节内容为该研究的主要结果。

1 所示。该研究对未开展成本核算工作的原因进行统计后发现，有 35% 的机构竟然因为上级部门未作要求而未开展成本核算工作，如表 2 所示。

表 1　区属公立医疗机构开展成本核算工作统计情况

等级	已开展成本核算工作		未开展成本核算工作	
	机构数（家）	百分比	机构数（家）	百分比
一级	53	31%	117	69%
二级	62	71%	25	29%
三级	6	100%	0	0

表 2　区属公立医疗机构未开展成本核算工作的原因分析

原因	机构数（家）	占比
缺乏成本核算软件	109	77%
核算工作量太大，核算人员不够	89	63%
医院信息化程度不高，核算难度太大	85	60%
服务量及水电气等不可统计	60	42%
上级部门未作要求	49	35%
单位其他部门缺乏支持配合	36	25%
医院领导重视程度不够	6	4%
其他	27	19%

二是成本核算基础较为薄弱。由于成本核算工作涉及的基础数据多、核算工作量大，医疗机构需配备专门的成本核算专员和核算软件开展工作。据统计，已开展成本核算的 121 家区属公立医疗机构中，仅 33 家机构单独成立了成本核算日常管理部门，有 77 家机构将成本核算日常管理部门挂靠在财务科室，还有 11 家机构未设置成本核算日常管理部门。在人员设置方面，31 家机构配备了 1 名及以上成本核算专员，89 家机构的成本核算人员是兼职的，1 家机构无成本核算人员。在信息化方面，121 家机构中仅 14 家配备了成本核算信息系统，占比不足 12%；仅 9 家按照新财务会计制度要求设计或更新成本核算信息系统，6 家能按月自动产出符合新医院财务会计制度要求的成本报表。

三是成本核算规范和标准不统一。目前各医疗机构的成本核算是出于自身经营管理需要而开展的，从全市层面来看，各机构操作模式和核算方法不一，有的还较为粗略和落后，缺乏统一的规范和指导，不同机构之间的成本核算数据也无法进行比较，数据共享和利用不足，区县卫生主管部门不清楚下属医疗机构的成本情况。

四是开展成本核算工作面临诸多困难。调查发现，目前区属公立医疗机构开展成本核算工作面临的困难主要包括缺乏统一细化的核算规范与分摊标准、医疗机构内部精细化管理程度不够导致共用资源难以准确分摊、信息化程度不高造成基础数据采集困难、成本管理理念尚未树立等。这些将是从全市层面推进医疗机构成本核算工作重点需要解决的问题。

2. 上海市市级公立医院院科两级成本核算现状

上海市市级公立医院具有良好的院科两级成本核算基础，其成本核算工作由申康中心统一推行。申康中心于 2009 年启动 10 家综合性市级公立医院院科两级成本核算工作，2010 年推广至其余 14 家市公立医院（未覆盖部属、军队医院）。申康中心于 2009 年下发了《市级医院成本核算办法（试行）》，确立了"四级五类"成本分摊方法，从成本核算原则、范围、对象、成本数据采集接口规范、数据报送机制等方面对市级医院成本核算工作进行了统一,形成了"申康中心—医院"两级架构,医院成本核算数据及各类成本报表通过信息系统每月上传至申康中心。

根据最新颁布的《医院财务制度》要求继续规范成本核算办法。2014 年,为贯彻执行财政部、国家卫生和计划生育委员会发布的《关于印发〈医院财务制度〉的通知》(财社〔2010〕306 号)、《关于印发〈医院会计制度〉的通知》(财会〔2010〕27 号),以规范上海市医院成本管理工作,加强成本核算与控制,提高医院绩效,上海市财政局、卫生和计划生育委员会制定了《上海市医院成本管理暂行办法》,对全市公立医院成本核算办法进行统一,要求公立医院按照"三级四次分摊"的方法对成本进行归集和分摊;同时要求各办医主体按该办法制定实施细则,在市卫生和计划生育委员会指导下,完善医院信息化建设,全面开展成本管理相关工作;并将成本管理考核结果纳入医院绩效考核体系,作为政府对医院投入的重要依据之一。

该研究还专门调查了青浦中医医院和中山医院青浦分院的院科两级成本核算现状,发现该两所医院已经开展了院科两级成本核算,并具有专门的成本核算人员。研究人员专门调查走访了 4 家上海市之外的三甲医院,发现该 4 所医院都有成熟完善的院科两级成本核算体系。

二、上海市市级公立医院项目成本核算工作逐渐开展

该研究对全市公立医院项目成本核算现状开展了摸底调查,调查分析结果如下。

一是已有医院采用作业成本法开展项目成本核算试点。2011 年已有 1 家市级医院采用作业成本法开展项目成本核算试点,2014 年该试点推广到 4 家郊区新建三级医院及其母体医院,试点医院均能形成医院所涉及的院级和科室级医疗服务项目成本核算结果,并进行了盈亏分析和成本构成分析。2015 年,部分医院仍在继续运用作业成本法开展项目成本核算,有医院已经开始形成项目成本核算办法和项目库划分的探索经验和规范。

二是市级公立医院一直在开展项目成本核算方面的应用研究。申康中心已经开始对项目成本核算的数据进行研究,并逐渐成为上海市医疗服务项目调价的参考数据以及上海市财政局制定财政补偿政策的参考。

该研究还专门调查了青浦中医医院和中山医院青浦分院的项目成本核算现状,发现该两所医院并没有开展项目成本核算,但它们正在参与项目成本核算方法的研究,为应用作业成本法做准备。该研究的研究人员还专门调查走访了 4 家上海以外地区的三甲医院,发现该 4 所医院中有的已经开展项目成本核算工作,也有的没有开展项目成本核算工作,但其均在部分科室或对部分医疗服务项目进行了作业成本法核算探索。

三、部分公立医院已经开始探索病种成本核算

2015 年《国务院办公厅关于城市公立医院综合改革试点的指导意见》(国办发〔2015〕38 号)明确提出加快推进临床路径管理,到 2015 年年底,试点城市实施临床路径管理的病例数达到出院人次的 30%;按病种付费的病种不少于 100 个。因此,病种成本核算也将是公立医院未来成本核算的方向之一。

该研究对上海市全市公立医院病种成本核算现状开展了摸底调查,调查分析结果如下。

上海市市级医院主管部门已经开始布置推进临床路径管理,虽然在成本核算方面目

前并未要求上海市市级医院全面开展病种成本核算,但会定期在医院范围内公布重点病种的绩效分析结果,包括重点病种的费用情况、费用构成、操作例数等。重点病种已由2014 年的 28 个扩大到 2015 年的 33 个和 2016 年年初的 40 个。

尽管上海市市级医院目前并未全面开展病种成本核算,但研究团队在调研中观察到有的医院已经开始病种成本核算的探索,核算病种的数量在不断上升。随着国家医保局推进 DRGs/DIP 支付方式改革的进程的加快,上海部分市级医院已经开始 DRGs 成本核算,并将核算结果作为成本管理和控制的依据。

第三节 《医院财务制度》和《医院会计制度》对医院成本核算的要求

为加强医院财务管理和监督,规范医院财务行为,对公立医院财务管理进行规范,2011 年财政部、卫生部修订印发了《医院财务制度》(财社〔2010〕306 号)和《医院会计制度》(财会〔2010〕27 号),分别明确和规定了医院成本管理和成本核算的相关内容。

各地财政管理部门和医疗卫生行业管理部门纷纷制定公立医院成本核算和管理实施办法,推动医院成本核算、成本管理和医院财务管理工作的规范开展。

《医院财务制度》和《医院会计制度》对成本核算和成本管理的相关概念、应遵循的原则、核算范围(内容)、核算口径和不计入成本的范围进行了明确。

一、公立医院成本核算和成本管理的相关概念、原则和内容

1. 公立医院成本核算及成本管理的相关概念

公立医院成本管理是指医院通过成本核算和分析,提出成本控制措施,降低医疗成本的活动。

成本核算是指医院将其业务活动中所发生的各种耗费按照核算对象进行归集和分配,计算出总成本和单位成本的过程。

根据成本核算对象的不同,医院成本核算分为科室成本核算、医疗服务项目成本核算、病种成本核算、床日和诊次成本核算。

科室成本核算是指将医院业务活动中所发生的各种耗费以科室为核算对象进行归集和分配,计算出科室成本的过程。

医疗服务项目成本核算是以各科室开展的医疗服务项目为对象,归集和分配各项支出,计算出各医疗服务项目成本的过程。

病种成本核算是指以病种为核算对象,按一定流程和方法归集相关费用,计算病种成本的过程。

诊次和床日成本核算是指以诊次、床日为成本核算对象,将科室成本进一步分摊到门急诊人次、住院床日中,计算出诊次成本、床日成本。

《医院财务制度》要求医院成本核算一般应以科室、诊次和床日为核算对象,三级医院及其他有条件的医院还应以医疗服务项目、病种等为核算对象进行成本核算。

2. 公立医院成本核算应遵循的原则

《医院财务制度》明确了医院成本核算应遵循的原则,包括合法性、可靠性、相关性、分期核算、权责发生制、按实际成本计价、收支配比、一致性、重要性等原则。

科室成本分摊应本着相关性、成本效益原则及重要性等原则进行。

项目成本核算中的分摊参数可采用各项目的收入比、工作量等。

3. 公立医院成本核算的内容

《医院会计制度》规定，"医疗业务成本"科目核算医院开展医疗服务及其辅助活动发生的各项费用，包括人员经费、耗用的药品及卫生材料费、固定资产折旧费、无形资产摊销费、提取医疗风险基金和其他费用，不包括财政补助收入和科教项目收入形成的固定资产折旧和无形资产摊销。

《医院会计制度》规定，"管理费用"科目核算医院行政及后勤管理部门为组织、管理医疗、科研、教学业务活动所发生的各项费用，包括医院行政及后勤管理部门发生的人员经费、公用经费、资产折旧(摊销)费等费用，以及医院统一负担的离退休人员经费、坏账损失、银行借款利息支出、银行手续费支出、汇兑损益、聘请中介机构费、印花税、房产税、车船税等。

《医院财务制度》规定，开展医疗全成本核算的地方和医院，应将财政项目补助支出所形成的固定资产折旧、无形资产摊销纳入成本核算范围。

《医院财务制度》规定，开展医院全成本核算的地方和医院，还应在医疗成本核算的基础上将科教项目支出形成的固定资产折旧、无形资产摊销纳入成本核算范围。

二、科室成本核算的核算过程及核算口径

1. 科室成本核算的基本要求

科室成本核算就是通过健全组织机构，按照规范的统计要求及报送程序，将支出直接或间接分配到耗用科室，形成各类科室成本的过程。

科室成本分为直接成本和间接成本。直接成本是指科室为开展医疗服务活动而发生的能够直接计入或采用一定方法计算后直接计入科室成本的各种支出。间接成本是指为开展医疗服务活动而发生的不能直接计入、需要按照一定原则和标准分配计入科室成本的各项支出。

2. 科室成本核算的核算口径

本研究认为医院科室成本核算可以分为医疗成本、医疗全成本和医院全成本三个核算口径(本研究将此称为公立医院成本核算的"三口径")[①]。

三个成本核算口径之间的关系为：

医疗成本＝医疗业务成本＋管理费用

医疗全成本＝医疗成本＋财政项目补助支出形成的固定资产折旧、无形资产摊销

医院全成本＝医疗全成本＋科教项目支出形成的固定资产折旧、无形资产摊销

3. 科室成本核算的分项逐级分步结转方法

1) 科室类别划分

医院的各科室根据功能分为四个类别，包括临床服务类(临床科室)、医疗技术类(医技科室)、医疗辅助类(医辅科室)和行政后勤类。

临床服务类科室指直接为病人提供医疗服务，并能体现最终医疗结果、完整反映医疗成本的科室。

---

① 本研究所述医院科室成本核算的"三口径"，是指科室成本核算的"医疗成本""医疗全成本"和"医院全成本"，鉴于"医疗业务成本"来源于科室成本核算的成本归集过程，在临床科室成本核算中尚未分摊计入医技和医辅成本，因此，本研究未将"医疗业务成本"作为科室成本核算的一个口径。

医疗技术类科室指为临床服务类科室及病人提供医疗技术服务的科室。

医疗辅助类科室是服务于临床服务类和医疗技术类科室，为其提供动力、生产、加工等辅助服务的科室。

行政后勤类科室是除临床服务类、医疗技术类和医疗辅助科室之外的从事院内外行政后勤业务工作的科室。

2）科室成本归集分摊方法

现行《医院财务制度》要求医院将成本进行归集后，按照分项逐级分步结转方法，将所有成本转移到临床服务类科室。具体步骤如下：

（1）先将行政后勤类科室的管理费用向临床服务类、医疗技术类和医疗辅助类科室分摊，分摊参数可以采用人员比例、内部服务量、工作量等（本研究称这步为"管理费用的一级分摊"）。

（2）再将医疗辅助类科室成本向临床服务类和医疗技术类科室分摊，分摊参数可以采用人员比例、内部服务量、工作量等。

（3）最后将医疗技术类科室成本向临床服务类科室分摊，分摊参数可采用工作量、业务收入、收入、占用资产、面积等，分摊后形成门诊、住院临床服务类科室的成本。

上海市财政局、上海市卫生和计划生育委员会在 2014 年发布了《上海市医院成本管理暂行办法》（沪财社〔2014〕49 号），详细规定了科室成本核算流程，并明确了上海市医院成本核算流程，如图 1 所示，下文称为医院科室成本核算的"三级四次分摊"流程。

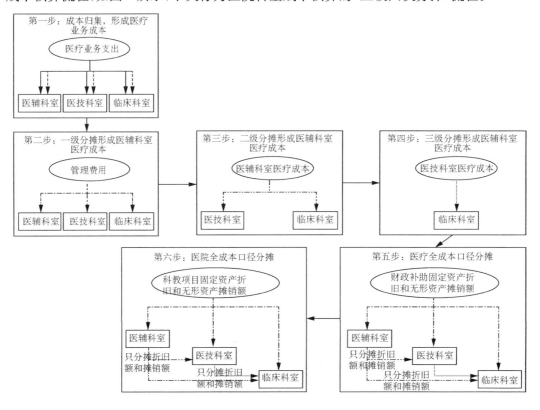

注： —— 表示直接计入 ----- 表示计算计入
---·-- 表示一级分摊 ---·--- 表示二级分摊 ········ 表示三级分摊

图 1 上海市医院成本核算流程图

三、医疗服务项目成本、病种成本等核算要求

现行《医院财务制度》要求三级医院及其他有条件的医院还应以医疗服务项目、病种等为成本核算对象，进行成本核算。

医疗服务项目成本核算是以各科室开展的医疗服务项目为成本核算对象，归集和分配各项支出，计算出各医疗服务项目成本的过程。核算办法是将临床服务类、医疗技术类和医疗辅助类科室的医疗成本向其提供的医疗服务项目进行归集和分摊。目前在实践中，医疗服务项目成本核算的方法有作业成本法、收入比例法、项目点数法等，相应间接费用的分摊参数包括作业、收入比例、点数分值等。

北京市财政局、北京市卫生和计划生育委员会在 2014 年修订发布了《医院医疗服务项目成本核算办法(2014 修订)》(京财社〔2014〕1078 号)，办法详细规定了医疗服务项目成本核算的概念、作业划分、成本归集和分摊、数据取得等方面的具体核算办法，并明确了北京市医院医疗服务项目成本核算流程，如图 2 所示，下文称为"作业成本法核算数据流程"。

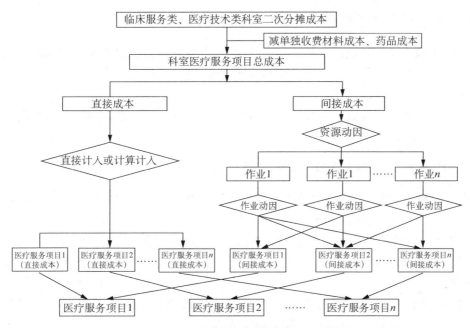

图 2　北京市医院医疗服务项目成本核算流程

病种成本核算是以病种为核算对象，按一定流程和方法归集相关费用，计算病种成本的过程。区别于医疗服务项目成本核算，病种成本核算的成本范围与病种收入相对应，包括诊疗该疾病所花费的药品及可收费耗材的成本。

病种成本核算的方法目前有医疗服务项目叠加法，即将为治疗某一病种所耗费的医疗服务项目成本、药品成本及单独收费材料成本进行叠加，从而计算某种病种的病种成本。实践中还有其他病种成本核算方法处于探索应用阶段。

四、不计入成本核算范围的支出

现行《医院财务制度》规定，为了正确反映医院正常业务活动的成本管理水平，在进行

医院成本核算时,凡属下列业务所发生的支出,一般不应计入成本范围。

(1) 不属于医院成本核算范围的其他核算主体及其经济活动所发生的支出。

(2) 为购置和建造固定资产、购入无形资产和其他资产的资本性支出。

(3) 对外投资的支出。

(4) 各种罚款、赞助和捐赠支出。

(5) 在各类基金中列支的费用。

(6) 国家规定的不得列入成本的其他支出。

第四节 《公立医院成本核算规范》对医院成本核算的要求[①]

为健全现代医院管理制度,规范公立医院成本核算工作,推进公立医院高质量发展,2021 年 1 月 26 日,国家卫生健康委员会、国家中医药管理局发布《公立医院成本核算规范》(国卫财务发〔2021〕4 号),对公立医院成本核算做出具体规范。

一、总则及原则性要求

《公立医院成本核算规范》明确了公立医院成本核算应遵循的原则,包括相关性、真实性、适应性、及时性、可比性、重要性原则,并明确公立医院应当以权责发生制为基础,以财务会计数据为准开展成本核算工作。

同时,规范还对医院成本核算的作用、核算周期、组织机构及工作职责、各部门的数据基础做出了具体要求。

二、明确医院成本核算对象及核算口径

《公立医院成本核算规范》将公立医院成本核算对象分为科室成本、诊次成本、床日成本、医疗服务项目成本、病种成本、按疾病诊断相关分组(DRGs)成本。

该规范还明确了不计入成本核算对象的成本,主要包括不属于医院成本核算范围的其他核算主体及经济活动发生的费用、在各类基金中列支的费用以及国家规定不得列入成本的费用。

根据该规范,在成本核算的口径上,按照成本核算的不同目的,医院的成本可分为医疗业务成本、医疗成本、医疗全成本和医院全成本。

三、明确成本核算对象的核算办法

《公立医院成本核算规范》还用不同的章节分别明确了科室成本核算、诊次成本核算、床日成本核算、医疗服务项目成本核算、病种成本核算、DRGs 成本核算等的概念、计算方法、分摊原则等相关事项。例如,在医疗服务项目成本核算中提出作业成本法、成本当量法、比例系数法的概念和应用步骤,指出医院可以结合实际探索适当的计算方法。又如,在病种成本核算中指出自上而下法、自下而上法、成本收入比法等核算方法的概念和步骤。

---

① 作者在本书出版时根据国家卫健委最新成本核算规范要求对该节进行了增补。

四、成本报表和成本分析

《公立医院成本核算规范》也对医院成本报表的编报提出了要求,包括编报时间、成本报表的分类及构成,还对成本分析的内容和方法提出了要求。

随着《公立医院成本核算规范》的发布实施,我国公立医院在成本核算和管理方面会有更多的实践探索。公立医院可以通过成本数据和成本分析结果的应用,促进业务管理与经济管理相融合,提升医院运营管理水平,推动医院高质量发展。

第四章 作业成本法下公立医院
成本核算应用研究

随着国家各项医改政策的颁布,尤其是国务院办公厅在《关于城市公立医院综合改革试点的指导意见》(国办发〔2015〕38号文件)中明确提出要"强化公立医院精细化管理,加强医院财务会计管理,强化成本核算与控制,落实三级公立医院总会计师制度"。为推进医疗服务项目成本核算,一些成本核算较为先进的公立医院目前在积极探索作业成本法在公立医院成本核算中的应用。

本章通过对A、B两家医院应用作业成本法核算医疗服务项目成本的过程进行深入分析,讨论作业成本法在公立医院成本核算中的推进过程、存在的问题、解决方法和经验教训。

第一节 作业成本法下医疗服务项目成本核算应用

根据主管单位要求,A医院和B医院在2014年和2015年连续进行了作业成本法下医疗服务项目成本核算的试点工作。该工作实践为探索作业成本法下的医疗服务项目成本核算以及推进公立医院成本管理制度建设提供了有效的实践经验。

本章结合作业成本法在该两所医院2年多的实际应用过程,总结推进步骤、归集路径、作业划分、成本分析、存在的问题及解决办法等内容,对作业成本法应用及公立医院成本核算存在的问题进行系统梳理。

一、医疗服务项目成本核算概述

(一)医疗服务项目成本核算的基本概念

医疗服务项目成本核算是以各科室开展的医疗服务项目为成本核算对象,归集和分配各项支出,计算出医疗服务项目成本的过程。

医疗服务项目成本核算范围包括为完成该医疗服务项目所需要消耗的资源的成本,不包括药品成本以及可单独收费的耗材成本。

对于因医疗服务项目发生的固定资产折旧或无形资产摊销等资源消耗,根据固定资产或无形资产相应资金来源,形成与科室成本核算相配套的医疗成本、医疗全成本和医院全成本三个成本核算口径的医疗服务项目成本。

(二)作业成本法应用于医疗服务项目成本核算的基本原理

作业成本法是针对间接成本的分摊方法。作业成本法下的医疗服务项目成本核算就是根据作业成本法的核心思想"服务消耗作业、作业消耗资源",以作业为中心,以成本动因为分配要素,将开展医疗服务项目所消耗的间接成本根据成本动因进行分摊和计量,通过划分作业,将间接成本分摊到医疗服务项目中的成本归集、分摊和核算的过程。

作业通常是指在医疗服务项目进行过程中,可以单独识别划分的活动、环节或行为,是作业成本法中成本归集和分摊的最小单元。我们通常将构成医疗服务项目的作业进行划分，形成作业库。作业库是医院医疗服务项目成本归集的基础。

成本动因即成本驱动因素。成本动因通常以作业活动耗费的资源来度量，如人员数量、房屋面积、设备原值等。成本动因又可以分为资源动因和作业动因。资源动因包括人员数量、房屋面积、工作量、材料消耗比例、设备原值、设备折旧额等。作业动因包括工作量、工时、人员数量、材料消耗比例、设备原值、设备使用量、设备折旧额、房屋折旧额、水电费比例、床位面积等。

在作业成本法下，成本动因是成本分配的依据，作业成本法从资源动因和作业动因两个角度对成本消耗进行衡量和计量，从而核算出作业成本以及医疗服务项目成本。

（三）作业成本法下医疗服务项目成本核算的数据基础

医疗服务项目成本核算是将科室成本通过合理方法分摊到医疗服务项目上。因此，作业成本法下医疗服务项目成本核算是建立在科室成本核算的基础上的，科室成本核算只有准确、及时、可比和规范，才能为作业成本法下医疗服务项目成本核算提供数据基础。

同时，合理的作业划分、科学的成本动因衡量和计量，也是作业成本法应用的数据基础。因此，只有不断深化、细化作业划分，形成科学的作业和作业库，才能够为成本归集和分摊做好准备。同时，科学的成本动因和作业动因的度量，包括占用面积、操作时间、使用频率、消耗情况的归集和统计，也是作业成本法的数据基础。

只有通过对作业成本法的持续应用，对基础数据不断积累、细化、改进、调整并进行相关成本核算信息系统的改造和改进，才能够形成数据基础，提高作业成本法应用的精细化程度和工作效率。

（四）作业成本法应用于医疗服务项目核算的优缺点

使用传统成本核算方法，通过科室成本核算医疗服务项目成本过程中间接成本的分摊方式比较单一，往往以项目的收入比例或者项目的点数作为成本分摊的依据，成本核算结果只能反映成本消耗的多少，无法反映成本的消耗原因。

作业成本法通过将医疗服务项目划分为不同的作业，将成本核算归集到作业层面，从资源动因和作业动因两个维度进行间接成本的分摊，既核算了成本多少，又追溯了成本的产生和资源消耗过程，提高了成本核算结果的相关性和准确性。

尽管作业成本法能够通过作业划分和基于资源动因与作业动因两个维度的成本归集使成本核算更为准确和相关，但目前由于作业划分缺乏标准和准确性不足，作业成本法核算办法复杂，且资源消耗的确定是建立在科室调研的基础上，而科室对相关标准、资源动因和作业动因的确定方法尚不完善。所以，目前运用作业成本法进行成本核算须耗费大量的时间和精力，数据的准确性也有待提高。

二、作业成本法下医疗服务项目作业划分

基于作业成本法的医疗服务项目成本核算就是利用作业成本法的原理，通过识别成本动因和资源动因，划分医疗服务作业，将间接费用分摊到医疗服务项目中。因此，作业成本法的实质是间接成本的分摊方法。

作业是指在医疗服务过程中具有相对独立意义的重要活动和行为。医疗服务提供过程中的各个工序或环节，如诊疗、手术（消毒、探查）、护理等行为都可以视为作

业,这些作业的集合构成作业库,包括构成医疗服务项目的标准作业,以及以这些标准作业为基础形成的各科室的相关作业。作业划分是实施作业成本法下医疗服务项目成本核算的基础。

以 B 医院作业库划分为例,通过对科室的医疗行为、医疗流程及技术特点进行调研,B 医院 2014 年最终形成包含标准作业 30 项、科室作业 226 项的作业库,2015 年又对作业划分进行了补充。标准作业的划分、作业内容及具体定义举例如表 3 所示。

表 3　标准作业划分、作业内容及具体定义举例

作业分类	作业名称	作业内容及具体定义
门诊类	导诊作业	判断患者病情轻重及就诊科室等作业
门诊类	诊断作业	出诊医生进行诊断的行为作业,包括问诊、诊断、开单、书写病历
住院类	床位使用	患者对住院科室床位等资产使用的作业
住院类	床位清扫	护理人员对病床进行的消毒清扫等作业
住院类	病房清洁	保洁人员对病房进行的清洁作业
手术类	术前讨论	治疗组医生对手术方案进行讨论
手术类	术前谈话	医生与患者家属沟通手术方案、风险、宣讲等
手术类	术前准备	为开展手术所做的准备工作的作业
手术类	术中操作	手术开展过程中的所有工作的作业
手术类	术后监测	手术之后的监测、护理、观察等工作的作业
手术类	病案记录	对手术过程进行的病案记录工作等作业
检查类	登记作业	登记患者信息、叫号、打印登记资料作业
检查类	检查作业	实施各类检查的过程等作业
检查类	报告作业	作出检查结论、打印检查报告等作业

作业划分是作业成本法核算的基础。公立医院在应用作业成本法进行成本核算时,应首先对医院医疗行为进行作业划分,形成标准作业及作业库,有条件的医院可以将作业划分进行固化,将与成本核算相关的基础数据通过作业进行归集,使作业成为成本核算中成本归集的最小单元。

三、作业成本法应用的科室调研和基础数据收集

由于现行医疗服务项目成本核算以科室成本核算为基础,通过作业划分和资源消耗计量,将科室成本通过合理方法分摊到医疗服务项目上。因此,公立医院应用作业成本法核算成本时,关键环节和许多具体工作都需要通过科室调研确定,还要明确各科室的相关作业,以及对各项作业所消耗的资源数据进行收集。

(一)各科室医疗服务项目作业划分

在明确标准作业大类的基础上,由于不同科室开展的医疗服务项目不同,相关人员在

科室调研时要确定各科室开展的医疗服务项目内容,对各科室所开展的医疗服务项目的具体作业进行划分。比如,通常科室的门诊主要涉及门诊的挂号费项目,其相应的作业为导诊作业和诊断作业。但对于一些科室来讲,门诊还要开展检查项目,比如眼科,在门诊的时候还需要开展眼底检查项目,相应的还要有检查作业和报告作业;比如口腔科,在门诊的时候还要开展治疗项目,相应的还有综合治疗作业。

公立医院财务部门通过科室调研,将各科室开展的医疗服务项目进行归集,并对各医疗服务项目所涉及的作业进行调研和划分,可以为应用作业成本法打下基础。

(二)各科室医疗服务项目作业成本数据搜集

在科室调研过程中需要取得进行作业成本核算所需要的基础数据。这些基础数据包括成本消耗基础数据和各医疗科室直接成本数据。这些核算数据的准确取得是作业成本法应用的关键,也是保证项目成本核算准确性的关键。

基础数据包括物资数据、设备数据、人员数据和收入数据等。基础数据的采集过程要保证各明细数据准确无误,既能与财务账保持一致,又能真正反映各科室的实际成本情况,在此基础上核算出的医疗项目成本才能真实反映医院及各科室的成本状况。

各科室直接成本数据包括面积数据、科室人员工作权重、物资数据、设备数据、人员操作时间表五方面。其中面积数据为重要的参数,关系到科室床位费项目的成本分摊归集,人员数据、物资数据、设备数据为直接可归集成本数据。

(三)医疗服务项目作业成本数据计算、校验与分析成本

在取得所有科室成本数据之后,相关人员需要对数据进行分析和整合,并通过对数据的逻辑分析校验前期作业划分以及资源动因分摊参数的合理性;对于发现的问题应寻找原因并逐一进行解决。

公立医院财务部门通过对项目成本核算数据的计算、校验和分析,可以对作业划分进行改进,从而通过核算的细化,逐渐将间接成本中可以识别的部分直接成本直接计入医疗服务项目成本中,逐渐减少间接成本的归集,从而使成本核算更加精确和准确。

四、医疗服务项目成本核算结果分析

公立医院财务部门通过医疗服务项目成本核算,可以计算出医院医疗服务项目的成本,并对医疗服务项目成本进行分析。以 A、B 医院 2014 年度和 2015 年度的医疗服务项目成本核算应用为例,医疗服务项目成本核算取得了以下几个方面结果。

(一)医疗服务项目科室分布分析

A、B 医院 2014 年最终产出的医疗服务项目成本核算的结果覆盖了医院所有的医疗服务项目,2015 年医疗服务项目在 A、B 医院继续增加。

经过 2 年的核算实践,A、B 医院医疗服务项目成本核算覆盖了医院的全部诊疗项目,覆盖了全部医疗科室。A 医院核算的医院级医疗项目有 2 662 项,覆盖 70 个医疗科室。其中,门诊科室 33 个、住院科室 24 个、医技科室 13 个。B 医院核算的医院级医疗项目有 1 047 项,覆盖 50 个医疗科室。其中,门诊科室 22 个、住院科室 19 个、医技科室 9 个。

公立医院财务部门通过对医疗服务项目的分布进行分析,可以给医院财务管理人员提供更加准确的管理重点。医院应对项目分布较多的科室投入更多的管理精力,抓住成本管理的重点,便于取得成本管理成效。

(二)医疗服务项目盈亏分析

A、B 医院分别对核算出的医疗服务项目成本与项目收入进行了盈亏分析,基于数据保密考虑,以及相关影响考虑,本研究不对盈亏分析结果进行披露。

从医疗服务项目盈亏情况的分类分析来看,以医生、护士的劳动消耗为主的护理、手术等医疗服务项目多数呈现亏损状态,尤其以护理和手术类项目为代表,存在部分劳务类项目定价甚至不能满足项目直接成本的情况。单纯以大型设备为主的检查项目中盈利项目较多。

医疗服务项目盈亏分析可以为政府定价提供数据依据。对于劳务类项目,政府应该适度上调医疗服务的价格,弥补医生和护士的劳动力消耗。对于以大型设备为主的检查项目政府可以通过降低相关项目定价,节约医保和患者资金,引导诊疗行为。

(三)医疗服务项目成本构成分析

A、B 医院对核算出的医疗服务项目成本构成进行分析,分析医疗服务项目的直接材料、直接人工、其他直接费用以及单位变动成本、单位固定成本。公立医院财务部门通过对医疗服务项目成本构成的分析,可以找到医疗服务项目成本管理的重点。

比如,我们在对手术类项目的成本分析中发现,手术类项目中,不可收费耗材消耗较大,手术包的消毒成本较高;在对供应室手术包消毒成本的分析发现,消毒包的器械构成不同造成消毒成本差异较大,消毒成本较高。

A、B 医院供应室提供的手术包是根据不同科室甚至医生的习惯和要求确定的,器械种类数量有较大差异,导致在消毒和分包过程中存在耗材损耗浪费较多的现象;而对各科室手术量估计的差异,也导致手术包配送存在错配的问题,多配的手术器械存在消毒浪费的现象。

发现这一现象之后,医院相关管理部门通过调研确定了基本手术包的器械配置要求,形成标准手术包。同时,根据医生的科室特点和个别操作习惯配备个性化手术器械的个性包。这样既满足了传统医疗业务需求,又满足了医生的个别需求。手术包配置的标准化节约了消毒成本,也满足了开刀医生使用工具习惯不同的个性化需求。

A、B 医院在对手术包的成本进行比较时还发现,手术包的供应成本还存在一定的系统性差异。本研究经过调研分析发现,A 医院手术包由本院供应室提供,B 医院手术包采用外包的模式。关于两种方式的成本优劣、发展优劣和未来趋势本研究团队将在以后进行研究,此处不再分析。

(四)医疗服务项目成本科室间比较分析

A、B 医院通过项目成本核算工作,除了计算出医院级的医疗服务项目成本数据,还计算出科室级的医疗服务项目成本数据。

本研究通过对比相同医院不同科室的相同项目的医疗服务项目成本的差异,认真分析原因,寻找成本改进的方法和措施。

以 X 诊查费为例,A 医院两个不同科室,相同的 X 诊查项目的单位成本差异较大。如表 4 所示,甲科室 X 诊查项目单位总成本为 63 元,而乙科室 X 诊查项目单位总成本为 94 元。

表4　甲、乙科室 X 诊查项目对比　　　　　　　　　　金额单位:元

X诊查费	甲科室	乙科室
直接材料	17	16
直接人工	36	52
其他直接成本	2	4
单位变动成本小计	55	72
单位固定成本(折旧)	8	22
单位总成本	63	94
项目科室工作量(诊次)	3 000	1 100

注:表中数据为模拟数据,仅用于数据分析使用,但不影响数据之间的关系。

经过分析发现,成本差异的原因主要为科室的工作量即诊疗人次的不同,甲科室由于诊疗人数多,单位直接人工成本支出较低,而乙科室由于工作量尚未饱和,单位直接人工成本支出较高。同时,工作量的差异导致单位成本中的折旧费用差异也较大。

当本研究团队将两个科室诊查费用的数据结果向科室主任进行反馈时,B科室主任对核算结果表示认可,主动提出未来的业务量发展目标、亚专科发展方向,并表示要通过提升服务尽快提高科室知名度和吸引力。医疗服务项目成本核算将成本管理的压力进行传导,可以提高科室主任工作积极性。

(五)医疗服务项目成本医院间比较分析

除此之外,我们对医疗服务项目成本的核算结果还可以进行院间比较,通过院间成本比较发现医院间成本差异。例如,通过对比 A、B 两个医院相同科室、相同项目的医疗服务项目成本数据的差异,寻找改进成本管理的方法和措施。

我们通过对 A、B 医院医疗服务项目成本核算结果的分析,发现 B 医院某化验项目成本较高,并处于亏损状态。B 医院与 A 医院该项目成本差异较大,且 A 医院该化验项目为盈利项目。

本研究经调查发现,该化验项目所需要的某试剂保质期为 1 天,该试剂每包为 20 个单位,而 B 医院每日的使用量为 8~10 个单位。A 医院和 B 医院试剂供应商为同一供应商,该供应商给 A、B 两家医院所供应试剂为同样的包装容量,而 B 医院每日该项目的化验业务量约为 A 医院的 1/10。因此,对 B 医院来讲,当日已经打开包装而未用的试剂由于当天没有使用而过期,导致试剂的浪费。

B 医院通过项目成本分析找到了原因,及时和试剂供应商联系,改变了供应方式,将每个包装试剂量改为 10 个单位,以满足当天消耗使用需求,从而节约试剂成本,减少浪费,也减少了试剂成本消耗。在改变试剂供应包装之后,该化验项目由亏损转为盈利。

除此之外,医院还可以对医疗服务项目成本年度变化进行比较分析,通过同一医院医疗服务成本变化进行分析和比较,研究成本管理改进的效果,持续提高成本管理水平。

第二节　基于管理责任的作业成本法应用初探

A 医院和 B 医院在开展基于作业成本法的医疗服务项目成本核算时针对 J 手术项目成本核算结果在 A 医院和 B 医院差异较大的状况,深入分析产生差异的原因,探索了基于管理责任的作业成本法在医疗服务项目成本核算中的可行性。

一、管理责任作业划分的基本思想

作业成本法的基本思想是"服务消耗作业,作业消耗资源"。A 医院和 B 医院成本核算团队依据作业成本法核算结果,在上海国家会计学院相关教授的指导下,通过对一个项目成本的深入分析和作业划分的改进,尝试进行基于管理责任的作业成本核算,为成本管理及改进路径提供新的管理思路。

(一) 项目选择

本研究选择手术时间较长、人力成本所占比例较高、在 A 医院和 B 医院的项目成本核算中成本金额相差较大的 J 手术进行深入分析,尝试对原有作业划分进行改进。

(二) 基于管理责任的作业划分依据及划分结果

管理责任划分依据为管理控制理论。本研究从满足医院管理的部门设置入手,基于重要性原则,尝试进行基于管理责任的作业划分。

主要操作方法为尝试将一级成本责任作业库设置为"医师"作业库、"护理"作业库、"技术"作业库、"手术"作业库、"检查检验设备"作业库、"支援"作业库,这种设置作业库的好处在于作业划分能够与医院的职能管理挂钩。比如,对"医师"的管理在业务上由医务处归口管理,对"护理"的管理在业务上由护理部归口管理,这样有利于强化责权利关系,明确成本管理责任归属。

二、基于管理责任作业的作业成本差异及原因分析

本研究通过比较 A 医院和 B 医院 J 手术项目的作业成本数据,分析两个医院的成本差异及其原因。

(一) 作业成本法下 J 手术项目的术中操作人力成本比较

表5　A 医院和 B 医院 J 手术项目作业成本中人力成本比较　　金额单位:元

作业名称	A 医院	B 医院	成本差额
术中操作	(略)	(略)	(略)
直接人工	1 970	1 590	380
其他	(略)	(略)	(略)
手术量(年例次)	300	30	(略)

注:本表中数据为模拟数据,但基本可以反映实际情况。

表 5 是对作业成本法下 J 手术项目的术中操作作业成本数据分析,从表 5 中我们可以发现两家医院直接人工成本金额有一定差异,即 A 医院比较高而 B 医院比较低。但这

个结果和管理人员认知不同,A 医院在该手术方面年手术例数高,B 医院刚刚开展该业务不久,年手术例数比较少,其直接人工成本应该比 A 医院高才更为符合常理。因此,本研究对该项成本进行了更加深入的研究。

(二) 基于管理责任的作业库成本源比较分析

本研究以 J 手术项目人力成本中术中作业的医师人力资源配置为研究角度,分别对 A 医院和 B 医院的直接人工成本的发生源进行分析,其结果如表 6 所示。

表 6　A 医院 J 手术项目医生成本发生源

责任作业库名称	二级作业库	工资率(元/分钟)	人数	作业时间(分钟)	作业成本(元)
医师	主任医师	1.98	1	360	712
	副主任医师	1.36	1	360	487
	主治医师	1.23	1	360	443
	住院医师	0.91	1	360	326
直接人工成本小计			4	1 440	1 970

注:本表中工资率为假设数据,仅作示例使用。

表 7　B 医院 J 手术项目中医生和护理成本发生源

责任作业库名称	二级作业库	工资率(元/分钟)	人数	作业时间(分钟)	作业成本(元)
·医师	副主任医师	1.36	1	500	680
	住院医师	0.91	2	1 000	910
直接人工成本小计			4	1 500	1 590

注:本表中工资率为假设数据,仅为示例使用。

通过对作业成本法所产生的 J 手术项目成本中术中操作直接人工成本的计算分析,我们可以看到,A 医院在 J 手术项目中的医生资源配置为 1 名主任医师、1 名副主任医师、1 名主治医师和 1 名住院医师,合计用时 1 440 分钟,根据每分钟工作的人力成本金额,计算得到该责任作业库的成本为 1 970 元;B 医院在 J 手术项目中的医生资源配置为 1 名副主任医师和 2 名住院医师,合计用时 1 500 分钟,计算得到该责任作业库的成本为 1 590 元。

(三) 数据差异原因分析

本研究团队通过医院财务人员将上述财务核算的数据反馈给科室并进行沟通,寻找差异的原因。在调研之后,我们发现产生成本差异的原因如下。

1. 医院成本核算方面的核算差错

J 手术难度较高,风险较大,目前 B 医院常驻医生暂不具备单独实施 J 手术的专业技术水平,因此,B 医院开展 J 手术,均需 A 医院派 1 名主任医师来 B 医院主刀完成手术。由于 B 医院为 A 医院下属的具备独立法人资格的院区,因此,A 医院医生的工资在核算时均作为 A 医院的人力成本,B 医院的人力成本并没有反映该部分成本消耗。因此,如果把该项成本消耗考虑进去,在应用作业成本法对该项目进行成本核算时,应该在 B 医院增加相应医师的人力成本,并在 A 医院中相应进行扣减。同时,在财务核算中,两家医院应该对人力成本消耗采用适当方法进行内部成本结算。

2. 其他辅助医疗行为的潜在成本消耗

在推进和应用作业成本法过程中,两家医院没有单独识别和归集出与护理责任挂钩的护理成本,也没有识别和归集其他与人力成本相关的潜在成本消耗。比如,从手术时长看,手术时间越长,麻醉药品耗材消耗越多,同时手术风险上升,医疗安全性下降。这些成本内容被混在手术环节的间接成本中予以分摊。在今后的工作中,医院仍需要对作业划分进行细化,进一步探索基于管理责任的作业划分才能够更准确地找出成本动因和落实成本管理责任。

三、基于管理责任作业库的作业成本管理路径分析

通过基于管理责任作业库的作业成本核算,分析成本发生源,找到问题症结,进行作业成本管理,有利于采取相应的对策,为提高公立管理水平提供决策依据。比如,通过对J手术项目的分析,在医疗业务管理方面,A医院和B医院今后可以探索加强医疗资源配置方面的管理规定,为今后推动临床路径的应用以及推广基于临床路径的病种成本核算方法打下基础。

第三节　基于作业成本法的标准成本核算思考

一、医疗服务项目标准成本核算的思考

公立医院通过作业成本法下医疗服务项目成本核算的过程可以得到医院全部医疗服务项目的成本。通过不断改进作业成本法的核算基础,可以使作业成本法核算的医疗服务项目成本的精确性提高。

公立医院基于作业成本法所计算的医疗服务项目成本为该项目的实际成本,数据来源为经过"三级四次分摊"所得到的科室实际成本,解决了公立医院难以提供医疗服务项目成本的问题。但是,对于各医疗服务项目"应该"的成本是多少或者说合理的成本是多少,却没有判断的标准和依据。

因此,本研究继续探索基于作业成本法的医疗服务项目标准成本的核算方法,思考医疗服务项目标准成本构成及标准成本核算,旨在通过医疗服务项目的实际成本与标准成本的比较来衡量医院成本管理的工作效果。同时,标准成本的核算和应用可以提高成本核算工作的工作效率和工作成效,有利于通过实际成本和标准成本的差异找到成本管控的重点环节和领域。除此之外,科室之间相同项目成本的比较可以提升科室成本管理能力和水平,找到成本管控的重点和改进措施。

二、作业成本法下医疗服务项目标准成本核算思路

在作业成本法的应用过程中,我们可以通过作业划分对医疗服务项目所消耗的资源进行计量,通过对作业所消耗资源的标准成本的计算,可以获得医疗服务项目的标准成本,将实际成本与标准成本进行比较,有利于改进成本管理。

仍以J手术为例,标准成本核算的步骤如下。

(一)标准成本构成及确认计量

表 8 列示 J 手术项目直接成本的标准成本构成。

表 8　J 手术项目直接成本的标准成本构成　　　　　　单位:元

作业名称	标准消耗	单价	标准成本	实际消耗	实际成本	成本差异
术前准备(略)						
术中操作						
大纱布	30	5	150	28	140	
海绵	20	15	300	22	330	
无菌手套	20	2	40	18	36	
其他(略)						
直接材料小计			600		610	10
主任医师	360	1.98	712	360	712	
副主任医师	360	1.36	487	360	487	
主治医师	400	1.23	492	360	443	
住院医师	400	0.91	364	360	326	
护士	600	0.8	480	520	416	
技术员	400	0.9	360	360	324	
其他(略)			100		100	
直接人工小计			2 995		2 808	−187
手术设备折旧			180		180	
手术器械折旧			210		210	
手术室折旧			60		60	
直接折旧及摊销			450		450	
直接成本小计			4 045		3 868	−177
术后复苏(略)						
间接成本分摊(略)						
项目成本合计(标准成本)						

备注:本表中的成本数据和工资率等均为假设的数据,仅作示例使用。

本研究通过将 J 手术进行作业划分,认真整理构成各个作业的直接成本项目,形成直接材料消耗清单和人力成本消耗定额,同时根据作业消耗,对科室间接成本、管理费用、医技成本和医辅成本等间接成本进行分摊,最终形成手术的标准成本。

(二)实际成本与标准成本的比较

本研究根据每月开展的各医疗服务项目的工作量,以及根据作业成本法计算的各医疗服务项目的当月总成本,计算出各医疗服务项目当月的实际平均单位成本,并与标准成本进行比较,计算出成本差异,从而找出成本管控的重点,推动医院成本核算更加深化和细化,提高医院成本核算的精细化水平。

三、作业成本法下建立标准成本体系的思考

如果以每次开展的医疗服务项目为对象计算医疗服务项目实际成本,则工作量巨大,需耗费大量人力和时间且计算结果准确性较低。可考虑利用信息技术明确各医疗服务项目的作业划分,认真整理构成各个作业的直接成本,形成直接材料消耗清单和人力成本消耗定额。同时,根据作业消耗,对科室间接成本、管理费用、医技成本和医辅成本等进行分摊,可最终确定各医疗服务项目的标准成本。

公立医院通过建立标准成本核算体系,可以提高医疗服务项目成本核算的工作效率;通过持续不断地比较实际成本与标准成本,可以使成本管控工作走向实处,使作业成本法在公立医院成本核算中能够具有更高的管理应用价值。

第四节　医疗服务项目成本核算初步作用分析

公立医院通过对医疗服务项目成本的核算,可以为其成本管理提供数据基础、提高精细化管理能力,还可以为院区规划布局和医疗服务项目定价提供成本优化建议。

一、为医院成本管理提供数据基础

与科室成本核算结果相比,医疗服务项目成本核算结果更加精细,更便于分析成本产生原因,有利于公立医院根据相关原因找到成本管理和控制的具体措施和方法。

基于作业成本法的医疗服务项目成本核算路径清晰,公立医院通过成本动因追踪成本消耗过程,所获取的成本数据更加准确、客观;通过对这些成本数据的分析,可以直接找到成本耗费的根本原因。

公立医院可以通过比较不同科室相同项目的成本核算结果,分析产生成本差异的原因,针对成本较高科室提出降低成本的建议、改进措施和路径,从而有效控制成本,促进成本节约。

二、提高医院精细化管理能力

作业成本法的应用,是公立医院数据细化和管理提升的有力抓手和有效手段。它通过对所消耗物资的追踪计量,从数据的需求端倒逼管理数据核算的深化和细化;通过对医疗行为耗时的追踪计量,从总成本分摊端审视人力成本的消耗,将压力传导到各个业务科室和管理处室,从而促进全院形成精细化管理和成本节约的意识。

三、为医院院区规划布局提供成本优化建议

随着公立医院的发展,多院区布局和医院集团化发展趋势逐渐显现。由于能够较为迅速地提供与母体医院同质化的医疗资源,填补区域医疗空白,解决人民群众看病难的问题,公立医院多院区发展模式逐渐成为一种趋势。公立医院的多院区发展也是满足人民群众需要的重要举措,是公立医院坚持公益性、坚持服务人民理念的必然选择。

多院区发展模式不可避免地为公立医院带来多院区管理的成本压力。基于公立医院坚持公益性的要求，满足人民群众看病就医的需求以及就医便捷性的要求，新建院区均按照三级医院功能设置必要的科室和服务岗位，但在开业期初，患者就医需求的增加和就诊次数的上升有一个过程，项目固定成本消耗较大，无法通过短时间扩大服务量、减少岗位设置降低成本，从而导致新建医院的医疗服务项目成本普遍较高。医院通过比较不同医院相同科室相同项目的成本，可以找出成本管理方面的系统性问题，便于寻找管理抓手，促进医院整体开展降本增效工作。

在公立医院多院区战略布局规划和医院学科发展规划制定与执行的过程中，医院财务部门可以基于医疗服务项目成本核算所提供的数据为医院资源配置与学科布局提供成本优化建议。

四、为医疗服务项目价格调整提供数据参考

随着医药卫生体制改革的深入推进，公立医院补偿逐渐由服务收费、药品加成收入和财政补助三个渠道改为服务收费和财政补助两个渠道。因此，服务收费是公立医院补偿更为重要的一个途径，也逐渐成为公立医院、人民群众、政府决策机关关注的重点。

相比科室成本核算，医疗服务项目成本核算的核算单位由一个科室转变为一项医疗服务项目，在某种意义上使成本核算工作的开展更加精细化，能更好地满足医疗服务项目定价的需求。

相关政府管理部门通过收集、分析不同医院的医疗服务项目成本的数据，可以对医疗服务项目成本和收费标准进行比较；通过大数据分析，识别不同医院的差异和系统性差异，寻找数据之间的共性，为医疗服务项目价格调整积累数据。

通过搜集和积累数据，分析和比较数据，价格管理机构和医疗保障机构可以分析成本来源，识别需要通过价格补偿的成本构成，作为调整收费标准的参考。

相关政府管理部门根据医疗服务项目成本构成，科学分析弥补医疗服务项目成本的资金来源、弥补标准，为建立科学的价格补偿机制提供数据基础。财政部门通过分析医疗服务项目成本数据可以识别出需要财政进行弥补的成本费用，识别出哪些成本是需要医院通过降耗降费进行控制的，厘清财政补偿、价格补偿和医院管理的成本责任。

第五节　医疗服务项目叠加法病种成本核算应用探索

2011年，卫生部与国家发展改革委联合印发了《关于开展按病种收费方式改革试点有关问题的通知》（发改价格〔2011〕674号），推荐了104个按病种收费目录。各地按照要求积极开展按病种收（付）费方式改革试点工作，探索有益的经验和做法。

2015年国务院办公厅印发的《关于城市公立医院综合改革试点的指导意见》明确提出，城市公立医院要建立现代医院管理制度，强化公立医院精细化管理；加强医院财务会计管理，强化成本核算与控制，深化医保支付方式改革，建立以病种付费为主，按人头付费、按服务单元付费等的复合型付费方式，逐步减少按项目付费；鼓励推行按疾病诊断相关组（DRGs）付费方式；到2015年年底，实施临床路径管理的病例数要达到出院病例数的

30％,实行按病种付费的病种不少于 100 个。

本研究结合 B 医院医疗服务项目成本核算过程,对病种成本核算推进过程进行研究,以 5 个病种为例,探索作业成本法下医疗服务项目叠加法病种成本核算的核算路径。

一、病种成本核算的概念

病种成本核算是指医院针对某一种疾病治疗所耗费的医疗项目成本、药品成本和可单独收费材料成本进行核算的过程。对单病种成本进行核算,能够从疾病诊疗的整体过程对医院成本进行度量,从而反映出该疾病的整体诊疗成本。

病种成本核算的范围包括医疗服务项目成本、药品成本和可单独收费材料成本。这些成本有些是可以直接归集到单病种的成本,如药品成本、卫生材料成本、医技类单项目成本等;有些是无法直接归集、需要间接分摊的成本,如人力成本、病房成本、手术室成本等。

有研究认为,病种成本核算的方法有四种:一是利用已测算的项目成本结果,结合医院每日清单所有服务项目和服务量累加总和,得出平均病种成本;二是将医院床日成本和病种平均费用结合计算平均病种成本;三是从临床路径入手,结合项目成本计算出病种成本;四是基于疾病诊断组(DRGs)计算病种成本。

二、基于临床路径的医疗服务项目叠加法病种成本核算的核算原理

《医院财务制度》指出,病种成本核算是以病种为核算对象,按一定流程和方法归集相关费用计算病种成本的过程。基于临床路径的医疗服务项目叠加法病种成本核算就是将医疗服务项目成本核算结果作为核算基础,根据临床路径下的医疗服务项目构成,将构成该病种的医疗服务项目成本进行叠加,计算病种成本。

作业成本法下医疗服务项目叠加法病种成本核算就是以医疗服务项目成本作为核算基础,根据标准临床路径下的医疗服务项目构成,将构成该病种的医疗服务项目成本进行叠加,计算病种成本。

病种成本包含患者从进入医院到出院期间发生的所有耗费,其准确核算必须要有完整、系统的医疗服务项目成本数据。

三、基于临床路径的医疗服务项目叠加法病种成本核算的核算基础

(一)临床路径在诊疗活动中的应用基础

临床路径是一种理想状态下的疾病诊疗指导性标准,目前在医院医疗管理中的应用逐渐开展。未来一段时间,基于临床路径的病种成本核算可能会成为病种成本核算的一个重要方法。

由于患者个体差异性、医院区域等级差异性及医务人员因素的影响,临床路径的标准化推行存在一定困难,在医疗服务实际中表现为路径情况较多。鉴于此,在成本计算中,基于临床路径的医疗服务项目构成很难标准化和结构化,这是基于临床路径的医疗服务项目成本叠加法核算病种成本的应用难度。

临床路径作为一种理想状态下的医疗行为的指导性标准。由于疾病表现不同、患者个体差异大、医院医疗行为规范的区别以及不同医院之间医疗能级的差异,现实的临床工作很难做到完全按照预先设计好的同一路径进行诊疗和护理,也会导致病种的医疗服务

项目构成可能有差异。

因此,在医疗服务项目叠加法病种成本核算过程中,医院应该结合临床的实践及时进行修正调整,并定期分析核算结果、存在问题及改进措施,不断优化完善,以确保所叠加医疗服务项目与临床路径操作项目基本一致。同时,医院可以在病种成本核算的实践基础上细化和完善流程,进一步优化临床路径,并在诊疗行为中对这些路径作出规范。

(二) 以医疗服务项目成本核算结果为数据基础

临床路径下医疗服务项目成本叠加法病种成本核算以医疗服务项目成本核算数据为核算基础,将构成临床路径的医疗服务项目成本进行叠加计算。因此,医疗服务项目成本数据的取得是病种成本核算的基础。

医院在成本核算工作实践中,应该持续不断地完善医疗服务项目成本核算的计算工作,贯彻配比原则,持续提高科室成本核算的精细化程度,提高直接成本入账的比例,对间接费用的归集、分摊标准和依据持续地进行改进。

四、病种成本核算案例研究

B 医院在医疗服务项目成本核算的基础上探索公立医院病种成本核算的内容和方法,按照医疗服务项目叠加法,基于临床路径的项目构成,进行了病种成本核算的尝试。

(一) 试点核算病种选择

在病种选择上,B 医院主要考虑如下因素:①有临床路径规范要求,在"内科、外科、妇产科、儿科"分别选择一个病种;②有充分病例数量,由于疾病临床表现不同,在同一学科中选择病例数量大的病种;③考虑医院临床特色,选择没有临床路径规范、病例数量大的一个病种。

经过筛选,B 医院确定进行病种成本核算探索的 5 个病种分别为脑梗死(内科)、腰椎间盘突出(外科)、剖宫产(妇科)、支气管肺炎(小儿)、系统性红斑狼疮(临床特色学科)。

(二) 病种成本核算主要步骤

B 医院在探索病种成本核算时,核算病种成本的主要步骤有以下四个。

1. 病例筛选

在第一诊断时病例必须符合该病种 ICD 编码,如果患者同时患有其他疾病,但在住院期间不需要特殊处理也不影响第一诊断的临床路径流程实施时,可以作为核算病例。

2. 确定病种临床路径的标准项目构成

同一疾病的表现不同,同一病种、不同患者的诊疗过程其项目构成也并不相同,表现在诊疗、检查、用药方面均有差异,由不同医疗服务项目构成的病种成本差异较大。同时,不同的医生在诊疗过程中的专业判断和治疗方案选择也有差异,也使相同疾病的治疗项目不同。

为提高病种成本核算的科学性,根据临床路径规范要求,研究人员需要到相关科室进行调研。本研究经过反复论证与调研,最终确定病种临床路径的标准项目构成,这是病种成本核算的难点和关键点。

3. 根据医疗服务项目成本核算结果计算病种成本

确定病种临床路径标准项目构成之后,研究人员根据前期医疗服务项目成本计算结果,进行叠加计算便能计算出病种在标准临床路径下的成本。

4. 根据不同病例的病种成本进行成本分布分析

由于诊疗过程中的疾病表现不同，根据该病种临床路径标准项目构成所计算的病种成本并不是该病种的唯一成本。因此，研究人员需要对该疾病不同病例的病种成本进行回归分析，掌握该病种成本的分布状况。

(三) 病种成本核算示例——支气管肺炎(小儿)病种成本核算

下面本节就以 B 医院支气管肺炎(小儿)的病种成本核算过程为例，介绍病种成本核算的探索过程。

1. 根据支气管肺炎标准住院流程进入临床路径

(1) 患儿在第一诊断时必须符合 ICD-10:J18.0 支气管肺炎编码。

(2) 当患儿同时患有其他疾病，但在住院期间不需要特殊处理也不影响第一诊断的临床路径流程实施时，可以进入临床路径。

2. 临床路径规范要求

根据临床路径规范要求，分入院后不同阶段进行表述。入院后 1～2 天，必需的检查项目包括：血常规、CRP、尿常规、粪常规；胸片；呼吸道病毒、细菌病原学检查；血支原体、衣原体测定；血气分析；心肌酶谱及肝肾功能；心电图。入院后 3～5 天，根据患者情况可选择的检查项目：复查血常规、尿常规、粪常规；血气分析检查；心电图；超声检查；各种呼吸道病原学复查；肺功能检查；肺 CT；支气管镜检查。对药物选择与使用时间要求如下：抗菌药物按照《抗菌药物临床应用指导原则》(卫医发〔2004〕285 号)执行。同时，临床路径规范要求还规定了必要的告知以及出院标准，由于这些内容与本研究无关，故在此并不赘述。

3. 支气管肺炎(小儿)临床路径标准医疗服务项目构成

本研究团队根据临床路径规范要求，深入科室与相关科室医生反复讨论支气管肺炎(小儿)的临床路径标准医疗服务项目构成，按照病例入院之后每天所开展的医疗服务项目进行归纳和总结，形成该病种临床路径下标准医疗服务项目构成；对长期医嘱、临时医嘱所需要的用药和可收费耗材进行汇总，确定该病种临床路径下的药品使用和可收费耗材使用构成。

4. 依据临床路径标准项目构成叠加计算病种收入及病种成本

本研究根据医院医疗服务项目成本核算结果，采用医疗服务项目成本叠加法核算支气管肺炎(小儿)病种成本，对于可单独收费的材料和药品均单独计入病种收入和病种成本，如表 9 所示。

表 9 支气管肺炎(小儿)病种医疗服务项目叠加法收入构成 金额单位:元

项目大类	项目明细	D1	D2	D3	D4	D5	D6	D7	次数	收费标准	项目收入
检查	血细胞分析	1						1	2	20	40
	X 化验	1							2	10	20
	其他(略)										
检查小计											300
用药	X 注射液	1	1	1	1	1	1	1	7	3	21

（续表）

项目大类	项目明细	D1	D2	D3	D4	D5	D6	D7	次数	收费标准	项目收入
	Y注射液	1	1	1	1	1	1	1	7	4	28
	Z针剂	1	1	1	1	1	1	1	7	70	490
	其他（略）										
用药小计											800
治疗	静脉输入	1	1	1	1	1	1	1	7	5	35
	雾化吸入	1	1	1	1	1	1	1	7	5	35
	其他（略）										
治疗小计											200
床位		1	1	1	1	1	1	1	7	50	350
诊察		1	1	1	1	1	1	1	7	20	140
护理（二级）		1	1	1	1	1	1	1	7	25	175
病种收入合计											1 965

注：本表中的数据为模拟数据，仅作示例使用。

基于医疗服务项目叠加法核算的病种收入可以从整体角度衡量疾病治疗的全部收入。对病种收入的分析，可以分析收入结构。例如，可以对支气管肺炎（小儿）病种进行收入结构分析，分析该病种的"药占比""耗占比""劳务占比""检查化验占比"等收入结构情况，从而有针对性地进行管理。同时，病种收入分析可以为单病种付费、DRGs付费等提供数据依据。

病种收入对于医院来讲是病种收入，对于患者来讲是疾病诊疗的费用，也是对人民群众反映的"看病贵"程度的整体度量。通过对病种收入（费用）构成的分析，也为医院疾病治疗和降低诊疗费用提供数据基础。

5. 依据临床路径标准项目构成叠加法计算病种成本

本研究根据病种临床标准路径下的医疗服务项目，用相关医疗服务项目成本叠加计算支气管肺炎（小儿）病种成本，对于可单独收费的材料和药品费用均单独计入病种收入，结果如表10所示。

表10　支气管肺炎（小儿）病种医疗服务项目叠加法成本　　　金额单位：元

项目大类	项目明细	D1	D2	D3	D4	D5	D6	D7	次数	项目成本	项目总成本
检查	血细胞分析	1						1	2	25	50
	X化验	1							2	8	16
	其他（略）										

（续表）

项目大类	项目明细	D1	D2	D3	D4	D5	D6	D7	次数	项目成本	项目总成本
检查小计											240
用药	X注射液	1	1	1	1	1	1	1	7	3	21
	Y注射液	1	1	1	1	1	1	1	7	4	28
	Z针剂	1	1	1	1	1	1	1	7	70	490
	其他（略）										
用药小计											800
治疗	静脉输入	1	1	1	1	1	1	1	7	10	70
	雾化吸入	1	1	1	1	1	1	1	7	25	175
	其他（略）										
治疗小计											400
床位		1	1	1	1	1	1	1	7	60	420
诊察		1	1	1	1	1	1	1	7	75	525
护理（二级）		1	1	1	1	1	1	1	7	55	385
病种成本合计											2 770

注1：本表中数据为模拟数据，仅作示例使用，部分数字四舍五入保留到个位。

注2：B医院作为医改试点单位，率先执行"药品零加成政策"，所以其药品收入与药品成本相同。

基于医疗服务项目叠加法核算的病种成本从整体角度衡量了疾病治疗的全部成本，研究人员通过对病种成本构成的分析，可以从项目成本角度分析病种成本大类构成。

本研究根据医院医疗服务项目成本核算结果，采用医疗服务项目成本叠加法计算支气管肺炎（小儿）病种成本，对于可单独收费的材料和药品的价格均单独计入病种收入和病种成本。医院在实际工作中还可以对该病种进行成本结构分析，计算出该病种的药品成本、耗材成本、化验成本、治疗成本及护理成本等，从而有针对性地进行成本管理。

公立医院通过将病种收入与该病种成本进行比较，可以分析病种的盈亏情况。公立医院通过对医疗服务项目进行逐项分析，可以寻找到控制费用和成本的关键环节，找到成本控制的途径。

五、开展病种成本核算的意义和作用

（一）病种成本可以反映疾病诊疗的整体成本，推动医院管理水平提升

单病种成本核算能够从疾病诊疗的整体角度对医院成本进行度量，从而反映该疾病的整体诊疗成本。病种成本的高低可以反映医院对该疾病的成本控制能力。病种成本核算涉及医院统计、财务、物资管理等多个职能部门的工作，病种成本的核算和病种成本管理可以促进医疗机构管理人员加强标准化管理，努力降低医院运营成本。

（二）病种成本分析有利于弥补医疗服务项目成本分析的不足

医疗服务项目成本核算扣除了药品和可收费耗材成本，没有考虑药品和可收费

耗材进销差价对成本的弥补,该核算方式的结果导致医疗服务项目成本和医疗服务项目收费之间的比较结果所反映的医疗服务项目盈亏并不完全准确,如果管理人员单纯依据该结果进行决策也可能产生决策偏差。而病种成本核算内容既包括该病种所提供的医疗服务项目成本,也包括药品成本及可收费耗材成本。因此,它对病种收入的分析更为客观。

(三)病种成本便于进行院间比较

公立医院学科布局不同,各医院病种分布不同,手术难度不同,这种诊疗差异使医院间比较缺乏可靠数据,难以反映医院管理能力和成本管控能力的差别。可靠的病种成本可以为院间比较提供依据。

(四)病种收入为医保付费提供数据基础

病种收入是对疾病诊疗费用的整体度量,也是医疗保险机构与公立医院进行价格谈判时的数据支持。同时,病种收入还是反映疾病的整体医疗负担、衡量人民群众"看病贵"的一个客观指标。病种收入信息是政策制定的重要依据。

根据病种成本核算的结果,B医院所选择的5个病种均存在病种收入低于病种成本的情况。一方面,人民群众反映"看病贵";另一方面,提供医疗服务的医院面临医疗服务收不抵支的客观局面。这说明我们对该病种成本核算的数据需要进行客观思考。

第六节 本 章 小 结

本研究团队在研究依托单位基于作业成本法的成本核算过程中,对作业成本法应用路径的探索、对医疗服务项目成本核算结果的分析和对病种成本核算的探索等进行了研究。

一、细化科室成本核算是作业成本法应用的工作基础

从目前的作业成本法实施过程来看,科室成本核算是作业成本法下医疗服务项目成本核算的基础和原点。深化和细化科室成本核算、提高科室成本核算的准确度和精确度,成为公立医院应用作业成本法进行成本核算的工作基础。

二、规范作业成本法下作业划分,形成作业库

不论是基于传统的作业划分还是基于管理责任的作业划分,在作业成本法推进过程中,公立医院需要根据核算要求,细化作业划分和作业库构成,并将其逐渐固化在成本核算信息系统中。

同时,在应用作业成本法进行医疗服务项目成本核算的过程中,公立医院还需要考虑医疗服务项目标准成本的确定,从而客观反映医疗服务项目的实际成本水平。

三、推进临床路径应用,扩大病种成本核算范围

病种成本的归集需要明确的标准病种医疗服务项目构成。在建立成本核算一体化的财务管理信息系统中公立医院需要固化标准的医疗服务项目构成,考虑到疾病表现的复杂性,在系统中可以将常见并发症的项目构成作为选配模块。

同时,在成本核算一体化财务管理信息系统的设计阶段,公立医院一定要充分考虑系统的可延展性和可扩展性,预留充足的病种成本核算信息路径,从而能够将构成病种成本的医疗服务项目成本进行叠加,实现自动生成病种成本、病人成本、诊次成本、床日成本等成本数据,提高成本核算的效率。

第五章 公立医院作业成本法应用问题及对策研究

第一节 成本核算制度方面存在的问题

《医院财务制度》和《医院会计制度》是医疗行业财务核算的规范要求,行业财务制度的规范要求是医院成本核算的指引,现行医院成本核算制度尽管和旧制度比有很大改进,但在成本核算的原理、规范以及对成本核算精确度的要求上仍需要改进。

现行《医院财务制度》规定,在科室成本核算中应遵循合法性、可靠性、相关性、分期核算、权责发生制、按实际成本计价、收支匹配、一致性、重要性等原则。

但在医院成本管理章节的具体成本核算规定中,上述原则的执行和落实尚有待进一步的改进。

一、管理费用的"一级分摊"问题

现行《医院财务制度》规定,支出是指医院在开展医疗服务及其他活动过程中发生的资产、资金耗费和损失;医院支出的内容包括"医疗支出""财政项目补助支出""科教项目支出"、管理费用和其他支出。

《医院财务制度》规定在科室成本核算中应"先将行政后勤类科室的管理费用向临床服务类、医疗技术类和医疗辅助类科室分摊,分摊参数可采用人员比例、内部服务量、工作量等",也就是前文所述,医院科室成本核算中所统称的管理费用的"一级分摊"。

(一) 管理费用的"一级分摊"混淆了成本和费用的概念

《医院财务制度》指出,管理费用是医院行政及后勤管理部门为组织、管理医疗和科研、教学业务活动而发生的各项费用,包括医院行政及后勤管理部门发生的人员经费、耗用的材料成本、计提的固定资产折旧、无形资产摊销,以及医院统一管理的离退休经费、坏账损失、印花税、房产税、车船税、利息支出和其他公用经费,不包括计入科教项目、基本建设项目支出的管理费用。

我们对医院管理费用的核算范围略做分析可知:与科研、教学业务相关的成本并不应该在医疗业务成本中进行核算,更不应该寻求医疗服务项目价格的补偿。医院统一管理的离退休经费通常有财政资金来源,如果离退休人员已经不再参与医疗业务,其人力成本就不应该再归集到管理费用并经过三级分配纳入医疗成本,不应该再分配到医疗活动成本之中;如果这些离退休人员仍参与医疗业务活动,其与服务医疗业务活动相关的人力成本部分,应该直接归集在相应科室成本中。而医院的坏账损失、各类税金、利息支出等这些直接与管理相关甚至与资金相关的费用,更不应该列入医疗成本由医疗业务收入进行补偿或弥补。

（二）管理费用的"一级分摊"不符合收入支出配比原则

成本核算应该遵循相关性原则和收入支出配比原则，医疗行业在成本核算中也应遵循配比原则。在医院成本核算中管理费用采用"一级分摊"，即医院的管理费用首先分配给各科室，导致科室医疗收入和成本并不匹配。

管理费用与科室成本以及效益均不是直接相关的，从表面上看，通过管理费用一级分摊方式形成的科室医疗成本好像考虑了管理费用，满足了成本核算的完整性要求，却扭曲反映了成本核算单位的直接责任，导致科室成本核算的结果不能反映科室成本管理的真实情况。

（三）管理费用的"一级分摊"不利于成本管理

《医院财务制度》规定，在科室成本核算中"先将行政后勤类科室的管理费用向临床服务类、医疗技术类和医疗辅助类科室分摊，分摊参数可采用人员比例、内部服务量、工作量等"。由于管理费用分摊依据并不充足，在医院成本核算的实践中，分摊依据或参数也备受争议，各界并没有形成统一的观点。在分摊管理费用时，采用人员比例作为参数可能会导致医疗服务项目定价低，而人力消耗较多的科室分配的成本反而更高；采用工作量作为参数还需要将不同的医疗业务折算为标准化工作量，这个过程也存在一定程度的假设，可能导致成本核算的不准确；而采用收入比例分摊也会因为医疗定价的偏差而导致成本分摊的不合理。

管理费用分摊依据不统一也不科学，导致科室成本核算结果并不能够真实反映科室成本状况，科室成本核算结果并不正确，与科室收入不匹配，从而导致不少医院在对科室成本进行管理时仅考虑与该科室成本直接相关的部分科室成本数据，大大降低了科室成本核算结果的可用性。

从管理责任角度来讲，管理费用的构成并非各科室能够控制和管理的，比如行政部门的设置、行政部门的人员结构和工资标准、行政部门占用的建筑面积及相应折旧都不是医疗科室可以决定的。将管理费用分摊到科室成本中，不利于明确成本管理责任，不利于控制成本的措施实施到位。

因此，本研究建议主管部门在改进修订医院成本核算制度时区分成本和费用，对管理费用以及成本支出的核算内容和核算范围予以明确，取消管理费用的"一级分摊"，使科室成本核算中的成本真正反映与医疗业务相关的成本及各项耗费支出。而医院的管理费用，应该通过成本加成或财政补助等其他方式予以补偿。

二、科室成本核算的"三口径"不符合收入成本配比原则

《医院财务制度》明确指出在科室成本核算中应遵循权责发生制、收支配比等原则。但《医院财务制度》在医院成本核算中分别提出了"医疗成本""医疗全成本"和"医院全成本"的成本核算"三口径"概念。

从表面上看，不同的医院科室成本核算口径，充分考虑了财政项目补助支出和科教项目支出所形成的固定资产、无形资产的折旧和摊销等因素，医疗全成本和医院全成本的核算在医疗成本核算的基础上补充了部分与固定资产、无形资产相关的折旧和摊销，适当解决了医疗成本核算不完整的问题。但是，从实质上看该规定混淆了成本的概念，使基于科室成本核算的医疗成本的三个口径和医疗业务收入均无法配比。

科室成本核算"三口径"的不同核算范围比较如表 11 所示。

表 11　成本核算"三口径"的不同核算范围比较

内容	医疗成本核算	医疗全成本核算	医院全成本核算
医疗业务成本	✓	✓	✓
管理费用	✓	✓	✓
财政项目补助形成的固定资产折旧、无形资产摊销		✓	✓
科教项目支出形成的固定资产折旧、无形资产摊销			✓
医院其他支出			✓

（一）财政项目补助支出形成资产的折旧摊销处理对成本的影响

1. 医疗业务成本核算存在成本漏记

《医院财务制度》规定，开展医疗全成本核算的地方或医院，还应将财政项目补助支出所形成的固定资产折旧、无形资产摊销纳入成本核算范围。

这种成本核算方式意味着对医院形成的资产根据资金来源进行了不同会计处理，即对医院自筹资金项目支出形成的固定资产折旧或无形资产摊销通过医疗业务成本核算。但财政项目补助支出所形成的固定资产折旧、无形资产摊销并不包含在医疗业务成本中，而是包含在医疗全成本中。

这种处理方法导致与医院医疗业务相关的"医疗业务成本"核算不完整，成本入账不完整，存在成本核算漏记项目。

固定资产折旧和无形资产摊销是否应该计入成本的依据是其使用状况，即该项资产是为了医疗业务还是为了行政管理、科研或者教育，依据其使用情况确定其成本费用归集与分摊的核算对象。为医疗业务发生的医疗业务成本应该根据医疗业务所消耗的资源进行计量，所耗用的资源是否列入成本核算范围并不因为其相应的资金来源的不同而不同，即使是财政项目补助支出所形成的固定资产，如果用于医疗业务，其折旧也应计入医疗业务成本中。

因此，医疗业务成本核算口径中不包括财政项目补助支出所形成的与医院医疗业务相关的固定资产折旧、无形资产摊销，未遵循配比原则的公立医院成本核算结果不能准确反映医疗业务成本，存在医疗业务成本漏记项目的情况。

2. 医疗业务成本核算数据不完整

医疗业务成本核算范围不完整导致医院科室成本核算的数据基础不完整，从而导致各科室收入和成本不匹配，亦无法找到各科室医疗收支差额形成的真正原因。

该成本核算口径和范围的固有缺陷使相应计算出的医疗业务口径的医疗服务项目成本和病种成本的数据结果不可靠，以此为依据确定的医疗服务价格也存在成本弥补不足的情况，从而影响公立医院成本补偿政策的科学性。

（二）医疗全成本和医院全成本核算口径存在成本多记

1. 用于医院管理的固定资产折旧应作为医院费用列支

医疗全成本在成本核算口径上包括财政项目补助支出所形成的固定资产折旧、无形资产摊销，有可能存在成本多记的情况。

如果这些固定资产、无形资产是为了医疗业务而使用的，则相应的折旧和摊销应该计入医疗业务成本。如果这些固定资产、无形资产并未用于医疗业务,而是用于医院管理或其他业务,其折旧就不应该计入医疗业务成本,不应该在科室成本的医疗全成本和医院全成本中予以体现。

2. 医疗全成本核算口径存在成本多记

《医院财务制度》规定,开展全成本核算的地方或医院,还应在医疗成本核算的基础上,将科教项目支出形成的固定资产折旧、无形资产摊销纳入成本核算范围。

医院科教项目支出是指反映医院使用除财政补助收入之外的科研、教学项目收入开展科研、教学项目活动所发生的各项支出,其所形成的固定资产、无形资产为科研、教学活动所用,有对应的收入来源,如果将该项成本再次计入医院全成本,属于多记成本项目,存在成本多记的情况。

(三)成本数据核算口径不一致导致成本数据应用受限

医疗全成本和医院全成本核算方式导致成本和收入不匹配,不利于分析各医院的实际情况,使收入成本分析价值受限。

同时,医疗全成本和医院全成本核算方式导致科室成本核算的数据来源有来自医疗业务成本的,有来自管理费用的,还有来自"待冲基金"科目的①,从而导致不同口径下的科室成本核算的准确性难以保证。

第二节 公立医院成本核算结果准确性尚待提高

所谓成本核算是通过会计核算体系对医院成本进行核算的一系列工作步骤和方法,成本核算不是成本统计,也不仅仅是对报表的分析填列。

一、科室成本核算方法粗放,结果不够准确

(一)科室成本核算的范围不符合配比原则

由于目前医院科室成本核算是遵照成本核算的"三级四次分摊"的流程和程序进行的,医院成本核算中存在不符合配比原则的情况,导致依据医院成本核算体系进行的科室成本核算的范围也不符合配比原则。

(二)科室成本核算的方法较为粗放

尽管医院成本核算在科室成本的归集和分摊方面已经形成比较成熟有效的方法和系统,但在实际核算过程中,科室成本核算仍存在核算方法比较粗放的情况,主要表现在以下方面。

1. 科室设置不同,科室成本核算不准确

不少医院还没有形成统一的科室名称和代码,导致成本费用归集标准不一致。医院的科室在不同的信息系统中的名称和代码不同,导致医院不同的成本费用无法直接归集在相应科室中,也导致成本费用归集不够准确。

同时,一些科室业务量较大,分为不同的亚专科学组,科室医疗业务分散在不同的院区,医院运营的多院区特点,并未体现在医院财务和成本核算的过程中,也导致科室成本

---

① 自 2019 年 1 月 1 日起施行的《政府会计制度》已取消该科目。

核算较为粗放,无法反映不同院区的成本核算结果。

2. 对科室直接成本识别不足,直接成本核算比例较低

在科室成本核算的过程中,还存在对直接成本识别不够充分的情况。比如,在人力成本方面,与科室成本直接相关的相对固定的医生和护士的人力成本可以直接归集在科室成本中,但对相关基地医生等在各个科室轮转人员的人力成本并没有作为直接成本进行识别归集,往往通过分摊计入不同科室。

同样,物业管理、保洁运送人员成本以及维修维护成本、物料消耗、办公用品等成本费用均按照间接成本进行分摊,大大降低了科室成本核算的准确性。

3. 科室成本核算结果应用有限

科室成本核算的固有缺陷使科室成本核算的结果并不能够真实反映科室与医疗收入相关的成本,从而导致科室成本核算结果的应用受限。

在宏观影响方面,随着目前医药卫生体制改革规定在公立医院绩效分配体制中不得使用收支差作为科室绩效考核的依据,科室成本核算结果的管理应用更加受限。有些医院仅对科室成本核算的部分结果(比如,直接成本或可控成本)进行应用,使成本核算中的大量分摊工作的管理有效性下降。

二、开展医疗服务项目成本核算的基础尚需完善

(一)科室成本核算的固有缺陷影响医疗服务项目成本核算的准确性

现行医疗服务项目成本核算是以医院科室成本核算数据为基础的,科室成本核算的固有缺陷导致医疗服务项目成本核算的准确性受到质疑。

医疗服务项目有对应的收费标准,由于不准确的医院科室成本核算得到的医疗服务项目成本不够准确,医疗服务项目收入与成本比较的结果与实际情况存在较大的偏差。

(二)现行医疗服务项目成本核算缺乏必要的核算基础

在近年来医院开展医疗服务项目成本核算的探索中,基本的核算方法有基于作业划分的作业成本法、基于直接成本的成本加成法、基于成本费用率的成本费用率法以及基于点数值的点数法等方法。

但是由于目前关于医疗服务项目作业划分的作业库尚未完善并形成行业共识,作业成本法的应用受到一定限制。而由于医院对项目的直接成本的核算不够准确,基于直接成本的成本加成方法难以推广。成本费用率法由于目前医疗服务项目定价的固有缺陷,也无法有效实施。医疗服务项目的点数比值关系缺乏行业认可,导致点数法运用受限。

医院目前也缺乏按照医疗服务项目进行核算的成本核算基础、路径,相关核算程序和关键核算环节不清晰,导致医疗服务项目成本核算的基础缺乏。

(三)现行医疗服务项目成本核算及时性不足、核算效率较低

目前医疗项目成本核算的效率也影响到核算结果的应用。现行作业成本法下医疗服务项目成本核算是通过对科室成本核算的数据进行二次统计、分析,形成核算结果的。该核算流程导致医疗服务项目成本核算周期长、核算效率较低。

项目成本核算的为上一年度数据,核算周期为 1 年,项目成本核算的及时性缺陷也影响了其对核算结果的应用。

此外,医疗服务项目收费价格和成本倒挂现象严重,尤其表现在护理、操作、手术等项

目上,有些项目收费甚至不能弥补该项目的直接材料消耗。公立医院通过医疗服务项目成本核算和管理并不能改变该医疗服务项目收入和成本倒挂的局面,通过加强项目成本核算实现成本管理的目标不具有现实性,这降低了医院花费大量时间和精力进行医疗服务项目成本核算的能动性。

三、开展病种成本核算的医院运行基础尚需完善

(一)临床路径的有效广泛应用是病种成本核算的重要前提

在医院医疗管理的实际过程中,按病种管理、按临床路径管理的理念逐渐被人们接受。实践表明,由于疾病表现不同,重症患者及并发症表现有较大差异,在临床路径的应用方面诊疗过程偏离路径的病例较多,如何规范各类并发病症的成本核算也是医院病种成本核算面临的技术问题。

(二)医疗服务项目成本核算是病种成本核算的基础

首先,病种成本核算的基础是构成其各项诊疗服务的项目成本,计算病种成本需要将相关医疗服务项目成本进行叠加、汇总。因此,医疗服务项目成本核算是病种成本核算的基础。

医疗服务项目成本的缺乏导致病种成本核算缺乏数据基础和核算基础,制约了病种成本核算的开展。有条件的医院也是在开展医疗服务项目成本核算的基础上,以一个年度为单位,对个别病种进行病种成本核算试点。

其次,由于临床路径在诊疗行为中的应用还处在推广过程中,病种成本核算方法目前亦处在探索过程中,与此相关的信息化系统也在开发完善中。

因此,对于公立医院来讲,目前全面开展病种成本核算的基础尚不具备,医院应该积极开展病种成本核算研究,为全面开展病种成本核算进行基础准备。

第三节　公立医院成本核算信息化基础方面存在的问题

公立医院尤其是大型综合性公立医院提供的医疗服务项目众多,门急诊就诊、出院、手术的患者人数众多,成本核算工作量巨大。国家发展和改革委员会价格司、卫生部规划财务司发布的《全国医疗服务价格项目规范》(2012 年版)工作手册〈征求意见稿〉列示,医疗服务项目共分为综合、诊断、治疗、康复、辅助操作、中医等六大类十一章 9 360 项(不同地市采取不同版本)。

如果再考虑单个医疗服务项目所包含的成本明细分类,考虑同一医疗服务项目还存在多个科室共用的情况,考虑大型综合性公立医院每年数百万人次的诊疗规模等因素,公立医院基于作业成本法的成本核算的数据规模庞大,存在巨大的核算压力,只有依靠信息化系统才能实现成本核算的真实、准确和精细化。可以说,在现有情况下,在大型公立三甲医院基于作业成本法的项目成本核算过程中,高效的信息系统是成本核算的基础。

然而,目前公立医院在医院管理、财务核算和成本核算的信息化方面仍存在问题,使成本核算的相关性、及时性和准确性受到挑战。

一、"信息孤岛"现象导致成本核算缺乏数据基础

医院各管理系统间存在"信息孤岛"现象,医院各个职能部门和医疗业务及医疗管理条线的信息管理系统尚未完全实现数据共享,成本核算缺乏有效数据基础。

(一) 医疗业务系统与财务管理信息系统尚未实现互联互通

作为医院医疗业务基础信息系统的 HIS 系统,尽管在挂号、检查、收费以及药品和耗材收费等环节为医院管理创造比较好的信息条件,但基于 HIS 层面的医疗业务数据并没有与医院财务管理数据有效结合,不能满足医院收入和成本核算的全部要求。

各医院正在建设、已经投入使用或持续完善的其他医疗管理信息系统,诸如 HIS、LIS、RIS、PACS 等,有的还不能和收费系统形成实时连接。例如,医院电子病例系统、手麻系统等也不能和物资消耗系统、药品进耗存系统形成实时连接,使医院财务核算数据准确性和及时性受到挑战。

(二) 医院其他管理系统与医院财务管理系统尚未实现互联互通

除业务系统之外,医院各种管理系统,诸如科研系统、报销系统、人力薪酬系统、药品和耗材的进耗存系统等管理系统的数据和财务管理信息系统的数据不能完全共享和交互,致使各类数据信息在财务核算系统中不能得到及时、充分、准确的体现,给财务核算增加较大的难度。

如何实现医院业务系统、管理系统与财务管理信息系统的数据互联互通和自动勾稽引用,仍是作业成本法应用中最需要解决的信息问题。

二、医院会计核算系统与成本核算系统未能实现互联互通

目前,多数医院会计核算系统和成本核算系统是各自独立的系统,各个成本核算系统之间也相互独立,没有形成有效的数据互联互通和数据稽核,导致成本核算数据不一致、核算效率低、核算结果不准确。

(一) 医院会计核算系统与成本核算系统互相独立,数据无法自动共享

目前,医院会计核算系统仅核算到科室层次,按照科室归集和分摊相关成本费用。而科室划分与直接成本归集的粗放导致医院会计核算中的科室成本核算不够精确,科室成本核算结果较为粗放,其可靠性受到质疑。

目前医院的成本核算系统并未与会计核算系统实现有效的互联互通和数据共享,导致医院会计核算系统的相关数据无法被成本核算系统直接使用,成本核算系统需再次进行核算,重新进行归集、整理、核对和分摊,核算的及时性不能保证,成本核算效率极低。

(二) 医院成本核算系统之间互相独立,数据无法自动共享

目前,公立医院广泛应用的成本核算系统,包括项目成本核算系统、病种成本核算系统,均是独立于科室成本核算系统的,系统之间并没有实现数据的互联互通和核算共享。因此,在医疗服务项目成本核算的过程中,财务人员需要对科室成本核算的成本费用数据进行二次统计、分析、分摊和计算,数据之间没有互相引用和自动关联,各类成本核算工作重复进行,核算效率极低。

同时,这些成本核算均建立在科室成本核算系统的核算结果之上,由于公立医院财务人员分摊科室成本的基础数据并不精确,因而科室成本核算结果并不准确,进而以科室成

本核算结果为基础的医疗服务项目成本核算结果也不准确。

医院科室成本的归集需要基于一致的科室定义,按照规范的会计核算要求将与科室成本相关的成本支出直接或间接分配归属到耗用科室,形成各类科室的成本。医院对科室成本进行归集后,按照三级分摊的原则将全院各类科室成本进行分项逐级分步结转,每一级成本的分摊都应按照三级分摊的理论要求及分摊方法进行。

第四节　公立医院作业成本法推进对策研究

一、修订医院相关成本核算制度

(一) 医院财务会计制度中应贯彻权责发生制原则和配比原则

政府应该修订《医院财务制度》和《医院会计制度》。公立医院财务核算应坚持资产负债观,使医院某一时点的资产负债表能够全面反映该时点资产负债全面情况。权责发生制是医院财务核算和成本核算的基础,在医院成本核算工作中,医院财务会计应该坚持权责发生制原则,在医院财务制度建设中应贯彻权责发生制原则。

具体来讲,在资产负债表日,医院要做好收入和费用的截止性测试,做好各项成本、费用、负债的预提和暂估,保证数字真实准确完整;合理保证各项成本费用的入账情况,减少成本费用在不同年度之间的非正常大幅波动,保证医院在不同年份之间数据的可比性;坚持权责发生制,也有利于提高不同医院之间成本费用水平以及医院经济运行结果的可比性。

同样,医院在成本核算中也要坚持收入和成本配比的原则,即坚持医疗业务收入与医疗业务成本相配比,科教项目收入与其成本相配比,从而准确核算医疗业务成本。只有这样,才能够可以保证成本核算的准确性,才能使成本核算数据真实反映医院成本消耗,明确价格补偿的范围和口径,成本核算数据才能成为价格确定及调整的参考。

(二) 取消管理费用的"一级分摊"

本研究建议在医院成本核算时取消管理费用的"一级分摊"。医院在进行科室成本核算时,应当按照"谁受益、谁负担"的原则,归集、分配各项成本费用,使各项收入与为取得该项收入的成本费用相配比;科室的医疗业务收入应该与该科室的医疗业务成本费用相配比。

医院处于医疗行业,不能简单地按照制造业的财务会计核算规则进行成本、费用划分,但应该在会计核算中借鉴制造业财务会计中根据管理责任进行成本核算的管理思想。《医院会计制度》中已经将管理费用作为期间费用在医院收入支出总表中单列反映,在《医院财务制度》的相应成本管理中应该取消管理费用的"一级分摊",将管理费用的管理责任单列,让成本核算真实反映成本情况,为成本管理打下核算基础。

公立医院的管理费用规模与医院整体运行规模相关,管理费用的管理和控制体现的是各家医院管理层对医院管理的能力,与医院各业务科室发生的费用关联不大。

因此,本研究建议《医院财务制度》在成本核算方面取消管理费用的"一级分摊",将行政、后勤等管理科室的管理费用单独归集,作为期间费用核算,不再逐级分摊到科室成本。

管理费用的宏观管理和补偿,可以由主管部门协同同级财政对公立医院的管理费用规模和水平予以核定,进行单项补助;或者通过一定比例的成本加成,在医疗服务项目收费中予以补偿,以及在按病种收费的病种支付成本中予以考虑。

财务核算方式的改变可以明确公立医院成本费用的管理责任和补偿措施,为建立权责清晰的公立医院成本补偿途径提供数据支撑。

(三) 在成本核算中明确成本、费用概念

公立医院成本核算应明确成本和费用的概念,改变医院成本核算"三口径",明确医院医疗成本核算的成本概念和成本核算口径,真正实现成本核算的相关性、可靠性、可比性。同时,成本核算结果可以作为医疗服务调价的参考。

科室成本分摊可由原来的三级逐级分摊改为两级逐级分摊:将归集的医疗辅助类科室成本向临床服务类和医疗技术类科室分摊,分摊参数可采用人员比例、内部服务量、工作量等;再将医疗技术类科室成本向临床服务类科室分摊,分摊参数可采用工作量、业务收入、收入、占用资产、面积等,分摊后形成门诊、住院临床服务类科室的成本。

这样可以还原医疗成本的本来面目,在核算上可以体现科室成本的真正内涵,提高科室成本核算的准确性,也有利于明确管理责任,推行成本考核。

二、建立互联互通的医院成本核算系统

公立医院开展成本核算的主要目的就是真实反映医院运营相关的成本情况,在此基础上通过数据分析和比较,采取有效手段控制成本费用支出,提高医院运营的经济效率。在成本核算工作开展的过程中,公立医院应重视成本核算的效率,真正通过成本核算工作控制成本,不能为核算而核算。

从医院管理角度看,公立医院急需建立在统一的 ERP 系统,基于统一数据平台,根据每个医疗服务项目实际成本耗用情况,利用 ERP 的数据基础进行成本核算。同时,在会计核算和成本核算方面,医院应建立一体化核算系统,实现科室成本核算和会计核算一体化,医疗服务项目成本核算和科室成本核算一体化,一次成本核算产生三类成本核算数据,使医院的成本核算变得更加便捷、可靠,提高医院的成本管理水平,为医院的科学管理提供有效数据支撑,大大提高成本核算的工作效率。

公立医院通过建立成本核算系统,实现成本核算和各类管理审批运行系统的信息共享,实现财务管理和医院管理的一体化,提高医院工作效率和核算效果,实现对成本的有效控制。因此,成本核算系统要能够实现成本数据的自动归集,通过会计核算直接将成本数据分摊进医疗服务项目中,实现医疗服务项目成本核算的自动化。

同样,设备折旧也是成本的重要构成,从作业成本核算及管理的角度,只有对设备使用落实"谁耗费资源,谁承担成本"的原则,将设备折旧费归口到相应作业库,分摊时可以依据设备使用时间(或使用当量)、占用面积,也可以根据占用面积和使用时间两个纬度进行综合确定。进行系统设置时应充分考虑上述因素,只有如此才能够将成本费用与管理职责挂钩,对设备使用部门的成本进行归集,找出成本管理的重点,更好地发现设备使用中的问题,发挥设备的使用效能。

成本核算一体化信息系统应该是公立医院管理数据平台的有机部分。成本核算一体化信息系统建设应实现如下目标。

（一）建立医院成本核算一体化数据中心

公立医院应按照《医院财务制度》的要求，建立适合公立医院成本核算的一体化信息系统，该系统需要成为医院成本数据中心，能够满足现行《医院财务制度》规定的医院全成本、医疗全成本和医疗成本三个不同口径的核算要求。

因此，公立医院成本核算一体化信息系统建设，需要考虑成本核算所涉及的资源耗费及相应作业动因，对成本核算一体化系统进行顶层设计。

同时，该系统在成本核算方面的建设目标还包括：适当固化、相对科学、持续改进的成本分摊方法和分摊依据；以医疗服务项目成本计算作为最基础的业务单元，叠加形成病种成本、科室成本、病人成本以及诊次成本和床日成本等更详细成本；形成作业库划分、病种项目构成等管理基础。

该系统还需要兼顾应用扩展，为成本管理、基于成本的绩效考核、社保付费以及降低患者负担打下基础。

此外，该系统在医院财务管理和预算管理方面的建设目标应包括：与预算管理系统相结合，成为预算控制措施的成本管理手段；与财务会计系统相结合，实现成本核算与会计核算的共享，提高会计核算的效率。

该系统还需要和医院在用的医疗业务系统，诸如 HIS、LIS、RIS、PACS 等信息系统，以及医院各个职能部门的人事系统、工资系统、资产管理系统、耗材管理系统、设备系统、固定资产系统等实现共享，达到数据一致、可校验、可稽核以及不可个别单方修改，最终实现医院的人力消耗、材料消耗、资金消耗、物资消耗以及各类折旧摊销数据一致。

（二）建设一体化的成本核算和归集路径

一体化的成本核算系统是建立在各个业务数据接口数据共享的基础之上的，因此，需要各个信息系统实现接口联接。比如，计算耗材成本需要建立以病区为明细的耗材库存消耗点，并建立耗材的明细核算数据，核算到基础的收费项目、明细的耗材品种和各品种的库存数量，实现耗材的采购、入库、领用申请、出库、消耗、应付款管理的全流程闭环管理，并与 HIS 系统的收费挂钩。又如，实现医疗服务项目数量来源基于 HIS 医疗业务数据的共享，这样既能减少核算的成本，又能实现成本与收入的配比，堵塞收费中的漏洞并有效监控成本信息。

一体化的成本核算和归集路径还包括建立统一的会计核算、科室成本核算、项目成本核算和病种成本核算系统。

（三）建设一体化的成本分摊依据

医院成本构成中很大一部分成本需要分摊，在成本核算一体化信息系统建设时，公立医院需要充分考虑成本分摊的依据并将其进行固化，同时，还需留出持续改进的充足空间。

比如，人力成本是医院成本的重要组成部分，部分医院人力成本占医疗总成本的30%以上。在人力成本的核算设置中，公立医院需要将提供医疗服务的医生工作时间进行科学计量，对无法明确计量的时间则需要合理地分摊到相应作业中去，即设置科学的分摊依据。

作业成本法是成本核算发展到一定阶段的更加精细化的成本核算方法，是更细致的间接成本分摊方法。但目前阶段，由于公立医院成本核算一体化信息系统建设存在的问题，多维度的间接成本分摊缺乏核算基础。因此，目前在成本核算一体化信息系统建设过程中,建立符合医院管理的作业库划分标准成为一个瓶颈。同时,公立医院在划分作业时还需要考虑管理能动性,探索基于管理责任的作业划分。这些内容在今后的工作中仍需要进行研究。

三、持续进行项目成本核算和病种成本核算

公立医院应推进医疗服务项目成本核算工作。医疗服务项目成本核算应该是医院成本核算中最基础的核算单元。公立医院应该建立成本核算程序,将科室成本采用系统科学方式,按照医疗服务项目合理归集。

(一)深化细化科室成本核算工作

在科室成本核算过程中,应贯彻精细化核算的思想,扩大直接成本的归集范围,减少间接成本的分摊内容。在间接成本分摊过程中,努力寻找科学方法,使成本核算结果与收入核算结果具有逻辑关系,成本核算结果能够合理解释成本发生根源。

从目前作业成本法实施过程来看,科室成本核算是作业成本法下医疗服务项目成本核算的基础和原点。深化和细化科室成本核算、提高科室成本核算的准确度和精确度,成为作业成本法在公立医院成本核算应用中的工作基础。

(二)持续推进医疗服务项目成本核算工作

政府应鼓励公立医院采用多种方式持续推进项目成本核算的实践应用,并积极探索和推进病种成本核算,为按病种支付提供数据支撑。作业成本法是医院成本核算中一种有效的成本核算方法。

1. 持续规范作业划分和作业库建设

本研究依托单位在两年的作业成本法应用试点中,逐渐规范和建立作业库,逐渐细化一级作业、二级作业和明细作业,尝试进行基于管理责任的作业划分,将作业成本归集到管理责任的相关主体。比如,将一级成本作业归集库设置为"医师"作业库、"护理"作业库、"技术"作业库、"手术"作业库、"检查检验设备"作业库、"后勤"作业库。这种设置作业库的好处在于可以与医院的职能部门及管理责任挂钩,"医师"的管理在业务上由医务处归口管理,"护理"的管理在业务上由护理部归口管理,便于成本追踪、明确成本责任、提高成本管理的效率和效果。

2. 形成智慧化的成本动因识别归集系统

不论是基于传统的作业划分还是基于管理责任的作业划分,在作业成本法推进过程中,公立医院需要根据核算要求,细化作业划分和作业库构成,并将其逐渐固化在成本核算信息系统中。

公立医院在成本核算工作中应逐渐规范科室成本核算和管理的流程,建设通过系统进行科室调研、计量资源消耗的流程,使作业成本法应用智慧化,减少成本分摊分配的人为干扰,提高成本核算的效率和准确性。

3. 规范医疗服务项目成本核算的工作流程

公立医院应建立开展医疗服务项目成本核算的工作流程,改变目前按年度计算项目成本的状况,通过工作流程梳理使其与医院会计核算流程相匹配,实现按月开展医疗服务项目成本核算工作。

（三）持续推进临床路径的管理应用，扩大病种成本核算范围

病种成本核算是以临床路径在医院管理中的应用为基础的，在医院医疗管理方面，公立医院应持续推进临床路径管理应用，在病人入组、诊疗行为、病案书写等方面应充分重视对疾病诊疗流程的遵循。

同时，在医疗业务信息系统建设过程中，公立医院也应该考虑临床路径的建设，要充分考虑医疗业务与财务管理和成本核算的融合，切实考虑病种成本核算的实现需求。

除此之外，病种成本的归集需要明确标准病种医疗服务项目构成。在建立一体化成本核算信息系统中公立医院需要固化标准的项目构成，考虑到疾病表现的复杂性，可以将常见并发症的项目构成作为选配模块。

第六章 结 论 与 建 议

第一节 本研究主要结论

一、公立医院成本核算制度应贯彻权责发生制原则

公立医院成本核算制度应全面贯彻权责发生制原则,在资产负债表日,公立医院应做好收入、费用入账工作,采取切实措施防止收入费用逾期入账;应进行成本、费用、负债的暂估和预提,确保资产负债表数据真实、完整、全面反映医院资产负债权益情况。

公立医院在成本核算过程中,应贯彻配比原则,按照"谁受益、谁负担"的原则,归集、分配各项成本费用,使成本核算数据真实完整,成本费用核算口径一致,成本核算结果具有可比性。成本核算结果可比,既指所核算数据在同一医院具有历史可比性,也指所核算数据在不同医院之间具有可比性。

公立医院在成本核算制度修订中,应明确管理责任,取消管理费用"一级分摊";使科室的医疗业务收入与该科室的医疗业务成本相配比;深入推进科室成本核算的精细化,确保科室成本核算数据的准确性,为项目成本核算、病种成本核算打下基础。

二、公立医院应重视财务管理信息系统建设

成本核算和成本管理是医院精细化管理的基础。在医药卫生体制改革不断深化的背景下,公立医院应继续完善医院管理制度和体系,提高财务管理能力和水平。而深化细化医院成本核算和成本管理是医院提升财务管理水平的重要抓手。

数据是核算的基础,公立医院医疗服务的特殊性,以及医院财务管理的大数据特征,要求公立医院应持续不断推动业务系统与财务系统的融合。只有财务核算数据与医疗业务数据实现互联互通与自动稽核、自动引用,才能保证财务数据的可靠,提高会计核算的整体效率。

公立医院通过统一数据平台,根据每个医疗服务项目实际成本耗用情况,利用统一的数据基础进行成本核算。同时,在会计核算和成本核算方面,医院应建立一体化成本核算系统,实现科室成本核算和财务核算一体化,实现医疗服务项目成本核算和科室成本核算一体化,实现病种成本核算建立在医疗服务项目成本核算的基础之上,通过一次成本核算产生科室、项目和病种的三种成本核算数据。

只有这样,医院的成本核算才能更为可靠、更为及时,从而提高医院的成本管理水平,为医院的科学管理提供有效数据支撑,大大提高成本核算的工作效率。公立医院通过提高成本核算的自动化与精细化水平,实现成本核算信息的数据准确性、可靠性和及时性。

三、作业成本法是公立医院成本核算的一种有效方法

公立医院患者聚集,在成本核算方面表现为科室多、工作人员多、成本核算对象多、病

种复杂出路径情况多的特点。这些特点也对医院成本核算提出了挑战。

本研究依托单位的成本核算实践表明,作业成本法是公立医院成本核算的一个有效方法。

第二节　政　策　建　议

2015 年 5 月国务院办公厅印发的《关于城市公立医院综合改革试点的指导意见》明确提出,"要破除公立医院逐利机制,落实政府的领导责任、保障责任、管理责任、监督责任,充分发挥市场机制作用,建立起维护公益性、调动积极性、保障可持续的运行新机制"。

公立医院有责任坚持公益性的导向,为人民群众提供更加便捷、更加可及和更加优质的医疗救助服务。但在公立医院运行过程中,人力资源消耗大、成本费用消耗高、医疗服务价格不能弥补成本现象的存在,导致公立医院运行压力凸显。

在医药卫生体制改革日益深化的今天,维护公立医院的公益性、破除公立医院的逐利性是整个社会的共同责任。

一、明确政府保障责任的政策建议

我国公立医院是政府出资举办的提供医疗救助服务的主体,也是人民群众看病就医的主要场所。公立医院公益性的维护不仅是公立医院的责任,也是政府部门的责任。

目前,公立医院财政补偿基本由两部分构成,一部分为经常项目,覆盖以人员编制为基础的医院在编人员相关的基本经费,包括基本工资、四金等内容;另一部分为纳入年度财政项目预算的大型设备、改造等专项财政支持。除此之外,有些地区还有一定金额的医院运行亏损补偿。

由于目前公立医院编制限制以及基本经费支出标准与实际发放之间存在缺口,财政补偿与医院实际人力成本总支出相差较大。而项目经费又受制于财政资金情况,具有一定的不可预计性,且与公立医院年度设备更新和新增需求相差较远。

本研究建议,明确政府保障责任,建立维护公立医院公益性的财政补偿制度体系;逐渐建立科学的财政补偿制度,确定对公立医院财政的补偿范围和标准;明确财政对于公立医院的补偿范围,即究竟哪些事项由财政资金予以补偿;明确财政对公立医院补偿的标准,杜绝管理中的浪费,提高管理效率;明确公立医院管理责任,提高医院管理积极性。

二、发挥市场机制作用的政策建议

本研究通过所获得的数据发现,目前公立医院医疗服务项目收入不能充分弥补医疗服务项目成本的现象存在一定普遍性。尤其对于手术类、护理类、操作类等以医护人员劳务成本为主要成本构成的医疗服务项目,医疗服务收费标准和医疗服务成本倒挂现象比较突出。该状况导致医院无论如何节约成本均无法将成本降低到收费标准之下,该状况也导致医院成本压力无法通过管理责任进行传导,医院所采取的降低成本的手段不能解决收不抵支的问题。

医疗服务项目收费标准能够弥补医疗成本是保障医院有序运行的基本要求,是维护公立医院公益性的制度保障。只有充分发挥市场机制作用,才能更好地促进医疗诊疗规范的实施,从根本上破除公立医院的逐利机制,促进医疗卫生事业可持续健康高质量发展。

本研究建议,建立医疗服务项目价格确定标准和医疗服务项目价格动态调整机制;明确哪些成本由财政投入予以补偿,哪些成本需要按照市场机制、通过医疗服务项目价格进行补偿。只有建立合理的医疗服务项目价格确定标准,通过医疗服务项目收费对提供医疗服务项目的成本进行合理补偿,才能促进医疗事业发展,减少不必要的检查和药品、耗材使用,推动公立医院减少逐利行为。同时,本研究建议建立医疗服务项目价格动态调整机制,充分考虑医疗服务项目成本动态变化和物价水平。

只有通过财政补偿、价格补偿、加强医院管理等综合手段才可以使医改政策得以持续推进,取得切实的效果,解决人民群众"看病难""看病贵"的问题。

三、落实政府管理责任和监督责任的政策建议

各级政府应加强对公立医院的政府管理责任和监督责任的落实,应加强对财政资金使用目标、使用效率和效果的监管,提高公立医院管理积极性,杜绝管理中的浪费现象,提高管理效率,促进公立医院更好地满足人民群众看病就医的需求。

各级政府主管部门还应加强对公立医院医疗行为管理、就医环境、诊疗质量的、诊疗规范建设等方面的业务监管,通过政府管理责任和监管责任的落实,建设服务便捷、质量均等、就医可及的高水平医疗救助体系。

参考文献

［1］鲍玉荣，朱士俊，张铎，等. 作业成本法实施中作业成本核算研究［J］. 中华医院管理杂志，2005(2).

［2］池文瑛. 关于新形势下公立医院项目成本核算工作模式的研究［J］. 中国总会计师，2013(6)：124-125.

［3］李梦娇. 作业成本法在医院中的应用研究［D］. 开封:河南大学，2014.

［4］刘仁昭. 医疗服务项目成本核算与控制的应用研究——以山东大学第二医院为例［D］. 青岛:青岛大学，2014.

［5］刘兴柱，孟庆跃. 医院医疗服务成本测算:背景及理论框架［J］. 中国卫生事业管理，1998(07)：377-378.

［6］卢颖. 基于医疗项目成本核算的公立医院补偿机制［J］. 卫生经济研究，2013(07):49-52.

［7］彭颖，王贤吉，王力男，等. 上海市公立医疗机构成本核算现状调查与分析［J］. 中国医院管理，2015，35(003)：11-13.

［8］王洁，郭玉海，戴智敏. 估时作业成本法在医院全成本核算模式中的应用［J］. 中国卫生经济，2013(10):90-92.

［9］郑万会，王毅，费霄霞，等. 医疗项目成本核算的思路与方法探讨［J］. 中国卫生经济，2013，000(004):81-83.

［10］周瑞，侯宽永，吴家琪. 医院开展全成本核算工作的难点与对策［J］. 中华医院管理杂志. 2001，17(004):219—221.

［11］亓麟. 试论医院成本核算［D］. 福州:福州大学，2002.

［12］李文婧. 北京地区中医医院试点全成本核算初探［D］. 北京:北京中医药大学，2001.

［13］周成红，汤质如，潘爱斌. 医院全成本核算的动因及其局限性分析［J］. 卫生经济研究. 2004，(006)：38-39.

［14］梁智. 医院全成本核算系统的研究［D］. 昆明:昆明理工大学，2007.

［15］李勇，李卫平. 我国医院成本核算研究的演进与展望［J］. 中国卫生事业管理. 2007，23(004)：247-249.

［16］李信春. 医院成本核算［M］. 北京:人民军医出版社，2000.

［17］CHAN, LILIAN Y C. Improving hospital cost accounting with activity-based costing.［J］. Health Care Management Review, 1993, 18(1):71-77.

［18］李卫平，高一红，陈宇峰等. 公立医院成本核算制度问题思考及改进建议［J］. 中华医院管理杂志. 2016，32(10)：763-765.

［19］HELMI M A, TANJU M N. Activity-based costing may reduce costs, aid planning.［J］. Healthcare Financial Management Journal of the Healthcare Financial Management Association, 1991, 45(11):95-6.

［20］LIBERMAN A, ROTARIUS T. A new cost allocation method for hospital-based clinical laboratories and transfusion services: implications for transfusion medicine［J］. Transfusion, 2010, 45(10):1684-1688.

［21］MACDONALD L K, REUTER L F. A Patient-specific Approach to Hospital Cost Accounting［J］. Health Services Research, 1973, 8(2):102.

［22］FETTER R B, THOMPSON J D. Inventors of DRGs look at PPS now. Interview by Marybeth Burke.［J］. Hospitals, 1992, 66(13):136-138.

［23］UDPA, SUNEEL. Activity-based costing for hospitals.［J］. Health Care Management Review, 1996, 21(3):83.

专题研究报告二

基于业财融合的公立医院经济运行综合评价指标体系构建研究

李雪辉 等

本专题研究报告为上海市会计学会 2019 年重点科研课题研究成果。

课题组成员
课题负责人：
　　上海交通大学医学院附属瑞金医院　　李雪辉
课题组其他成员：
　　交通运输部长江口航道管理局　　　　穆家乐
　　上海申康医院发展中心　　　　　　　汪绪良
　　上海交通大学医学院附属瑞金医院　　沈　洋
　　上海交通大学医学院附属瑞金医院　　陈仪璐
　　上海交通大学医学院附属瑞金医院　　崔梦迪
　　华东疗养院　　　　　　　　　　　　许　晔
　　上海科技管理干部学院　　　　　　　李　虎
　　上海交通大学医学院附属瑞金医院　　王　蕾

第一章 导　　论

第一节　研究背景和研究意义

一、研究背景

2009 年 4 月公布的《中共中央　国务院关于深化医药卫生体制改革的意见》(简称《医改意见》),对我国医疗服务体系建设、体制机制建立与完善提出了总体设想和明确要求。公立医院改革是深化医药卫生体制改革的重点工作之一,《医改意见》提出改革公立医院管理体制、运行机制和监管机制,推进补偿机制改革。

公立医院作为国家医疗机构的主体,承担着保障社会基本医疗服务的重担,保障患者对医疗服务的可及性,具有公益性和非营利性的特征。随着医院的发展以及来自医疗卫生市场面临的外在挑战的不断冲击,公立医院普遍面临着政府财政补助不足、医疗服务价格补偿不足的情况。这在一定程度上导致了医院长期处于入不敷出的发展困境,公益性淡化。公立医院要走出困境,需要不断提高公立医院的运行效率和服务质量。这对公立医院经济管理提出了更高的要求,经济运行分析作为公立医院管理的重要组成部分,承担着重要任务。现有公立医院经济运行分析指标单一、零散,不全面,缺乏科学、规范、完整的分析指标体系,各个公立医院往往从自己单位的角度分析,没有统一标准,导致分析数据不具可比性,不能满足新医改的需求,因此建立一套系统的、综合的、全面反映公立医院运行状况的经济运行分析指标体系刻不容缓。

二、研究意义

构建一个系统的公立医院经济运行分析指标体系,不但能够对医院的经济运行分析活动进行指导,促进公立医院更好地进行经济运行管理工作,并且还能够对公立医院的管理和决策起到支持作用。经济运行分析是医院经济管理和经济活动中的重要手段。同时,经济运行分析既是对公立医院已发生的经济运行状况和经济运行结果进行评价总结,又能为以后的经济运行预算、决策和计划提供有用的信息。因此,正确的经济运行分析是医院实施正确决策的基本步骤。我们必须做好经济运行分析工作,更加客观地总结公立医院管理经验,揭示公立医院经济运行中的潜在问题和蕴含的发展趋势,认识和掌握公立医院经济运行活动规律,改进公立医院管理工作,不断提高公立医院经济运行水平,为公立医院快速发展打下坚实的基础。

自 2009 年开展新一轮医改以来,政府在财政补偿机制、公立医院绩效评价机制、破除以药养医机制、医保付费方式改革等方面都做了积极的尝试,但是全国卫生总费用的上涨依然非常明显。究其原因,本研究认为,政府对公立医院的评价监督机制尚未能完全有效地引导和制约公立医院的运行,具体表现在:第一,国家对公立医院的要求和公立医院运行的现状并不一致;第二,公立医院为了破除逐利性而不去测量财务指标;第三,公立医院管理中存在诸如部门协同差、运行效率低、业财脱节、重业务轻财务等诸多问题,无法满足医院精细化管理和高效低耗运行的要求。这表明公立医院急需一套能兼顾公立医院运行效率与公益性功能定位的经济运行评价体系。公立医院通过运用规范化的经济运行指标分析,能够更客观地总结经验,揭示医院运行及管理中的潜在问题和蕴含的发展趋势,认识和掌握医院经济活动的规律,不断提高医院管理水平,因此独立开展基于业财融合的公立医院经济运行综合评价指标体系构建研究,对推动公立医院平稳转型、稳定运行,促进我国医疗卫生事业健康发展具有十分必要的意义。

第二节 国内外研究现状

关于医院经济运行的研究一直是国内外医院管理研究领域的热门话题,对公立医院的经济运行评价一直处于挑战和升级过程中,对会计理论和实务工作者提出了更高的要求和挑战。

一、国外研究现状

国外对医院经济运行评价的研究源远流长,具有扎实的理论和检验基础,但这些研究都是建立在资本主义市场经济体制的基础上。Bill Binglong Wang 等(1999)对美国 314 个大城市医疗服务市场 6 010 家医院进行纵向研究,分别测量和评价各医院在 1989年和 1993 年的运行效率,进而分析探讨了大城市医疗服务市场医院运行效率的变化趋势。Ismet Sahin 等(2000)基于土耳其 80 个省级医疗服务市场中归卫生部所有的公立医院的投入产出数据,对各医疗服务市场中公立医院的技术效率展开测量和评价,并比较分析了不同省级医疗服务市场中公立医院在技术效率方面的不同。Lukas Steinmann 等(2004)分别对德国医院(2000—2002 年)和瑞士医院(1997—2001 年)的运行效率进行测量,并对这两个相邻国家的医院效率的差异做了比较分析。Miika Liana 等(2010)结合2002 年医院的成本和产出数据,对北欧 4 个国家(挪威、芬兰、瑞士和芬兰)的 184 家公立医院的成本效率进行系统研究,同时对各个国家的公立医院成本效率做了横截面的比较分析。

Natalia A.Zhivan 等(2012)利用美国 1 544 家综合医院 2006 年和 2008 年的投入产出数据,对卫生信息技术应用前后各医院的运行效率分别进行了测算和评价。Suh 等(2013)选取朝鲜 34 家地区公立医院作为研究对象,基于医院投入产出的时间序列数据,运用 DEA-Malmquis 指数法对各医院 2006—2010 年 5 年间的运行效率以及全要素生产率进行了评价和分析。Peter Davis 等则在 2013 年基于新西兰 35 家医院 2001—2009 年的运行数据,从医院效率、效果以及公平等 3 个维度对医院的绩效进行了系统的评价。Yauheniya Varabyova 等(2013)在经济合作与发展组织(OECD)国家医院 2000—2009 年的非平衡面板数据的基础上,利用参数方法和非参数方法对医院的技术效率进行了系统评价并在不同国家之间进行了比较分析。由于社会制度和市场经济体制的不同,国外公立医院在治理环境与治理结构上与国内公立医院有很大的差别,国外对于社会主义市场经济体制下公立医院经济运行评价的研究仍是空白。

二、国内研究现状

我国学者对公立医院经济运行评价的研究起步较晚。早期的经济运行评价研究大都借鉴和引入国外学者的研究成果,多以综合医院为研究对象,主要倾向于理论研究。王吉善等(2011)基于北京地区 12 所三甲综合医院 2007 年的数据和上海地区 10 所三甲综合医院 2006 年的数据,对医院的运行效率分别进行了系统评价并对两个地区的医院运行效率进行了比较分析。陆文娟等(2012)对武汉市 23 家公立医院 2008 年的运行效率进行了分析,主要从医院的投入、产出与运行效率三个角度进行系统探讨,并对二级医院和三级医院的运行效率做了对比分析。宋杨和朱敏(2015)综合考虑代表公立医院利益的相关者,即医院、患者、员工,参照平衡记分卡设计的四个层面,将所要研究的四个层面确定为财务维度、患者维度、内部流程维度和学习与成长维度,以此分析公立医院改革对经济运行产生的影响。周书铎和王秋宇(2017)认为,应综合企业财务绩效评价指标、非营利组织财务绩效评价指标、公立医院现有的一些财务绩效评价指标的研究,从收入情况、成本控制、运行结果、患者负担、财务风险、发展能力七个维度构建评价公立医院经济运行效果的财务指标体系;同时采用德尔菲专家咨询从指标的重要性、可操作性和敏感性三个维度对指标打分,优化指标体系。

首先,中国的经济体制是社会主义市场经济,主要通过经济社会政策、经济法规、计划指导和必要的行政管理等强有力的宏观调控手段实现公立医院治理,国外公立医院实行的是由出资人、政府官员、管理人员组成的法人治理结构,基本实行独立自我管理。其次,我国的公立医院属于事业单位,在功能上对应国外的非营利组织(NPO)、非政府组织(NGO),国外的这些组织均为社会自治组织,而中国的事业单位又与政府存在着密切的联系,这主要是由社会制度的不同和我国的社会自治能力的不足造成的。因此关于中国公立医院的经济运行评价研究,在国际上尚缺乏可完全效仿的借鉴,在国内尚未形成独立体系,需要在实践中不断总结经验,探索适合我国公立医院发展现状的经济运行评价体系。

第三节 研究思路与研究方法

一、研究思路

本研究具体分五章。第一章为导论。第二章重点评述医院经济运行评价研究的重要理论。第三章主要对公立医院发展变化的基本情况、公立医院总体收支及其结构变化趋势以及公立医院经济运行效率和运行结果变化趋势进行分析,指出公立医院经济运行中存在的诸多问题,进一步分析问题成因,证明建立经济运行评价指标体系的必要性和重要性,奠定本研究的理论基础。同时,利用问卷调查和专家咨询法,对数据进行分析测算,研究医院经济运行评价的关键指标。第四章针对发现的问题,通过案例分析,以医院业财融合为基础,利用层次分析法较科学地提出案例医院经济运行综合评价指标体系,助力医院学科建设和经济发展。第五章为结论。

二、研究方法

本研究尝试采用实证研究与案例分析相结合的方法开展研究。

（1）文献分析法。本研究通过对国内外相关问题的研究文献进行分析，综合各类研究成果和观点，结合我国的实际情况，提出本研究的观点。

（2）现场调查法。本研究对医院基本情况、经济运行情况以及临床业务现状展开调查，通过实证研究找出公立医院经济运行中存在的问题以及阻碍医院运行效率提高的原因。

（3）专家咨询法。本研究选取了解公立医院经济运行及绩效评价的理论以及实际工作的专家，向专家发放相关咨询表。根据专家的意见适当调整经济运行监督机制内容，以保证所使用指标的科学性及研究方案的可行性。专家分为医院临床科室负责人及管理人员、医院财务负责人、高校及科研机构的学者、企业财务负责人四类。

（4）AHP 分析法。本研究尝试利用 AHP 层次分析法并结合专家咨询结果，创建公立医院经济运行评价指标体系，对医院经济运行情况进行评价。

第二章 公立医院经济运行评价研究的理论基础及相关概念

第一节 公立医院经济运行评价研究的理论基础

一、系统论

系统论是现代工业、农业、军事和科学技术迅猛发展的必然产物,它反映了人们认识世界和改造世界的深度和广度。系统论认为,系统各要素是相互依存、互相决定的,一种要素的属性、功能并不是完全由该要素自身决定的,还取决于相关要素之间的相互制约、相互作用。系统论要求我们从整体上去认识和考虑问题,注意系统内外各部分的有机联系。

二、信息论

信息论是一门应用数理统计方法研究信息处理和信息传递的科学。它是研究在通讯和控制信息中普遍存在着的信息传递的共同规律,以及如何提高信息传输系统的有效性和可靠性的理论。信息是重要的经济资源,信息处理技术是正确决策的必要条件,任何单位的经济管理都离不开信息,任何单位的经济运行都是为了获取和利用信息。医院的经济运行是直接与信息相关的,经济运行的过程就是要保证能够产生正确的信息,并保证信息畅通和能被正常利用。

随着计算机信息系统的不断发展,医院在实现信息化之后,由于计算机数据处理的集中与连贯性,原来在非信息化环境下的经济运行分析方法变得低效甚至无用,要改善这一点,不仅要有一套合理的经济运行分析体系,还要有嵌入信息系统之中的有效的分析方法。医院应对信息系统建设实施归口管理,将经济活动及其分析流程嵌入医院信息系统中,减少或消除人为操纵因素,保证经济运行分析的有效性。因此,在信息化和网络环境下,信息论对医院经济运行分析系统的设计具有现实的指导意义。

三、医疗服务价格相关理论

价格是商品价值的货币表现形式,是调节市场经济的重要杠杆。医疗服务价格是医疗服务的货币表现形式,是以医疗机构主体向患者提供的收费标准,包括挂号、检查检验、手术等的价格。但是医疗服务价格不同于其他商品,有其特殊性:福利性和相对静止性。它受政府规制,政策因素对其影响较大(邓婕,2017)。

供需关系:医疗服务作为商品有特殊性,其需求相较其他商品或服务总体上缺乏弹性,但不同医疗服务项目的需求弹性存在差异:基本医疗服务项目需求弹性小,特需医疗服务项目需求弹性大。贲慧等的研究认为,从医疗服务市场的供求关系来看,短期内医疗服务市场的供求关系决定医疗服务价格,从长远看医疗服务价格调节着医疗服务市场的供求平衡。

成本因素:不同医院的功能定位以及自身人力成本、人员培训、医药耗材、房屋、药品储存、运输等成本的不同,导致不同医院的医疗服务价格有着不同水平的成本,而这些因素又直接影响着医疗服务的定价。

第二节　公立医院经济运行评价研究相关概念

一、公立医院

关于公立医院的定义,学术界尚未统一。不同学者有不同的概念界定,周良荣、肖策群等认为公立医院是指国家投资兴办,国家承担无限的清偿责任,不以营利为目的,向全社会提供基本医疗服务的医院;在国外,公立医院还包括能对所有人提供可及的服务和由公共资源支付费用的医院,无论是私人还是政府管理的。王双彪认为,公立医院是由国家投资兴办,所有权归全体人民的医院,主要划分为一级医院、二级医院、三级医院。李卫平认为公立医院的界定范围包括广义和狭义两方面,广义上的公立医院是指国有、集体、政府办、社会办的医院;狭义上的公立医院是指政府卫生部门所属城市医院、县医院(二级及以上医院)。本研究认为,公立医院是以非追求盈利的公益性质为最基本特点、以追求社会效益为导向、以满足人民公平获得基本医疗卫生服务权利和需求为目的的非营利性机构,其最核心的特点是公益性。公立医院主要的职能和义务是向大众提供门急诊、住院诊疗、预防保健服务,定期开展卫生服务人员的教育培训;开展研发新药、新技术、新疗法的探索;以及服从上级或国家安排的义务诊疗活动等。

二、经济运行

经济运行是指社会经济活动,通常是指在某个国家或地区范围内,整个国民经济全局性的经济活动。经济运行能否达到预期,通常从两方面进行评价。第一是质量,即发展过程中经济结构框架的合理性能否达到预期和运行效率保持的水平;第二是数量,就是发展过程中经济增长的规模和速度水平(宗博,2003)。整个经济系统的运行有赖于影响其运行的因素之间的彼此联系、彼此制约和彼此作用,使其可以有条理地按一定的形式运行从而提高经济总体价值。基于以上原因,研究经济运行对经济结构的合理化和经济运行效率的提高有着积极的促进作用。

第三章 公立医院经济运行评价体系构建

第一节 公立医院经济运行分析指标体系的现状及主要缺陷

一、公立医院经济运行分析指标体系的现状

（1）现行公立医院经济运行分析指标主要是指财务分析指标，是根据 2012 年 1 月 1 日开始实施的由财政部、卫生部发布的《医院财务制度》中给出的财务分析参考指标，包括预算管理指标、结余和风险管理指标、资产运营指标、收支结构指标及发展能力指标等 6 类 19 个指标。总体来说，指标零散、分布不均匀，只是对财务指标的简单堆砌，没有和非财务指标相结合，尚未构成完整的指标体系。

（2）由于公立医院属于差额拨款的事业单位，财政拨款主要用于基本建设和大型医用设备购置、重点学科发展、住院医师培训、离退休人员费用和政策性补贴等。财政拨款占医院支出比重通常较低，基本上所有支出都需要医院自筹，所以医院通常比较关注盈利能力等方面的经济效益指标的分析。

（3）由于医院管理者通常都是医疗出身，缺乏财务分析意识，并没有意识到财务分析在医院运营管理中的重要作用，财务人员在进行财务分析时，采用的分析方法也比较单一，只是对单个指标进行分析，缺少综合分析，在指标的评价上缺少与同行业平均水平的比较，无法基于分析结果对决策提出合理的建议。

二、公立医院经济运行分析指标体系的主要缺陷

随着公立医院改革的不断推进，现有公立医院经济运行分析指标体系已经不能满足公立医院改革的需要，主要有以下几方面的缺陷。

（1）经济运行分析指标零散，分析指标不全面，缺乏科学、规范、完整的分析体系。目前，各公立医院撰写的经济运行分析报告不规范、不全面，各自从自己单位的角度分析，没有统一标准的格式，致使分析数据不具有可比性。

（2）不重视非财务指标。现行公立医院经济运行分析指标主要是以资产负债表和收入费用总表及医疗收入费用明细表提供的财务数据为基础，对医院的资产周转情况、收支结构情况等进行分析，因此，经济运行分析指标实质上是对历史财务数据的分析，分析结果对管理者预测未来的财务状况参考意义不大。而非财务指标与财务指标相比，更具有可预见性。如果能将财务指标与非财务指标结合起来，能够提供对医院未来发展有用的信息。

（3）缺少社会效益分析指标。深化医药卫生体制改革的总体目标要求为人民群众提供安全、有效、方便、价廉的医疗卫生服务。切实缓解"看病难、看病贵"问题。而目前公立医院的财务分析指标主要对医院的盈利能力等经济效益指标进行分析。这与深化医药卫生体制改革的指导思想与总体目标相背离。新医改的指导思想和总体目标是要

公立医院履行社会责任，这就要求在现行经济运行分析指标中加入社会效益指标，这样就可以全面分析和评价医院的运营管理状况。

综上所述，现行公立医院运行分析指标体系没有体现公立医院持续发展和坚持公益性的需要。因此，需构建一个科学合理的指标体系，从经济效益和社会效益两方面对公立医院运营管理情况进行分析，以便及时发现问题并解决问题，使医院在激烈的竞争中处于不败之地。

第二节　公立医院经济运行评价原则

一、财务指标与非财务指标相结合原则

公立医院现行经济运行评价指标主要是以财务报表为基础得出的，即狭义上的财务分析指标，而经济运行评价除了要使用财务报表提供的资料之外，还需要许多非财务信息。非财务信息在医院的运营管理中有着至关重要的作用。故在进行经济运行评价指标体系构建时，要将财务指标与非财务指标充分相结合，全面分析医院运营情况，为管理者提供有用的决策信息。

二、经济效益与社会效益相结合原则

在构建经济运行评价指标体系时，要遵循深化医药卫生体制改革的指导思想提出的坚持公立医院的公益性质，要注重公立医院的社会效益。公立医院发展的动力是经济效益，而公立医院最终发展的目标则是社会效益。经济效益与社会效益两者相辅相成，在构建经济运行评价指标体系时要遵循经济效益与社会效益相结合的原则。

三、横向分析与纵向分析相结合原则

随着公立医院外部竞争压力的加大，公立医院原有的将本期发生数与同期历史水平相比较的纵向分析方法已满足不了医院管理者进行决策的需求，公立医院还需要与同行业同水平的公立医院进行横向分析，所以在经济运行评价指标体系构建时要遵循纵向分析与横向分析相结合的原则。

四、长期目标与短期目标相结合原则

在构建公立医院经济运行评价指标体系时，除了要关注常规的收支结余等短期目标，还要关注工作质量、工作效率等长期目标。因此在构建经济运行评价指标体系时要坚持长期目标与短期目标相结合的原则。

五、定量指标与定性指标相结合原则

设计评价指标体系，必须要考虑到并不是所有的评价内容都能做到准确量化，有的评价内容可通过定量指标实现，如总资产增长率等；而有的评价内容是难以直接通过定量指标实现的，若仅靠定量指标来衡量略显草率和武断，因而需要通过定性指标来评价。而通过定性指标评价需要依赖财务人员个人的工作经验和专业知识，显然不同的财务人员很

可能给出不同的判断,这就有可能造成经济运行评价的随意性。然而全部使用定量指标也未必能够得出最准确客观的结论。为了客观公正地进行评价,避免主观性和随意性,必须科学合理地规划定量指标与定性指标在经济运行评价指标体系中的比例结构,最终实现公允评价。

第三节　公立医院经济运行评价的组织实施

一、制定评价方案

评价方案是公立医院开展经济运行评价的指导方案。公立医院在开展经济运行评价时,要制定完整、科学合理的评价方案。评价方案是公立医院开展经济运行评价的大纲,其设计与制定既要系统、完整、全面,又要科学、合理、可行,要以医院的基本情况作为主要依据,依据医院的发展方向、部门职责、业务性质、业务范围、管理架构、经济活动、管理主体等。经济运行评价的工作目标:医院开展经济运行评价的基本要求和重点内容,重点关注重要业务事项;经济运行评价的基本原则:坚持问题导向,对医院的经济运行活动进行全面评价;经济运行评价主要任务及有关要求:经济运行评价应当全面覆盖单位经济业务活动,综合反映医院的经济运行情况。只有对公立医院实施经济运行评价,在经济运行评价中做出全面、系统的部署与安排,指导公立医院经济运行评价顺利有序进行,圆满完成经济运行评价任务,才能推动公立医院内部控制的建立与实施。

二、构建评价指标

评价指标是公立医院开展经济运行评价的依据与标准。经济运行评价主要采用指标进行考核与衡量,评价指标是对评价范围和评价内容的具体化。公立医院在开展经济运行评价过程中,要全面梳理公立医院经济业务流程,从财务和业务两个层面构建经济运行评价体系。指标构建应具备层次性,经济运行评价指标体系由评价类别、评价指标和评价要点不同层次构成,不同层次的指标涵盖不同的业务内容;指标构建应遵循系统性,即评价指标相辅相成又不重复,构成完整的指标体系。

财务层面指标。财务层面的评价主要从公立医院的财务角度,评价公立医院财务运行机制,包括收入管理、成本管理、预算管理。财务评价指标通常包括业务收支结余率、业务收支结余变动率、业务现金流量比率、资产负债率、医疗成本费用率、人员经费支出比率、固定资产净值率、财政基本补助收入占收入比例等。公立医院除了选择以上财务评价指标,还需结合自身的具体目标和经济运行特点增加相应的指标。

业务层面指标。业务层面的评价主要从公立医院各项业务入手,分析医院经济运行状况。业务层面的评价指标通常包括门急诊次均医疗服务费用变动率、住院次均医疗服务费用变动率、每职工平均住院床日、存货周转率、学科建设和人才培养经费占医疗收入比重、科研投入产出比等。公立医院除了选择以上业务评价指标,还需结合自身的具体目标和经济运行特点增加相应的指标。

综上,公立医院在构建经济运行评价指标体系的过程中,应充分考虑医院的自身情况和业务特点,在评价过程中增加与自身目标及单位特殊业务密切相关的评价指标,并将其纳入评价体系范围。

三、选择评价方法

评价方法是公立医院开展经济运行评价的具体手段。经济运行评价的方法有定性与定量两类,定性评价方法有专家咨询法、调查表法、个别访谈法、流程图法等。定量评价方法有层次分析法、模糊评价法、指标法等。不同的评价方法有其各自的优缺点,适用于不同的评价主体,不存在固定的或通用的方法。不同的公立医院具有不同的特点,不仅医院规模大小不等,具体业务性质、业务流程和业务范围也不同,决定了没有哪种方法和程序是标准的,有的方法适用于对公立医院宏观的组织构架、决策机制、归口管理等经济活动进行评价;有的方法适用于对事业单位微观的具体经济业务活动的有效性做出判断。公立医院对经济运行作出基础性评价时,可以根据自身的特点与评价的具体模式,结合评价程序选择符合单位特点且行之有效的评价方法,有效地完成公立医院经济运行评价的实施。

四、明确评价重点

公立医院经济运行评价工作的总体目标,决定了公立医院经济运行评价的重点内容,即公立医院主要经济业务活动。对公立医院经济运行能力进行评价时,需要运用多个方面的指标来综合反映医院的经济运行情况。较为全面的评价指标体系需涵盖多方面具有代表性的若干指标,且指标可分解。评价指标体系应以定量指标为主,辅以定性指标,以减少主观因素对评价结果的影响。

风险管理评价。医院风险管理评价是指通过对现有和潜在医疗风险的识别、评估,采取应对策略,制定相关措施,规避各项管理风险,控制和保证医院业务、服务和工作质量,维护医院和员工发展利益,以最低成本实现最大安全保障的科学管理方法。风险管理作为现代医院的管理手段为战略选择提供方向,可以更有效地促进医院整体发展和拓展空间。

成本管理评价。医院进行成本管理评价不仅有利于医院的自身提高、发展,更有利于解决"看病难、看病贵"的问题。医院可以通过监控成本来了解自身的经营状况和变化趋势以及在医疗市场中所处的地位。建立医院成本管理系统,可以准确地了解医院的日常经营状况和水平,及时采取相应的对策,控制和降低医院内部不必要的浪费,防止出现"过度检查、治疗"现象。

预算管理评价。预算管理是公立医院经济运行评价的重点。应对预算编制、分解下达、预算执行、年度决算与绩效考评进行评价。以公立医院预算管理制度、有关报告及财政批复文件为依据,对预算收入执行率、预算支出执行率、财政专项拨款执行率进行评价。对预算执行与预算计划的差异进行评价,分析产生差异的原因,为正确编制预算计划提供依据。要对收支预算管理进行全面评价,在收入预算管理方面,应当以预算收入执行率作为主要考查点。在支出预算管理方面,应当以预算支出执行率为主要考查点。

运行效率评价。在深化医疗改革的今天,医院通过加强自身管理、提高运行效率谋求发展已成为共识。不能有效实施运营管理,就不能正确分析、研究和提高医院运行效率。

患者负担评价。公立医院改革的深入,对医院自身运行发展能力提出了更高要求。

但公立医院的性质决定了其经营目的并非营利，单纯以经济指标进行评价对医院发展的引导不利。公立医院还需追求社会效益，而社会效益指标主要站在就诊患者的角度，从公立医院的公益性出发，评价医院运行情况。

发展能力评价。评价医院经济运行情况，还应注重医院未来的发展趋势，因此需要运用一定指标评价医院的发展潜力。

收入管理评价。医院作为一个经济实体，要在激烈的市场竞争中处于不败之地，必须加强对财务各个环节的管理，这已成为医院在市场竞争中求生存、谋发展和提高经济效益的重要手段。而加强医院收入管理是关键环节之一。

五、提供评价报告

公立医院经济运行评价报告，是公立医院经济运行评价的结果与总结，是对公立医院经济运行情况客观、公正、完整的评价。公立医院经济运行评价报告是对经济运行情况的总结性文件，是评价活动的最后环节，是公立医院督促整改经济运行活动的依据。评价报告要集中反映评价活动的全貌，体现评价目标、评价原则、评价标准等具体信息，内容完整，形式规范，披露的信息有实用价值。评价报告要总结被评价主体的成功经验及有效做法，并加以移植推广；评价报告要披露被评价主体经济运行活动中存在的问题，应做出相应说明，认真分析产生问题的原因，提出改进建议并督促落实整改，促进公立医院不断提高管理水平和改善经济运行状况。

第四节　公立医院经济运行综合评价体系构建

通过第一节的分析可以发现，目前公立医院经济运行评价指标体系存在的问题比较多，不能满足医院管理者的需要，因此本研究在增加非财务指标的基础上，从经济效益和社会效益两个方面来构建一个新型的能够充分反映现阶段医改要求的、适合公立医院经济管理要求的公立医院经济运行综合评价指标体系。

一、公立医院经济运行综合评价体系框架及思路

（一）经济效益指标

1. 财务指标

本研究按照财务报表之间的相互关系及财务报表与医院价值的相互关系分类来设计医院的财务分析指标体系。

（1）获利能力指标。医院获利能力指标包括医疗业务盈利能力指标、科教项目盈利能力指标、财政补助项目盈利能力指标，医院的特殊性使对医院的获利能力分析和企业并不完全一致，医院获利能力的大小主要受制于收支结余率、资产周转次数两个因素，分析获利能力的主要报表为收入费用总表。一般采用比较分析法、比率分析法和因素分析法。通过比较分析法确定两个或多个会计期间的不同项目的数量差异（绝对数差异）或者相对数差异；通过比率分析法分析不同投资额的报酬水平；通过因素分析法分析不同因素对获利的影响程度。常用的获利能力分析指标有净资产结余率、收支结余率、职工人均业务收入、百元固定资产业务收入等。

（2）偿债能力指标。偿债能力是指医院对清偿债务的承受能力或保证程度，即医院偿还全部到期债务的现金保证程度。偿债能力的强弱是判断医院财务状况的重要因素之一。编制医院资产负债表的目的之一就是反映医院的偿债能力水平。医院的偿债能力包括短期偿债能力和长期偿债能力。常用的指标包括流动比率、速动比率、资产负债率等。流动比率即医院流动资产与流动负债的比值。流动资产减去流动负债就是可供医院日常经营的净营运资本，因此流动比率又称为营运资本比率。流动比率的计算公式为：流动比率＝流动资产÷流动负债；速动比率的计算公式为：速动比率＝速动资产÷流动负债；资产负债率的计算公式为：资产负债率＝负债总额÷资产总额。

（3）运营能力指标。医院的资产只有不断循环才能带来收益，资产周转速度越快，表明医院资产利用效果越好，效率越高，医院管理人员的经营能力越强，医院收益也越高。因此，对医院偿债能力和获利能力进行分析后，还需要分析医院的营运能力。运营能力反映医院资产的使用效果。将偿债能力、获利能力和营运能力结合起来进行分析，可使医院管理者充分了解医院财务预算执行、资金运作、外部市场等方面的状况，便于找出存在的问题与不足，为管理决策提供依据。在发现问题的基础上，提出改善财务状况的各种方案，然后权衡各种方案的利弊得失，从中选出最佳方案，以便不断改善医院财务状况，实现医院财务管理的目标。常用的指标包括总资产周转率、流动资产周转率、存货周转率等。流动资产周转率的计算公式为：流动资产周转率＝医疗收入÷流动资产平均占用额；存货周转率的计算公式为：存货周转率＝［（卫生材料费＋药品费）/存货平均余额］×100％。

（4）发展能力指标。医院是一个既要关注社会效益又要关注经济效益的经营实体，医院的存在需要确保适当的利润，医院必须获利才能生存下去，而医院要获利，必需不断发展。发展是生存之本，也是获利之源。医院的发展能力直接影响医院财务管理目标的实现。传统的财务分析往往重视对静态财务状况和经营成果的分析，对企业或医院发展能力重视不足，没有形成系统的分析体系与方法。从医院长远发展的角度看，需要加强医院发展能力指标设计，发展能力指标主要是以反映各项财务指标增长率的指标为主。从医院财务角度看，反映医院发展能力的指标通常有医疗收入增长率、固定资产净值率、总资产增长率等。常用指标包括总资产增长率、固定资产净值率、医疗收入增长率等。固定资产净值率＝固定资产净值/固定资产原值×100％；医疗收入增长率＝（本年医疗业务收入－上年医疗业务收入）/上年医疗业务收入×100％。

2. 非财务指标

新的医疗改革政策中已然明确指出，要将公立医院的公益属性放在首位，进一步提升其经营水平，始终优先保障人民群众的健康权益。为公立医院建立有效的经济指标体系，应适当地增添非财务指标，在此基础上，充分且有效地展现医院的工作效率与服务水平，使其分析体系的作用发挥得更好。

（1）平均住院床日数。平均住院床日数＝出院病人实际占用床日数÷出院病人数。此指标是衡量医院医疗业务质量的重要指标，病人平均住院床日数越长，表明医疗业务质量越差；平均住院床日数越少，表明医疗业务质量越高。

（2）床位使用率。床位使用率＝实际占用总床日数÷实际开放总床日数。床位使用率此指标反映病床一般负荷情况和病床的利用效率，对评价医院管理水平和工作效率具有重要意义。

（3）病床周转次数。病床周转次数＝出院病人数÷平均开放床位数。病床周转次数是指在一定时期内每张床位的出院人数,病床周转次数越高,说明医院的工作效率越高;病床周转次数越低,说明医院的工作效率越低。

（4）人均门诊人次。人均门诊人次＝门急诊人次÷平均在职职工人数。人均门诊人次反映公立医院的工作强度和工作效率。

（二）社会效益指标

公立医院具有非营利性和公益性特点,具有为广大患者提供质优价廉的医疗服务的使命。山东省公立医院绩效考核指标,考核患者次均费用,要求从费用体现社会效益,因此本研究从降低患者的均次费用和耗材占比、药占比角度来考核公立医院的社会效益。主要指标包括门急诊次均费用、门急诊次均医疗服务费用变动率、住院次均费用、住院次均费用变动率、辅助药品占药品收入比例、不可收费耗材占卫生材料收入比例。指标计算如下。

1. 门急诊次均费用

$$门急诊次均费用＝门急诊收入/门急诊人次数$$

2. 门急诊次均医疗服务费用变动率

$$门急诊次均医疗服务费用变动率＝\frac{本年门急诊次均医疗服务费用－上年门急诊次均医疗服务费用}{上年门急诊次均医疗服务费用}×100\%$$

$$次均门急诊医疗服务费＝门急诊医疗服务收入/门急诊人次$$

3. 住院次均费用

$$住院次均费用＝住院次均费用＝住院收入/出院人数$$

4. 住院次均费用变动率

$$住院次均费用变动率＝\frac{住院次均费用－上年出院病人次均费用}{上年出院病人次均费用}×100\%$$

5. 辅助药品占药品收入比例

$$辅助药品占药品收入比例＝辅助药品收入/药品收入×100\%$$

6. 不可收费耗材占卫生材料收入比例

$$不可收费耗材占卫生材料收入比例＝不可收费耗材收入/卫生材料收入×100\%$$

二、公立医院经济运行综合评价体系构建

在上述构建思路的基础上,本研究基于《卫生财务管理》《医院财务制度》和咨询专家的建议,同时参考上海市医学科学技术情报研究所徐嘉婕(2018)、王力男和金春林、青岛大学肖燕霞(2018)以及首都医科大学周书铎和王秋宇等学者的相关研究,结合业财融合的实践理念,初步构建公立医院经济运行综合评价指标体系,其中一级指标分别为风险管理、成本管理、预算管理、运行效率、患者负担、发展能力,并设 35 个二级指标。为使公立医院财务综合评价体系中的指标更具科学性、合理性和可操作,本研究邀请了 30 位熟悉公立医院经济运行理论及实际情况的专家(医院管理人员、医院财务人员、高校

及科研机构专家学者以及卫生、财政部门行政管理人员等),通过匿名函询方式征询专家对本研究所述指标及权重、计算方法等的意见,并最终确定公立医院经济运行综合评价指标体系。

(一)指标体系构建

为使公立医院经济运行综合评价体系中的指标更具科学性、合理性和可操作性,本研究咨询了卫生财务管理、卫生经济领域富有经验的多位专家。

1.专家权威程度评测

在专家咨询表中附有专家权威程度量化表和专家基本情况调查表,由专家进行自我评价。专家自评权威系数 Cr 由对专家判断的影响程度系数 Ca(赋值表见表1)和专家对指标的熟悉程度 Cs(赋值表见表2)决定,$Cr=(Ca+Cs)/2$,Cr 值在 $0\sim1$ 之间,其值越大,说明专家的权威程度越高。由表3可知,各一级指标的 Cr 均高于0.7,说明专家的权威程度相对较高。

表1 指标判断依据及其对专家判断的影响程度系数(Ca)

判断依据	对专家判断的影响程度系数(Ca)		
	大	中	小
实践经验	0.4	0.35	0.2
理论分析	0.25	0.15	0.1
同行了解	0.25	0.15	0.05
直觉	0.05	0.05	0.05
参考国内外资料	0.05	0.05	0.05

表2 专家对指标的熟悉程度系数(Cs)

熟悉程度	系数(Cs)
很熟悉	1
比较熟悉	0.8
一般熟悉	0.6
不太熟悉	0.4
不熟悉	0.2
很不熟悉	0

表3 专家自评权威系数(Cr)结果

指标分类	熟悉程度 Cs	判断依据 Ca	专家自评权威系数 Cr
风险管理	0.83	0.77	0.80
成本管理	0.93	0.81	0.87
预算管理	0.97	0.81	0.89

(续表)

指标分类	熟悉程度 Cs	判断依据 Ca	专家自评权威系数 Cr
运行效率	0.87	0.79	0.83
患者负担	0.79	0.72	0.75
发展能力	0.79	0.75	0.77

2. 指标体系调整

本研究通过向专家咨询对指标体系进行部分增减调整和修正,最终确定公立医院经济运行综合评价指标体系,共包括6个一级指标和39个二级指标。调整的具体内容如下。

由表4可知,专家对各项一级指标的重要性、可获取性、敏感性评分的均值基本在4分以上,且变异系数均比较小,仅"发展能力"的敏感性得分略低于4分,说明各项一级指标的专家一致性较好。另根据专家意见在一级指标中新纳入"收入管理"指标,以更好地反映经济评价中收支配比的原则。

表4 一级指标得分情况

一级指标		重要性			可获取性			敏感性		
		平均值	标准差	变异系数	平均值	标准差	变异系数	平均值	标准差	变异系数
1	风险管理	4.17	0.91	0.22	4.71	0.59	0.13	4.17	0.85	0.20
2	成本管理	4.45	0.45	0.10	4.65	0.52	0.11	4.19	0.61	0.15
3	预算管理	4.42	0.81	0.18	4.43	0.85	0.19	4.14	0.89	0.22
4	运行效率	4.40	0.53	0.12	4.63	0.46	0.10	4.15	0.63	0.15
5	患者负担	4.47	0.73	0.16	4.58	0.71	0.16	4.14	0.75	0.18
6	发展能力	4.00	0.80	0.20	4.44	0.78	0.18	3.66	0.93	0.25

二级指标得分情况见表5。本研究根据各指标得分情况以及专家意见对二级指标体系进行相应调整。第一,删除"药品收入占医疗收入比例""总资产增长率"以及"净资产增长率"三个指标,其中,"药品收入占医疗收入比例"三个维度的变异系数均超过0.3,专家一致性较差;"总资产增长率"以及"净资产增长率"有两个维度得分低于4分,且总资产和净资产增长率受多方面因素制约,无法较为准确地反映医院当年经济运行情况。第二,根据专家意见,在"成本管理"中增加"工资总额增长率",反映医院人员配备的合理性和薪酬水平高低;在"患者负担"中增加"不可收费耗材占卫生材料收入比例"和"国家重点监控合理用药药品占药品收入比例",更恰当地反映患者医疗费用的负担程度;在"发展能力"中增加"科研投入产出比",以反映医院科研投入产出效率。第三,根据专家反馈意见做出如下修改:将"百元收入药品、卫生材料消耗"改为"百元医疗收入药品、卫生材料消耗",更准确地反映医疗收入中药品、卫生材料的消耗程度;将"百元医疗收入(不含药品耗材)能耗支出"变更为"百元医疗收入(不含药品耗材)日常运行成本",用于反映医院收入与日常运行成本间的合理性;将"百元固定资产业务收入"改为"百元医疗专用设备业务收入",剔除非医用设备对医院经济运行的影响因素。

表5　二级指标得分情况

二级指标	重要性			可获取性			敏感性		
	平均值	标准差	变异系数	平均值	标准差	变异系数	平均值	标准差	变异系数
1.1 业务收支结余率	4.17	1.23	0.29	4.86	0.35	0.07	4.24	0.99	0.23
1.2 业务收支结余变动率	3.81	1.26	0.33	4.76	0.64	0.13	4.10	1.05	0.26
1.3 业务现金流量比率	4.40	0.96	0.22	4.52	0.91	0.20	4.29	0.86	0.20
1.4 资产负债率	4.31	0.97	0.22	4.69	0.81	0.17	4.03	1.09	0.27
2.1 医疗成本费用率	4.69	0.54	0.12	4.69	0.66	0.14	4.41	0.78	0.18
2.2 业务量边际成本	4.38	0.73	0.17	4.47	0.73	0.16	4.00	0.89	0.22
2.3 人员经费支出比率	4.38	0.78	0.18	4.59	0.73	0.16	4.22	0.82	0.19
2.4 管理费用率	4.31	0.66	0.15	4.48	0.74	0.16	3.79	0.86	0.23
2.5 百元收入药品、卫生材料消耗	4.59	0.68	0.15	4.83	0.47	0.10	4.34	0.89	0.21
2.6 百元医疗收入(不含药品耗材)能耗支出	4.47	0.63	0.14	4.66	0.61	0.13	4.03	0.91	0.22
2.7 百元医疗收入(不含药品耗材)人员经费	4.52	0.63	0.14	4.69	0.60	0.13	4.30	0.76	0.18
2.8 药品收入占医疗收入比例	3.97	1.38	0.35	4.48	1.35	0.30	4.09	1.38	0.34
3.1 预算收入执行率	4.51	0.87	0.19	4.38	0.86	0.20	4.28	0.88	0.21
3.2 预算支出执行率	4.51	0.98	0.22	4.41	0.82	0.19	4.20	0.94	0.22
3.3 财政专项拨款执行率	4.24	1.06	0.25	4.48	0.95	0.21	3.93	1.16	0.30
4.1 每职工平均门急诊人次	4.43	0.73	0.16	4.69	0.54	0.12	4.07	0.96	0.24
4.2 每职工平均住院床日	4.43	0.73	0.16	4.69	0.54	0.12	4.07	0.96	0.24
4.3 人力成本产出效率	4.41	0.63	0.14	4.40	0.72	0.16	3.92	0.88	0.23
4.4 床位周转次数	4.64	0.61	0.13	4.86	0.44	0.09	4.48	0.83	0.18
4.5 出院者平均住院天数	4.33	1.12	0.26	4.59	1.09	0.24	4.24	1.15	0.27
4.6 医疗服务收入占医疗收入比例	4.48	1.09	0.24	4.69	1.00	0.21	4.43	1.10	0.25
4.7 百元固定资产业务收入	4.29	0.68	0.16	4.69	0.54	0.12	4.02	0.78	0.20

（续表）

二级指标		重要性			可获取性			敏感性		
		平均值	标准差	变异系数	平均值	标准差	变异系数	平均值	标准差	变异系数
4.8	应收账款周转天数	4.05	0.76	0.19	4.41	0.78	0.18	3.95	0.78	0.20
4.9	存货周转率	4.00	1.10	0.28	4.17	1.17	0.28	3.71	1.03	0.28
5.1	门急诊次均费用	4.57	0.82	0.18	4.69	0.66	0.14	4.21	0.82	0.19
5.2	门急诊次均费用变动率	4.45	0.95	0.21	4.59	0.82	0.18	4.16	0.88	0.21
5.3	门急诊次均医疗服务费用变动率	4.38	0.90	0.21	4.45	0.91	0.20	4.00	0.85	0.21
5.4	住院次均费用	4.57	0.68	0.15	4.69	0.66	0.14	4.24	0.79	0.19
5.5	住院次均费用变动率	4.41	0.91	0.21	4.59	0.82	0.18	4.17	0.89	0.21
5.6	住院次均医疗服务费用变动率	4.34	0.90	0.21	4.52	0.87	0.19	4.05	0.85	0.21
5.7	医疗收入中来自医保基金比例	4.40	1.05	0.24	4.34	1.14	0.26	4.05	1.07	0.26
6.1	学科建设和人才培养经费占医疗收入比重	4.10	0.94	0.23	4.24	1.06	0.25	3.78	1.08	0.29
6.2	总资产增长率	3.90	0.94	0.24	4.52	0.95	0.21	3.55	1.09	0.31
6.3	净资产增长率	3.93	0.96	0.24	4.41	0.95	0.21	3.62	1.08	0.30
6.4	固定资产净值率	4.02	0.83	0.21	4.59	0.73	0.16	3.66	0.90	0.25

综上所述，公立医院经济运行综合评价指标体系如表6所示。

表6　公立医院经济运行综合评价指标体系

序号	一级指标	序号	二级指标	定义
1	风险管理	1.1	业务收支结余率	业务收支结余率＝业务收支结余/（医疗收入＋财政基本支出补助收入＋其他收入）×100%
		1.2	业务收支结余变动率	业务收支结余变动率＝（本年业务收支结余－上年业务收支结余）/上年业务收支结余×100%
		1.3	业务现金流量比率	业务活动产生的现金流量净额/流动负债合计期末余额数
		1.4	资产负债率	资产负债率＝负债总额/资产总额×100%
2	成本管理	2.1	医疗成本费用率	医疗支出/医疗收入×100%
		2.2	业务量边际成本	1.（本年医疗成本－上年医疗成本）/（本年综合业务量－上年综合业务量）×100% 2.综合业务量＝门急诊人次＋3×实际占用总床日数

（续表）

序号	一级指标	序号	二级指标	定义
2	成本管理	2.3	人员经费支出比率	人员经费支出比率＝人员经费/业务支出×100%
		2.4	管理费用率	管理费用率＝管理费用/业务支出×100%
		2.5	百元医疗收入药品、卫生材料消耗	百元医疗收入药品、卫生材料消耗＝药品、卫生材料消耗/医疗收入×100
		2.6	百元医疗收入（不含药品耗材）日常运行成本	（水电燃料支出＋物业管理费＋维修护费＋其他运行费用）/（医疗收入－药品收入－卫生材料收入）×100
		2.7	百元医疗收入（不含药品耗材）人员经费	人员经费/（医疗收入－药品收入－卫生材料收入）×100
		2.8	工资总额增长率	（本年工资总额－上年工资总额）/上年工资总额×100%
3	预算管理	3.1	预算收入执行率	预算收入执行率＝本期实际收入总额/本期预算收入总额×100%
		3.2	预算支出执行率	预算支出执行率＝本期实际支出总额/本期预算支出总额×100%
		3.3	财政专项拨款执行率	财政专项拨款执行率＝本期财政项目补助实际支出/本期财政项目支出补助收入×100%
4	运行效率	4.1	每职工平均门急诊人次	每职工平均门急诊人次＝门急诊人次/平均在职职工人数
		4.2	每职工平均住院床日	每职工平均住院床日＝实际占用床日/平均在职职工人数
		4.3	人力成本产出效率	1. （本年综合业务量－上年综合业务量）/（本年人员经费－上年人员经费） 2. 综合业务量＝门急诊人次＋3×实际占用总床日数
		4.4	床位周转次数	床位周转次数＝出院人次数/平均开放床位数
		4.5	出院者平均住院天数	出院者平均住院天数＝出院者占用总床日/出院人数
		4.6	医疗服务收入占医疗收入比例	医疗服务收入占医疗收入比例＝医疗服务收入（不含药品耗材检查化验）/医疗收入×100%
		4.7	百元医疗专用设备业务收入	百元医疗专用设备业务收入＝业务收入/平均医疗专用设备资产×100
		4.8	应收账款周转天数	应收账款周转天数＝平均应收账款余额×365/医疗收入
		4.9	存货周转率	存货周转率＝医疗支出中的药品、卫生材料和其他材料支出/平均存货

（续表）

序号	一级指标	序号	二级指标	定义
5	患者负担	5.1	门急诊次均费用	门急诊次均费用＝门急诊收入/门急诊人次数
		5.2	门急诊次均费用变动率	（本年门急诊次均费用－上年门急诊次均费用）/上年门急诊次均费用×100%
		5.3	门急诊次均医疗服务费用变动率	1.（本年门急诊次均医疗服务费用－上年门急诊次均医疗服务费用）/上年门急诊次均医疗服务费用×100% 2. 次均门急诊医疗服务费＝门急诊医疗服务收入/门急诊人次
		5.4	住院次均费用	住院次均费用＝住院收入/出院人数
		5.5	住院次均费用变动率	（住院次均费用－上年出院病人次均费用）/上年出院病人次均费用×100%
		5.6	住院次均医疗服务费用变动率	1.（本年住院次均医疗服务费用－上年住院次均医疗服务费用）/上年住院次均医疗服务费用×100% 2. 住院次均医疗服务费＝住院医疗服务收入/出院人数
		5.7	医疗收入中来自医保基金比例	医疗收入中来自医保基金比例＝来源于各类医保基金的费用/医疗收入×100%
		5.8	不可收费耗材占卫生材料成本比例	不可收费耗材成本/卫生材料成本×100%
		5.9	国家重点监控合理用药药品占药品收入比例	国家重点监控合理用药药品收入/药品收入×100%
6	发展能力	6.1	学科建设和人才培养经费占医疗收入比重	学科建设和人才培养经费占医疗收入比重＝医院自筹或匹配的学科建设和人才培养实际使用经费/医疗收入
		6.2	固定资产净值率	固定资产净值率＝固定资产净值/固定资产原值×100%
		6.3	科研投入产出比	近三年科教支出/近三年发表统计源期刊论文数
7	收入管理	7.1	医疗收入增长率	（本年医疗收入－上年医疗收入）/上年医疗收入×100%
		7.2	医务性收入增长率	1.（本年医疗服务收入－上年医疗服务收入）/上年医疗服务收入×100% 2. 医疗服务收入＝医疗收入－药品收入－材料收入－检查化验收入
		7.3	财政基本补助收入占收入比例	1. 财政基本补助收入/收入合计×100% 2. 收入合计＝医疗收入＋财政拨款收入＋科教项目收入＋其他收入

(二) 指标权重确定

在确定各层次各指标的权重时,如果只给出定性结果,往往不易被人接受。因此,本研究采用层次分析法(AHP)确立公立医院财务综合评价指标体系各项指标的权重。在确定评价指标体系中各个具体指标权重时,先将指标体系分为一级指标和二级指标两个层次,利用 AHP 层次单排序以及和积法分别计算两个层次的指标权重,再将两个层次的权重相乘以确定各单项指标的最终权重。

第一步,建立层次结构模型。对系统中各个因素按照类似的属性进行分组,每一组作为一个层次,自上而下分层,建立系统的层次结构,一般分为目标层、准则层、指标层。本研究中层次结构模型的结果为表 6 已得到的公立医院经济运行综合评价指标体系。

第二步,构造判断矩阵。AHP 的信息基础主要是人们对每一层次各因素的相对重要性给出的判断,将这些判断用数值表示出来,构造判断矩阵。判断矩阵表示针对上一层某因素而言,本层次与之有关的各因素之间的相对重要性。本研究根据 Saaty 九级相对重要性等级表赋值,详见表 7。通过函询的方式请专家按照九级判断尺度表分别对财务综合评价指标体系的 7 个一级指标和 39 个二级指标两两之间的相对重要性评分,从而得到对应的判断矩阵。两两重要性对比结果详见表 8。

表 7 Saaty 相对重要性等级表

评价值	定义	说明
9	极重要	左方指标比上方指标极重要
7	明显重要	左方指标比上方指标明显重要
5	重要	左方指标比上方指标重要
3	略重要	左方指标比上方指标略重要
1	同等重要	左方指标比上方指标同等重要
1/3	略不重要	左方指标比上方指标略不重要
1/5	不重要	左方指标比上方指标不重要
1/7	明显不重要	左方指标比上方指标明显不重要
1/9	极不重要	左方指标比上方指标极不重要

表 8 一级指标重要性的判断矩阵

评价值	风险管理	成本管理	预算管理	运行效率	患者负担	发展能力	收入管理
风险管理	1	1.68	1.43	1.53	2.05	1.24	2.35
成本管理	0.60	1	1.76	3.00	4.87	2.05	1.56
预算管理	0.70	0.57	1	3.00	4.47	1.95	1.42
运行效率	0.66	0.33	0.33	1	2.47	1.67	1.61

（续表）

评价值	风险管理	成本管理	预算管理	运行效率	患者负担	发展能力	收入管理
患者负担	0.49	0.21	0.22	0.41	1	1.30	1.51
发展能力	0.81	0.49	0.51	0.60	0.77	1	2.22
收入管理	0.43	0.64	0.70	0.62	0.66	0.45	1

根据表 8 得到一级指标的判断矩阵 $\boldsymbol{A}$：

$$\boldsymbol{A} = \begin{bmatrix} 1 & 1.68 & 1.43 & 1.53 & 2.05 & 1.24 & 2.35 \\ 0.60 & 1 & 1.76 & 3.00 & 4.87 & 2.05 & 1.56 \\ 0.70 & 0.57 & 1 & 3.00 & 4.47 & 1.95 & 1.42 \\ 0.66 & 0.33 & 0.33 & 1 & 2.47 & 1.67 & 1.61 \\ 0.49 & 0.21 & 0.22 & 0.41 & 1 & 1.30 & 1.51 \\ 0.81 & 0.49 & 0.51 & 0.60 & 0.77 & 1 & 2.22 \\ 0.43 & 0.64 & 0.70 & 0.62 & 0.66 & 0.45 & 1 \end{bmatrix}$$

第三步，层次单排序。根据判断矩阵计算对于上一层某因素而言与之有联系的因素的重要性次序的权值。这里通过和积法计算判断矩阵的特征根和对应的特征向量（即权重值）。具体计算步骤为：

（1）把矩阵按行相加，得到 $\overline{\boldsymbol{W}} = \{21.78 \quad 48.81 \quad 14.78 \quad 0.48 \quad 0.02 \quad 0.21 \quad 0.04\}$；

（2）将向量 $\boldsymbol{W}$ 正规化，得到所求特征向量 $\boldsymbol{W} = \{0.20 \quad 0.23 \quad 0.19 \quad 0.12 \quad 0.07 \quad 0.10 \quad 0.08\}$；

（3）计算判断矩阵的最大特征根 λ_{max}。

$$\boldsymbol{AW} = \begin{bmatrix} 1 & 1.68 & 1.43 & 1.53 & 2.05 & 1.24 & 2.35 \\ 0.60 & 1 & 1.76 & 3.00 & 4.87 & 2.05 & 1.56 \\ 0.70 & 0.57 & 1 & 3.00 & 4.47 & 1.95 & 1.42 \\ 0.66 & 0.33 & 0.33 & 1 & 2.47 & 1.67 & 1.61 \\ 0.49 & 0.21 & 0.22 & 0.41 & 1 & 1.30 & 1.51 \\ 0.81 & 0.49 & 0.51 & 0.60 & 0.77 & 1 & 2.22 \\ 0.43 & 0.64 & 0.70 & 0.62 & 0.66 & 0.45 & 1 \end{bmatrix} \begin{bmatrix} 0.20 \\ 0.23 \\ 0.19 \\ 0.12 \\ 0.07 \\ 0.10 \\ 0.08 \end{bmatrix}$$

$$\lambda_{max} = \sum_1^n \frac{\boldsymbol{AW}}{n\boldsymbol{W}_i} = 7.57212$$

第四步，进行一致性检验。两两比较矩阵的元素是通过比较两个因素得到的，而在很多这样的比较中，往往可能得不到不一致性的结论，缺点较为明显，在确定权重之间的相对重要度时带有一定的人工色彩，并且不够直观。要完全达到判断一致性是非常困难的，为此要进行一致性检验，保证权重分布的合理性和可靠度。为了检验矩阵的一致性，需要计算矩阵的一致性指标 CI，$CI = \dfrac{\lambda_{max} - n}{n - 1}$，其中，$\lambda_{max}$ 为判断矩阵的最大特征根，n 为矩阵的阶数。如果出现判断矩阵完全一致时,$CI=0$。CI 越大,矩阵一致性越差。为了检验判断矩阵是否满足一致性需要将 CI 与平均随机一致性指标 RI 进行比较。平均一致性指标 RI 如表 9 所示。CI 与 RI 的比例记为 CR。当 $CR=\dfrac{CI}{RI}<0.1$ 时,判断矩阵具有满意的一致性,否则就需要对判断矩阵进行调整。

表 9 平均随机一致性指标 RI

阶数	1	2	3	4	5	6	7	8	9
RI	0	0	0.52	0.89	1.12	1.26	1.36	1.41	1.46

查表 9 可知,当阶数为 7 时,$RI=1.36$,$CR=\dfrac{CI}{RI}=\dfrac{0.095353}{1.36}\leqslant 0.070113<0.1$,故可判定一级指标构成的判断矩阵具有较好的一致性,不需要对判断矩阵进行调整。

本研究的经济运行综合评价指标体系包含 8 个指标判断矩阵,一个是一级指标形成的判断矩阵,其他七个则为二级指标构成的判断矩阵。同理,可算出 7 个由二级指标构成矩阵的一致性检验参数。同样,根据计算结果可知,本研究中各二级指标构成的判断矩阵的 CR 值均小于 0.1(其中"发展能力"第二层判断矩阵 CR 值为 0.0979,相对较高),说明各个矩阵及总目标均具有较好的一致性,无须进一步调整判断矩阵。详见表 10。

表 10 二级指标判断矩阵的一致性检验参数

矩阵	$\lambda_{\max}$	CI	RI	CR
矩阵 1	4.027643175	0.009214	0.89	0.0104
矩阵 2	8.160272417	0.022896	1.41	0.0162
矩阵 3	3.031860727	0.015930364	0.52	0.0306
矩阵 4	9.14781375	0.018476719	1.46	0.0127
矩阵 5	9.121253227	0.015157	1.46	0.0103
矩阵 6	3.101836469	0.050918235	0.52	0.0979
矩阵 7	3.011310882	0.005655	0.52	0.0109

(三)指标权重结果

所有指标的判断矩阵都通过了一致性检验后,就可以确定公立医院经济运行综合评价指标体系中各项指标的权重,最后将两个层次的指标权重相乘即得出最终的指标权重。由表 11 可以看出,风险管理以及成本管理指标所占权重较高,表明在公立医院经济运行综合评价指标体系中,专家们认为风险管理类以及成本管理类的评价指标较为重要,为公立医院经济运行综合评价指明了方向,提出了经济运行评价重点关注范围。

表 11 公立医院经济运行评价指标体系及权重系数

序号	名称	权重系数	序号	名称	权重系数
	一级指标			二级指标	
1	风险管理	0.20	1.1	业务收支结余率	0.089
			1.2	业务收支结余变动率	0.040
			1.3	业务现金流量比率	0.045
			1.4	资产负债率	0.029
2	成本管理	0.23	2.1	医疗成本费用率	0.047
			2.2	业务量边际成本	0.036
			2.3	人员经费支出比率	0.020
			2.4	管理费用率	0.024
			2.5	百元医疗收入药品、卫生材料消耗	0.029
			2.6	百元医疗收入（不含药品耗材）日常运行成本	0.030
			2.7	百元医疗收入（不含药品耗材）人员经费	0.027
			2.8	工资总额增长率	0.014
3	预算管理	0.19	3.1	预算收入执行率	0.096
			3.2	预算支出执行率	0.061
			3.3	财政专项拨款执行率	0.035
4	运行效率	0.12	4.1	每职工平均门急诊人次	0.016
			4.2	每职工平均住院床日	0.017
			4.3	人力成本产出效率	0.019
			4.4	床位周转次数	0.015
			4.5	出院者平均住院天数	0.012
			4.6	医疗服务收入占医疗收入比例	0.015
			4.7	百元医疗专用设备业务收入	0.012
			4.8	应收账款周转天数	0.006
			4.9	存货周转率	0.005
5	患者负担	0.07	5.1	门急诊次均费用	0.012
			5.2	门急诊次均费用变动率	0.011
			5.3	门急诊次均医疗服务费用变动率	0.012

一级指标			二级指标		
序号	名称	权重系数	序号	名称	权重系数
5	患者负担	0.07	5.4	住院次均费用	0.010
			5.5	住院次均费用变动率	0.009
			5.6	住院次均医疗服务费用变动率	0.007
			5.7	医疗收入中来自医保基金比例	0.004
			5.8	不可收费耗材占卫生材料成本比例	0.005
			5.9	国家重点监控合理用药药品占药品收入比例	0.004
6	发展能力	0.10	6.1	学科建设和人才培养经费占医疗收入比重	0.053
			6.2	固定资产净值率	0.027
			6.3	科研投入产出比	0.024
7	收入管理	0.08	7.1	医疗收入增长率	0.021
			7.2	医务性收入增长率	0.047
			7.3	财政基本补助收入占收入比例	0.013

（四）确定公立医院经济运行综合评价指标标准

长期以来，由于我国学术界与实务界忽视了公立医院经济运行评价指标标准研究，我国非常缺乏各项经济运行指标的行业标杆值或参考值。本研究采用百分制赋值方法，即规定每项二级指标的满分均为 100 分，根据实际情况及有关文件划定等级和评分。本研究制定的评分细则主要参考了国家卫生健康委员会（原国家卫生和计划生育委员会或原卫生部）出台的相关文件：《医院管理评价指南（2008 年版）》《三级综合医院评审标准（2011 年版）》《三级综合医院医疗质量管理与控制指标（2011 年版）》《北京市公立医院经济管理绩效考评操作手册（2017 版）》和《2018 年我国卫生健康事业发展统计公报》。

对于定量指标采用目标管理法，将目标阈值设置为不同的分值，再将各定量指标数值与预设阈值进行比较，每段分数段的预设阈值对应该分数段的最低分，评价人员可根据实际情况在对应的等级内对相应的分数做出调整，从而得到评价结果。具体情况如表 12 所示。

表 12　公立医院经济运行评价定量指标评价标准

二级指标		指标分级评价标准				打分说明
序号	名称	优秀 [85～100]	良好 [70～84]	合格 [60～69]	不合格 [0～59]	
1.1	业务收支结余率	0～5%	>5%	<0	≤-5%	在各分数段按比例赋予分值

（续表）

二级指标		指标分级评价标准				打分说明
序号	名称	优秀 [85~100]	良好 [70~84]	合格 [60~69]	不合格 [0~59]	
1.2	业务收支结余变动率	业务收支结余率在 0~5%且近两年业务收支结余均为正	① 业务收支结余率在>5%且业务收支结余变动值<2% ② 或业务收支结余率在<0且业务收支结余变动值>4% ③ 或当年业务收支结余率在 0~5%，上年业务收支结余率<0 且业务收支结余变动值>4%	① 业务收支结余率在>5%且业务收支结余变动值在2%~4% ② 或业务收支结余率在<0 且业务收支结余变动值在0~4% ③ 或当年业务收支结余率在0~5%，上年业务收支结余率<0 且业务收支结余变动值在0~4%	① 业务收支结余率在>5%且业务收支结余变动值在>4% ② 或业务收支结余率<0 且业务收支结余变动值在小于 0	① 根据国家三级公立医院绩效考核指标说明，业务收支结余率在 0~5%且近两年业务收支结余均为正的，均赋予100 分 ② 业务收支结余率在>5%时，业务收支结余变动值每增加 1 个百分点，分数减5 分 ③ 业务收支结余率在<0，每减亏 1 个百分点，分数加 5 分 ④ 当年业务收支结余率在 0~5%，上年业务收支结余率<0 时，按减亏处理
1.3	业务现金流量比率	≥10%	≥5%	≥0	<0	① 优秀:业务现金流量比率在 10%~15%的,按比例赋予分值，超过 15% 均赋予100 分 ② 良好及合格:在相应分数段按比例赋予分值 ③ 不合格:若业务现金流量比率小于0,均赋予 0
1.4	资产负债率	≤30%	≤40%	≤50%	>50%	① 优秀:资产负债率在 20%到 30%的,按比例赋予分值,小于20%则赋予100 分 ② 其他:在相应分数段按比例赋予分值

（续表）

二级指标		指标分级评价标准				打分说明
序号	名称	优秀 [85～100]	良好 [70～84]	合格 [60～69]	不合格 [0～59]	
2.1	医疗成本费用率	≤110%	≤120%	≤130%	>130%	① 优秀:医疗成本费用率在104%～110%的,按比例赋分值,小于104%则赋予100分 ② 其他:在相应分数段按比例赋予分值
2.2	业务量边际成本	≤0.7	≤0.8	≤1	>1	① 优秀:业务量边际成本在0.4到0.7之间的,按比例赋予分值,低于0.4均赋予100分 ② 良好及合格:在相应分数段按比例赋予分值 ③ 不合格:业务量边际成本在不小于−1的,按比例赋予分值,若超过−1均赋予0分
2.3	人员经费支出比率	30%～40%	20%～30%或>40%	10%～20%	<10%	在各分数段按比例赋予分值
2.4	管理费用率	≤12%	≤15%	≤20%	>20%	① 优秀:管理费用率在3%～12%的,按比例赋予分值,小于3%则赋予100分 ② 其他:在相应分数段按比例赋予分值
2.5	百元医疗收入药品、卫生材料消耗	≤70	≤75	≤80	>80	① 优秀:百元医疗收入药品、卫生材料消耗在50～70的,按比例赋予分值,小于50则赋予100分 ② 其他:在相应分数段按比例赋予分值

（续表）

二级指标		指标分级评价标准				打分说明
序号	名称	优秀 [85~100]	良好 [70~84]	合格 [60~69]	不合格 [0~59]	
2.6	百元医疗收入（不含药品耗材）日常运行成本	≤15	≤20	≤25	>25	① 优秀:百元医疗收入（不含药品耗材）日常运行成本在 6～15 的,按比例赋予分值,小于 6 则赋予 100 分 ② 其他:在相应分数段按比例赋予分值
2.7	百元医疗收入（不含药品耗材）人员经费	≤80	≤90	≤100	>100	① 优秀:百元医疗收入（不含药品耗材）人员经费在 70～80 的,按比例赋予分值,小于 70 则赋予 100 分 ② 其他:在相应分数段按比例赋予分值
2.8	工资总额增长率	≥12%	≥8%	≥5%	<5%	① 优秀:工资总额增长率在 12%～14% 的,按比例赋予分值,达到 14% 则赋予 100 分 ② 其他:在相应分数段按比例赋予分值
3.1	预算收入执行率	偏离率绝对值≤2%	偏离率绝对值≤3%	偏离率绝对值≤5%	偏离率绝对值>5%	在各分数段按比例赋予分值
3.2	预算支出执行率	偏离率绝对值≤2%	偏离率绝对值≤3%	偏离率绝对值≤5%	偏离率绝对值>5%	在各分数段按比例赋予分值
3.3	财政专项拨款执行率	≥60%	≥55%	≥50%	<50%	① 优秀:财政专项拨款执行率在 70%～100%的,按比例赋予分值,达到 100%则赋予 100 分 ② 其他:在相应分数段按比例赋予分值

（续表）

二级指标		指标分级评价标准				打分说明
序号	名称	优秀 [85～100]	良好 [70～84]	合格 [60～69]	不合格 [0～59]	
4.1	每职工平均 门急诊人次	≥900	≥850	≥800	<800	① 优秀:每职工平均 门急诊人次在 900～ 1 000 的,按比例赋予 分值,达到 1 000 则赋 予 100 分 ② 其他:在相应分数 段按比例赋予分值
4.2	每职工平均 住院床日	≥200	≥150	≥100	<100	① 优秀:每职工平均 住院床日在 200～220 的,按比例赋予分值, 达到 220 则赋予 100 分 ② 其他:在相应分数 段按比例赋予分值
4.3	人力成本产 出效率	≥20	≥10	≥5	<5	① 优秀:人力成本产 出效率在 20～30 的, 按比例赋予分值,达 到 30 则赋予 100 分 ② 其他:在相应分数 段按比例赋予分值
4.4	床位周转 次数	≥51	≥34	≥17	<17	① 优秀:床位周转次 数在 51～60 的,按比 例赋予分值,达到 60 则赋予 100 分 ② 其他:在相应分数 段按比例赋予分值
4.5	出院者平均 住院天数	≤7	≤8	≤9.3	>9.3	① 优秀:出院者平均 住院天数在 6～7 的, 按比例赋予分值,小 于 6 则赋予 100 分 ② 其他:在相应分数 段按比例赋予分值

（续表）

二级指标		指标分级评价标准				打分说明
序号	名称	优秀 [85～100]	良好 [70～84]	合格 [60～69]	不合格 [0～59]	
4.6	医疗服务收入占医疗收入比例	≥20%	≥15%	≥10%	<10%	① 优秀:医疗服务收入占医疗收入比例在20%～25%的,按比例赋予分值,达到25%则赋予100分 ② 其他:在相应分数段按比例赋予分值
4.7	百元医疗专用设备业务收入	≥250	≥200	≥100	<100	① 优秀:百元医疗专用设备业务收入在250～350的,按比例赋予分值,达到350则赋予100分 ② 其他:在相应分数段按比例赋予分值
4.8	应收账款周转天数	≤30	≤45	≤60	>60	① 优秀:由于医院的公益性,应收账款周转天数不超过30天均赋予100分 ② 其他:在相应分数段按比例赋予分值
4.9	存货周转率	≥50	≥40	≥30	<30	① 优秀:由于医院的特殊性,存货周转率不小于50均赋予100分 ② 其他:在相应分数段按比例赋予分值
5.1	门急诊次均费用	≤448	≤537	≤627	>627	① 优秀:门急诊次均费用在300～448的,按比例赋予分值,小于300则赋予100分 ② 其他:在相应分数段按比例赋予分值

（续表）

二级指标		指标分级评价标准				打分说明
序号	名称	优秀 [85～100]	良好 [70～84]	合格 [60～69]	不合格 [0～59]	
5.2	门急诊次均费用变动率	≤7.3%	≤9%	≤12%	>12%	① 优秀:门急诊次均费用变动率在1%～7.3%的,按比例赋予分值,小于2%则赋予100分 ② 其他:在相应分数段按比例赋予分值
5.3	门急诊次均医疗服务费用变动率	≤15%	≤18%	≤21%	>21%	① 优秀:门急诊次均医疗服务费用变动率在5%～15%的,按比例赋予分值,小于5%则赋予100分 ② 其他:在相应分数段按比例赋予分值
5.4	住院次均费用	≤24 000	≤27 000	≤30 000	>30 000	① 优秀:住院次均费用在20 000～24 000的,按比例赋予分值,小于20 000则赋予100分 ② 其他:在相应分数段按比例赋予分值
5.5	住院次均费用变动率	≤12%	≤15%	≤18%	>18%	① 优秀:住院次均费用变动率在2%～12%的,按比例赋予分值,小于2%则赋予100分 ② 其他:在相应分数段按比例赋予分值
5.6	住院次均医疗服务费用变动率	≤15%	≤18%	≤21%	>21%	① 优秀:住院次均医疗服务费用变动率在5%～15%的,按比例赋予分值,小于5%则赋予100分 ② 其他:在相应分数段按比例赋予分值

（续表）

二级指标		指标分级评价标准				打分说明
序号	名称	优秀 [85～100]	良好 [70～84]	合格 [60～69]	不合格 [0～59]	
5.7	医疗收入中来自医保基金比例	≥30%	≥20%	≥10%	<10%	① 优秀:医疗收入中来自医保基金比例在30%～40%的,按比例赋予分值,达到40%则赋予100分 ② 其他:在相应分数段按比例赋予分值
5.8	不可收费耗材占卫生材料成本比例	≤12%	≤15%	≤18%	>18%	① 优秀:不可收费耗材占卫生材料成本比例在10%～12%的,按比例赋予分值,达到10%则赋予100分 ② 其他:在相应分数段按比例赋予分值
5.9	国家重点监控合理用药药品占药品收入比例	≤1.2%	≤1.5%	≤1.8%	>1.8%	国卫办医函〔2019〕558号文,19年7月开始,时间不足一年,下次满一年再纳入指标,故目前按85分赋值
6.1	学科建设和人才培养经费占医疗收入比重	≥1%	≥0.5%	≥0	<0	① 优秀:学科建设和人才培养经费占医疗收入比重在1%～1.5%的,按比例赋予分值,达到1.5%则赋予100分 ② 其他:在相应分数段按比例赋予分值
6.2	固定资产净值率	≥45%	≥40%	≥30%	<30%	① 优秀:固定资产净值率在45%～52%的,按比例赋予分值,达到52%则赋予100分 ② 其他:在相应分数段按比例赋予分值

（续表）

二级指标		指标分级评价标准				打分说明
序号	名称	优秀 [85～100]	良好 [70～84]	合格 [60～69]	不合格 [0～59]	
6.3	科研投入产出比	≤30	≤50	≤100	＞100	① 优秀:科研投入产出比在10～30的,按比例赋予分值,小于10则赋予100分 ② 其他:在相应分数段按比例赋予分值
7.1	医疗收入增长率	≥10%	≥5%	≥0	＜0	① 优秀:医疗收入增长率在10%～15%的,按比例赋予分值,达到15%则赋予100分 ② 其他:在相应分数段按比例赋予分值
7.2	医务性收入增长率	≥5%	≥2%	≥0	＜0	① 优秀:医务性收入增长率在5%～10%的,按比例赋予分值,达到10%则赋予100分 ② 其他:在相应分数段按比例赋予分值
7.3	财政基本补助收入占收入比例	≥5%	≥3%	≥0	＜0	① 优秀:财政基本补助收入占收入比例在5%～9%的,按比例赋予分值,达到9%则赋予100分 ② 其他:在相应分数段按比例赋予分值

第四章 公立医院经济运行评价案例研究

——以瑞金医院为例

第一节 瑞金医院的发展现状与特点

瑞金医院始建于 1907 年,原名广慈医院,是一所集医疗、教学、科研为一体的三级甲等综合性医院,有着百年的深厚底蕴。医院占地面积 12 万平方米,建筑面积 30 万平方米,绿化面积 4 万平方米,核定床位 1 693 张(实际开放 2 100 余张),全院职工 4 212 人,其中医师 1 224 人。近 5 年来,医院获得国家重点研发计划和各级项目、新药创制重大专项、国家自然科学基金项目、科技部 973 计划和科技支撑项目千余项,其中 2018 年全年医院共获得各级资助项目共计 231 项,立项的国家自然科学基金首次突破百项,118 项纵向课题科研经费达 1.99 亿元。作为公立医院,瑞金医院贯彻落实国家和上海市医改精神,积极推进医联体建设,不断提高医院信息化智慧水平,全面落实现代医院管理,深入提升医疗内涵质量。

第二节 瑞金医院经济运行评价现状

一、实施经济运行评价的必要性

随着医改的深入推进、医院的不断发展以及医疗行业中民营资本的持续涌入,公立医院财政投入及医疗服务价格补偿不足、医疗业务收支不平衡、医院公益性和社会责任提升与成本管控难以兼顾等困境逐渐凸显。而构建健全的医院内部经济运行综合评价指标体系,可以让医院管理层更加直观地掌握医院在经济运行过程中的核心观念、运营效率以及发展的状况,可以促进医院在经济运行过程中积累发展经验,总结发展成果,合理规避发展过程中的缺陷与不足之处。因此,医院管理层需要弄明白医院经济运营的大体情况。通过对经济运行评价指标体系的构建,能够有效使医院管理层在管理过程中所使用的管理方法趋向管理目标。使用经济运行评价指标体系引导管理,可以促进不同部门员工积极性的提高,用量化的指标促使员工形成积极的工作方式,让医院的公益性不断提高,促使医院可持续发展。在医院运营的过程中运用经济运行评价指标,能够促使医院管理层经济运行意识的提高,使医院达到运行的规范化与精细化的目的,从而有效提高医院的运营绩效。通常情况下,相关行政部门通过对医院相应的经济运行指标的评价,可以构建合理的激励与约束体系,可以有效推动医院的管理体制的完善。

二、实施现状及存在的问题

本研究将瑞金医院各项指标数据赋予本研究根据层次分析法确定的权重,并对各项指标作无量纲化处理,计算得出瑞金医院经济运行各指标综合得分,如表 13 所示。结果表明瑞金医院等级为"优秀",这说明瑞金医院综合效益良好,但部分指标得分较低,说明瑞金医院在某些方面仍需继续努力。

表 13　2019 年瑞金医院经济运行综合评价指标结果

一级指标		二级指标			评分分值 (各 100 分)	加权分值
序号	名称	序号	名称	组合权重		
1	风险管理	1.1	业务收支结余率	0.089	85.01	7.5351
		1.2	业务收支结余变动率	0.040	100.00	3.9545
		1.3	业务现金流量比率	0.045	100.00	4.5426
		1.4	资产负债率	0.029	81.89	2.4106
2	成本管理	2.1	医疗成本费用率	0.047	89.18	4.2325
		2.2	业务量边际成本	0.036	100.00	3.5923
		2.3	人员经费支出比率	0.020	94.95	1.9388
		2.4	管理费用率	0.024	87.48	2.1317
		2.5	百元医疗收入药品、卫生材料消耗	0.029	95.97	2.7874
		2.6	百元医疗收入(不含药品耗材)日常运行成本	0.030	90.17	2.7178
		2.7	百元医疗收入(不含药品耗材)人员经费	0.027	84.27	2.2515
		2.8	工资总额增长率	0.014	89.05	1.2264
3	预算管理	3.1	预算收入执行率	0.096	90.78	8.7404
		3.2	预算支出执行率	0.061	96.55	5.8820
		3.3	财政专项拨款执行率	0.035	87.02	3.0367
4	运行效率	4.1	每职工平均门急诊人次	0.016	96.25	1.5466
		4.2	每职工平均住院床日	0.017	91.75	1.5694
		4.3	人力成本产出效率	0.019	62.00	1.1622
		4.4	床位周转次数	0.015	100.00	1.4812
		4.5	出院者平均住院天数	0.012	95.50	1.1860
		4.6	医疗服务收入占医疗收入比例	0.015	100.00	1.5239
		4.7	百元医疗专用设备业务收入	0.012	90.76	1.0576
		4.8	应收账款周转天数	0.006	100.00	0.6300
		4.9	存货周转率	0.005	100.00	0.5495

（续表）

一级指标		二级指标			评分分值（各100分）	加权分值
序号	名称	序号	名称	组合权重		
5	患者负担	5.1	门急诊次均费用	0.012	72.31	0.8397
		5.2	门急诊次均费用变动率	0.011	85.29	0.9186
		5.3	门急诊次均医疗服务费用变动率	0.012	75.05	0.8648
		5.4	住院次均费用	0.010	88.86	0.8981
		5.5	住院次均费用变动率	0.009	93.22	0.7926
		5.6	住院次均医疗服务费用变动率	0.007	95.98	0.7113
		5.7	医疗收入中来自医保基金比例	0.004	100.00	0.4269
		5.8	不可收费耗材占卫生材料成本比例	0.005	88.75	0.4492
		5.9	国家重点监控合理用药药品占药品收入比例	0.004	85.00	0.3662
6	发展能力	6.1	学科建设和人才培养经费占医疗收入比重	0.053	95.60	5.0293
		6.2	固定资产净值率	0.027	95.14	2.6152
		6.3	科研投入产出比	0.024	100.00	2.4266
7	收入管理	7.1	医疗收入增长率	0.021	88.00	1.8832
		7.2	医务性收入增长率	0.047	100.00	4.7231
		7.3	财政基本补助收入占收入比例	0.013	100.00	1.2600
合计						91.8916

具体从各个维度的指标分析如下。

（一）风险管理

"资产负债率"和别的指标有很大差异，单单依靠其大小无法反映医院的负债能力。医院的资产负债率过低，意味着医院使用外部资金的能力非常弱；反之，如果医院的负债率非常高，就意味着医院内能够运用的资金不多，产生了巨大的债务偿还风险。从这个方面来看，医院在管理的过程中要对资产负债的比例进行适当的控制，防止资产负债率过高或过低。

（二）成本管理

"医疗成本费用率""百元医疗收入药品、卫生材料消耗""百元医疗收入（不含药品耗材）日常运行成本"等指标的表现有待进一步改善，医院仍需严格管控药品、卫生材料支出的不合理增长，加强对检验试剂、物业管理、后勤维保等运行成本的管理，不断调整医院成本及经济结构，提高成本管理水平。

（三）预算管理

预算执行情况较好，但预算管理在实际操作中仍存在一些问题，如预算控制滞后使预算管理流于形式,对当前医院发展的现状缺乏深入的了解,最终造成预算管理在执行的过程中出现问题;关于预算编制内容,在整体的发展过程中,存在大量的人力重复消耗和资源浪费现象。

(四)运行效率

人力效率以及床位效率较高,但"存货周转率"较低,说明医院存货占用资金多,存货周转慢,存货的管理效率低。医院应在存货的收益与成本之间权衡利弊,充分发挥存货功能,降低成本,增加收益,实现最佳组合。

(五)患者负担

医疗费用不合理增长的情况仍然存在,医院应将控制医疗费用作为重点工作来抓,制定控费措施(如加强耗材管理、严控辅助用药、约谈控费落实效果不佳的科室及个人等)并全面跟踪执行效果,使医疗费用快速上升的势头得到有效的控制,切实减轻病人负担,体现公立医院的公益性。不过也要结合实际情况进行分析,如病人的病种构成情况,查找费用增加是否与疑难病种的增加相关。

(六)发展能力

"科研投入产出比"较为合理,说明医院临床科研能力强。但"学科建设和人才培养经费占医疗收入比重"仍有待提高,医院应着重推进临床科技创新,将学科建设、临床研究以及人才培养纳入医院发展的整体规划,加大对学科人才和临床科研的投入力度,结合重点学科、专科建设,积极引导院内医生参加临床科研项目。同时,对标国际一流学科,以医院学科优势、专病特色为目标,以亚专科建设为抓手,加强学科管理,加快高水平学科建设,不断提高学科核心竞争力。

(七)收入管理

医疗收入增幅趋缓,一方面是因为政府的财政补助逐年减少;另一方面是因为随着物价水平的不断提高,医院的经营成本也在不断地提高,所以加强医院收入管理的重要性日渐显现出来。

通过表13可以看出瑞金医院综合得分91.8916分,满分为100分。通常来说,得分60分以下为不及格,60～75分为及格,75～85分为良好,85～100分为优秀。瑞金医院得分介于85～100之间,这说明瑞金医院经济运行情况较为优秀,但仍有部分指标存在进步的空间,应继续努力。

第三节　基于经济运行评价的对策建议

一、加强药品及耗材精细化管理

取消药品及医用耗材加成后,大部分公立医院无法及时通过降低管理成本和医院运行成本来应对加成取消对医院经济效益造成的影响,且药品和耗材成本一般占公立医院医疗成本的50%。因此,药品及耗材仍然是公立医院经济运行综合评价指标体系中应关注的重点。对药品及耗材实行进一步的精细化管理措施,例如,在保证医疗质量的前提下,控制国家重点监控合理用药使用量、考核不可收费耗材使用比例、加强药品和耗材的库存管理、采用SPD供应管理模式等,可以有效抵销药品及医用耗材加成取消所带来的负面影响,提高医院现代化精细化管理水平和可持续发展能力。

二、加强业财融合,提高医院经济运行水平

在构建公立医院经济运行评价指标体系时,应注重引入业务指标,更加客观全面地评价医院的经济运行活动,真正发挥公立医院经济运行综合评价指标体系在医院管理中参与业务、反映业务、引导业务方面作用。此外,还应以信息技术为抓手,打破信息孤岛,在医院业务信息和财务信息之间搭建有效的沟通桥梁,实现业财数据互联互通互合,为医院经济运行评价提供技术和数据支持,进一步促进公立医院的业财融合以及医疗资源的高效利用。

三、合理调整医疗服务价格,体现医护人员价值

由于经济水平的发展,物价水平的变动,有动态调整医疗服务价格的需要,合理体现医疗服务成本,因而需要建立动态的价格调整机制。不同等级的公立医院存在医疗服务的技术和质量的差别,应按服务级别制定不同档次收费标准,实行按等级定价原则,引导病人分流和激励医院提高技术水平。但应考虑到财政、病人、医疗保险机构和医院各方的承受能力,基于成本核算的理论准确测算和调整医疗服务价格,建立合理定价、动态监督、分级管理的医疗服务价格体制,使医护人员的价值得到合理体现,从而优化医疗费用结构,引导公立医院朝着健康可持续方向发展。

四、强化政府职能和投入责任,保障公立医院公益性

公立医院虽然不以营利为目的,但是要维护医院的正常运转和长期发展,必须有比较完善的补偿机制。公立医院公益性的内涵之一就是让患者受益,这在一定程度上反映出公益性指标在公立医院经济运行综合评价指标体系中的重要性和必要性。但要注意的是,在宏观政策和市场机制的双重作用下,公立医院收不抵支的矛盾日益凸显,为了实现《"健康中国2030"规划纲要》所设定的战略目标,为人民健康提供优质高效的医疗服务,同时兼顾公立医院长远发展和公益属性,还需要政府通过加大财政投入、推进支付制度改革、相关政策支持等方式,形成科学有效的公立医院长效管理机制,让公立医院在持续健康发展的同时,更好地体现社会公益性。

第五章 结 语

本研究在新医改背景下以对公立医院经济运行管理的要求为出发点,引出现行公立医院经济运行评价的现状,即指标单一、零散,不全面,没有一个统一规范的经济运行评价指标体系,不能全面评价医院经济管理现状,不能满足新医改的要求。因此构建一套综合的、全面的经济运行综合评价指标体系刻不容缓。

本研究通过运用层次分析法和专家咨询法构建一套科学、合理的兼顾社会效益与经济效益的公立医院经济运行综合评价指标体系,在经济运行综合评价指标体系的设计中引入了社会效益指标和非财务指标。本研究构建的经济运行综合评价指标体系对社会效益指标更为关注,凸显公立医院的公益性属性。本研究构建的指标体系还注重非财务指标与财务指标相结合,以财务指标的运用为前提,引入了体现公立医院服务效率、服务质量的非财务指标开展分析工作,确保该分析体系的完整性、全面性,具有理论意义。

本研究以瑞金医院为例,对构建的经济运行评价指标体系进行运用,在对瑞金医院进行经济运行分析的同时,将瑞金医院完整、真实的运营状况加以体现,查找瑞金医院在运营管理中存在的不足,寻找解决问题的方法,进而为领导者制定相关决策奠定基础,具有实践意义。

参考文献

［1］中共中央、国务院. 关于深化医药卫生体制改革的意见［Z］. 2009.

［2］王吉善，张振伟，董四平. 基于DEA的京、沪两地三级医院运营效率比较研究［J］. 中国卫生质量管理，2011,18(4):48-50,55.

［3］陆文娟，杨巧，冯占春. 武汉市公立医院运行相对效率的DEA评价［J］. 医学与社会，2012, 25(2):70-72.

［4］宋杨，朱敏. 公立医院经济运行指标建立及解析［J］. 中国市场，2015(3):62-64.

［5］周书铎，王秋宇. 公立医院经济运行效果的财务指标体系的构建［J］. 医学教育管理，2017,3(3): 234-239.

［6］邓婕. 公立医院价格风险与经济运行质量的相关关系研究［D］. 南方医科大学，2017.

［7］贲慧，唐小东，吴迪宏，宋元. 医疗补偿机制与制定医疗服务价格的关系研究［J］. 中国医院，2009，13(04):32-35.

［8］周良荣，肖策群，王湘生，杨盈盈. 医保支付之限额付费方式——基于湖南蓝山、桑植两县的调查［J］. 社会保障研究，2013(03):66-72.

［9］王双彪. 新医改背景下我国公立医院回归公益性研究述评［J］. 南京医科大学学报(社会科学版)，2012, 12(04):251-256.

［10］李卫平. 公立医院改革要从五方面着手［J］. 中国卫生经济，2010, 29(3):5-8.

［11］宗博. 煤炭经济运行质量评价研究［D］. 山东科技大学，2003.

［12］徐嘉婕，王力男，金春林. 医院经济运行分析研究综述［J］. 中国卫生事业管理，2018,35(12): 894-896＋899.

［13］肖燕霞. 公立医院财务分析指标体系的构建与应用研究［D］. 青岛大学，2018.

［14］Bill Binglong Wang, Yasar A Ozcan, Thomas Tt H Wan, et al.. Trends in Hospital Efficiency Among Metropolitan Markets［J］. Journal of Medical Systems，1999，23(2):83-97.

［15］Ismet Sahin, Yasar A Ozcan. Public Sector Hospital Efficiency for Provincial Markets in Turkey ［J］.Journal of Medical Systems，2000，24(6):307-320.

［16］Lukas Steinmann, Gunnar Dittrich, Alexander Kannann, et al.. Measuring and comparing the (in)efficiency of German and Swiss hospitals［J］. Eur J Health Econom，2004(5):216-226.

［17］Miika Linna, Unto Hakkien, Mikko Peltola, et al.. Measuring cost efficiency in the Nordic Hospitals — a cross-sectional comparison pf public hospitals in 2002［J］. Health Care Manag Sci，2010(13):346-357.

［18］Natalia A Zhivan, Mark L Diana. U. S. hospital efficiency and adoption of health information technology［J］. Health Care Manag Sci,2012(15):37-47.

［19］Suh Su-deok. An Analysis on Efficiency of Regional Public Hospitals by Nonparametric Method. Journal of Finance and Accounting Information，2013,13(3):125-148.

［20］Peter Davis, Barry Milne, Karl Parker, et al.. Efficiency, effectiveness, equity(E3). Evaluating hospital performance in three dimensions［J］. Health Policy，2013(112):19-27.

［21］Yauheniya Varabyova, Jonas Schreyogg. International comparisons of the technical efficiency of the hospital sector: Panel data analysis of OECD countries using parametric and non-parametric approaches［J］. Health Policy，2013(112):70-79.

专题研究报告三

公立医院财务信息系统优化研究
——基于政府会计制度的实施

何　堃等

本专题研究报告为上海市会计学会 2019 年度重点课题研究成果

课题组成员

课题负责人：

　　上海交通大学附属第九人民医院　　何　堃

课题组其他成员：

　　上海交通大学附属第一人民医院　　夏培勇

　　复旦大学附属华东医院　　　　　　周　进

　　上海交通大学附属第九人民医院　　王　艳　焦秀芳　顾佳辉　王　华

　　上海中学　　　　　　　　　　　　徐晨亮

　　上海市眼病防治中心　　　　　　　张　娴

第一章 导 论

第一节 本研究的背景及意义

《政府会计制度》在整合了各行政事业单位会计制度的同时，大大提高了政府各部门、各单位会计信息的可比性，而且由于增加了收入和费用两个财务会计要素的核算内容以及对固定资产、无形资产等计提折旧或摊销，引入坏账准备等措施，对于准确反映单位财务状况和运行成本具有重要意义。然而这对公立医院的财务信息化提出了更高的要求，公立医院原先的财务信息化水平已经无法满足政府会计制度的要求，必须对财务信息系统进行优化和升级改造。

一、政府会计制度的实施是政府会计政策的重大变革

（一）政府会计核算模式发生重大变化——"三双"

政府会计制度实现了会计核算"双功能""双基础""双报告"的"三双"重大变革，政府会计制度变化比较如表1所示。

表1 政府会计制度变化比较

三双	新制度：政府会计制度	原制度：行政事业单位会计制度
双功能	财务会计＋预算会计	预算会计
双基础	1. 财务会计：权责发生制 2. 预算会计：收付实现制	收付实现制（特殊的业务采用权责发生制）
双报告	1. 财务会计：形成政府财务报告（资产负债表、收入费用表、净资产变动表和现金流量表及附注组成） 2. 预算会计：形成政府决算报告（预算收入表、预算结转结余变动表和财政拨款预算收入支出表组成）	以收付实现制编制政府决算报告

（二）统一了现行各项单位会计制度

政府会计制度不再区分行政单位与事业单位，对原有的行政事业单位也进行了统一，行政单位和事业单位会计处理上也趋于一致，政府会计多制度并存的局面不复存在，有利于提高各相关单位会计信息的可比性及会计政策的统一性。

（三）扩大了政府资产负债核算范围，整合了基建会计核算

政府会计制度在原有基础上新增了预计负债、受托代理负债等更规范的核算内容，单位所承担的现时义务也在核算中得到了全面准确的反映。单位对于基建项目的投资也统一在单位财务账中进行核算，不再单独建账核算，这样一来单位基建账得以简化，大大提升了会计信息的全面性及完整性。

（四）会计核算采用平行记账

由于会计核算基础不同,政府会计制度采用财务会计与预算会计平行记账的方式核算,财务会计与预算会计不一定同时记账,且预算会计虽然是基于收付实现制,但有几种情况不需要记账。例如,代收代为托管、代为转赠的资产、设备报废收入(净价款)、收取的党员费用以及规费收入、无偿调拨净资产等。

二、政府会计制度对公立医院的财务信息化提出更高的要求

为实行政府会计制度,医院需要进一步提高信息化水平。"双体系"下的"平行记账"和"双基础"的会计核算方法是政府会计制度下核算模式的两个主要方面。前者扩大了财务核算范围,要求对所有的业务进行核算,并且预算会计核算和预算管理现金业务核算需要同时进行;关于"双基础"的会计核算方法,顾名思义,会计核算是在两个会计基础上进行的,即预算会计执行收付实现制,财务会计执行权责发生制。会计核算基础和核算方法的变化,要求医院重新设计和修改会计信息系统,符合政府会计制度的同时,如何将旧的会计信息过渡到新的系统板块中,对应数据板块和数据迁移以及板块的整合与分割,这对医院信息化水平提出了较高的要求。

三、公立医院需要在新制度的要求下优化财务信息系统

近年来,随着政府会计制度改革的深化,为了满足编制政府财务报告的需要,无论是会计核算还是财务报告等方面,都要求统一的管理口径,这就倒逼公立医院必须对财务信息系统进行重新梳理、规划与整合。

（1）通过财务管理系统最大限度地实现多系统间的数据对接及共享。

（2）通过财务信息系统的改造升级来满足政府会计制度的要求,提高政府财务报告的及时性和准确性。

（3）借政府会计制度实施的契机,实现财务管理信息系统的改造升级,从而提升公立医院财务管理的水平。

本研究着重于为政府会计制度背景下的公立医院财务信息系统优化提升提供解决方案,并为其他医院提供参考与借鉴。

第二节　研究思路和研究方法

一、研究的主要思路

第一章,提出研究背景、研究思路、研究方法及创新之处。

第二章,总结财务管理信息化的理论基础。

第三章,总结政府会计制度的核心思想,分析政府会计制度对我国公立医院财务管理信息化的影响,得出公立医院实现财务管理信息系统优化改造势在必行的结论。

第四章,对我国公立医院财务管理信息化现状进行分析总结,发现当前状态不能满足政府会计制度要求的问题,提出信息化管理水平有待优化;针对政府会计制度对财务管理信息化提出的要求,以及当前公立医院财务管理信息化现状,提出改革建议与对策。

第五章，进行案例分析，对案例医院进行诊断，分析现状，提出可行性解决方案，给出搭建"业财融合"的一体化信息化平台的解决方案，并具体给出了公立医院财务管理方面最常见的四个模块的具体实施方案，从全面预算、会计核算、成本管理、资产管理4个主要方面对医院进行系统优化改造，使其适应政府会计制度要求，满足管理需求，实现信息共享，从而提高医院的管理效率，增强医院的竞争力，本研究的解决方案也可供其他医院做参考借鉴。本研究通过研究与实践，探索基于政府会计制度体系改革环境下财务信息化平台搭建的途径和方法，提出双基础下的会计核算、财务管理自动化、管理一体化、信息共享化的解决方案。借新会计政策推行之力，研究财务信息系统优化设计，提高财务管理水平，同时培养适应现代财务管理需要的高素质人才队伍。

第六章，总结研究结论，提出建议。

二、研究的主要方法

（1）文献法。收集、整理、分析近年来国内外关于财务信息化应用的相关研究文献，借鉴他人研究的成果以指导本研究，夯实本研究的理论基础。

（2）调查法。通过调查医院信息化应用的实际情况，对管理理念、财务管理行为的调查，找准实验的最佳切入口和有效途径。

（3）案例分析法。把财务管理实例呈现出来，进行整理归类并加以分析，探索基于政府会计制度体系改革环境下财务信息化平台搭建的有效途径和方法。

第三节　本研究的创新之处

传统的财务信息化系统基本只能满足一种会计基础，然而政府会计制度下的核算是财务会计核算和预算会计核算并存的模式，会计基础则是财务会计核算采用权责发生制和预算会计核算采用收付实现制，更有利于核算政府事务的运行成本，准确、完整地反映政府的财务状况，满足编制政府综合财务报告的信息需求。但是在实际的工作中，作为实施主体的公立医院，需要基于两种会计基础进行同时记录，记录的工作存在一定重复性，使会计分录数量激增，财务人员劳动量增加，且原先的财务信息系统并不支持基于双轨制的会计基础同时核算，所以本研究创新之处如下。

（1）对政府会计制度的出台背景以及政府会计制度的要求进行研究，分析政府会计制度对公立医院财务信息化的影响。

（2）对公立医院财务信息化建设的现状以及新的会计政策下原有财务信息系统存在的问题进行研究，并提出改造升级的意见和方案。

（3）对公立医院财务信息化建设提出具体的解决方案，以提高工作效率；通过信息系统一体化建设来提升管理水平、实现业财融合；通过信息化对财务管理方式进行优化，锻炼管理团队，为财务人员职业转型提供可能，并为其他医院财务信息化改造提供参考借鉴。

第二章　财务信息化的理论基础

财务信息化最早起步于会计电算化。1981年,财政部、第一机械工业部和中国会计学会在长春召开了关于"财务、会计、成本应用电子计算机问题讨论会",正式把"电子计算机在会计中的应用"定名为"会计电算化",从理论和实践上标志着我国会计电算化的开始。而人们对财务信息化的认识是从会计电算化开始的,2005年8月,由《会计之友》杂志社承办的中国会计学会会计电算化专业委员会年会在山西太原召开,会上提出了从"会计电算化"向"会计信息化"发展的理念,与会专家就这两个概念进行了热烈的讨论,一致认为用"会计信息化"可以更好地概括"会计电算化"的进一步发展,也可以进一步提升"会计电算化"的应用水平。

会计信息化概念被提出以来,学术界和实务界都开始使用这些概念。针对财务信息化、会计信息化和会计电算化的关系,比较典型的观念有两种:一种认为会计电算化是会计信息化的发展阶段,而会计信息化又是财务信息化的基础;另一观点是会计信息化是会计电算化的更高级发展阶段,而财务信息化又是会计信息化的更高级发展阶段。不管基于哪种理解,不难看出,会计电算化的发展最终形成了会计信息化,而会计信息好的发展和完善最终又为财务信息化提供了基础。所以弄清财务信息化及会计信息化的理论基础,具有重要的意义。

第一节　"三论"的基本概念

说到财务信息化的理论基础,不得不说到三论。而三论又有旧三论和新三论之分,所谓旧三论是指系统论、控制论、信息论,而新三论则是指耗散结构论、协同论、突变论,本研究所涉及的信息化理论所指的三论,主要指旧三论,它们大大推动了科学技术和人们思维的发展,从而衍生发展出多门新学科。

系统论研究的是事物的整体或整个系统,用数学模型来描述和确定系统的结构和行为。控制论研究的是系统的状态、功能、行为方式及变动趋势,控制系统是否稳定,在不同系统间查找共同的控制规律,从而使系统运行在预定目标之下的技术科学。信息论是从量的方面来研究获取、加工、处理、传输和控制系统的信息的一门科学。系统论、控制论、信息论分属于现代科学的不同领域(生物学、通讯和计算机),是相互独立的学科,但它们都是以系统的观点为基础,应用科学的定量方法对同一整体从不同角度进行认识和研究,系统论提出概念并揭示规律,控制论研究系统演变的规律性,信息论则注重控制的实现过程。

20世纪80年代我国针对三论在会计中的应用进行了热烈的探讨,形成了比较统一的观点。吴水澎教授认为会计"信息系统论"与"管理活动论"可以"合二而一",探讨了对会计定义的看法;李树林(1999)结合系统论、信息论和控制论探讨了三论与现代会计的关系,指出会计信息系统吻合系统论、信息论和控制论实施的各种条件,它不但具有管理系统的全部特征,而且其自身还是管理系统中最大的一个信息子系统。中南财经大学郭道扬教授在会计控制论中指出会计是人类为实现对社会经济的控制所进行的一项基本活动。厦门大学管理学院的曾爱民和南星恒(2009)在广义会计信息系统论中探讨了广义会计信息系统构架。2008 年《会计之友》杂志转载了杨时展教授对会计信息系统说二评——反映论和控制论的争论进行了探析。程宏伟(2007)等基于模块化对价值链会计进行了研究,从系统模块角度对价值链会计进行了探讨。李端生(2006)等讨论了信息需求与会计信息系统的发展,探析了信息需求内容与现行会计信息系统之间的矛盾,提出了建立"需求决定型"会计信息系统的理念。

会计信息系统发展至今,逐步形成了以会计信息系统为核心和基础的财务管理信息系统,其包含的模块有会计信息系统、预算信息系统、成本信息系统、固定资产信息系统、人力资源管理信息系统等一系列与财务管理相关的功能信息子系统。

第二节　基于"三论"的财务管理信息系统及其构成要素

财务管理信息系统(FMIS, Finance Management Information Systems)是管理信息系统的一个重要子系统,是集系统论、信息论和控制论思想为一体的综合系统。财务管理信息系统则以系统论的整体最优为目标,以模块为基础实现财务管理的目的,模块之间的集合性、层次性、联系性、相关性、适应性及最优性等。在组织的全部活动中存在各种各样的信息流(现金流、人员流、控制流),而不同的信息流控制不同的活动,若几个信息流联系在一起,服务于同类的管理和控制,就形成了信息流的网。信息论基于 I(Input)-P(Process)-O(Output)[O=P(I)]模型探析会计信息源、会计数据的处理、会计信息的提供以及利用过程。控制论则基于 I(Input)-C(control)-O(Output)[O=C(I)]模型,从会计信息的生产和反馈角度对会计信息系统的运行状况进行反映并有效地控制和调节,从运行动态控制与调节方面研究会计信息系统的运行规律。

其中,P 和 C 构成了财务管理 FMIS 广义的信息加工和控制处理器,其主要包括 M、T、O、S、I 五大要素。

M(Management)指和财务管理有关的管理制度,包括会计准则、制度、会计法、内部控制制度和审计准则等,其确定了 FMIS 的运行规则和规范。

T(Technology)指会计信息处理和控制器依赖的技术基础和技术工具,包括软硬件系统,T 反映了会计信息收集、加工、传输、利用和共享的手段和方法,构成了 FMIS 的狭义的信息加工和控制处理器,具有很强的时代性,其发展水平奠定了 FMIS 的发展阶段,根据 T 的不同,会计信息系统经历了手工、机械和计算机会计信息系统三个阶段。

O(Organization)指会计的利益相关者,包括信息采集者、信息加工处理者、信息提供者、信息利用者以及 FMIS 的开发监审者。

S(Surrounding)指 FMIS 赖以生存、发展的社会经济、技术、人文等宏微观环境,是FMIS 发展的环境基础。

I(Information)指会计信息。

第三节　基于"三论"的财务信息化

所谓财务信息化是通过计算机实现财务管理信息系统的过程，即财务管理信息化从三论角度，CFMIS(Computerized Finance Management Information Systems)的财务管理信息化包含三个历程。

(1) 会计电算化。会计电算化就是会计核算的计算机化，主要通过计算机记账来完成大量的会计核算并提供会计信息，主要体现为用计算机替代了手工记账并提供会计报表，将纸面的会计信息变成电子化的数据。

(2) 会计管理信息化。会计管理信息化即 FMIS 管理层的信息化，从信息论的角度看，会计的实质是记录会计数据，反馈会计信息的工作，也是为会计管理提供支持的工作。所谓会计管理信息化指利用以计算机为主的信息技术（计算机、网络和通信等）对传统会计管理模式进行重构，建立信息技术和财务管理融合的现代会计管理信息系统的过程，其目的是帮助会计管理人员利用信息技术以提高会计信息在优化资源配置中的有用性，促进会计管理的效率及水平的提升。

(3) 财务管理信息化。财务管理信息化即 FMIS 决策层的信息化，即财务战略管理功能的信息化。简单地说，财务管理信息化主要是会计决策和预测的信息化，是基于会计信息化的财务管理层面的信息化，已不再受历史会计信息的约束，而是能够前瞻性地从财务战略的高度，对组织的经营、生产、资金控制、预算安排等方面进行干预和控制的信息系统，简单说就是"业财融合"的管理信息化，而会计核算和会计管理信息化则仅仅是财务管理信息化的基础。

第三章 政府会计制度对财务管理 信息化的影响

第一节 政府会计制度出台的背景

从 20 世纪 80 年代起,西方世界不同程度地进行了政府会计改革,在引入权责发生制核算基础、扩展会计核算内容、构建公认会计准则体系、建立政府财务报告新模式、推进政府财务报告审计鉴证等方面取得了较好的实践成果。积极推进政府会计改革,不仅符合现代社会对公共资金即政府财政资金的管理要求,也是提升政府财政透明度,展现国家良好形象,融入全球化竞争的必然趋势。

一、国外政府会计改革的背景

(一) 国外政府会计改革的主要发展历程

政府会计准则不仅深受各国政治法律制度、财政体系的影响,政府所处公共环境的性质也决定着政府会计改革的方向和轨迹。发达国家是在政府面临财政压力、新公共管理理论兴起和公共管理部门市场化改革等背景下开展政府会计改革的。

自 1997 年以来,国际公共部门会计准则委员会(IPSASB)已经制定并发布了 38 项权责发生制国际公共部门会计准则(IPSASS),以及 3 项实操指南,帮助政府会计采用收付实现制基础的国家转向权责发生制基础。

新西兰政府 1992 年就实行了权责发生制会计,要求记录单位运行的全部经济成本(包括设备和所有资产)。澳大利亚联邦政府在 1999—2000 年开始实施权责发生制会计系统,同时州政府也开始实施。英国在预算全过程管理要求的推动下以及政府机构市场化管理的影响下,于 2000 年实施了权责发生制会计系统。美国权责发生制政府会计改革遵循"循序渐进、对称推行"的原则,其目的是弥补收付实现制不能充分反映政府债务和政府服务成本的缺点。美国政府会计准则强调根据不同阶段需求和计量重点确定权责发生制的运用程度,导致权责发生制在不同性质基金财务报告中的应用程度不统一,影响了报告信息可比性。

国际货币基金组织(IMF)在《财政透明手册》中提出,提高政府会计信息质量的最佳途径是以权责发生制为基础进行核算和报告,只有采用权责发生制会计,才能全面反映政府的财务状况,提高财政透明度。英国和瑞士将完全的权责发生制运用于预算报告系统和财务报告系统,准确反映政府资产,界定政府当期支出和资本性支出,使政府部门更好地管理营运资金,关注产出与成果。

世界各国的政府会计改革普遍出现了"双轨制"(Dual-Track)形态,即政府会计系统包含两个相对独立的子系统:预算会计和财务会计。其中,预算会计旨在反映和控制预算资源的取得和使用过程及结果,财务会计旨在反映政府财务状况、运营绩效等情况,两者各司其职。美国联邦政府的预算会计和财务会计独立性较强,被视为典型的"双轨制",即政府财务会计与预算会计信息平行提供、相互补充,相互协调发挥作用。由于美国政府会计既要提供财务管理所需的有关信息,又要证明机构管理者已经遵循预算和其他法律条例的有关信息,因此美国政府会计建立在双轨制会计系统基础之上,以便能同时提供财务会计信息与预算会计信息这两类重要而又有着差异的信息。

我国《政府会计准则——基本准则》明确了政府会计由预算会计和财务会计构成的基本改革思路,与美国的做法类似。在我国,"双轨制"的协调体现在财务会计科目与预算会计科目的适度分离,而财务会计系统与预算会计系统数据保持衔接,财务报表与决算报表之间存在勾稽关系。

(二) 国外公办非营利性医院实施政府会计的情况

美国公办非营利性医院实行的是政府会计准则委员会制定的会计准则,美国政府会计实质上采用的是基金会计模式,采用权责发生制或修正的权责发生制。加拿大的公办非营利性医院依据公共部门权责发生制会计准则编制财务报表,对公办非营利性医院不同于企业的一些特殊资产(如土地等)和负债(如社会福利义务等),另行考虑会计处理方法。新西兰在公办非营利性医院中引入了企业会计方法,以权责发生制为基础编制财务报表。

由于各国的政治和经济体制有差异,政府发挥的作用不同,政府会计制度的内容和建立、完善过程也不同。但是,各国政府会计准则体系形成的历史过程都证明了政府会计准则构建需要根植于特殊的经济、政治环境之中,循序渐进、逐步推进。由于不同国家所处的经济环境和政治环境不同,政府的"家底"、绩效和预算执行情况等会有所差异,我国政府会计框架不能直接或完全照搬国际上的做法,要在对我国社会、政治环境充分分析的基础上,处理好立足国内实际和借鉴国际经验的关系,在考虑自身政府财政、财务管理特点的基础上,适当借鉴国际公共部门会计准则的最新成果以及国外有关国家政府会计改革的先进经验和做法。

二、我国政府会计改革的背景

政府会计是财政管理的基础,是国家治理能力和治理体系现代化的基础保障。党的十八届三中全会明确提出:深化财税体制改革,建立现代财政制度;改进预算管理制度,编制权责发生制政府综合财务报告。政府会计制度是对政府部门收支的数目、性质、用途、关系和过程进行记录、整理的程序及方法,也是对预算执行情况的客观反映。

(一) 我国政府会计改革的主要发展历程

我国政府会计核算标准体系基本上形成于 1998 年前后,是以收付实现制为核算基础、以提供反映预算收支执行情况的决算报告为目的、适应财政预算管理要求的预算会计标准体系。截至 2010 年,我国先后出台了《财政总预算会计制度》《行政单位会计制度》《医院会计制度》《基层医疗卫生机构会计制度》等一系列具有行业特点的会计制度,基本满足了政府各部门财务及预算管理的需求。随着经济社会的发展和政府职能的转变,这一体系难以适应新的发展需要。

2014 年新修订的《预算法》对各级政府提出按年度编制以权责发生制为基础的政府综合财务报告的新要求。2015 年以来,财政部按照《国务院关于批转财政部权责发生制政府综合财务报告制度改革方案的通知》(国发〔2014〕63 号)要求,全面引入权责发生制作为会计核算基础,推进政府会计准则体系建设,相继制定发布了《政府会计准则——基本准则》,以及存货、投资、固定资产、无形资产、公共基础设施、政府储备物资、会计调整负债、财务报表编制和列报等 9 个具体准则以及固定资产准则应用指南,还印发了《政府行政事业单位会计科目和报表》(以下简称政府会计制度)以及 7 个行业补充规定和 11 个衔接规定,自 2019 年 1 月 1 日起在各级各类行政事业单位实施,原有的行业会计制度不再执行。这些准则制度的发布、实施,从制度上统一了现行各类行政事业单位会计标准,对于提高政府会计信息质量、提升行政事业单位财务和预算管理水平、全面实施绩效管理、建立现代财政制度具有重要的政策支撑作用,是服务全面深化财税体制改革的重要基础,在我国政府会计发展进程中具有划时代的里程碑意义,为 2020 年基本建成具有中国特色的政府会计准则体系和权责发生制政府综合财务报告制度奠定了坚实的基础。

(二)推进我国政府会计改革的现实意义

推进我国政府会计改革是提高政府会计信息质量的迫切需要。我国经济社会的持续发展对全面加强政府资产负债管理、防范财政风险、促进政府财务管理水平提高、保障财政经济可持续发展提出了更高要求,急需通过现行预算会计制度改革来提高政府会计信息的准确性、全面性、相关性、可比性和及时性,提升政府会计信息质量。实施新政府会计制度不仅能真实完整地反映政府财务状况以及财政能力和财政责任,还有助于强化政府资产管理主体责任、有效监控政府债务,更有利于为防范财政风险等提供可靠的信息支持,促进政府财务管理水平的提高和财政经济的可持续发展。

推进我国政府会计改革是全面实施绩效管理的重要基础。准确核算政府运行成本是科学评价政府绩效和实施绩效管理的重要基础性工作。《党政机关厉行节约反对浪费条例》(中发〔2013〕13 号)明确提出:"推进政府会计改革,进一步健全会计制度,准确核算机关运行经费,全面反映行政成本。"结合党的十九大报告提出的要全面实施绩效管理的要求,政府会计制度在财务会计核算中引入权责发生制,可以更全面、准确、清晰地反映政府资产负债、收入费用、运行成本、现金流量等信息,客观反映支出结果和政策目标的实现程度,实现对政府整体、部门单位、单个项目等资源耗费情况的合理评判,为科学开展政府绩效考评、评价政府受托责任履行情况提供扎实有效的信息支持,为构建科学的政府绩效评价体系、全面实施绩效管理奠定技术基础。

推进我国政府会计改革是推进国家治理体系和治理能力现代化的客观要求。加快推进政府会计改革,建立权责发生制的政府综合财务报告制度,不仅是贯彻落实党的十九大报告、《中共中央关于全面深化改革若干重大问题的决定》的任务所在,也是实施《预算法》、深化财税体制改革的职责所在,更是推进国家治理体系和治理能力现代化的使命所在。因此,借鉴发达国家的政府会计改革经验,参考国际公共部门会计准则相关规定,构建统一、科学、规范的政府会计标准体系,可以更好地发挥财政在国家治理体系中的基础和支柱作用。

(三)公立医院特殊性在政府会计改革中的体现

公立医院是独立核算的经济组织,坚持不同于其他事业单位的成本管理效益原则,需要加强经济管理,合理配置和有效利用资产,保证医院持续运行和发展。公立医院资金来源较多,收支规模较大,经济活动业务和事项复杂,不仅要核算预算资金收付,还要核算业务收入、费用损益。同时,医疗集团、医疗共同体、专科联盟等医疗联合体的组建所带来的人力资源有序流动和区域资源共享,也对会计核算和财务精细化管理提出了新的要求。公立医院是医疗服务价格、医保支付方式、分级诊疗、医疗联合体等重要改革任务的实施主体,这些改革任务都与会计核算业务息息相关。

会计改革是公立医院改革的重要内容之一。政府会计制度是按统一性原则、在有机统一行政事业单位会计制度基础上形成的,部分事业单位的特殊业务未能完全体现在政府会计制度中。因此,为了规范医院等事业单位特殊经济业务或事项的会计核算,确保新旧制度顺利过渡,财政部制定了七个行业的补充规定,作为执行政府会计制度的必要补充。医院执行政府会计制度行业补充规定的制定,必须落实医改精神和相关政策,与公立医院管理体制、运行机制、补偿机制、监管机制改革要求相协调,运用会计方法和手段,将医改精神和相关政策融入医院日常会计核算和管理中,全面提升医院财务、成本、绩效和信息化水平。

第二节 政府会计制度的主要变化

政府会计制度继承了多年来我国行政事业单位会计改革的有益经验,反映了当前政府会计改革发展的内在需要和发展方向,其核心内容主要有以下几点。

一、构建了"双基础"核算模式

政府会计制度构建了我国有史以来的首个会计核算双体系,首次提出政府会计由预算会计和财务会计构成,实行以收付实现制和权责发生制两种核算基础并存的报告体系。会计核算体系由一元政府会计变为二元政府会计,实现财务会计与预算会计适度分离又相互衔接。"适度分离"是指适度分离政府预算会计和财务会计功能、决算报告和财务报告功能,全面反映政府会计主体的预算执行信息和财务信息,主要体现在以下几个方面:一是"双功能",在同一会计核算系统中实现财务会计和预算会计双重功能,通过资产、负债、净资产、收入、费用五个要素进行财务会计核算,通过预算收入、预算支出和预算结余三个要素进行预算会计核算;二是"双基础",财务会计采用权责发生制,预算会计采用收付实现制,国务院另有规定的,依照其规定;三是"双报告",通过财务会计核算形成财务报告,通过预算会计核算形成决算报告。"相互衔接"是指在同一会计核算系统中政府预算会计要素和相关财务会计要素相互协调,决算报告和财务报告相互补充,共同反映政府会计主体的预算执行信息和财务信息,主要体现在两个方面:一是对纳入部门预算管理的现金收支进行"平行记账",对于纳入部门预算管理的现金收支业务,在进行财务会计核算的同时也应当进行预算会计核算,对于其他业务,仅需要进行财务会计核算;二是财务报表与预算会计报表之间存在勾稽关系。通过编制"本期预算结余与本期盈余差异调节表"并在附注中进行披露,反映单位财务会计和预算会计因核算基础和核算范围不同所产生的本年盈余数(即本期收入与费用之间的差额)与本年预算结余数(本年预算收入与预算支出的差额)之间的差异,从而揭示财务会计和预算会计的内在联系。这种会计核算模式兼顾了现行部门决算报告制度的需要,又能满足部门编制权责发生制财务报告的要求,对于规范政府会计行为,夯实政府会计主体预算和财务管理基础,强化政府绩效管理具有深远的影响。

二、重塑了会计要素

政府会计制度分别设置了财务会计科目体系和预算会计科目体系,对单位会计要素进行重新定义,确定单位会计要素包括财务会计要素和预算会计要素。预算会计有 3 个会计要素、26 个会计科目;财务会计有 5 个会计要素、77 个会计科目。政府会计制度首次提出收入、费用要素,科学界定各会计科目的核算内容与账务处理,强调资产的"服务潜力"与负债的"现时义务",明确了资产和负债的计量属性与应用原则,强化了财务会计功能。一是增加收入和费用会计要素、长期股权投资的权益法调整、实提折旧、预计负债、待摊费用和预提费用的使用等等,更科学、完整地反映单位运行成本。二是以双目标、双系统、双基础、双分录、双报告,全面、清晰反映单位财务信息与预算执行信息。为准确反映政府运行成本,也为评价政府管理能力与绩效提供了基础数据。在财务会计要素中,"费用"要素代替了原制度中的"支出"要素,并且提出预算会计要素包括预算收入、预算支出和预算结余。这就要求事业单位在业务活动中取得业务收入或其他收入的同时,应考虑补偿尺度因素,考虑日常活动导致的经济利益的流入以及资产的保值增值。

三、整合了基建会计核算

按照现行制度规定,单位对于基本建设投资的会计核算除遵循相关会计制度规定外,还应当按照国家有关基本建设会计核算的规定单独建账、单独核算,但同时应将基建账相关数据按期并入单位"大账"。政府会计制度依据《基本建设财务规则》和相关预算管理规定,在充分吸收《国有建设单位会计制度》合理内容的基础上对单位建设项目会计核算进行了规定。单位对基本建设投资按照本制度规定统一进行会计核算,不再单独建账,大大简化了单位基本建设业务的会计核算,有利于提高单位会计信息的完整性。

四、科目设置上的非营利性设计

行政事业单位的非营利性决定了其不需要资本保全,不用确认资本,政府财政投入的资金作为收入而不作为资本或基金。政府会计制度中财务会计有 5 个会计要素,没有结余(或利润),主要是因为财政绩效考核重点是资金来源与运用,收支相当的资金模式,并不以产生与形成"结余"为目的,政府非营利性质下的结余仅仅是一个结果,不逐利、不分配、政府唯一占有,就决定了政府会计中的收支差不会以利润反映,而是作为累计盈余来反映。

五、增强了制度的可操作性

政府会计制度在附录中采用列表方式,以政府会计制度中规定的会计科目使用说明为依据,按照会计科目顺序对单位通用业务或共性业务和事项的账务处理进行了举例说明。在举例说明时,对同一项业务或事项,在表格中列出财务会计分录的同时,平行列出相对应的预算会计分录(如果有)。通过对经济业务和事项举例说明,能够充分反映新政府会计制度所要求的财务会计和预算会计"平行记账"的核算要求,便于会计人员学习和理解政府会计 8 要素的记账规则,也有利于单位会计核算信息系统的开发或升级改造。

第三节　政府会计制度对公立医院财务信息化建设的影响

自 2019 年 1 月 1 日开始,行政事业单位正式开始执行政府会计制度,这是公立医院推进财务信息系统优化改造的大好契机。政府会计制度创新性地建立了不同以往的核算模式,主要体现在两个方面:一个是"双体系"下的"平行记账",也就是对所有的业务都进行财务核算,其中纳入政府财政预算管理的现金收支业务,在进行财务核算的同时,还需要进行预算会计核算。另一个是"双基础"的会计核算方式,也就是财务会计权责发生制和预算会计收付实现制同时实施。这样的巨大变化导致公立医院不得不对现有的会计信息系统进行升级改造,并且,还要解决新旧数据衔接、原有各管理模块对接等一系列问题,这是对各医院信息化水平的一次挑战,当然也是公立医院财务信息系统转型升级的巨大契机。医院需要在原有信息化建设的基础上,以技术架构为支撑、功能架构为核心、业务架构为起点,构建一套既符合政府会计制度的要求,又符合自己医院实际财务管理需求的财务信息系统。

(1) 必须重新整合医院原有的会计模型,重建医院会计信息系统。引入"财务会计"和预算会计的平行记账模式,实现政府会计制度下"双功能、双基础、双报告"的会计核算和报告功能。通过财务会计核算形成财务报告,通过预算会计核算形成决算报告。两个报告相互补充,共同反映医院的预算执行信息和财务状况,推进了医院核算管理、预算管理、成本管理、绩效管理、资产管理等工作的相互推动和融合,减轻了会计人员工作量,减少了不必要的中间环节和重复操作,提高了工作效率。

(2) 必须提高会计信息质量。会计信息系统的建设,大大提高了会计信息的处理速度和准确率,使该系统跟医院的各个工作环节相关联,实现医院日常管理的各种数据和会计信息系统相连接,使各相关部门数据资料及时和可靠地传递到财务部门。财务人员将数据收集、整理,形成需要的报表和信息,提高了会计信息的可比性和相关性。进一步满足了医院对会计信息质量的要求。

(3) 必须进一步提高财务管理信息化水平。首先,通过对医院各项业务的流程分析,结合实际的具体需求,做好信息系统环境搭建、操作权限的管理、日常财务报表的制作等各项应用。建立数据信息共享平台,实现财务数据和管理会计之间的信息集成,实现无缝连接。其次,在医院内部实现具体业务和财务的一体化。同时,会计信息系统通过对相关数据的加工,高效地将医院的预算、成本、耗材、资产、收费等信息整合起来,从价值方面综合反映和监督医院财务状况。

综上所述,根据政府会计制度的要求,采用现代信息技术,对原有的会计系统进行重构,把信息技术与会计学相融合,基于网络系统,信息高度共享,主动和实时报告会计信息成为可能。同时,建立会计监督体系,不仅仅局限于纸质会计资料的监督,还通过会计信息系统对经济活动建立事前、事中、事后全过程监督,提高会计监督效率,保证会计信息质量。通过推动财务信息化建设,使财务管理手段更现代化,增强以财务为中心的管理工作,提高了会计管理的决策能力和医院的管理水平。

第四章　我国公立医院财务信息化的现状及问题

第一节　公立医院财务管理信息化发展历程

公立医院财务管理信息化是随着信息技术、存储技术和网络技术的兴起与应用而不断发展起来的,它除了具备管理信息化与财务信息化的基本特征外,也有鲜明的医院管理特色,大致分成如下九个发展阶段。

一、单机版操作起步阶段

这一阶段主要以核算型软件开发与应用为主,更多被认为是会计电算化,只是用软件完成录入凭证及简单存储,软件功能比较简单,取代了手工登账工作,主要是财务会计部门自身使用,与其他部门没有关联,但财务信息查询与处理的效率得以提升,使财务管理利用信息化手段得到了重视。

二、多部门合作应用阶段

这一阶段主要以财务信息为核心,分步骤渐进地将业务部门的数据与财务管理信息系统进行关联,使财务核算及管理获取数据及信息的方式产生了明显的变化,数据在部门间通过信息化手段得到互联互通,实现由财务管理信息化的单一性向多部门信息共享模式的转变。与其他组织的发展类似,医院信息系统集成的概念开始涌现。

三、信息整合一体化阶段

业务部门与财务部门的数据贯通后,组织开始考虑实施贯通全部门、全流程、所有数据的管理信息系统,按照 ERP 的建设思想,医院通过建设 HRP 系统来不断整合各种管理信息、提高管理规范化与精细化,财务管理信息化在 HRP 中有了更多的应用,旨在实现财务与医疗业务一体化信息化管理,网络与信息新技术的发展也为这一阶段的医院财务管理信息化快速发展提供了有效的手段,医院财务管理也探索从院内整合向院内院外协同的升级。

四、智能决策大数据阶段

2015 年以来,随着大数据、云计算、人工智能等新技术日趋成熟与应用推广,医院财务管理信息化在应用方面已经不能仅停留在满足与业务数据的连通与共享方面,更多地要将医院业务流程与病患就医的收入、结算流程进行有效的融合,并提高对数据的抓取与利用效率。一方面从需方与供方关系管理与维护方面进行医院财务管理信息系统与院外信息系统的对接,形成产业链(价值链)融合,另一方面则需通过财务管理信息化对医疗大数据进行提炼、分类分析和应用,通过数据提升管理与决策水平。

第二节　公立医院财务管理信息化现状

公立医院财务管理信息化经过十多年的发展,取得了很多突破与进步,但不同公立医院之间差异还是比较明显的。就以上述的四个阶段来区分,大型医院的信息化水平已经处在第二阶段向第三阶段过渡并有效应用阶段,中型医院主要处在第二阶段,而小型医院或偏远地区医院则还在第一阶段的发展过程中。同时,在医院内部,与已经集成度较高的临床业务系统相比,财务管理信息系统的发展还比较缓慢,与医院总体信息化建设要求还有不小的差距,具体表现在如下方面。

(1)已采用了会计核算软件,替代了以前的手工记账方式,并可以查询科目与账务数据,但会计核算软件的架构还比较单一,可以记录信息的字段与辅助记账信息不够全面,虽然连接了业务数据,但财务信息反映的全面性不够,导致直接提供的财务分析数据比较有限。

(2)有些医院虽然采用了成本核算系统,提高了核算的效率,但核算的颗粒度还比较粗,成本核算系统不能完全反映全面医院科室成本信息,必须借助其他专门成本核算系统来进行科室成本核算,至于项目成本和病种成本等精细化成本核算的信息化应用就更少了。

(3)医院资产分类繁多,管理难度比较大,特别是属于固定资产的医疗设备,目前医院的资产信息系统仅能满足记录、反映的基本功能,账实不符的情况还是有发生,诸如关于资产调拨转移、资产使用状况等围绕资产全生命周期的信息化应用还不多。

(4)医院虽然实行了全面预算管理,但受制于预算编制、审批、执行与反馈实施等流程,预算管理的信息化建设千差万别,甚至还未通过电子表格来管理,系统性与支付报销系统的集成还不畅通。

(5)医院越来越重视绩效管理,虽然通过数据平台能产生数据指标从而进行反馈评价,但除了评价临床表现外,用于指导奖金和劳务分配的信息化建模或是数据处理还比较简单,更多只是工作量的统计计算。

(6)医院目前 HIS 收费系统直接面向患者,其作为前台运营系统已经较多与移动支付等方式进行关联,但与诸如药品、对账和收入等财务管理信息系统等后台管理信息系统之间尚不能完全有效关联在一起,容易形成信息孤立的状况。

第三节　公立医院财务管理信息化当前存在的问题

公立医院财务管理信息化建设历经从尝试、探索到不断应用的过程与阶段,已呈现了一定的成效,但与大到整个国家、社会的信息化应用与发展,小到医院医教研的信息化建设进程相比,公立医院财务管理信息化还存在比较多的问题,主要表现在如下几个方面。

一、财务管理信息化建设缺乏整体规划

医院财务管理是医院管理的重要部分,医院财务管理信息化建设必须基于医院信息化建设的总体布局进行科学规划并进行顶层设计,同时医院财务管理信息化建设应与医院综合管理信息化建设匹配与同步,但实际中此项工作往往得不到足够的重视。医院管理者总觉得财务管理信息化建设只是医院其他系统建设的陪衬与补充,在规划、反映、决策、执行和监督方面没有设计布局,这对提高财务管理信息化的作用是极大的阻碍与限制。

二、财务管理信息化建设资源投入不足

由于对财务管理信息化缺乏重视,医院在财务管理信息化建设投入方面,一方面,经费投入不足,常常是在建设业务信息系统同时连带进行财务信息系统建设;另一方面,则是在系统需求分析、流程设计、验收调试等方面缺少必要的人员投入,开发设计实施的时间短,到最后实际应用的效果就大打折扣。

三、财务管理系统功能缺失严重

由于财务工作中最主要最基本的是核算工作,通过会计电算化取代了手工登账,极大地改进了工作效率,但由于财务人员和管理层把这种转变当成是信息系统建设的目标,导致对财务管理信息系统功能再开发、再提高的主动性不强,产生了"信息孤岛"现象后,才发现信息系统功能的缺失,从而导致不能有效跟踪财务信息流,存在一定监控盲点的风险。

四、医院没有统一的财务信息规范与标准

解决医院信息孤岛问题,需要在业务信息与财务信息系统之间进行必要和有效的数据关联,但由于医院不重视基础数据的规范性,导致财务信息缺乏统一标准,围绕财务信息核算与生成的基本要素在业务系统中没有直接对应模块,往往导致业务信息不能及时传递与共享,需要通过进行数据对照表、数据清理等方式进行规范化操作,这既影响信息的传送效率,也使差错率较高。

五、财务管理系统与其他业务系统兼容性较低

由于财务信息系统与业务信息系统在属性与功能上与生俱来的不同和独立建设,在信息系统一体化过程中虽然通过接口方式进行了数据的关联,但为了确保传送质量与时效性,传送数据的完整性和接口设计模式都存在一定的不足,系统间的兼容性比较差,则容易导致数据查询、数据传输、报表汇总等方面极大的不方便,从而也影响了数据的准确性和安全性。

第四节　公立医院财务管理信息化存在问题的原因分析

财务管理信息化存在的问题直接影响并制约了医院总体管理水平的提高,特别是在规范化和精细化管理方面,财务管理信息化应该起到率先垂范的指引作用,因此需要对存

在问题的原因进行仔细分析,本研究认为,大致的原因集中在以下方面。

一、缺乏满足信息化建设需要的复合型人才

前面提到医院在财务管理信息化建设方面缺少顶层设计,与医院缺少既精通财务管理又掌握信息化技能的复合型人才直接相关。由于没有人员从底层提出兼顾财务管理专业与信息化建设的实际需求,整个财务管理信息化建设比较缓慢且总体设计方向模糊。同时,在真正实施过程中,缺少复合型人才,对系统建设提出的合理化建议也就较少,容易出现信息系统功能的缺失或与总体建设方向存在偏差。对复合型人才的培养也不够重视,没有采取必要措施。

二、医院对财务管理信息化建设的重视程度低

在实施新医改及取消药品加成政策前,医院的管理总体上是粗放的,财务管理的模式也比较传统,重点是放在核算上,医院总体上不重视财务信息的不可或缺和不可替代性,导致财务管理信息化建设起步低、建设慢、应用少。医院管理层对财务管理也没有提出更高的管理要求,对财务管理信息化建设在医院现代化建设中的作用的认识还不够清晰,更没有意识到随着医改的深入,改变财务管理模式的紧迫性。因此在信息化建设过程中把还是通过计算机录入数据作为建设的总体目标,可以想象,实施的效果会比较差。

三、财务管理信息系统体现一体化融合的制约因素比较多

由于存在"信息孤岛"的问题,医院财务管理信息化建设就是要求医院财务部门与其他部门之间要打破"信息孤岛",实现信息共享互联互通,更是要求医院不断提高数据应用能力。但是在实施业财一体化建设中,制约的因素比较多,真正能体现一体化成效的实际案例并不多。一方面,业务系统发展受制于财务管理信息系统,且被临床所习惯或是已经与如 HIS\RIS\LIS\PACS 等系统进行数据同享,需要融入财务管理信息系统,则可能在操作上会有较大的改动,因此得不到业务部门的有效支持;另一方面则是一体化建设会对原先传统的操作流程带来比较明显改变,没有医院从顶层往下强有力的推动执行,遇到的困难会比较多。更重要的是一体化建设中各部门、各岗位相关人员的思想认识要统一,因为部分岗位的工作内容会有明显增加。

第五章 政府会计制度下公立医院 财务信息化解决方案

公立医院财务管理信息化建设的目标是适应政府会计制度的要求,根据信息技术及相关的管理手段对信息资源实施管理,建立信息集成平台,实现数据共享,打造以财务信息为核心的集成数据库与共享平台,将医院财务信息系统与业务系统、资产管理系统和合同管理系统等充分融合,逐步实现医院财务分析、全面预算管理、风险控制、绩效考核等决策支持信息化(张咏华,2019)。

第一节 政府会计制度下如何搭建一体化 "业财融合"信息平台

政府会计制度下,保证会计信息获取的即时性、有效性,以及会计信息质量都成为行政事业单位进行会计信息化平台改造时的要求,为了能够在顺利实施政府会计制度的同时,提高会计信息质量以及利用信息化手段减少人工工作量,避免数据的二次录入等,必须对原有的财务信息系统进行改造,借实施政府会计制度的契机,推进医院对财务管理信息系统和各业务系统完成对接,使公立医院真正实现"业财融合",在技术上为政府会计制度的顺利实施提供保障,确保财务信息系统采集和生成的会计数据满足政府会计改革及医院管理的需求。图1列示了医院主要的信息系统。

· hospital information system,HIS	医院信息系统
· radiology information system,RIS	放射信息系统
· picture archiving and communication system,PACS	图像存档与通信系统
· laboratory information system,LIS	检验信息系统
· electronic medical record,EMR	电子病历
· clinical information system,CIS	临床信息系统
· clinical decision support system	临床决策支持系统
· hospital resource planning,HRP	医院资源规划系统
—FMIS(可独立存在)	财务管理信息系统

图1 医院主要的信息系统

一、改造优化会计核算软件,满足新政府会计制度核算要求

行政事业单位要及时升级、更新会计核算软件,增加平行记账功能模块、重新设置会计科目体系、调整会计科目余额及核算基础、补提相关资产的折旧与摊销、基建并账、集成迁移 1998—2018 年财务数据等。

平行记账模块的功能如下:一是会计人员在编制记账凭证时,对于纳入单位预算管理的现金收支业务,在编制财务会计凭证时通过会计核算软件自动生成预算会计凭证,从而做到对同一笔经济业务的财务和预算的"双功能"核算;二是保证会计人员编制报表时,软

件能够依据相应的编制原则和会计数据出具财务报表和预算会计报表。重新设置的会计科目体系应该参考 2019 年 1 月 1 日实施的政府会计制度,并考虑本单位的特点,按规定进行科目编号,使各行政单位会计科目名称和编号统一化。1998—2018 年的财务数据要由原会计信息系统平滑至新的会计信息系统中,方便调阅查询。

二、实现财务管理系统与医院各业务系统一体化建设

公立医院业务量大、业务种类繁多,专业细分程度很高,各个业务条线随着多年的发展,都建设了针对自身业务特点和管理要求的业务信息系统,这也造成了公立医院除 HIS 系统之外,存在着大量的专业管理信息系统,数据五花八门,种类繁多,各个业务部门之间进行与自身相关的业务及数据交流,但是很多数据并没有被财务部门利用起来,造成了信息资源的浪费,信息多次录入现象严重,并且由于专业的不同,对数据口径的把握不同也会造成不同的理解,这些都增加了数据错报的风险。图 2 是医院业务财务管理一体化系统示意图。

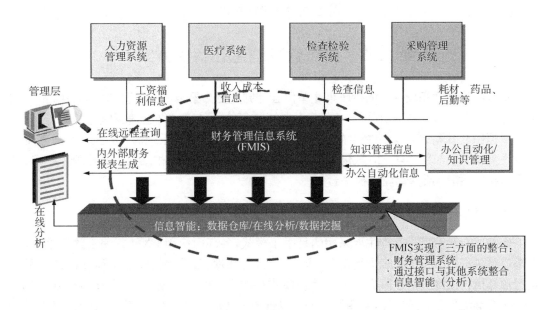

图 2 医院业务财务管理一体化系统示意图

构建“业财融合”接口,实现业务系统和财务系统的无缝对接,简化各部门之间的工作流程,加强各部门间的相互协作,提高单位管理的信息化水平,降低信息化管理成本,是会计信息化建设的重要方向。以薪酬核算业务为例,可以对接薪酬核算业务和人力资源管理系统,会计核算涉及薪酬核算的时候,会计人员可以直接从人力资源管理系统抽取职工名单、薪酬信息等,自动生成会计凭证;会计信息系统可以向人力资源管理系统实时传递薪酬变化数据,方便人力资源管理,也增强了财务管理的力度,充分有效地利用既成数据。图 3 是医院业务财务管理一体化平台示意图。

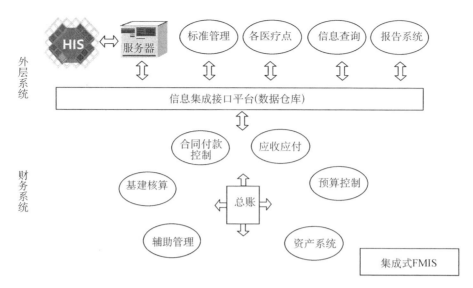

图3 一体化平台示意图

第二节 预算管理信息化解决方案

政府会计制度相较原有的行政事业单位会计制度更为繁杂,为了配合制度的执行,医院须及时更新会计信息系统,利用财务信息化技术进行会计核算,形成有效财务信息报告。

根据医院执行政府会计制度的要求,在更新完善会计信息系统时,考虑到医院全面预算管理需求,应将政府会计信息化建设和预算管理信息化建设相结合,从预算到报销、再到会计核算,搭建预算管理费控平台。

一、预算管理信息化实施背景

医院原有预算费控管理主要采用的是手工模式,各部门使用 EXECL 编制预算报表,财务部门对各部门上报的报表进行汇总、审核、调整等处理工作,并据此编制预算执行情况和进行预算执行进度分析。原有的预算管理模式存在大量业务数据孤岛,预算的编制、变更、汇总分析等无信息系统支持,费用类单据仍以纸质方式流转及保存,预算和报销仍以人工方式进行控制。面对大量的报销业务和复杂流程,手工模式统计工作量大、无法记录预算变更情况、不能执行跟踪和实时控制,并且无法和后续财务核算处理对接,管理方式迫切需要改进。

基于医院的预算管理信息化建设起步较晚,无法满足政府会计制度背景下的全面预算管理要求,医院应构建统一的预算管控平台,整合业务数据和基础主数据,逐步实现预算管控的全面覆盖。通过集成决策系统和业务系统,可以实现各类预算的编制、调整、审核、分析;实现预算对经费报销进行控制;实现医院业务信息系统、财务信息系统的数据整合、协同。预算管理系统还应具备进一步开发的潜力和空间,以便满足未来医院预算管理更精细化的要求。

二、预算管理信息化实施目标

实现医院预算编制平台的搭建,满足医院的日常专项预算管理需求,具备编制、调整、审核、分析等各项功能。

实现医院预算控制平台的搭建,满足专项预算对业务单据的控制,针对费用报销业务模块,实现预算管控。

实现医院费用管理平台的搭建,满足日常借款、费用报销、差旅费报销的填制、审核、扣减预算、生成财务凭证等功能。

实现与财务信息系统的对接,由医院预算费控系统直接生成凭证同步到财务信息系统。

三、预算费控系统实施内容

医院采用的预算费控系统,包含"预算编制平台"和"预算控制平台"模块,运用该信息系统可以实现项目管理预算的汇总统计。费用管理采用 WEB 网页方式执行,运用各类定制的报销单据与预算系统集成来实现预算的控制。通过费用管理单据可以关联生成出纳付款单,再由该付款单关联生成凭证业务,由接口上传凭证至财务系统。

四、预算费控系统基础资料维护

预算费控系统实施前还须完善各类基础资料,如组织单元和人员、预算组织、预算期间、预算科目和项目、计量单位、编制模板、预算方案、预算项目与会计科目对照表、预算项目对应辅助账核算项目对照表、报销标准和补贴等。

五、预算编制、控制平台操作流程

(一)预算编制及审批

基于医院的现状,各部门将相关预算申请信息提交给财务部门,由财务部门统一整理汇总后,在预算系统中新增预算表,编制预算。

预算表为动态预算表,新增时在预算编制序时簿界面中,通过动态预算表新增界面,录入报表编码、预算模板、创建期间、币别和预算版本,保存后弹出预算表的编辑界面,在编辑界面中,可选择手工录入明细单元格数据或将编辑好的数据导入预算系统中。

预算表审批方式分为单个审批、批量审批,在"预算审批"序时簿,选择某张状态为"编制中"的预算表,进行预算审批即可。若审批错误,可进行反审批操作,修改预算表,再提交审批。

(二)预算调整

在预算执行过程中,可能存在需要调整预算表数据的情况,调整需要审批,未审批之前,仍按当前预算数据进行控制。

在预算调整表中,可以查看当前项目的调整差异记录和整张预算表中所有调整项目的差异记录,预算调整表完成审批后,状态由"调整中"变成"已审批",原预算表经过预算调整后产生新的预算表数据。

(三)实际数维护

预算费控系统初上线时,可将已发生的实际数作为初始数据录入实际数维护中,便于管理人员对预算整体的执行情况进行监控分析。录入须进入实际数维护序时簿页面,编制好实际数,提交审批通过后,才生成有效的实际数。

（四）预算控制

预算控制是预算管理中的重要环节,预算投入执行后,有可能需要对实际发生数进行控制,通过设置控制方式以及控制策略,可以协同预算管理以及业务系统的预算使用,使业务发生数自动接受预算数据的控制,从而实现预算的过程控制。

预先制定好控制策略和控制方式,业务部门报销时就可以根据控制策略规则来查找相匹配的预算余额。预算控制的方式可以区分为按年度总量控制和按项目总量控制。经常性支出预算按年度总量控制,投资预算按项目总量控制。例如,当年的行政部的会议费预算是 10 万元,那么在当年只能报销 10 万元的会议费额度;资产管理处某个大型设备当年预算是 100 万元,在年底未能完成采购全过程的情况下,该额度可以顺延至下一年。

（五）医院预算管理系统架构

图 4 为医院预算管理系统架构。

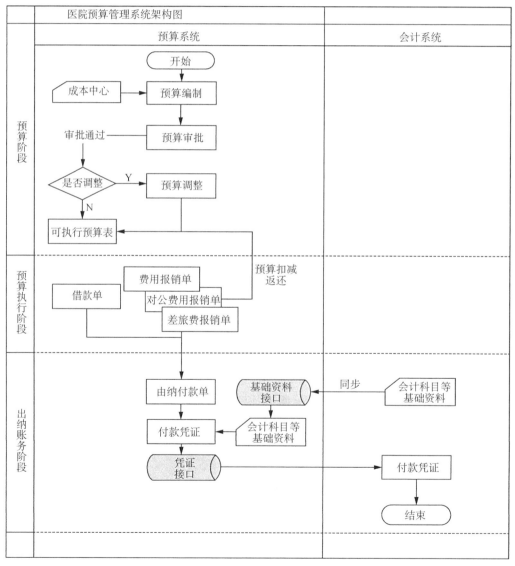

图 4 医院预算管理系统架构

六、费用管理平台操作流程

费用管理模块主要用于处理日常的借款、费用报销、对公报销、差旅费报销及费用核算等业务。该模块分为面向全体员工的个人报销工作台和面向财务人员的费用核算工作台。通过费用报销流程,可由费用单据生成付款单或凭证,从而实现业务处理与财务处理的无缝集成。费用报销工作流程如图 5 所示。

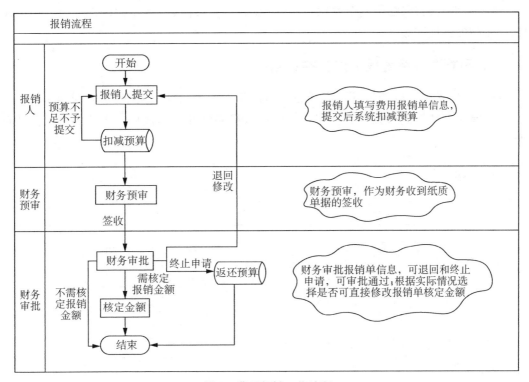

图 5　费用报销工作流程

(一)费用报销

报销工作台面向全体医院员工,员工在报销工作台发起借款、费用报销,同时可按需查询费用单据处理进程及历史记录。项目型的预算报销则由归口职能部门的专属用户发起。

借款单主要用于员工向医院借支费用,与预算管理集成,员工提交借款单后系统会冻结该部分预算。用户进行借款时,需要报销工作台上进行新建借款单操作。

费用报销单主要用于员工报销费用,与预算管理集成,提交扣减预算。用户报销时,需要在报销工作台上新建费用报销单操作。用户需要借款后报销,可由已付款状态的借款单关联生成费用报销单。

对公费用报销单支持对公费用的报销,收款人可选择供应商,与预算管理集成,提交扣减预算,相关步骤类似于费用报销单。

差旅费报销单主要用于员工报销差旅费用,与预算管理集成,员工提交借款单后系统会冻结该部分预算,用户报销时,需要在报销工作台上新建差旅费用报销单。差旅费报销采用一人一单的报销模式。通过基础数据维护,实现对住宿费、交通费、补贴标准等的控制。

(二)费用核算

借款单、费用报销等单据通过审核以后,需要进行财务处理,可通过单据转换关联生成出纳付款单或凭证。

预算费控系统按照预先维护的预算项目与会计科目、核算项目的对照关系,可以自动生成凭证,生成凭证时财务人员可根据实际情况手动修改会计科目等数据。

员工借款后,若需归还剩余款项,可在借款单核算页面,进行还款操作。借款单关闭时,返还该项目预算额度。

七、预算费控系统凭证同步推送功能

预算费控系统生成的凭证可以通过接口同步上传至会计系统中,系统操作相较于人工操作,能保证数据的一致性、及时性和准确性,提高财务工作效率。图6展示了凭证自动生成流程。

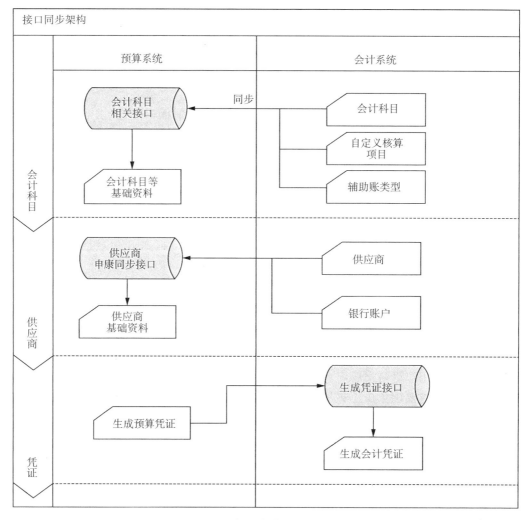

图6 凭证自动生成流程

八、预算费控系统报表分析功能

预算分析是预算管理中的重要环节,运用预算表的查询功能,实时获取预算数和实际数,通过分析预算执行差异、执行率及评价其效果,可以提高预算控制和管理水平,更好地完成预算目标。

对预算系统与业务系统的整合使用,定制预算执行情况分析表,能够对实际发生的单据进行记录和归集,还能够通过"联查单据"打开相应的单据,掌握预算控制过程中预算数据的实际使用情况,实现预算执行跟踪;预算执行明细表按预算项目统计执行明细信息,细化至报销单的使用科室、院区、预算归口部门等详细信息,可以满足不同维度的信息需求;自定义预算分析表可以从多角度出发,根据实际需求,编制不同的统计汇总分析表,如按项目统计汇总执行情况的项目管理预算统计表和按预算科目统计汇总执行情况的预算科目汇总统计表等。

九、预算管理信息化方案成果

通过预算管理费控平台实现预算编制和额度下发,能够在费用发生的事前、事中进行控制,并在事后进行数据归集和分析,加强医院预算和内控管理。预算系统和业务系统的集成使财务管理、业务管理、支出管理实现了信息数据共享,促进了医院预算管理现代化。

第三节　会计核算系统信息化建设方案

一、建设要求

核算是决策的基础,会计核算系统作为医院财务信息系统的基础子系统,区别于传统的会计电算化,不仅要通过采集数据、生成会计凭证、账簿、报表等会计资料,还应通过与医院各系统的有机整合,提供财务分析、图形显示、预警反馈等功能。

二、建设重点和难点

(1)大型公立医院开展会计信息化工作,应当注重整体规划,统一技术标准、编码规则和系统参数,实现各系统的有机整合,消除信息孤岛;难点在于系统架构设计、保证后台数据库安全以及实现信息在各模块传递、共享和利用。

(2)应注重会计核算系统与医院其他系统的连接和交互,结合医院内部控制设计要求,梳理医院业务流程,设置自动取数规则。

(3)顺应政府会计制度对会计核算系统的要求,完善预算会计与财务会计科目间的钩稽关系,实现预算会计分录的自动判断和生成,完成系统对两套科目平衡关系的实时校验和检查,主要包括如下方面。

第一,在会计核算系统中设置核算规则,包括:①对具体业务场景和业务内容进行分析,判断是否需要进行预算会计的核算;②设置本年盈余与预算结余调节差异表的取数公式。

第二,政府会计制度首次提出医院财务会计的核算基础为权责发生制,需要考虑应付款的核算要求,考虑会计核算系统与成本系统、合同系统等的数据衔接问题。

第三,政府会计制度下预算会计的核算基础为收付实现制,需要区分现金与非现金业务,考虑会计核算系统与费控系统等数据衔接。

第四,政府会计制度下会计科目设置变化:扩大增加核算范围或账务处理有程序变化,如(长期)待摊费用、受托代理资产、坏账准备、长期股权投资、在建工程等方面;首次增设会计科目,如其他货币资金、在途物品、工程物资、研发支出、非同级财政拨款等。

第五,细化报表附注,强化信息披露要求。

三、会计核算系统规划整体方案

1. 记账形式

本研究中的案例医院采取基于同一凭证编号的"主"+"辅"模式,以权责发生制的财务会计核算为主,收付实现制的预算会计核算为辅,由软件自动生成对应的会计分录,实行单账簿、单凭证、多分录的平行记账方法,达到"三双"目标。

2. 财务信息取数方式

会计核算子系统中的很多凭单数据来源于 HIS、LIS、PACS 等业务系统,或是来源于 HRP 等资源管理系统。构建开放的信息系统,在系统内部设置接口,实现自动取数,数据同源、共享,减少人为调整、二次数据加工,提升医院总体效率。

3. 信息系统集成

将业务处理与会计处理融为一体,当经济事项发生时触发会计软件进行处理,大部分凭证会由软件自动生成。

医院经济运行精细化管理要求财务管理信息系统不仅要完善会计核算子系统,还涉及成本(含科室、医疗服务项目、病种等)核算与管控、收付款管理、合同管理、供应商管理、设备物资等资产管理、绩效管理等多个方面,且需要与业务系统如 HIS、LIS 和管理系统如 OA、HR 实现连接和交互。

四、会计核算子系统功能架构

会计核算子系统功能架构如图 7 所示。

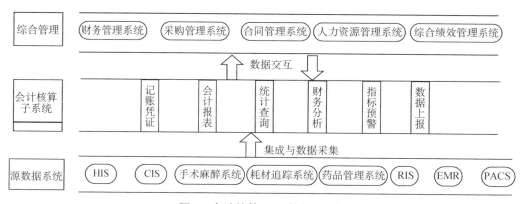

图 7 会计核算子系统功能架构

通过从各临床业务和管理系统直接取数,可以大大提高会计信息提取与传递的及时性；基于同一数据源的数据共享减少了数据的二次输入，提高了会计信息的准确性；通过对上报或对外公布的其他信息中财务数据一致性检查，提高了对外报送数据的一致性与可比性；通过数据分析平台的实时数据质量监控、异常数据预警，可以将事后管理前移为事前、事中管理，大大提升医院管理效能与治理能力，更好地发挥的公益性，为人民提供高质量医疗服务。

五、对系统应用情况的定期自评

根据 PDCA 循环原理，对新系统的应用情况加以跟踪、改进，对生成会计报表的会计数据库、会计处理软件的正确性进行自我审查和评价，针对信息化管理状况——合理性、及时性组织专家评分，及时调整，不断提升。

第四节　成本核算系统信息化解决方案

一、当前公立医院成本核算系统信息化的主要难点

（一）会计核算系统与成本核算系统未能有效融合

目前，公立医院的成本核算系统（科室成本、项目成本、病种成本）和会计核算系统都是分别相对独立的系统，并未实现有效融合。例如，医院科室成本核算的数据大部分是来源于会计核算系统，成本核算系统把成本数据按一定规则（业务量、人次、工作面积等）进行细化分摊，直接或间接分摊到相关科室，形成各类科室成本。在此基础上，根据科室成本核算结果运用一定的管理会计方法（如作业成本法、点数成本法、成本比例法等）取得各医疗服务项目成本，这样工作效率不但较低，而且路径未必最优。

（二）内部的各个管理信息系统和会计核算系统未能有效融合

公立医院的管理信息化系统包括 HIS（Hospital Information System，医院信息系统）、LIS（Laboratory Information System，实验室检验信息管理系统）、PACS（Picture Archiving and Communication Systems，影像归档和通信管理信息系统）、HRP（Hospital Resource Planning，医院运营管理系统）等信息系统。这些管理信息系统的使用为医院采集信息及数据医院进行成本核算提供了很大的便利，但同时绝大多数公立医院的管理信息系统非常容易出现信息孤岛现象，即获取的信息之间大多缺乏横向交流和勾稽核对，数据的取得也往往只是通过数据导出等方式，基础数据的获得效率不高，进而对成本核算进一步精细化带来阻力。

二、政府会计制度下成本核算系统信息化解决方案

（一）建设一套统一规范的基础数据规则

公立医院需要将医院管理所涉及的信息系统（包括 HIS、LIS、HRP、绩效、人事、病案管理、财务等医疗业务系统）进行整合，对与医院管理相关的各类数据字典进行统一规范，包括科室名称、药品、卫生材料、设备、供应商、员工类别等编码规则，会计期间与结账规则，明细科目与二级科目设置，作业与作业库划分（点数成本法下为各类点数划分，如人力成本点数、专用折旧点数、专用耗材点数等），各项成本指标、财务指标、绩效考核指标等基

本信息的编码、名称和定义等,将医院分散在各处的管理信息系统建立在统一的、标准化的医院综合管理的基础数据规则之上。

（二）建立统一的数据采集平台

数据采集平台是联系成本核算系统与医院其他内部信息系统如 HIS、HRP 等系统的桥梁和纽带,是打通信息孤岛、整合医院信息资源的重要工具,具有承上启下的重要作用。通过这个数据采集平台,医院可以将医疗收入明细信息以及各种常规支出数据导入系统,借此规范医院成本管理,大大提高工作效率,实现信息共享;也可以借此理顺医院各职能部门之间的管理方式,借助数据采集平台实现信息自动交互,保证数据的可靠性、一致性和完整性,同时也避免在成本核算调研过程中各类数据的不匹配性进而提高调研过程的效率、效果。以本研究中案例医院成本核算数据采集平台为例,由数据采集平台采集相关信息系统数据后(如人力资源、设备、不可收费耗材信息),再由医护人员按每个医疗服务项目选取相关消耗的人力资源、设备和耗材资源,相关流程如图 8、图 9、图 10 和图 11 所示,最后由成本核算系统汇总收集并核算每个医疗服务项目的成本。

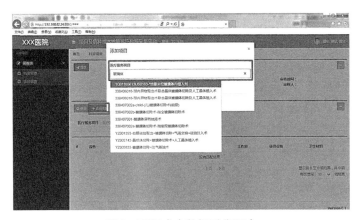

图 8　项目成本数据采集平台

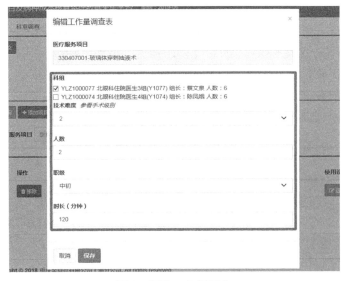

图 9　医生工作量采集

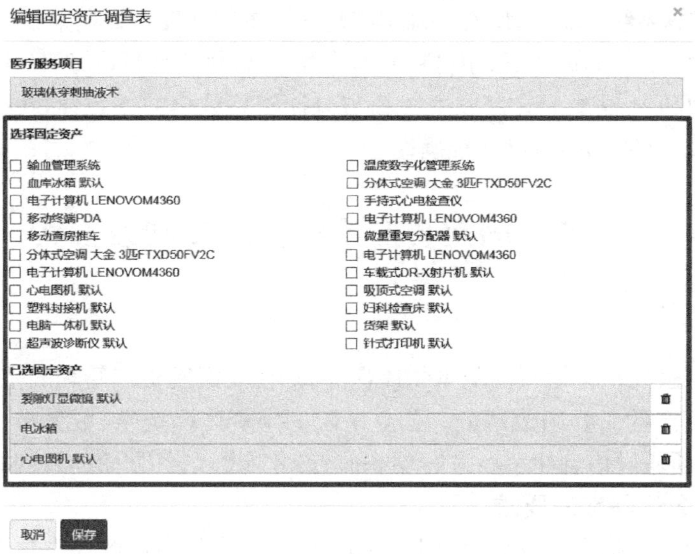

图 10　固定资产数据采集

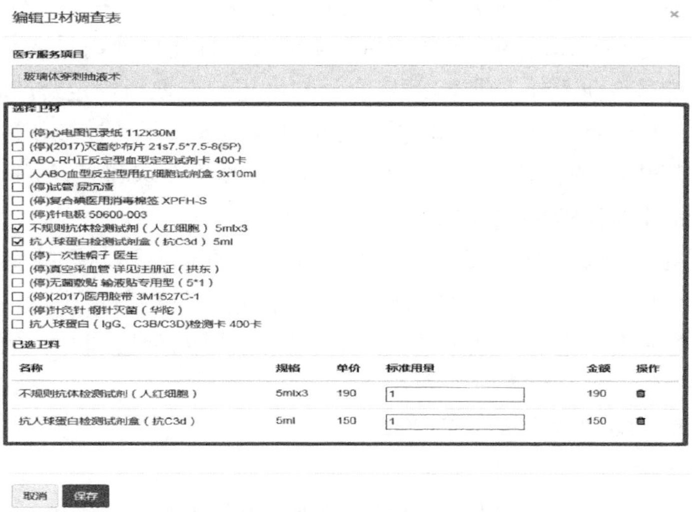

图 11　卫生材料数据采集

（三）推行会计核算与成本核算工作并轨作业

传统成本核算方式下成本核算系统和会计核算系统有大量数据重复,同时两个系统对数据的精细化程度要求也不一致,而政府会计制度下的成本核算要求更高,对收入、费用、服务计量等要素按不同的成本对象要进行精细化核算,本研究认为,可以探索会计核算与成本核算的并轨作业流程,建立会计核算与成本核算统一口径的核算体系。首先,梳理确定科组成本数据源头,从相应归口科室、业务源头采集科室成本数据,对日常凭证中产生的成本数据进行分别处理,即在会计核算的同时进行科室成本核算,实现成本一体化自动化核算。例如,财务人员对日常维修等发生的支出的核算应明细到科室和科组;所有人员支出皆核算到其工作角色对应的部门(如急诊外科主科同时又是医务科长,其出差费用须根据出差的业务性质对应至科室);采用自动数据推送的方式将其他管理信息系统获取的数据推送到会计核算系统。其次,所有基础明细数据均按实际发生日期采集。例如,门诊医疗收入、住院医疗收入、药品成本、医用材料成本等数据,皆按会计日(自然日)统计。

这一流程可以从根本上确保成本核算与会计核算数据的一致性,在提高成本核算效率的同时提高成本核算的合理性、准确性。

第五节　固定资产系统信息化建设方案

一、建设要求

固定资产是医院正常运行的基本物质保障,是公立医院资产管理的重要内容,也是行政事业性国有资产的重要组成部分。公立医院固定资产品类杂、数量多,资金占用大,涉及科室众多,必须通过信息化手段进行动态监管,才能满足各方面的管理要求。

(一) 政府会计制度的要求

政府会计制度的施行为各级政府财政部门编制权责发生制政府综合财务报告奠定了坚实的会计核算基础,对固定资产的核算与管理也提出新的要求。

政府会计制度取消了"固定资产清理""非流动资产基金""待冲基金"科目,增加了"待处置费用"科目。以往使用财政补助、科教项目资金购置的固定资产时计入待冲基金,固定资产折旧时冲减待冲基金而不计入成本,政府会计制度规定在取得固定资产时在财务会计中计入固定资产,在预算会计中计入支出;折旧时全部计入成本不再冲减待冲基金,并且在固定资产增加当月就开始计提折旧,体现出会计核算的谨慎性要求和夯实资产的管理理念。

(二) 公立医院内部控制的要求

公立医院固定资产属于国有资产。医院固定资产管理应当与内控要求相结合,避免业务与内控"两张皮"。通过资产管理风险评估、资产信息管理与报告,运用信息化手段对风险点实时监控,加强固定资产从申请到采购、管理、使用、处置、收入上缴等全过程的监督,实现固定资产全生命周期管理。

(三) 事业单位国有资产管理的要求

1. 国有资产综合管理的要求

2018 年 12 月上海市第十五届人大常委会第八次会议首次听取并审议了《上海市人民政府关于 2017 年度国有资产管理情况的综合报告》,这是上海市人大首次听取并审议国资报告议题。报告指出,上海行政事业性国有资产管理框架体系是"财政部门综合管理,主管部门监督管理,单位具体管理",要求优化事业性国有资产配置使用,更好地服务于政府履职。

2. 国有资产横向管理整合的趋势

国有资产管理日益体现出横向管理整合趋势,横向、综合、集中化管理是未来行政事业单位国有资产管理的方向。上海市嘉定区在规范区级行政事业单位房屋招租管理方面,借助信息化平台,对行政事业单位闲置房屋出租实现了"统一评估定价、统一信息发布、统一租赁规则、统一交易平台、统一结算流程"的"五统一"管理(嘉定区 2017 年度行政事业性国有资产情况专项报告)。

在加强政府治理能力,提高国有资产政府报告质量的大背景下,公立医院固定资产信息化建设不仅要满足医院内部运营管理的需要,还应当把握趋势,做好顶层设计,致力实现部门、地区的信息动态共享与互通。未来可通过外部接口实现行业数据共享,打造本地区医疗行业资产管理数据平台,为实现全行业国有资产监管提供数据和信息支撑,在医院间实现信息共享的情况下,医院的大型设备采购论证可以参考其他医院的采购价格、实际利用率、回收期等,在固定资产投资、固定资产出租出借等方面也可以互联互通,从而优化固定资产配置和使用,加强整个行业、整个地区医院的竞争力。

二、建设重点和难点

(一)上线前准备工作

1. 管理制度的建立与实施、资产的分类管理

信息系统只是管理的工具,管理的关键在于人,在于将人的管理理念借助信息系统落实到位。系统上线前,首先应梳理资产管理要求,建立以资产产权管理为基础,以资产配置为核心,以资产使用、处置为关键的一整套资产管理制度,落实公立医院对占有、使用国有资产的管理主体责任。重点建立事业单位国有资产处置、对外投资、出租出借及清查核实等管理制度。

此外,应根据重要性原则实行分类管理,对经营性资产与非经营性资产分别管理,区分管理重点,对非经营性资产应注重其使用效益,对经营性资产应注重其市场价值。

2. 清查资产,核实产权

由于历史原因,很多公立医院存在账外资产和产权不清的情况,如存在没有产证的房屋建筑物、达到固定资产标准但已经费用化的实物资产等。在全口径、全过程管理的理念下,对这部分固定资产也应当在信息系统中加以记录和反映,包括后续的报废、处置、处置收入上缴管理等,避免国有资产的隐形流失。

3. 梳理业务流程,建立多部门协作机制

从固定资产的购置立项论证到使用、处置,几乎涉及医院所有部门(资产、财务、采购、法务、科研、基建、临床等),传统模式下的多部门分级管理、多头管理造成信息不流通,存在高投资、低效益的情况。企业中通常由财务部门提取固定资产折旧,而医院大多由管理部门在资产系统提取折旧再导入财务软件,存在数据核对的需要,所以信息系统上线前的极其重要的准备工作是梳理业务流程,明确部门职责,建立分工合作机制,使固定资产资金流、实物流、信息流三流合一,如图12所示。

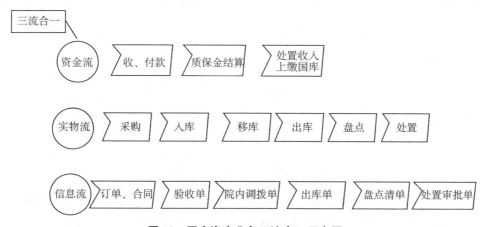

图12　固定资产业务三流合一示意图

(二) 系统规则设置与功能配置

1. 统一编码,一物一码

建立医院固定资产标准分类数据库字典,对照固定资产数据按照国标分类(GBT 14885—2010)、药监局《医疗器械分类目录》、卫生部行业标准分类代码(68 码)和政府会计制度折旧年限分类等,通过一个统一的编码将多个管理编码联系起来,系统可自动完成多码对应和以任一分类代码为索引的统计分析工作,便于医院与上下级单位及各子系统之间的数据交换、综合查询及数据上报。

2. 多系统对接

在前期梳理业务流程的基础上设置规则,确定系统需要哪些功能,系统间哪些数据需要推送、何时推送,数据间如何互相勾稽,业务发生与账务处理如何同步。例如,在建工程与固定资产的转换时点确认;实物院内(分院间)调拨与科室成本核算;设备实际使用与固定资产台账的智能比对,是否能够预警产生账外资产或违规投放设备情况;设备的购置成本、开机率、科研产出、服务人次等数据如何推送到成本与绩效系统;等等。总之,需要综合考虑固定资产系统与医院预算、财务核算、采购、合同、基建、成本、绩效等系统的对接和数据贯通,以发挥信息系统的最大效用。

三、固定资产系统功能架构

固定资产系统功能架构如图 13 所示。

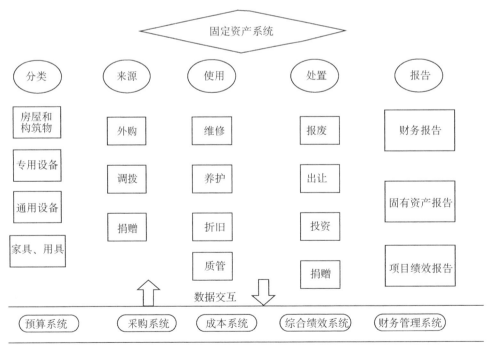

图 13 固定资产系统功能架构

通过固定资产系统,使医院全面掌握固定资产的存量、分布及使用状况,有利于优化资产配置;通过资产实时动态管理、构建集团(总院)、医院(分院)、科室多级台账,实现多角度查询、集中管控,为多级辅助决策提供科学依据。图 14 展示了设备资产战略规划与绩效分析流程。

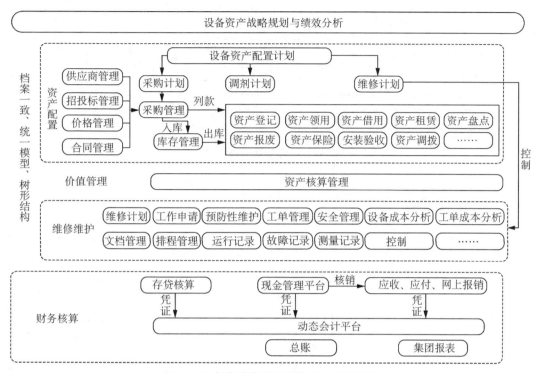

图 14 设备资产战略规划与绩效分析流程

通过关键设备追踪分析,掌握其使用和效益状况,生成各类分析报表,图 15 展示了固定资产使用分析的内容。

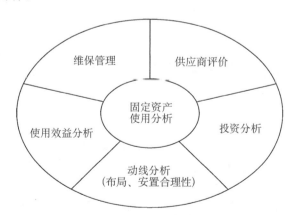

图 15 固定资产使用分析的内容

四、未来对系统应用的扩展

各医院变更固定资产预算信息需报送至市财政资产平台,财政资产平台在固定资产管理中发挥了重要作用,但目前仍以利用静态数据为主。随着信息化建设的推进,财政资产平台功能还有进一步的拓展空间，可考虑有效利用资产报告数据，加强大型仪器、设备等资产的共享、共用和公共研究平台的建设工作。图 16 为医院信息采集平台。

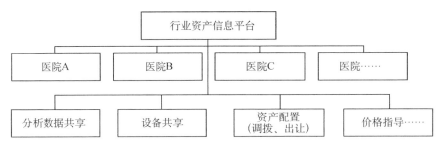

图 16　医院信息采集平台

第六章 结论与建议

一、结论

公立医院作为事业单位会计主体,要顺利实施政府会计制度,受制于其繁琐的业务以及庞大的数据量,加强信息化建设是唯一的实施路径,公立医院要抓住政府会计制度实施的契机,推进单位"业财融合"的信息对接,实现业务与财务的数据及信息共享互通,从技术上为政府会计制度的顺利实施保驾护航,确保财务信息系统生成的会计数据,既满足政府会计改革的要求,又满足公立医院自身管理的需求。

本研究旨在对政府会计制度实施的背景下,基于对政府会计制度的深入研究,掌握其特点,基于其要求和特点提出对公立医院的财务管理信息系统进行优化改造,从而使公立医院通过信息化手段适应新会计政策的变革,为公立医院落实新会计政策提供指导和借鉴,并且为公立医院信息系统优化提供解决方案,帮助公立医院完善信息化建设,优化信息系统,提升财务管理水平,提高财务管理效率。

随着公立医院财务信息化的不断完善,与财务相关的业务模块逐渐成熟起来,受制于篇幅,本研究对如何构建、优化公立医院财务管理信息系统,并实现业财一体化信息平台的构建给出了思路,也具体描述了如何实现如会计、预算、成本等常见的财务模块的建设,基本满足了大多数公立医院财务信息化改造的需要,但是在实际运用中,公立医院根据自身需要,可以增设和开发的模块可能更多,但无论模块的多少,都可以参考本研究给出的基本思路和方法来实施建设和改造。

(1)政府会计制度"双功能""双基础""双报告"的"三双"变革,对公立医院财务信息质量提出了更高的要求,研究政府会计制度的变化,对公立医院适应变革,改进财务管理水平,升级与改造财务管理信息系统提出了挑战,也提供了机遇。本研究通过对政府会计制度下财务信息化的深入研究,为公立医院实施政府会计制度提供参考。

(2)财务管理信息化一直以来都是公立医院财务管理的重要工作,但是现有的财务信息系统还存在很多不足,查找这些不足,有助于公立医院对现有的财务管理信息系统进行改造升级,从而适应管理的需要。财政部颁布的一系列政府会计准则与制度,以及各类有关衔接问题的指导性文件,在会计政策变革下,作为事业单位的公立医院如何利用信息化手段来完成此项工作提供了政策指导,也为利用信息化手段来实现工作的顺利过渡提供了支撑。其特点是以信息技术为支撑,以政府会计准则为指导,强调利用信息化手段加强对医院的财务管理信息系统的构建,内容具有更强的时代性和丰富性。公立医院应该充分研究自身现有的财务信息系统,来制定信息系统的优化解决方案,来保证新制度的有效实施。

(3)最大限度地发挥信息化环境下公立医院财务管理新模式的优势,可以提高财务管理的高效性。政府会计制度要求的"双轨制""平行记账"等特点,对传统的会计处理也提出了更高的要求,如何高效地提升财务管理以及会计核算的效率,将成为政府会计制度实施中一个很难解决的问题,也是影响政府会计制度实施有效性的一个关键因素。本研究提出通过对医院财务管理信息系统的优化改造,对医院的会计核算、固定资产、预算管理、成本核算等方面提出具体解决方案,通过对整个财务管理信息化系统搭建设计的研究,形成可以付诸实施的系统搭建方案,为政策落地、财务管理效率提升、管理水平的提高以及财务人员业务转型提供了一个可行的参考。

（4）构建"业财融合"接口,打造一体化的信息共享平台,实现业务系统和财务系统的无缝对接,简化各部门之间的工作流程,加强各部门间的相互协作,提高单位管理信息化水平,降低信息化管理成本,是财务信息化建设的重要方向。

二、建议

政府会计制度改革的核心是提高行政事业单位会计信息质量,并适应权责发生制的政府综合财务报告制度改革的需要。政府会计制度要求行政事业单位会计核算的基础由收付实现制向权责发生制转变,并构建双分录、双报告的新型核算与报表模式。虽然从面上看这些是核算内容与方法的改变,而对公立医院而言,可以借助政府会计制度在计量、反映、报表、评价方面的变化,推动财务管理信息化建设,本研究有如下几方面的建议。

（一）努力做好政府会计制度的宣传讲解工作

财务人员应借助政府会计制度执行,让医院领导层对财务信息化建设有一个更加全面的认识,特别是聚焦目前会计核算软件和信息系统功能已经不能适应政府会计制度的要求,突出强调改善财务管理信息系统的紧迫性,从而推动医院内部各业务部门与财务部门信息系统之间必须做好接口数据管理,不断提高与完善财务管理信息化建设所需要的功能。

（二）围绕政府会计制度进行财务管理信息化改造

为了满足政府会计制度对两个会计基础和核算方法建设的需要,公立医院应结合财务管理信息化建设数据规范的要求,进行有针对性的信息系统改造,在有效缓解政府会计制度下核算工作繁琐的压力之后,确保财务管理系统与业务系统数据关联的结果能满足政府会计制度下编制报表的需要,从而为搭建新的数据共享平台而进行高效、准确及快速的数据整理与分类统计。

（三）财务管理信息化建设要从凭证核算型向数据管理型转变

财务管理信息化的转变也体现了新时期现代医院管理制度建设对财务管理的要求,也是为了更好地将财务管理运用信息化手段进行转型升级,在通过信息技术确保核算质量的基础上,发挥财务管理的功能,积极通过数据平台与驾驶舱等工具为医院管理决策提供数据分析与支撑,推动财务管理信息化建设从科学性、前瞻性和实效性等方面建立一套完整的突出数据管理为驱动的信息系统。

（四）建设适应政府会计制度的业财融合一体化系统

业财融合一体化系统的优势体现在综合性、多维反映、精准核算、信息流传递的双向性和信息的及时性等方面。通过实施业财融合一体化系统,医院管理者们可以随时提取财务信息,并利用基于业务融合财务信息一体化的现代医院管理体系,也就是将预算管理、成本管理和绩效管理纳入基于业务活动,采用数据标准统一、信息同步更新、过程监督可控、结果分析可用的财务管理信息化新模式,从而构建支持和保障公立医院经济运行管理工作的统一框架结构。

参考文献

［1］国发〔2014〕63 号. 国务院关于批转财政部权责发生制政府综合财务报告制度改革方案的通知.

［2］财会〔2018〕34 号. 关于进一步做好政府会计准则制度新旧衔接和加强行政事业单位资产核算的通知.

［3］财会〔2013〕20 号. 企业会计信息化工作规范.

［4］向炎珍，陈隽. 论大型公立医院如何适应政府会计制度改革做好财务信息化建设［J］. 中国总会计师，2019(1).

［5］邵瑞庆. 会计学原理［M］. 上海：立信会计出版社.

［6］潘飞. 管理会计［M］. 北京：清华大学出版社.

［7］财资〔2017〕3 号. 行政事业单位国有资产年度报告管理办法.

［8］魏怡芳. 论新政府会计制度对事业单位会计核算影响［J］. 财会学习，2019(9):104-106.

［9］张咏华. 新政府会计制度对高校会计核算的影响［J］. 经济研究导刊，2019(9):118-119.

［10］杨周楠. 会计信息系统［M］. 大连：东北财经大学出版社.

［11］陈汉义. 借力信息化实现医院固定资产全生命周期管理［J］. 会计师，2019(2).

［12］吴水澎. 会计"信息系统论"与"管理活动论"可以"合二而一"——对会计定义的看法. 厦门大学学报(哲学社会科学版)，1987(3).

［13］李树林. 系统论、信息论和控制论与现代会计. 天津理工学院学报，1999(9).

［14］郭道扬. 会计控制论(上). 财会通讯，1989(7).

［15］曾爱民，南星恒. 广义会计信息系统论. 财会月刊，2009(7).

［16］杨时展. 会计信息系统说二评——反映论和控制论的论争. 会计之友，2008(5).

［17］程宏伟，张永海，李想. 基于模块化的价值链会计研究. 会计研究，2007(3).

［18］李端生，续慧泓. 论信息需求与会计信息系统的发展. 会计研究，2006(6).

专题研究报告四

公立医院内部控制评价指标体系的构建及实施研究
——基于现代医院管理制度视角

陈志军 等

本专题研究报告为上海市会计学会 2019 年重点科研课题研究成果。

课题组成员
课题负责人：
    上海申康医院发展中心   陈志军
课题组其他成员：
    上海市公共卫生临床中心   包维晔
    上海市公共卫生临床中心   周琳彦
    上海市公共卫生临床中心   章娇娇
    上海市第一人民医院   夏培勇
    华东医院   周 进
    上海市嘉定区南翔医院   许舒英
    上海市第六人民医院   周建军
    胸科医院   郭 瑞
    上海市公共卫生临床中心   徐 婕
    上海市公共卫生临床中心   邵剑虹
    上海立信锐思信息管理有限公司   许祥刚

第一章　研究背景、必要性及研究目的

一、研究背景

在我国公立医院取消药品加成、限制医疗器械加成、推行绩效工资改革、分级诊疗制度深入推进和医疗保险支付制度改革等多项国家医改政策叠加影响下，公立医院经济运行面临较大压力，给医院的运营管理和成本控制带来了严峻挑战，公立医院经济运行格局面临较多的不确定性。近年来国家对内控建设的重视程度不断提高，对行政事业单位的内控建设规范及要求不断细化，公立医院已经陆续开始对内部控制制度规范进行梳理，但医院内控体系建设的科学性、合理性、建设效果参差不齐，构建一套科学合理、可操作性强的内控评价框架，以帮助公立医院更加客观准确地对内部控制水平进行评价，通过内控评价发现内控管理中存在的问题，从而持续进行改进和完善管理，对在现代医院管理制度下提升公立医院管理效率、防范内控风险具有重要意义。

在建设现代医院管理制度的要求下，公立医院发展面临大量的内控风险，公立医院的风险主要分为以下几大类。

1. 医疗风险

医疗风险指存在于整个医疗服务过程中，可能会导致损失或伤残事件的不确定性以及可能发生的一切不安全事件。医疗风险可能导致公立医院经济利益损益、声誉损失、领导被追责。

2. 管理风险

任何组织在运营管理过程中都面临管理风险。管理风险是指在运营过程中因管理人员素质差异、信息不对称、判断失误等因素导致公立医院运营管理效率低下，给医院运营带来的风险。

3. 廉政风险

廉政风险是实施权力的主体产生或发生滥用公共权力谋取私利的可能性，任何掌握公共权力的部门和个人都客观存在发生腐败行为的风险，每个权力岗位都存在廉政风险。只要有权力就存在着滥用权力的可能性。

4. 日常运营风险

日常运营风险主要包括预算管理风险、收支管理风险、财务管理风险、采购管理风险、基建管理风险、资产管理风险、合同管理风险、科研管理风险、业务外包管理风险、人力资源管理风险和信息管理风险。

（1）预算管理风险。预算管理风险主要包括：预算编制过程短、准备不充分、编制不科学、编制质量较低；预算项目不细化，随意性大，可能导致预算约束不足；单位内部预算指标分解批复不合理，可能导致内部各职能部门财权与事权不匹配；预算调整缺乏严格控制，可能导致预算约束力不足；未严格按照批复的预算安排各项收支，预算执行缺乏分析，未建立沟通机制。决算与预算存在脱节、口径不一，难以及时反映预算执行情况；预算评价机制不完善,缺乏有效监督。

(2)收支管理风险。收支管理风险主要包括:支出的内部审批、审核、支付、核算和归档等关键环节权责不清晰,业务操作程序不明确,可能滋生舞弊风险,造成资金损失;各职能部门未落实支出责任,预算编制不合理,预算执行不到位,可能存在舞弊的风险;部门负责人审核职责把关不严,未落实部门支出的审核职责,造成资金使用效率不高和浪费等风险;支出未经适当的审批,重大支出未经单位领导班子集体研究决定,可能导致错误或者舞弊的风险;支出不符合国库集中支付、政府采购、公务卡结算等国家有关政策规定,可能导致支出业务违法违规的风险;员工采用虚假或者不符合要求的票据报销,可能套取资金等支出业务违法违规的风险。

(3)财务管理风险。财务管理风险主要包括:银行账户开立、变更、撤销未经申请及有效审批,可能导致私自开立、注销银行账户,造成账户管理混乱;备用金提取额度不明确,可能导致备用金过多,造成单位资金损失,存在套取现金的风险;现金未及时盘点或盘点不规范,可能导致现金盘点不准确,造成单位资金损失;票据管理不规范,可能导致票据遗失,造成无据可依。未建立支出标准,导致费用报销超标。

(4)采购管理风险。采购管理风险主要包括:未编制采购预算,采购计划安排不合理,未详细掌握单位对资产的实际需求和相关配备标准,可能导致资产配置闲置或浪费;通过"化整为零"等方式规避政府采购,规避政府采购监督,可能导致采购业务违法违规;供应商选择不当,采购方式不合理,招投标或定价机制不科学,采购审批不规范,可能导致舞弊行为或遭受欺诈;采购验收不规范,付款审核不严,可能导致实际接受物资与采购合约有差异、资金损失或信用受损。

(5)基建管理风险。基建管理风险主要包括:项目建议书、可行性研究报告、概预算、竣工决算报告等文件未经全面审核,未形成最终评审意见;对于建设项目资金使用缺乏有效的监督;工程变更较为随意,未留存签证单;建设项目竣工后,未及时办理竣工决算、组织竣工决算审计等工作。

(6)资产管理风险。资产管理风险主要包括:未按规定严格管理货币资金,可能造成货币资金被挪用和贪污等安全风险;资产配置分析不到位,未编制预算或者未按照资产购置标准编制购置预算,可能造成资产搁置或重复配置;资产采购未履行应有的审批手续,新增资产验收程序不规范,资产登记内容不完整,可能造成资产信息失真;资产领用手续不严,可能造成资产使用效率低下;资产处置未按照国家规定执行,可能造成资产处置行为不合法、不合规或者舞弊情形。

(7)合同管理风险。合同管理风险主要包括:应当签订的合同却没有签订,可能导致单位利益受损;对合同对方主体资格审查不严,或未经授权私自对外签订合同,可能导致签订的合同无效或存在风险;合同未经政策法规处审查,可能存在合同文本的合法性缺陷而导致有损单位利益;对合同内容和条款在执行过程中把关不严可能导致单位利益受损。

(8)科研管理风险。科研管理风险主要包括:科研项目未经论证或评审、审批环节把关不严,可能导致创新不足或资源浪费;研发过程管理不善,费用失控,影响研发效率,提高研发成本甚至造成资产流失,存在廉政风险;科研项目验收不及时、验收标准不明确、验收程序不规范、评审未有效,可能导致科研成果不符合要求,造成资源浪费;未能有效识别和保护知识产权,权属未能得到明确规范,研发出的新技术被限制使用。

（9）业务外包管理风险。业务外包管理风险主要包括：未能对业务外包实施方案是否符合成本效益原则进行合理审核以及做出恰当判断，导致业务外包不经济；承包方不是合法设立的法人主体，缺乏应有的专业资质，从业人员也不具备应有的专业技术资格，缺乏从事相关项目的经验，导致单位遭受损失甚至陷入法律纠纷；合同条款未能针对业务外包风险做出明确的约定，对承办方的违约责任界定不够清晰，导致单位陷入合同纠纷和诉讼；验收方式与业务外包成果交付方式不匹配，验收标准不明确，验收程序不规范，使验收工作流于形式，不能及时发现业务外包质量低劣等情况，可能导致单位利益损失。

（10）人力资源管理风险。人力资源管理风险主要包括：人员编制使用不符合上级单位的要求，可能导致上级单位的处罚；工资发放超出人社部门核定数，被上级单位处罚；人力成本统计口径不规范，导致人力成本各项数据失真且可比性较差。

（11）信息管理风险。信息管理风险主要包括：没有将信息化与单位实际业务需求相结合，降低了信息系统的应用价值，可能造成单位信息孤岛或重复建设；服务提供商选择不当，削弱了外购软件产品的功能发挥，导致无法有效满足单位需求；系统使用科室信息安全意识薄弱，对系统和信息安全缺乏有效的监管手段；没有建立严格的变更申请、审批、执行、测试流程，导致系统随意变更。

二、研究的必要性

从我国内控评价发展情况来看，目前公立医院在现代医院管理制度建设过程中，内控建设还存在较多不足，亟待通过内控评价体系的建设，揭示医院内控缺陷，通过内控预警，提升医院内控管理水平。内控评价体系的建设迫在眉睫。

1. 保障医院合法合规健康发展的需要

国家医改政策的出台对公立医院的运营管理提出了越来越多的要求，公立医院面临着各类运营风险。内控评价体系针对国家医改政策设置相应的关键内部控制评价指标，客观揭示内控缺陷，发现内控风险，从而指引公立医院合法合规健康运行，确保公立医院运营符合国家医改政策要求，以防范经济风险。

2. 建立符合医疗行业特征的内控评价体系的需要

虽然财政部已经颁布了一套含指标体系与权重设计的内控评价方法，通过"以评促建"的方式指导各行政事业单位在内部控制建设过程中围绕重点开展工作，尤其是在薄弱环节上有针对性地完善内部控制体系。然而，此套评价指标更多地考虑行政事业单位的共性风险，未对医疗行业的重要运营风险实施有效评价，无法客观反映医院内控风险，适合用于内控建设之前及建设初期，对内控建设已经开展且实施较成熟的公立医院已不合适，尤其是目前医院之间的竞争不断加剧，建立一套符合医疗行业特征的内控评价体系是极为必要的。

3. 弥补公立医院风险评估体系不完善，改进内控评价指标体系的不足

我国公立医院风险防范还仅仅停留在纸面上，没有深入员工内心，风险评估体系不完善，内控评价指标体系不健全。建立符合医疗行业特性的内控评估体系与评价指标能够及时发现医院内部控制在设计和执行过程中的各种问题，并有针对性地采取解决措施，从而实现内控能力的提升，保障医院内部目标的实现。

4. 促进公立医院党的建设及反腐倡廉工作

对于公立医院而言,结合业务特点制定符合医院发展实际的内控评价体系,从单位层面、业务层面进行内控评价指标设计,并通过信息化的手段实现业务评价,对提高公立医院风险防控能力起到重要作用。在公立医院内控评价指标体系建设与实施的过程中,设定风险安全范围值,对各业务层面管理事项进行风险预警,也正是医院廉洁风险防控的有效手段。内控评价指标体系的建立与信息化系统建设不仅能进一步规范医院内部控制行为,而且对公立医院党的建设和防腐倡廉工作具有积极促进作用。

三、研究目的

本研究以公立医院内控规范为核心,以现代医院管理制度建设为指引,通过调研、模糊层次分析、实证测试等方式,分析目前公立医院单位层面内控建设情况、业务控制层面各项经济活动执行情况,设计多维度评价指标,确定科学合理的指标评价标准、权重及评价依据,并设定预警指标,以评价监督各项业务活动的合规性和有效性。同时,本研究通过组织该评价体系落地实施,并进一步修订完善,从而建立现代医院管理制度下公立医院内部控制评价指标体系,为行业内控评价指标体系的建立起到引领和借鉴作用。

第二章 研 究 概 述

一、国内外研究现状

内部控制思想自产生至今至少有几千年的历史,现代意义上的内部控制自 20 世纪初以来,随着市场经济的发展与市场竞争的加剧,基于对内部管理水平不断提高的要求,越来越受到重视。

1. 国外内部控制评价指标体系研究现状

内部控制在国外从企业内部控制开始发展。自 1936 年美国会计协会发布的《独立职业会计师对财务报表的审查》公告中首次对内部控制做出定义以来,内部控制的建设与发展经历了内部牵制、内部控制制度(两要素阶段)、内部控制结构(三要素阶段)、COSO 内部控制整体框架(五要素阶段)及 ERM 全面风险管理(八要素阶段)五个阶段。在内部控制的发展史上世界范围内出现的安然、施乐、世通等公司骇人听闻的财务造假案件,导致内部控制在世界范围内的备受关注并被大量研究。通过梳理国外研究文献发现,国外学者大多主张建立各种模型以提高评价的客观性,但是运行成本过高等原因导致评价方法的使用、推广受到很大的限制。

总体上来看,国外关于大型综合医院的内部控制理论和实践研究以欧美国家尤其是美国的研究最为丰富。国外医院内部控制制度的发展(以英美为例)大致分为五个阶段。萌芽阶段:美国成立医院协会,研究各式各样的可以应用到医院管理中的管理方法。Abraham 1910 年向美国医学会递交的报告,不仅促进医学院校与医院良好结合共同改进医院经营管理水平,而且开创了现代的医学临床实践教育。质量控制阶段:第三次外科医生大会明确规定了外科医生的准入制度和资质,重视关注医生的整体素质和专业技能。会上提出了一个观点即对医院工作和医院设备必须要加以规范。医院内部质量控制开始受到了重视。监督竞争阶段:1979 年英国为了促进医疗服务效率的提高对全民健康服务系统进行了改革,开始在医疗机构当中使用负责人委任制来招聘医院管理者,通过签订短期合同来聘任医院负责人,工资支付则采用绩效工资的形式,以考核评价的结果为依据支付工资。改革所带来的优势就是降低医院成本、提高服务质量,与此同时,医院内部控制的结构也得到了完善,医院内部控制能力得到了进一步的提高。成本控制阶段:从 20 世纪 70 年代开始,美国规定采用预付费制度(PPS)来支付医疗费用,后来为了有效控制医院的成本又把作业成本法引入医院中,之后又开始发展预算控制,把整个医院分成多级预算体系,分别进行成本控制,最终实现对医院整体的成本控制。战略管理阶段:为了解决医院科室的超负荷问题以及一些财政方面的问题,美国医院将在企业领域应用较广的作业流程重组理论引入医院中,旨在通过改善操作的过程来达到降低成本、提高效益的目的。

2. 国内行政事业单位内部控制评价指标体系研究现状

行政事业单位内部控制系统的有效性评价是目前我国学术界重点关注的领域,财政部已建立行政事业单位内部控制评价信息化系统,自2016年开始对各行政事业单位进行内部控制年度编报工作打分,但其关注的内部控制内容较为宏观,对内部控制质量的评价仍然缺乏深度,未建立符合各行各业特点的内部控制评价体系。从文献研究来看,国内目前对内部控制评价指标的研究多以内部控制五要素、内部控制五大目标为基础,或是对几大具体业务进行控制和评价;在应用的评价方法方面,我国目前的研究涉及多种评价方式,包括德尔菲法、层次分析法(AHP)、模糊评价法(Fuzzy)等一系列方法,相关研究也验证了其构建的评价模型的客观可行性。

我国大多数高校从2013年开始进行内部控制评价工作,随着《行政事业单位内部控制规范》的颁布,目前大多数高校已经构建了各自的内部控制评价指标体系,初步建立了高校内部控制评价指标体系。高校内部控制评价指标体系建设主要由财务部门、审计部门以及纪检监察部门牵头,主要分为组织层面和业务经济层面,责任划分明确,业务流程清晰,归口管理到位,对组织层面的五个要素(组织构架、内控制度与工作机制、关键岗位设置、风险评估情况、信息化应用)、业务经济层面的六个要素(预算控制、收支控制、采购控制、资产控制、项目控制、合同控制)细分相应的指标。在设计内部控制评价体系中的具体指标时,根据相关法律法规、行业规范和相关文献,充分考虑高校的具体情况,并结合校内外财务专家的反复讨论与意见汇总,最后确定具体指标,采用层次分析法评价指标权重,运用模糊评价法对评价结果进行确认。高校内控评价体系的运行对防范行业经济风险起到了很好的作用。

3. 国内公立医院内部控制评价指标体系研究现状

根据财政部《关于开展2016年度行政事业单位内部控制报告编报工作的通知》,目前大多数公立医院都已经完成内部控制制度和手册的编制,但是由于执行不力,并没有达到应有的效果,在内部控制制度和手册内容的全面性、流程的合规性、执行的有效性上各家单位建设水平参差不齐。尽管财政部要求对各行政事业单位的内部控制年度编报工作进行评价打分,但公立医院缺少内部控制评价体系,更需要一套预警系统以帮助医院切实落实各项内部控制管理制度。目前我国针对医院内部控制的评价多数集中在财务信息方面,较少关注如组织机构、机构设置、制度建设、关键岗位设置等非会计信息,评价体系在全面性、整体性、系统性方面存在不足。另外,目前研究或是定性分析现状,或是进行对策分析,很少建立针对公立医院的科学、规范、有效的评价指标模型。现有很多研究是从COSO五要素的角度出发构建内部控制评价指标,对公立医院这一主体而言实际上是缺乏适用性和针对性的。从单位层面和业务层面来构建公立医院内部控制评价指标体系的研究还很少。

上海市卫生健康委员会、上海申康医院发展中心(以下简称"申康中心")推进市级医院内部控制管理已经有5年多的时间,申康中心对医院内部控制建设提出了明确的要求,编制并下发了《市级医院内控规范指南》,各家医院依据指南逐步推行内控建设工作。目前已建立各自的单位内部控制规范,发布了内控手册,逐步细化内控流程,并按照财政部要求编制内部控制报告。从2017年31家市级医疗机构的内控报告得分来看,11家优秀,11家良好,9家中等,虽然表面上各家医疗机构得分良好,但市级医院的内部控制评价还处于面上,还有许多内部控制评价质量方面的深入工作需要推进。从目前内控报告来看,报告中所涉及的内容并没有指标化,对内控质量的评价缺乏深度,尚未建立一套标准化的内部控制评价引领标准,对于各单位提高内部控制质量的推动作用并不明显,建立医院内部控制评价体系并实施落地是推进市级医院运行机制的必然之路。由此可见,公立医院急需建立一套符合公立医院行业特点的内部控制评价体系,并辅以信息化手段进行落实,使该评价工作成为公立医院常规工作的一部分,以改善公立医院内部控制环境,助力公立医院建立现代医院管理制度,减少各种运营和舞弊风险,确保公立医院稳定健康发展。

二、研究内容

现代医院管理制度是指能够保障公正公平原则以及适应现代社会需求的新型的管理制度。在新型的管理之下,政府、医院等的权利、义务得到进一步的明确,可以促使医院工作的效率得到提升以及保障医院的公益性事业发展。现代医院管理制度不但包括宏观层面政府对医院管理制度的科学规划,而且还包括微观层面的、具体的医院管理制度。现代医院管理制度强调建立科学、规范、制度化的管理模式,在制度实施中强调人文性以及创新性,促使医院的人力、物力、财力等得到有组织的管理以及优化的配置。

根据建设现代医院管理制度的要求,在内部控制规范等相关法规的启发下,本研究开展两项研究内容:一是内控评价指标体系的设计研究,二是内控评价指标体系信息化实施研究。

1. 开展内控评价

本研究基于现代医院管理制度建设的要求,从单位层面和业务层面进行内控评价调研,通过内控评价揭示内控风险,促进公立医院建立运行、决策、执行、监督相互协调、相互制衡、相互促进的治理机制,推动医院管理规范化、精细化、科学化,建立权责清晰、管理科学、治理完善、运行高效、监督有力的现代医院管理制度。

(1)在单位层面,主要评价方向包括:

医院章程制定情况:评价医院章程内容完整性、内部治理结构和权力运行规则健全性、党组织在医院内部治理结构中的地位和作用。

医院决策机制运行情况:评价院长办公会议决策机制科学合理性、"三重一大"事项讨论决策规范性、党组织的意图在决策中是否得到充分体现。

民主管理制度建设情况:评价医院以职工代表大会为基本形式的民主管理制度健全性,职工群众知情权、参与权、表达权、监督权落实的有效性。

(2)在业务层面,主要评价方向包括:

医疗质量及安全制度管理:评价医院医疗质量安全和院、科两级责任制落实情况。

人力资源管理制度建设:评价医院"三定"方案的制定及更新情况、薪酬制度执行情况。

财务资产管理制度建设:评价医院财务收支、预算决算、会计核算、成本管理、价格管理、资产管理制度建设运行有效性、总会计师制度建设及推进情况。

绩效考核制度建设:评价医院绩效制度合理合规性、绩效考核指标体系科学性、考核指标运用的有效性。

科研制度管理:评价医院科研(项目)管理、质量管理、科研奖励、知识产权保护、成果转化推广等制度落实情况。

后勤管理:评价医院基本建设项目、采购项目、维修项目、物业服务项目管理情况,"后勤一站式"服务模式,医院后勤服务社会化建设推进情况。

2. 建立内控信息化平台

本研究旨在尝试建立内控信息化平台,充分发挥信息化的监管控制作用,定期反馈内控评价状况,保障医院有效运作同时,促进防腐倡廉。

内控评价指标的实施只有充分发挥信息化的作用,才能保障评价指标信息来源的有效性,本研究拟通过信息化平台建设,将医院层面及业务层面各相关信息通过各类管理系统实现互联互通,实现定期评价内控指标,定期反馈内控缺陷,实时监控各项内控流程,防范经济风险,主要模块如下。

(1)单位层面相关模块:内控机构建设情况、内控机构运行情况(内控风险评估、"三定"方案制定与更新、内控制度制定、内控考核等)。

(2)业务层面相关模块:全面预算管理、账务核算、合同管理、政府采购管理、支出审批、物流管理、固定资产管理、成本核算、绩效管理等。

(3)内控评价模块:通过系统互联,获取相关指标数据,经责任部门确认、内控部门审核、纪委部门监督确定内控评价结果。

三、研究方法

1. 阅读文献法

本研究对国内外内控评价体系建设实施情况、近年来出台的各类文件政策及相关研究,以及关于各项改革对公立医院经济运行、内控建设影响的研究作了梳理。同时,借助互联网及相关文献追踪方法,查阅、搜集、积累医院内控体系建设、内控评价标准、内控流程建设、内控平台搭建等方面的文献,详细了解与本研究相关的研究资料,进行总结提炼,为本研究提供充分的文献资料。

2. 问卷调查法

设计内控评价调查问卷,对全国范围内的三级公立医院开展内控评价情况及评价指标运用调研,根据调研结果设计科学合理的评价指标,并建立指标评价标准。

3. 模糊层次分析法

模糊层次分析法(FAHP)是20世纪70年代美国运筹学教授T. L. Saaty提出的一种定性与定量相结合的系统分析方法。本研究利用该方法将内控评价指标按照一定规则进行分类形成层次结构,并将指标分为定性指标与定量指标,构造判断矩阵,根据重要性确定评价指标。

4. 实证研究法

实证研究法的目的在于认识客观事实,研究现象自身的运动规律及内在逻辑,所得出的结论具有客观性,但需根据经验和事实进行检验。本研究将指标体系在部分市级公立医院进行评价测试,通过对测试结果的分析校验,验证体系的科学性。

5. 德尔菲法方法

德尔菲法(Delphi)即专家咨询法,是一种软科学的调查方法,具有匿名性、反复性、统计性三大特征,该方法较好地克服了主观因素的影响,是系统分析方法在意见和价值判断领域内的一种有效应用。该方法是在广泛征询专家意见的基础上,经过有组织的反复信息交流,使意见逐步趋向一致。

四、技术路线

本研究的技术路线如图 1 所示。

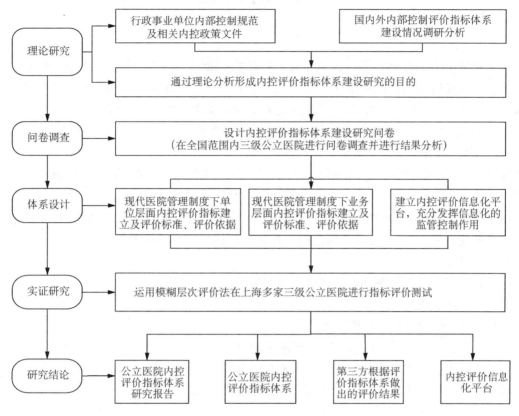

图 1　本研究的技术路线图

五、研究创新点

第一，立足于我国公立医院当下现实情况，将公立医院内部控制建设与现代医院管理制度相结合，并将关注点聚焦在经济相关制度层面。在全国范围内开展问卷调研，构建整合模式下公立医院内部控制评价指标体系。

第二，将所构建的公立医院内部控制评价指标体系应用到案例医院，将专家打分结果通过模糊层次分析法处理，真实反映指标医院的内部控制建设水平，为我国公立医院内部控制评价指标体系构建提供案例资源，具有一定的理论价值和实践意义。

第三，通过对公立医院内控评价指标体系的建立，针对每个维度的评价指标设置定量及定性预警指标，在评价指标体系的落地实施中，通过预警指标设定自动报警提示，协助医院不断加强内控管理，防范经济风险，促进防腐倡廉。

第四，通过信息化手段将内控评价指标和预警指标予以系统化和公开化，形成内控评价指标及预警指标信息库，以便不断完善和丰富各项指标，同时实现信息化自评功能，发挥员工的监督作用，提升医院风险免疫能力。

第三章 公立医院内部控制评价指标体系构建

在公立医院内部控制评价指标体系设计的研究过程中,本研究致力于使评价指标体系紧贴公立医院内部控制规范体系,简洁明了、易于操作,不存在歧义,能够让内部控制评价人员看得懂,易于理解。同时,尽可能使指标体系满足评价指标对象来源单一、客观这一条件,无须通过主观判断来确定,从而不受主观因素影响。

(一) 问卷调查

针对公立医院的业务特点,本研究设计包括医院基本情况、影响医院内部控制开展效果相关因素、医院内控评价实际情况及内控评价方案建设意见等相关内容的调研问卷,向全国多家公立医院的总会计师、财务(审计)机构负责人等专家发放问卷,增加问卷反馈中关注度高的指标,为初步设计公立医院内部控制评价指标体系提供参考。

1. 问卷主要内容

本次公立医院内部控制体系运行情况问卷调查内容主要如下。

(1) 医院基本情况。

(2) 公立医院内部控制评价体系调查。

(3) 公立医院单位层面内部控制运行情况调查。

(4) 公立医院业务层面内部控制运行情况调查。

(5) 公立医院内部控制信息化(信息化层面)建设情况问卷调查。

2. 问卷调查范围

本研究采用问卷的形式在全国范围内实施调查,发出问卷 115 份,收回有效问卷 115 份,参与问卷调查的医院分布在全国 55 座城市,参与问卷调查的三级甲等医院合计 90 家,占比 78.26%,能够客观地反映国内公立医院内控建设基本情况。

3. 问卷调研情况

1) 医院基本情况调查

(1) 调研城市。根据问卷调查结果,参与本次问卷调查的医院分布在全国 55 座城市,具体分布如表 1 所示。

表 1　参与问卷调查的医院分布

序号	省/直辖市/自治区	城市	医院家数	占比
1	江苏	淮安、南京、苏州、徐州、镇江、昆山、盐城、常熟、泰州、无锡、南通、扬州、太仓、常州	28	24.35%
2	上海	上海	19	16.52%
3	广东	广州、深圳、东莞、汕头	8	6.96%
4	北京	北京	7	6.09%

（续表）

序号	省/直辖市/自治区	城市	医院家数	占比
5	浙江	温州、杭州、绍兴、乐清	6	5.22%
6	安徽	合肥、芜湖	6	5.22%
7	山东	济南、日照、威海	6	5.22%
8	湖北	十堰、荆门、随州、武汉	5	4.35%
9	山西	太原、大同	4	3.48%
10	云南	德宏、昆明、玉溪	4	3.48%
11	四川	成都、德阳	4	3.48%
12	河北	石家庄、唐山	3	2.61%
13	天津	天津	2	1.74%
14	新疆	乌鲁木齐	2	1.74%
15	河南	郑州、荥阳	2	1.74%
16	陕西	渭南、西安	2	1.74%
17	福建	福州、三明	2	1.74%
18	内蒙古	呼和浩特	1	0.87%
19	重庆	重庆	1	0.87%
20	湖南	长沙	1	0.87%
21	江西	九江	1	0.87%
22	甘肃	天水	1	0.87%
本题有效填写人次			115	100%①

（2）医院等级。参与本次问卷调查的三级甲等医院合计 90 家，占比 78.26%；三级乙等医院合计 12 家，占比 10.43%；二级甲等医院共有 11 家，占比 9.57%；其他单位 2 家，占比 1.74%。从结果来看，参与本次问卷调查的单位以三级甲等医院为主，合计占比 78.26%。具体分布如表 2 所示。

表 2　参与问卷调查的医院等级分布概况

选项	小计	比例
三级甲等	90	78.26%
三级乙等	12	10.43%
二级甲等	11	9.57%
其他	2	1.74%
本题有效填写人次	115	

（3）医院核定床位数。根据问卷调查结果，参与本次问卷调查的医院中床位数在 1 000 张以下的有 42 家，占比 36.52%；床位数在 1 000～2 000 张的有 51 家，占比

---

① 由于四舍五入的关系，此处占比合计数为 100.03%。

44.35%；床位数在 2 000～3 000 张的有 13 家,占比 11.30%；床位数在 3 000 张以上的有
9 家,占比 7.83%。从结果来看,参与本次问卷调查的医院的核定床位数以 1 000 张以下
及 1 000～2 000 张为主,合计占比80.87%。具体分布如表3所示。

表 3　参与问卷调查医院的核定病床数分布

选项	小计	比例	
1 000 张以下	42		36.52%
1 000～2 000 张	51		44.35%
2 000～3 000 张	13		11.30%
3 000 张以上	9		7.83%
本题有效填写人次	115		

（4）2018 年度医疗收入范围。参与本次问卷调查的医院中 2018 年度医疗收入 10 亿元
以下的有 50 家,占比 43.48%；10 亿～20 亿元的有 31 家,占比 26.96%；20 亿～30 亿元的有
15 家,占比 13.04%；30 亿～40 亿元的有 4 家,占比 3.48%；40 亿元以上的有 15 家,占比
13.04%。从结果来看,参与本次问卷调查的医院收入分布较为平均。具体分布如表 4 所示。

表 4　参与问卷调查医院的医疗收入规模及占比

选项	小计	比例	
10 亿元以下	50		43.48%
10 亿～20 亿元	31		26.96%
20 亿～30 亿元	15		13.04%
30 亿～40 亿元	4		3.48%
40 亿元以上	15		13.04%
本题有效填写人次	115		

（5）参与问卷调查者从事的岗位。参与本次问卷调查的人员以总会计师及财务机构
负责人为主,其中,财务机构负责人 47 人,占比 40.86%；内审机构负责人 8 人,占比
6.96%；总会计师 30 人,占比 26.09%；其他 30 人,占比 26.09%。具体分布如表 5 所示。

表 5　参与问卷调查者的岗位情况

选项	小计	比例	
财务机构负责人	47		40.86%
内审机构负责人	8		6.96%
总会计师	30		26.09%
其他	30		26.09%
本题有效填写人次	115		

（6）单位内部控制归口管理部门。参与本次问卷调查人员所在医院内部控制归口部
门为财务部门的有 83 家医院,占比 72.17%；为审计部门的有 17 家,占比 14.78%；为院办
的有 9 家,占比 7.83%；为纪检监察部门的有 2 家,占比 1.74%；为专职内控部门的有 0。

从调查结果看,现阶段公立医院内部控制归口部门主要为财务部门。现阶段公立医院未设置独立的内部控制专职部门,这种现状会对内部控制运营、不相容职务分离产生较大影响。具体分布如表 6 所示。

表 6　参与问卷调查医院的内部控制归口管理部门分布情况

选项	小计	比例
财务部门	83	72.17%
审计部门	17	14.78%
院办	9	7.83%
纪检监察部门	2	1.74%
专职内控部门	0	0%
其他	4	3.48%
本题有效填写人次	115	

（7）医院内部控制体系开始建设时间。参与本次问卷调查的人员所在医院内部控制体系建设时间为 2014 年及之前的有 27 家,占比 23.48%;为 2015 年的有 21 家,2016 年及以后的有 56 家,占比 66.95%;仍有 11 家单位未启动内部控制体系建设工作,占比 9.57%。现阶段公立医院内部控制体系仍处于建设阶段。具体分布如表 7 所示。

表 7　参与问卷调查的医院内部控制体系开始建设时间情况

选项	小计	比例
2014 年及之前	27	23.48%
2015 年	21	18.26%
2016 年及以后	56	48.69%
未启动该项工作	11	9.57%
本题有效填写人次	115	

（8）医院内控评价开展方式。参与本次问卷调查人员所在医院内部控制评价方式中,由医院自行组织内控评价的有 64 家,占比 55.65%;由第三方评价的有 31 家,占比 26.96%;未开展内控评价的有 20 家,占比 17.39%。现阶段公立医院内部控制评价以医院自行组织为主,评价范围及评价内容无标准,评价方式未明确。仍有 17.39% 的医院未开展内控评价工作。具体分布如表 8 所示。

表 8　参与问卷调查医院的内控评价开展方式

选项	小计	比例
医院自行组织评价	64	55.65%
第三方评价	31	26.96%
未开展内控评价	20	17.39%
本题有效填写人次	115	

（9）医院内控评价开展频率。参与本次问卷调查人员所在医院内部控制自评频率中，每年开展内控评价的有 81 家，占比 70.43%；每 2 年开展一次的有 10 家，占比 8.70%；未开展内控评价的有 20 家，占比 17.39%。现阶段公立医院内部控制频率不一。仍有 17.39% 的医院未开展内控评价工作。具体分布如表 9 所示。

表 9　参与问卷调查的医院的内控评价开展频率

选项	小计	比例
每年开展	81	70.43%
两年一次	10	8.70%
未开展	20	17.39%
其他	4	3.48%
本题有效填写人次	115	

（10）2018 年医院内控评价等级。参与本次问卷调查人员所在医院的内部控制评价等级中，优秀的有 20 家，占比 17.39%，良好的有 59 家，占比 51.31%；中等的有 36 家，占比 31.30%。各家单位内部控制运行情况良好，中等的比例高于优秀的比例。具体分布如表 10 所示。

表 10　参与问卷调查医院的不同内控评价等级情况

选项	小计	比例
优秀	20	17.39%
良好	59	51.31%
中等	36	31.30%
本题有效填写人次	115	

2）内控评价指标体系调查

（1）从重要性角度，在医院内部控制评价方面，对单位、业务、信息化三个层面在内控评价方面的权重进行调查。参与本次调查的人员认为，单位层面在整个内控运行中重要性权重占比为 34.75%；业务层面重要性权重占比为 40%；信息化建设层面重要性权重占比为 25.25%。具体分布如表 11 所示。

表 11　单位、业务、信息化建设层面权重

选项	平均分	比例
单位层面权重占比	34.75	35%
业务层面权重占比	40.00	40%
信息化建设层面权重占比	25.25	25%

（2）基于《行政事业单位内部控制规范》和《现代医院管理制度》的内容，在单位层面哪些方面应该着重开展的内控管理。参与本次问卷的调查人员认为，组织架构及工作职责在单位层面重要性程度最高，得分 8.09 分；其次为内控制度建设，得分 6.93 分。重要性

较低的为不相容职务分离和评价整改及结果应用,得分分别为 3.23 分及 2.97 分。从调查结果看,现阶段公立医院对内控评价目的理解有待提升。具体分布如表 12 所示。

表 12　单位层面各项内容综合得分排名

选项	平均综合得分	排名
组织架构及工作职责	8.09	1
内控制度建设	6.93	2
监督机构设置	5.83	3
三重一大制度执行	4.53	4
开展内控评价	4.31	5
内控手册发布	4.02	6
实施轮岗机制	3.49	7
不相容岗位相分离	3.23	8
评价整改及结果应用	2.97	9

(3) 在业务层面,哪些方面应该着重开展内控管理。参与本次问卷调查的人员认为,全面预算管理在业务层面的重要性程度最高,得分 10.43 分;其次为收支管理,得分 10.28 分。重要性较低的为捐赠管理及对外合作管理,得分分别为 2.43 分及 2.01 分。排名前两名的财务相关性最高,排名最低的财务相关性最低,这也反映出参与调查人员与财务工作关联度最高。具体分布如表 13 所示。

表 13　业务层面各项内容综合得分排名

选项	平均综合得分	排名
全面预算管理	10.43	1
收支管理	10.28	2
资产管理(含库存物资及固定资产)	7.84	3
政府采购管理	7.77	4
绩效考核管理	7.41	5
建设项目管理	6.82	6
人力资源管理	6.75	7
合同管理	5.53	8
科研项目管理	4.63	9
业务外包管理	3.26	10
捐赠管理	2.43	11
对外合作管理	2.01	12

(4) 医院管理制度建设情况。参与本次问卷调查的人员所在医院的大部分管理制度已经建立,部分制度需要进一步完善,现阶段各家医院制度中最完整的为人事管理制度及收支管理制度,待完善的制度为对外合作管理制度及业务外包管理制度。具体分布如表 14 所示。

表 14　参与问卷调查人员所在医院管理制度建设情况

题目\选项	是否建立	是否执行	是否实施归口管理	(空)
(1) 单位组织架构管理制度(组织架构、制度管理等)	106(92.17%)	93(80.87%)	78(67.83%)	1(0.87%)
(2) 人事管理制度(人员招聘、培训、离职、收入分配、薪资发放、绩效考核、职称管理等)	108(93.91%)	98(85.22%)	88(76.52%)	0(0)
(3) 收支管理制度(现金、银行账户、票据、往来款、物价收费、收退费、支出审批权限等)	108(93.91%)	102(88.7%)	94(81.74%)	0(0)
(4) 预算管理制度(预算编制、批复、执行、调整、考核等)	103(89.57%)	93(80.87%)	85(73.91%)	4(3.48%)
(5) 政府采购管理制度(公开招标、邀请招标、询比价、平台采购、院内议标等)	104(90.43%)	100(86.96%)	87(75.65%)	3(2.61%)
(6) 资产管理制度(资产申购、审批、验收、领用、盘点、处置等)	108(93.91%)	102(88.7%)	95(82.61%)	0(0)
(7) 建设项目管理制度(项目立项、审批、进度、安全、质量、验收、决算付款等)	107(93.04%)	99(86.09%)	90(78.26%)	0(0)
(8) 业务外包管理制度(外包申请审批、定期评价、费用结算等)	83(72.17%)	81(70.43%)	72(62.61%)	20(17.39%)
(9) 合同管理制度(合同订立、审批、履行跟踪、变更、纠纷处理等)	99(86.09%)	91(79.13%)	82(71.3%)	8(6.96%)
(10) 科研项目管理制度(项目立项、经费、进度、质量、验收管理等)	103(89.57%)	95(82.61%)	90(78.26%)	3(2.61%)
(11) 捐赠管理制度(接受捐赠预评估、协议签订、使用计划、资产使用、信息公开等)	88(76.52%)	74(64.35%)	68(59.13%)	16(13.91%)
(12) 对外合作管理制度(对外合作项目审批、进度管理、定期评价等)	77(66.96%)	69(60%)	62(53.91%)	24(20.87%)
(13) 信息系统管理制度(信息系统权限、运维、统方、反统方管理等)	100(86.96%)	91(79.13%)	87(75.65%)	7(6.09%)
(14) 行政综合管理制度(印章、档案、车辆管理等)	101(87.83%)	98(85.22%)	92(80%)	6(5.22%)

3) 单位层面内控建设情况调研

(1) 内部控制组织架构、工作制度及职责建设情况。参与本次调查的人员所在医院中,已经建立有效的内部控制组织架构及工作职责并有效实施的单位有 102 家,占比 88.70%;未建立有效的内部控制组织架构及工作职责且未有效实施的单位有 13 家,占比 11.30%,仍有部分医院需要进一步完善单位内部控制组织架构及工作职责。具体分布如表 15 所示。

表 15　是否建立内部控制组织架构、工作制度及职责并有效实施

选项	小计	比例
是	102	88.70%
否	13	11.30%
本题有效填写人次	115	

（2）内部监督机构建设情况。参与本次调查的人员所在医院中,已经设置独立的内部监督机构、明确工作制度及职责并且未有效实施的单位有 81 家,占比 70.43%;未设置独立的内部监督机构、明确工作制度及职责,并且未有效实施的单位有 34 家,占比 29.57%。说明现阶段公立医院关于内部监督及实施需进一步完善。具体分布如表 16 所示。

表 16　内部监督机构建设情况（设立并有效实施）

选项	小计	比例
是	81	70.43%
否	34	29.57%
本题有效填写人次	115	

（3）医院内控制度、《内控手册》制定情况。参与本次调查的人员所在医院中,建立完善的医院内控制度,制定了医院《内控手册》的单位有 76 家,占比 66.09%;未建立完善的医院内控制度、未制定医院《内控手册》的单位有 39 家,占比 33.91%,即有 1/3 的公立医院未建立内控制度且未发布单位内部控制手册,内控体系文件建立情况一般。具体分布如表 17 所示。

表 17　内控制度、《内控手册》制定情况（是否制定）

选项	小计	比例
是	76	66.09%
否	39	33.91%
本题有效填写人次	115	

（4）内部控制评价机制建设情况。参与本次调查的人员所在医院中,建立并实施内部控制评价机制的单位有 80 家,占比 69.57%;未建立并实施内部控制评价机制的单位有 35 家,占比 30.43%。超过 2/3 的单位建立并实施了内控评价机制。内控评价机制实施情况一般,各家单位应提高建立及实施内控评价机制的意识。具体分布如表18 所示。

表 18　内部控制评价机制建设情况（是否建立并实施内控评价机制）

选项	小计	比例
是	80	69.57%
否	35	30.43%
本题有效填写人次	115	

（5）内部控制评价结果追踪整改机制建设。参与本次调查的人员所在医院中，建立了内部控制评价结果追踪整改机制的单位有 65 家，占比 56.52％；未建立内部控制评价结果追踪整改机制的单位有 50 家，占比 43.48％。内部控制评价结果追踪整改机制一般，还须进一步建立完善，各家单位也需提高建立及实施追踪整改机制的意识。具体分布如表19 所示。

表 19　是否建立内部控制评价结果追踪整改机制

选项	小计	比例
是	65	56.52％
否	50	43.48％
本题有效填写人次	115	

（6）"三重一大"管理制度建设情况。参与本次调查的人员所在医院中，建立"三重一大"管理制度并明确三重一大标准的单位有 108 家，占比 93.91％；未建立"三重一大"管理制度并明确三重一大标准的单位有 7 家，占比 6.09％。90％以上的被调研单位有较强的"三重一大"管理意识，但少部分单位需要提高对"三重一大"事项及决策程序的重视。具体分布如表 20 所示。

表 20　是否建立"三重一大"管理制度并明确"三重一大"标准

选项	小计	比例
是	108	93.91％
否	7	6.09％
本题有效填写人次	115	

（7）医院章程、部门及岗位职责建设情况。参与本次调查的人员所在医院中，建立医院章程、明确了有效的部门及岗位职责的单位有 96 家，占比 83.48％；未建立医院章程、明确有效的部门及岗位职责的单位有 19 家，占比 16.52％。少部分医院需提高建立医院章程、明确部门及岗位职责的意识。具体分布如表 21 所示。

表 21　是否建立医院章程、编制部门及岗位职责

选项	小计	比例
是	96	83.48％
否	19	16.52％
本题有效填写人次	115	

（8）不相容岗位相互分离、轮岗机制建设情况。参与本次调查的人员所在医院中，建立不相容岗位互相分离管理规定并实施轮岗机制的单位有 101 家，占比 87.83％；未建立不相容岗位互相分离管理规定并未实施轮岗机制的单位有 14 家，占比 12.17％。部分医院轮岗机制需进一步完善。具体分布如表 22 所示。

表 22　医院是否建立不相容岗位相互分离管理规定并实施轮岗机制

选项	小计	比例
是	101	87.83%
否	14	12.17%
本题有效填写人次	115	

（9）医院发展规划、财务预决算、"三重一大"等重大事项、涉及医务人员切身利益等重要问题的决策是否纳入党委会审议。参与本次问卷调查的人员所在医院中,把重要问题的决策纳入党委会审议的单位有 112 家,占比 97.39%;未把重要问题的决策纳入党委会审议的单位有 3 家,占比 2.61%。95% 以上的被调查单位有较强的重大事项集体决策的管理意识,但还存在少部分单位需要提高对重大事项集体决策的重视。具体分布如表 23 所示。

表 23　重大事项、重要问题的决策是否纳入党委会审议

选项	小计	比例
是	112	97.39%
否	3	2.61%
本题有效填写人次	115	

4）业务层面内控执行情况调查

（1）食堂收入、废品收入、捐赠收入、利息收入、培训收入等其他非医疗收入归口管理情况。参与本次调查的人员所在医院中,将食堂收入、废品收入、捐赠收入、利息收入、培训收入等其他非医疗收入实现归口管理的单位有 104 家,占比 90.43%;未将其他非医疗收入实现归口管理的单位有 11 家,占比 9.57%。仍有部分医院需要进一步完善其他非医疗收入的归口管理。具体分布如表 24 所示。

表 24　医院非医疗收入是否实现归口管理

选项	小计	比例
是	104	90.43%
否	11	9.57%
本题有效填写人次	115	

（2）不同的收款方式（支付宝、银联、微信、现金等）每日结账核对机制建设。参与本次调查的人员所在医院中,建立不同的收款方式每日结账核对机制的单位有 109 家,占比 94.78%;未建立不同的收款方式每日结账核对机制的单位有 6 家,占比 5.22%,绝大部分医院有每日账务核对的意识,仍有少部分医院需要进一步提高对每日账务核对的重视。具体分布如表 25 所示。

表 25　是否建立不同的收款方式每日结账核对机制

选项	小计	比例
是	109	94.78％
否	6	5.22％
本题有效填写人次	115	

（3）资金支出、费用报销标准及审批权限。参与本次调查的人员所在医院中，明确资金支出、费用报销标准及审批权限并有效实施的单位有 110 家，占比 95.65％；未明确资金支出、费用报销标准及审批权限并有效实施的单位有 5 家，占比 4.35％。95％以上的被调研单位对资金和费用的支出有较强的控制意识，仍有少部分医院需要进一步加强对资金和费用支出的控制并规范相应流程。具体分布如表 26 所示。

表 26　是否明确资金支出、费用报销标准及审批权限

选项	小计	比例
是	110	95.65％
否	5	4.35％
本题有效填写人次	115	

（4）预算执行分析及结果反馈情况。参与本次调查的人员所在医院中，会定期召开预算执行分析会议，对预算执行指标分析结果予以反馈的单位有 86 家，占比 74.78％；未定时召开预算执行分析会议，对预算执行指标分析结果予以反馈的单位有 29 家，占比 25.22％。预算执行分析实施情况一般，各家单位应提高实施预算分析机制的意识。具体分布如表 27 所示。

表 27　是否定期进行预算执行分析及对结果予以反馈

选项	小计	比例
是	86	74.78％
否	29	25.22％
本题有效填写人次	115	

（5）预算考核指标体系建设情况。参与本次调查的人员所在医院中，设立预算考核指标体系并将考核与科室绩效考核挂钩、执行考核的单位有 70 家，占比 60.87％；未设立预算考核指标体系并将考核与科室绩效考核挂钩、并执行考核的单位有 45 家，占比 39.13％。预算考核机制实施情况一般，各家单位应提高设立及执行预算考核指标体系的意识。具体分布如表 28 所示。

表 28　是否建立并执行医院预算考核指标体系

选项	小计	比例
是	70	60.87％
否	45	39.13％
本题有效填写人次	115	

（6）医院离职程序执行情况。参与本次调查的人员所在医院中，离职程序完整有效的单位有 99 家，占比 86.09%；离职程序并不完整有效的单位有 16 家，占比 13.91%。医院的离职程序需进一步完善。具体分布如表 29 所示。

表 29　医院离职程序是否完整有效

选项	小计	比例
是	99	86.09%
否	16	13.91%
本题有效填写人次	115	

（7）内部绩效分配改革、取消"收-支"结余分配方式执行情况。参与本次调查的人员所在医院中，已实施内部绩效分配改革，取消"收-支"结余分配方式的单位有 97 家，占比 84.35%；未实施内部绩效分配改革，且未取消"收-支"结余分配方式的单位有 18 家，占比 15.65%。医院内部绩效分配改革需进一步完善并推进实施。具体分布如表 30 所示。

表 30　医院内部绩效分配改革情况调研表

选项	小计	比例
是	97	84.35%
否	18	15.65%
本题有效填写人次	115	

（8）内部绩效考核指标是否与科室经济收入脱钩，与药品、耗材、检查检验收入脱钩。参与本次调查的人员所在医院中，内部绩效考核指标与科室经济收入脱钩，与药品、耗材、检查检验收入脱钩的单位有 89 家，占比 77.39%；内部绩效考核指标未与科室经济收入、药品、耗材、检查检验收入脱钩的单位有 26 家，占比 22.61%。医院内部绩效考核指标需进一步完善，各单位应提高考核指标与经济收入脱钩意识。具体分布如表 31 所示。

表 31　医院内部绩效考核指标是否与各类收入挂钩

选项	小计	比例
是	89	77.39%
否	26	22.61%
本题有效填写人次	115	

（9）单位内部绩效考核是否对不同岗位、不同职级医务人员实行分级分类考核。参与本次调查的人员所在医院中，对不同岗位、不同职级医务人员实行分级分类考核的单位有 97 家，占比 84.35%。未实行对不同岗位、不同职级医务人员分级分类考核的单位有 18 家，占比 15.65%。医院内部绩效考核方式需进一步完善。具体分布如表 32 所示。

表 32　内部绩效考核是否分级分类

选项	小计	比例
是	97	84.35%
否	18	15.65%
本题有效填写人次	115	

（10）单位内部绩效考核二次分配是否执行复核或者抽查机制。参与本次调查的人员所在医院中，内部绩效考核二次分配执行复核或者抽查机制的单位有 78 家，占比 67.83%；内部绩效考核二次分配未执行复核或者抽查机制的单位有 37 家，占比 32.17%。医院内部绩效考核二次分配复核或抽查机制实行情况一般，现阶段公立医院对绩效考核二次分配的复核或抽查需进一步加强。具体分布如表 33 所示。

表 33　医院内部绩效考核二次分配是否执行复核或抽查机制

选项	小计	比例
是	78	67.83%
否	37	32.17%
本题有效填写人次	115	

（11）医院成本核算、成本控制指标与绩效挂钩情况。参与本次调查的人员所在医院中，开展医院成本核算，将成本控制指标与绩效挂钩的单位有 93 家，占比 80.87%；未开展医院成本核算，未将成本控制指标与绩效挂钩的单位有 22 家，占比 19.13%。医院成本核算机制需进一步完善。具体分布如表 34 所示。

表 34　是否开展成本核算，将成本控制指标与绩效挂钩

选项	小计	比例
是	93	80.87%
否	22	19.13%
本题有效填写人次	115	

（12）医院绩效考核结果是否与人员岗位聘用、职称晋升挂钩。参与本次调查的人员所在医院中，绩效考核结果与人员岗位聘用、职称晋升挂钩的单位有 70 家，占比 60.87%；绩效考核结果未与人员岗位聘用、职称晋升挂钩的单位有 45 家，占比 39.13%。医院绩效考核机制一般，还需进一步完善。具体分布如表 35 所示。

表 35　医院绩效考核结果是否与人员岗位聘用、职称晋升挂钩

选项	小计	比例
是	70	60.87%
否	45	39.13%
本题有效填写人次	115	

（13）固定资产、耗材、试剂及药品采购管理职责建设及采购部门设置情况。参与本次调查的人员所在医院中，固定资产、耗材、试剂及药品采购管理职责明确并设置专门的采购和管理部门的单位有 103 家，占比 89.57％；固定资产、耗材、试剂及药品采购管理职责不明确并无专门的采购和管理部门的单位有 12 家，占比 10.43％。仍有部分医院需要进一步完善采购管理职责及设置专门的采购、管理部门。具体分布如表 36 所示。

表 36　采购管理职责建设及采购部门设置情况

选项	小计	比例
是	103	89.57％
否	12	10.43％
本题有效填写人次	115	

（14）大型设备采购是否执行前期论证及后期效益分析机制。参与本次调查的人员所在医院中，大型设备采购执行前期论证及后期效益分析机制的单位有 96 家，占比 83.48％；大型设备采购未执行前期论证及后期效益分析机制的单位有 19 家，占比 16.52％。医院大型设备采购管理机制还需进一步完善，各单位需加强对大型设备采购的内部控制。具体分布如表 37 所示。

表 37　大型设备采购是否执行前期论证及后期效益分析机制

选项	小计	比例
是	96	83.48％
否	19	16.52％
本题有效填写人次	115	

（15）是否实施高值耗材追溯跟踪管理机制。参与本次调查的人员所在医院中，实施高值耗材追溯跟踪管理机制的单位有 91 家，占比 79.13％；未实施高值耗材追溯跟踪管理机制的单位有 24 家，占比 20.87％。现阶段公立医院高值耗材追溯跟踪管理机制还需进一步完善。具体分布如表 38 所示。

表 38　是否实施高值耗材追溯跟踪管理机制

选项	小计	比例
是	91	79.13％
否	24	20.87％
本题有效填写人次	115	

（16）是否建立资产定期盘点机制，并形成书面盘点记录及差异分析报告。参与本次调查的人员所在医院中，建立了资产定期盘点机制，并形成书面盘点记录及差异分析报告的单位有 96 家，占比 83.48％；未建立资产定期盘点机制的单位有 19 家，占比 16.52％。仍有部分医院需进一步完善并实施资产定期盘点机制。具体分布如表 39 所示。

表 39 是否建立资产定期盘点机制

选项	小计	比例
是	96	83.48%
否	19	16.52%
本题有效填写人次	115	

（17）建设项目立项、前期论证、可行性分析机制及项目审批权限与职责管理制度。参与本次调查的人员所在医院中，建立建设项目立项、前期论证、可行性分析机制，明确项目审批权限及职责，并有效实施的单位有 95 家，占比 82.61%；未建立建设项目立项、前期论证、可行性分析机制，未明确项目审批权限及职责并有效实施的单位有 20 家，占比 17.39%。仍有部分医院需进一步完善并实施建设项目立项、前期论证、可行性分析机制，明确项目审批权限及职责。具体分布如表 40 所示。

表 40 是否建设项目立项、前期论证、可行性分析机制及项目审批权限及职责管理制度

选项	小计	比例
是	95	82.61%
否	20	17.39%
本题有效填写人次	115	

（18）项目过程监督机制建设情况。参与本次调查的人员所在医院中，建立项目过程监督机制并有效实施的单位有 92 家，占比 80.00%；未建立项目过程监督机制的单位有 23 家，占比 20.00%。现阶段公立医院项目过程监督机制建设及实施需进一步完善。具体分布如表 41 所示。

表 41 项目过程监督机制建设情况

选项	小计	比例
是	92	80.00%
否	23	20.00%
本题有效填写人次	115	

（19）建设项目验收、第三方审价机制建设。参与本次调查的人员所在医院中，建设项目实施验收、第三方审价机制，并形成书面文件的单位有 107 家，占比 93.04%；建设项目未实施验收、第三方审价机制的单位有 8 家，占比 6.96%。大部分被调研单位有较强的项目验收意识，但还存在少部分单位需要提高对实施验收、第三方审价机制的重视。具体分布如表 42 所示。

表 42 是否实施建设项目验收、第三方审价机制

选项	小计	比例
是	107	93.04%
否	8	6.96%
本题有效填写人次	115	

（20）招标需求及中标结果的审批权限管理。参与本次调查的人员所在医院中，明确招标需求及中标结果的审批权限，并有效实施的单位有 109 家，占比 94.78％；未明确招标需求及中标结果的审批权限的单位有 6 家，占比 5.22％。90％以上的被调研单位有效实施对招标结果的审批权根管理，但还存在少部分单位需要提高对明确招标需求及结果审批权限管理的重视，进一步完善招标机制。具体分布如表 43 所示。

表 43　是否明确招标需求及中标结果的审批权限管理

选项	小计	比例
是	109	94.78％
否	6	5.22％
本题有效填写人次	115	

（21）医院议标监督机制执行情况。参与本次调查的人员所在医院中，有效执行院内议标监督机制的单位有 109 家，占比 94.78％；未有效执行院内议标监督机制的单位有 6 家，占比 5.22％。90％以上的被调研单位有较强的管理监督意识，但还存在少部分单位需要提高对议标监督机制的重视。具体分布如表 44 所示。

表 44　是否有效执行议标监督机制

选项	小计	比例
是	109	94.78％
否	6	5.22％
本题有效填写人次	115	

（22）科研项目中期考核及验收审计管理机制。参与本次调查的人员所在医院中，科研项目有效实施中期考核及验收审计管理机制的单位有 78 家，占比 67.83％；科研项目未有效实施中期考核及验收审计管理机制的单位有 37 家，占比 32.17％。科研项目期中考核及验收审计管理机制实施情况一般。具体分布如表 45 所示。

表 45　是否有效实施科研项目中期考核及验收审计管理机制

选项	小计	比例
是	78	67.83％
否	37	32.17％
本题有效填写人次	115	

（23）科研成果转化机制。参与本次调查的人员所在医院中，实施科研成果转化机制的单位有 60 家，占比 52.17％；未实施科研成果转化机制的单位有 55 家，占比 47.83％。科研成果转化机制实施情况一般，还须进一步推动实施。具体分布如表 46 所示。

表 46 是否执行科研成果转化机制

选项	小计	比例
是	60	52.17%
否	55	47.83%
本题有效填写人次	115	

（24）捐赠预评估机制。参与本次调查的人员所在医院中，实施捐赠预评估机制的单位有 47 家，占比 40.87%；未实施捐赠预评估机制的单位有 68 家，占比 59.13%。捐赠预评估机制实施情况一般，50%以上的被调研单位都缺少对捐赠预评估的重视，还须进一步推动实施。具体分布如表 47 所示。

表 47 是否实施捐赠预评估机制

选项	小计	比例
是	47	40.87%
否	68	59.13%
本题有效填写人次	115	

（25）捐赠经费是否用于劳务费发放、捐赠物资是否用于临床治疗并收费。参与本次调查的人员所在医院中，捐赠经费用于劳务费发放、捐赠物资用于临床治疗并收费的单位有 34 家，占比 29.57%；捐赠经费未用于劳务费发放、捐赠物资未用于临床治疗并收费的单位有 81 家，占比 70.43%。捐赠经费、物资使用管理情况一般，各家单位应进一步提高对捐赠的使用与管理的意识。具体分布如表 48 所示。

表 48 捐赠经费用途是否正确

选项	小计	比例
是	34	29.57%
否	81	70.43%
本题有效填写人次	115	

（26）捐赠项目及经费使用情况是否公开。参与本次调查的人员所在医院中，捐赠项目及经费使用情况公开的单位有 72 家，占比 62.61%；捐赠项目及经费使用情况未公开的单位有 43 家，占比 37.39%。捐赠项目及经费使用公开情况一般，还须进一步提高捐赠项目及经费使用情况的透明度，推动实施使用情况公开制度。具体分布如表 49 所示。

表 49 捐赠经费是否公开

选项	小计	比例
是	72	62.61%
否	43	37.39%
本题有效填写人次	115	

（27）是否有效实施业务外包事项申请审批机制。参与本次调查的人员所在医院中，有效实施业务外包事项申请审批机制的单位有88家，占比76.52%；未有效实施业务外包事项申请审批机制的单位有27家，占比23.48%。业务外包事项申请审批实施需进一步完善，各家单位应进一步提高外包事项申请审批意识，推动申请审批机制的实施。具体分布如表50所示。

表50　业务外包事项申请审批机制实施情况

选项	小计	比例
是	88	76.52%
否	27	23.48%
本题有效填写人次	115	

（28）业务外包事项监督考核机制。参与本次调查的人员所在医院中，定期进行业务外包事项监督考核，形成书面记录，并在合同中约定以考核结果为付款依据的单位有79家，占比68.70%；未定期进行业务外包事项监督考核，并未形成书面记录且在合同中未约定以考核结果为付款依据的单位有36家，占比31.30%。现阶段公立医院业务外包事项监督考核机制实施情况一般。具体分布如表51所示。

表51　是否实施业务外包事项监督考核机制

选项	小计	比例
是	79	68.70%
否	36	31.30%
本题有效填写人次	115	

（29）是否实施合同归口管理。参与本次调查的人员所在医院中，实施合同归口管理，明确合同归口管理职责，对医院所有合同进行统一的、有效的归档管理，并建立合同管理台账的单位有92家，占比80.00%；未实施合同归口管理，未明确合同归口管理职责，未对医院所有合同进行统一的、有效的归档管理，并未建立合同管理台账的单位有23家，占比20.00%。仍有部分医院需要进一步完善合同归口管理工作职责、归档管理及台账管理。具体分布如表52所示。

表52　合同归口管理情况

选项	小计	比例
是	92	80.00%
否	23	20.00%
本题有效填写人次	115	

（30）是否明确签订合同的标准，建立合同会签机制。参与本次调查的人员所在医院中，明确签订合同的标准，建立了合同会签机制的单位有101家，占比87.83%；未明确签订合同的标准，未建立合同会签机制的单位有14家，占比12.17%。仍有少部分医院需要

进一步完善合同签订标准和会签机制。具体分布如表 53 所示。

表 53 是否明确合同签订标准,建立合同会签机制

选项	小计	比例
是	101	87.83%
否	14	12.17%
本题有效填写人次	115	

（31）合同履行监督机制。参与本次调查的人员所在医院中,建立有效的合同履行监督机制的单位有 80 家,占比 69.57%;未建立有效的合同履行监督机制的单位有 35 家,占比 30.43%。约 1/3 的公立医院未建立有效的合同履行监督机制,合同履行监督情况一般。具体分布如表 54 所示。

表 54 是否建立有效的合同履行监督机制

选项	小计	比例
是	80	69.57%
否	35	30.43%
本题有效填写人次	115	

（32）合同纠纷处理机制。参与本次调查的人员所在医院中,建立有效的合同纠纷处理机制的单位有 76 家,占比 66.09%;未建立有效的合同纠纷处理机制的单位有 39 家,占比 33.91%。约 1/3 的公立医院未建立有效的合同纠纷处理机制,合同纠纷处理情况一般。具体分布如表 55 所示。

表 55 是否建立有效的合同纠纷处理机制

选项	小计	比例
是	76	66.09%
否	39	33.91%
本题有效填写人次	115	

（33）对外合作事项前期论证及审批。参与本次调查的人员所在医院中,在对外合作事项开展之前进行论证及审批的单位有 92 家,占比 80.00%;未在对外合作事项设立之前开展论证及审批的单位有 23 家,占比 20.00%。仍有部分医院需要进一步完善对外合作事项的论证和审批工作。具体分布如表 56 所示。

表 56 对外合作事项开展之前是否进行论证及审批

选项	小计	比例
是	92	80.00%
否	23	20.00%
本题有效填写人次	115	

5）信息化层面医院内控建设情况调查

（1）医院内控信息化模块调查。参与本次调查人员中，认为预算管理模块应涵盖在内控信息化模块内的人数最多，占比94.78％；其次为收入核算模块，占比91.30％。选择人数较少的为培训申请审批和用章申请审批，占比分别为73.91％及69.57％。从调查结果看，排名前两名的模块财务相关性最高，排名较低的财务相关性也低，这也反映出参与调查人员与财务工作关联度较高。具体分布如表57所示。

表57　医院内控信息化模块需求比例

选项	小计	比例
预算管理	109	94.78％
收入核算	105	91.30％
支出审批	108	93.91％
合同管理	106	92.17％
物资管理	112	97.39％
资产管理	111	96.52％
成本核算	107	93.04％
绩效管理	106	92.17％
科研经费管理	97	84.35％
药物临床试验经费管理	76	66.09％
人力资源管理	103	89.57％
支出标准核定	80	69.57％
中层干部请假审批	72	62.61％
"三重一大"审批	96	83.48％
捐赠经费管理	83	72.17％
资产申购审批	100	86.96％
资产报废审批	94	81.74％
培训申请审批	85	73.91％
用章申请审批	80	69.57％
其他	4	3.48％
本题有效填写人次	115	

（2）内控信息化各个模块之间数据共享情况。参与本次调查的人员所在医院中，内控信息化各个模块之间全部实现数据共享的单位有6家，占比5.22％；内控信息化各个模块之间部分实现数据共享的单位有95家，占比82.61％。内控信息化各个模块之间未实现数据共享的单位有14家，占比12.17％。85％以上的公立医院已经开始展开内部信息

化数据共享,仍有小部分医院需要提高数据共享的意识。数据共享部分实现的医院为大多数,现阶段公立医院内部信息化建设仍处于建设阶段。具体分布如表58所示。

表58 医院内控信息化各个模块之间数据共享情况

选项	小计	比例
全部实现	6	5.22%
部分实现	95	82.61%
未实现信息化	14	12.17%
本题有效填写人次	115	

(3)内控评价信息化系统建设情况。参与本次调查的人员所在医院中,建立内控评价信息化系统的单位有24家,占比20.87%;未建立内控评价信息化系统的单位有91家,占比79.13%。现阶段只有少部分公立医院建立了内控评价信息化系统。内控评价信息化系统的建设情况较差,各家单位还须提高建立及实施内控评价信息化系统的意识。具体分布如表59所示。

表59 内控评价信息化系统建设情况

选项	小计	比例
已建立	24	20.87%
未建立	91	79.13%
本题有效填写人次	115	

(4)信息系统权限开立、变更与注销管理。参与本次调查的人员所在医院中,所有信息系统权限开立、变更与注销的流程明确,审批权限清晰的单位有39家,占比33.91%;部分信息系统权限开立、变更与注销的流程明确,审批权限清晰的单位有65家,占比56.52%;所有信息系统权限开立、变更与注销的流程都不明确,审批权限不清晰的单位有11家,占比9.57%。约1/3的公立医院实现了所有系统归口管理,权限清晰。近90%的公立医院已开展系统归口管理和权限设置,约有小部分医院需要提高权限管理的意识,进一步推进信息系统权限管理。具体分布如表60所示。

表60 信息系统权限开立、变更与注销管理情况

选项	小计	比例
所有系统均归口管理,权限清晰	39	33.91%
部分系统归口管理,权限清晰	65	56.52%
不清晰	11	9.57%
本题有效填写人次	115	

(5)信息系统安全管理。参与本次调查的人员所在医院中,实施信息系统安全管理,形成安全管理记录的单位有60家,占比52.17%;未实施信息系统安全管理的单位有36家,占比31.30%。被调研人员所在医院不清楚是否实施信息系统安全管理,形成安全

管理记录的单位有 19 家,占比 16.52%。约 1/3 的公立医院信息系统存在安全隐患,信息系统安全管理实施情况一般,各家单位应进一步提高实施信息系统安全管理的意识。具体分布如表 61 所示。

表 61 信息系统安全管理情况

选项	小计	比例
系统安全,记录齐全	60	52.17%
存在安全隐患	36	31.30%
不清楚	19	16.52%
本题有效填写人次	115	

4. 问卷调研结论

本研究通过对全国 22 个省(直辖市、自治区)的 55 座城市公立医院内控建设及评价情况开展调研,对医疗行业内控建设情况有了大体的认知,发现现阶段公立医院内部控制体系仍处于建设阶段。

1) 内控建设存在不足

(1) 公立医院内部控制体系建设开展普遍较晚,被调研人员所在单位中,近 50% 的医院在 2016 年及以后才开始实施内部控制体系建设,至今仍有 9.57% 的医院还未开展内控建设。

(2) 内部控制体系建设较为初级。88.70% 的被调查人员所在医院已建立内控组织架构,对内控建设进行评价的医院比例为 82.61%,且其中有一半仅开展自评,评价范围及评价内容无标准,评价方式不明确。建立独立内部监督机制的医院只占 70.43%,有完善制度并发布内控手册的医院比例为 66.09%。没有医院设置独立的内控专职部门。

(3) 信息化建设作为内控体系建设的重要一环未被重视。仍有 12.17% 的被调查人员所在医院未进行信息化建设,建立内控评价信息化系统的单位只有 20.87%。有约 1/3 的医院信息系统存在安全隐患。信息化建设的重要性被严重低估。医疗卫生信息化建设被新医改确定为医疗卫生改革的重要支柱之一,各部门之间数据共享可以帮助医院实现内控业务流程化,有效控制风险点。

(4) 很多单位依然存在着“重业务、轻管理”的情况,内控建设以业务为切入点,注重业务流程,由业务流程方面的制度和管理办法形成内控体系,缺乏对流程的控制、监督和自上而下的系统性内控规范和制度。例如,有 88% 的被调查人员所在医院有明确的合同会签机制,而只有 69.57% 的人员反映医院有有效的合同履行监督机制,比例下降了近 18%;66.09% 的人反映医院有有效的合同纠纷处理机制,比例在此前基础上又下降了近 4%。可以看出医院大多有签订合同的标准,但在合同后续履行情况的跟进和处理方面,还有进一步提高的空间。如果缺乏对流程的控制、改进和监督,会导致业务制度流于形式,内部控制力度大打折扣。

2) 内控评价指标亟待建立

从调研结果可以看出,现阶段建立内部控制评价指标必不可少。它可以为各公立医院对内控规范和制度树立标准,帮助医院找到自身内控存在的待改进之处,带领医院内控体系建设从初级走向成熟。同时也便于各个医院之间的评比,内控评价指标可以将内控建设优秀的医院的管理量化,促进各个单位学习和相互参考。

内部控制评价主要分为单位层面、业务层面和信息化建设三大层面。单位层面内部控制评价主要分为权力运行、三重一大、八项规定、内部监督、内控制度、风险管理、干部任免、合规管理八方面。业务层面内部控制评价主要分为预算管理、收支管理、资产管理、采购管理、建设项目、合同管理、财务管理、业务外包管理、科研项目、招标管理、捐赠管理和对外合作管理等十二个方面。内控评价是指对每个层面各个模块中每个流程的关键控制点进行赋分,并建立定性指标赋分表,指标权重由关键控制点的重要性决定。通过抽样测试、实地观察、文件查阅等方式对关键控制点的执行情况进行打分评价,完成赋值。其中单位层面需重点关注的模块有组织架构及工作职责、内控制度和内部监督机构设置。没有明确完善的规章制度和监督评价体系,无法保证内控的有效实施,容易产生经济活动运行不顺畅、资产浪费、套取资金、管理混乱等现象。业务层面需重点关注的模块有全面预算管理、收支管理、资产管理、采购管理等与资金资产紧密相关的部分。资金管理是医院财务管理的重要组成部分。公立医院想要稳定健康发展就必须要规范医院财务收支管理机制,加大对收支的控制管理力度。资产是医院履行职责的物质基础,固定资产更是医院开展科研、医疗和教学服务等工作的必需物质和基本物质。医院应该科学地划分资产,充分发挥资产的功能,保障医院的正常运转,更好地开展医疗服务和科研服务,这不仅对提高医院自身的经济效益和社会效益具有重要意义,对于增强市场竞争中医院的核心竞争力也具有重要的作用。资产采购和管理遵循内控流程可以有效防止医院盲目购置医疗设备和医疗机械、资产管理混乱等情况。信息化建设需重点关注预算管理、收入成本核算、支出审批、合同审批、物资管理、资产管理等几个模块之间的数据共享。各单位可以根据内控评价指标综合得分对内控建设进行评价,也可以根据某一得分较低项,找出相应内控薄弱环节和风险点,有针对性地采取措施。

(二)初建内控指标评价体系

本研究通过参考国内公立医院内部控制评价指标及公立医院的内部控制特性,依据《行政事业单位内部控制规范(试行)》的法规要求,将公立医院内部控制评价指标体系划分为定性指标与定量指标两大部分(权重共 1 000 分),其中定性指标包含单位层面(150 分)、业务层面(500 分)及信息化建设层面(150 分)三个一级循环指标,一级循环下设 24 个二级循环指标,二级循环下设 220 个三级循环内控评价指标;定量指标涉及业务层面,下设 9 个二级循环指标(200 分),二级循环指标下设 11 个三级循环指标,三级循环下设 51 个四级循环内控评价指标。

(三)内控评价指标体系专家论证

本研究根据理论分析、问卷调查结果分析,在初步制定内控评价指标的基础上,提出初步权重赋值。同时开展专家咨询,邀请的 10 名专家分别是上海市市级公立医院内部控制领导小组重要成员、区级公立医院内部控制领导小组重要成员、区级公立医疗管理机构内部控制领导小组重要成员。在选取专家的过程中,本研究充分考虑医院等级、医院规模、在公立医院内部控制运行过程中的角色等要素。

1. 定性指标专家论证结果分析

1)定性指标专家意见汇总

(1)指标整体框架设计专家意见分析。

① 对指标框架设计情况的反馈：10 位专家中有 7 位专家对指标框架设计未提出异议，有 3 位专家对指标框架提出修改建议。

② 对指标框架整体权重分配的意见：有 9 位专家对单位层面的权重建议与本研究初步设置的权重一致，有 1 位专家的权重建议与本研究设计的权重不一致，不一致的专家赋值与本研究的赋值差异为 1‰；有 8 位专家对业务层面的权重建议与本研究初步设置的权重一致，有 2 位专家的权重建议与本研究设计的权重不一致，不一致的专家赋值与课题小组的赋值差异为 2%；有 7 位专家对信息化层面的权重建议与本研究设置的权重一致，有 3 位专家的权重建议与本研究设计的权重不一致，不一致的专家赋值与本研究的赋值差异为 2%。专家对整改框架设计、单位层面、业务层面及信息化层面的建议及整体权重赋值与本研究设计的权重值一致对比情况如表 62 所示。

表 62　定性指标专家论证意见

项次	分析内容	专家1	专家2	专家3	专家4	专家5	专家6	专家7	专家8	专家9	专家10	一致专家数	不一致专家数
1	整体框架设计	不一致	一致	一致	一致	一致	一致	不一致	一致	一致	不一致	7	3
2	单位层面赋值	不一致	一致	一致	一致	一致	一致	一致	一致	一致	一致	9	1
3	业务层面赋值	不一致	一致	一致	一致	一致	一致	一致	一致	一致	一致	8	2
4	信息化层面赋值	不一致	一致	一致	一致	一致	一致	不一致	一致	一致	不一致	7	3

③ 单位层面的指标权重赋值分析：有 5 位专家对单位层面各项指标的权重建议与本研究初步设置的权重一致；另 5 位专家对单位层面各项指标权重的赋值与本研究初步的设置存在差异，差异较多（指不一致专家数在 3 位及 3 位以上的指标项）的指标项主要集中在医院章程、规章制度、岗位职责、风险管理及内部控制 4 类指标上。专家对单位层面二级指标的建议及整体权重赋值与本研究初步设计的权重值一致性对比情况如表 63 所示。

表 63　单位层面指标权重专家论证意见汇总

项次	分析内容	专家1	专家2	专家3	专家4	专家5	专家6	专家7	专家8	专家9	专家10	一致专家数	不一致专家数
1	医院章程	不一致	一致	不一致	一致	一致	不一致	一致	一致	一致	一致	7	3
2	组织架构	一致	一致	不一致	一致	一致	一致	一致	一致	不一致	一致	8	2
3	规章制度	一致	一致	不一致	一致	不一致	不一致	一致	一致	不一致	一致	6	4
4	议事规则	不一致	一致	不一致	一致	一致	一致	一致	一致	一致	一致	8	2
5	干部任免	不一致	一致	一致	一致	一致	一致	一致	一致	一致	一致	9	1
6	三重一大	不一致	一致	一致	一致	一致	一致	不一致	一致	一致	一致	8	2
7	岗位职责	一致	一致	一致	一致	一致	一致	不一致	一致	不一致	不一致	7	3
8	风险管理及内部控制	不一致	一致	一致	一致	一致	不一致	一致	一致	一致	不一致	7	3

④ 业务层面的指标权重赋值分析：有 5 位专家对业务层面各项指标的权重建议与本研究初步设置的权重一致；另 5 位专家对业务层面各项指标权重的赋值与本研究初步设计存在差异，差异较多（指不一致专家数在 3 位及 3 位以上的指标项）的指标项主

要集中在全面预算管理、人事管理、资产管理、政府采购管理、科研项目管理 5 类指标上。专家对业务层面二级指标的建议及整体权重赋值与本研究设计的权重值一致性对比情况如表 64 所示。

表 64　业务层面指标权重专家论证意见汇总

项次	分析内容	专家 1	专家 2	专家 3	专家 4	专家 5	专家 6	专家 7	专家 8	专家 9	专家 10	一致专家数	不一致专家数
1	收支及财务管理	不一致	一致	一致	一致	一致	一致	一致	一致	一致	一致	9	1
2	全面预算管理	不一致	一致	不一致	一致	一致	一致	一致	一致	一致	不一致	7	3
3	人事管理	不一致	一致	一致	一致	一致	不一致	一致	一致	一致	不一致	7	3
4	绩效管理	不一致	一致	一致	一致	一致	一致	一致	一致	一致	不一致	8	2
5	资产管理	不一致	一致	不一致	一致	一致	一致	一致	一致	一致	不一致	7	3
6	建设项目管理	不一致	一致	一致	一致	一致	一致	一致	一致	一致	一致	9	1
7	政府采购管理	不一致	一致	不一致	一致	一致	一致	一致	一致	一致	不一致	7	3
8	科研项目管理	不一致	一致	一致	一致	一致	一致	一致	不一致	一致	不一致	7	3
9	捐赠管理	不一致	一致	一致	一致	一致	不一致	一致	一致	一致	不一致	8	2
10	业务外包管理	不一致	一致	不一致	一致	一致	一致	一致	一致	一致	不一致	8	2
11	合同管理	不一致	一致	一致	一致	一致	一致	一致	一致	一致	一致	9	1
12	对外合作	不一致	一致	一致	一致	一致	一致	一致	一致	一致	不一致	8	2

⑤ 信息化建设层面的指标权重赋值分析：有 6 位专家对信息化建设层面各项指标的权重建议与本研究初步设置的权重一致；另 4 位专家对信息化建设层面各项指标权重的赋值与本研究的初步设计存在差异，差异较多（指不一致专家数在 3 位及 3 位以上的指标项）的指标项主要集中在业务信息化建设、信息化管理两类指标上。专家对信息化建设层面二级指标的建议及整体权重赋值与本研究设计的权重值一致性对比情况如表 65 所示。

表 65　信息化建设层面指标权重专家论证意见汇总

项次	分析内容	专家 1	专家 2	专家 3	专家 4	专家 5	专家 6	专家 7	专家 8	专家 9	专家 10	一致专家数	不一致专家数
1	内控信息化建设	不一致	一致	一致	一致	一致	一致	一致	一致	一致	一致	9	1
2	业务信息化建设	不一致	一致	不一致	一致	一致	一致	不一致	一致	一致	一致	7	3
3	信息化管理	不一致	一致	不一致	一致	一致	一致	不一致	一致	一致	不一致	6	4

2）定性指标专家咨询结果分析

（1）定性指标专家赋值一致性分析。

在单位层面定性指标方面，八项单位层面的内部控制评价指标权重中，议事规则方面 10 位专家建议分值均为 22 分，无差异。组织架构方面差异最大，差异 0.28 分，差异比例为 -3.5%，其余六项循环的差异均在正负 2% 内，本研究认为在医院层面赋值权重合理，无须调整。定性指标单位层面专家赋值与标准值差异对比如表 66 所示。

表 66　定性指标单位层面专家赋值与标准值差异对比

项次	分析内容	课题小组设定值	专家赋值平均值	差异分值	差异比例	是否需要调整
1	医院章程	12	11.8	0.2	1.67%	否
2	组织架构	8	8.28	0.28	−3.5%	否
3	规章制度	13	13.1	0.1	0.77%	否
4	议事规则	22	22	0	0	否
5	干部任免	20	20.05	0.05	−0.25%	否
6	三重一大	23	22.95	0.05	0.22%	否
7	岗位职责	23	22.55	0.45	1.96%	否
8	风险管理及内部控制	29	29.25	0.25	−0.86%	否

（2）业务层面各循环赋值分析。

在业务层面,本研究设计了十二项业务循环,十二项业务循环中差异最大的为业务外包管理,差异比例为 3.06%,十二项业务循环差异均在 2% 以内,本研究设计的赋值与专家建议分值吻合度高,均不用调整。定性指标业务层面专家赋值与标准值差异如表 67 所示。

表 67　定性指标业务层面专家赋值与标准值差异对比

项次	循环名称	课题小组设定值	专家赋值平均值	差异分值	差异比例	是否需要调整
1	收支管理	35	41.14	0.14	0.34%	否
2	财务管理	35	35.2	0.2	−0.57%	否
3	全面预算管理	57	56.2	0.8	1.40%	否
4	人事管理	42	42.1	0.1	−0.24%	否
5	绩效管理	27	27.15	0.15	−0.56%	否
6	资产管理	56	56.2	0.2	−0.36%	否
7	建设项目管理	47	47.21	0.21	−0.45%	否
8	政府采购管理	55	55.75	0.75	−1.36%	否
9	科研项目管理	35	35.45	0.45	−1.29%	否
10	捐赠管理	23	22.55	0.45	1.96%	否
11	业务外包管理	31	30.95	0.95	3.06%	否
12	合同管理	32	32.3	0.3	−0.94%	否
13	对外合作	19	19.05	0.05	−0.26%	否

（3）信息化建设层面各循环赋值分析。

在信息化建设层面,三项业务循环中业务信息化建设专家赋值平均值与本研究设计的分值一致,10 位专家建议值均为 60 分,内控信息化专家建议分值平均数为37.8 分,差异比例为 0.53％,信息化管理方面专家建议分值平均值为 52.25 分,高于本研究设定分值,差异比例为−0.48％。定性指标信息化建设层面专家赋值与标准值差异如表 68 所示。

表 68 定性指标信息化建设层面专家赋值与标准值差异对比

项次	循环名称	课题小组设定值	专家赋值平均值	差异分支	差异比例	是否需要调整
1	内控信息化建设	38	37.8	0.2	0.53％	否
2	业务信息化建设	60	60	0	0	否
3	信息化管理	52	52.25	0.25	−0.48％	否

(4)定性指标专家赋值与本研究设定分值差异比例超 10％的事项分析。

在所有业务循环中,单位层面的组织架构、业务层面的全面预算管理、业务层面的绩效管理、业务层面的政府采购管理几个指标的专家赋值建议值均高于本研究设定分值,反映出专家一致认为该四项业务循环的重要性程度较高。定性指标专家赋值与标准值差异超 10％指标汇总如表 69 所示。

表 69 定性指标专家赋值与标准值差异超 10％指标汇总

项次	一级指标	二级指标	三级指标	课题小组设定值	专家赋值平均值	差异分值	差异比例	差异处理建议
1	单位层面	组织架构	设计完整的医院组织架构(绘制清晰的组织架构图)	2	2.3	0.3	−15％	可以调整权重
2	业务层面	全面预算管理	定期开展预算执行分析反馈	2	2.2	0.2	−10％	暂不调整
3	业务层面	绩效管理	开展医院成本管控,成本控制指标与绩效挂钩	2	2.2	0.2	−10％	暂不调整
4	业务层面	政府采购管理	建立医院采购合格供应商管理及考核机制	2	2.25	0.25	−12.5％	建议调整分值

2. 定量指标专家论证结果分析

在定量赋值方面,本研究设计了九大定量分值,其中有两项的专家建议分值与本研究设定分值差异较为明显,在科研项目方面专家建议分值比本研究设定分值高 5 个百分点、采购管理方面专家建议分值比本研究设定分值低 5 个百分点,其他方面差异较小。定量指标专家赋值差异汇总如表 70 所示。

表 70 定量指标专家赋值差异汇总

项次	分析内容	课题小组设定值	专家赋值平均值	差异分支	差异比例	是否需要调整
1	人事管理	5	4.9	0.1	2.0％	否
2	收支管理	54	54.85	0.85	−2.0％	否
3	预算管理	40	39.20	0.8	2.0％	否
4	资产管理	33	33.15	0.15	趋近于 0	否
5	科研项目	13	12.35	0.65	5.0％	调增一分

（续表）

项次	分析内容	课题小组设定值	专家赋值平均值	差异分支	差异比例	是否需要调整
6	基建项目	20	20.15	0.15	−1.0%	否
7	采购管理	12	12.6	0.6	−5.0%	调减一分
8	合同管理	6	6.11	0.11	−2.0%	否
9	社会责任	17	16.75	0.25	1.0%	否

经过加权平均法的测算,可以发现 10 位专家的建议分值与设定分值加权平均值（取整）后与本研究最初设定的分值一致,未出现差异项。它说明本研究最初设定的各项指标分值较为客观,与专家赋值基本吻合。本研究按照建议分值与设定分值加权平均值（取整）,完成首次指标及赋值调整。

（四）内控评价指标体系模糊层次分析

层次分析法（Analytic Hierarchy Process，AHP）是一种定性和定量相结合的、系统的、层次化的分析方法。这种方法的特点就是在对复杂决策问题的本质、影响因素及其内在关系等进行深入研究的基础上,利用较少的定量信息使决策的思维过程数学化,从而为多目标、多准则或无结构特性的复杂决策问题提供简便的决策方法,是对难以完全定量的复杂系统做出决策的模型和方法。

层次分析法根据问题的性质和要达到的总目标,将问题分解为不同的组成因素,并按照因素间的相互关联影响以及隶属关系将因素按不同的层次聚集组合,形成一个多层次的分析结构模型,从而最终使问题归结为最底层（供决策的方案、措施等）相对于最高层（总目标）的相对重要权值的确定或相对优劣次序的排定。

1. 运用层次分析法筛选指标

本研究从成本效益性、可操作性、适用性三个维度出发,在定性指标中 25 个二级指标下属 125 个具体的三级指标以及定量指标下属 55 个具体四级指标当中利用层次分析法,筛选出每个二级指标下属 55 个三级指标中评分最低的指标进行删除,形成最终公立医院内部控制评价指标体系。

1）建立层次结构模型

根据层次分析法,本研究将公立医院内部控制评价指标体系优化。目标层（A）,删除二级指标下属三四级指标中评分最低的指标;准则层（B）分为成本效益性、可操作性、适用性三项;方案（C）,从每个二级指标中选取 180 个具体的三级指标或四级指标作为内控评价指标选取的方案层。公立医院内部控制评价指标体系层次结构模型如图 2 所示。

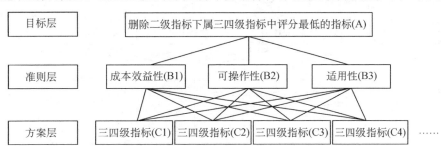

图 2　公立医院内部控制评价指标体系层次结构模型

2. 构造判断(成对比较)矩阵

上述指标体系将所选取的指标分成了三个层次,本研究对同一层次的指标之间的相对重要程度进行了标示,得出描述指标重要性关系的判断矩阵 **A**。为了便于将比较判断定量化,引入 1~9 比率标度方法。

$$A = \begin{bmatrix} a_{11} & \cdots & a_{1n} \\ \vdots & \ddots & \vdots \\ a_{n1} & \cdots & a_{nn} \end{bmatrix}$$

规定用 1、3、5、7、9 分别表示根据经验判断,要素 i 与要素 j 相比同样重要、稍微重要、明显重要、重要得多和极端重要,而 2、4、6、8 表示上述两判断级之间的折中值。具体如表 71 所示。

表 71　标度含义及其定义表

标度	含义	定义(比较因素 i 与 j)
1	同样重要	两个元素相比,前者与后者具有同样的重要性
3	稍微重要	两个元素相比,前者比后者稍微重要
5	明显重要	两个元素相比,前者比后者明显重要
7	重要得多	两个元素相比,前者比后者重要得多
9	极端重要	两个元素相比,前者相比后者极端重要
2、4、6、8	中间值	上述相邻判断的中间值
倒数		若元素 i 与元素 j 的重要性之比为 a_{ij},则 j 与 i 的重要性之比为 $a_{ji}=1/a_{ij}$

评价指标权重的具体计算通过具体数值构造的判断矩阵来进行,并邀请专家以匿名的方式对指标权重进行评定,保证观点的准确性和独立性,专家之间保持独立。根据专家对每个指标评定的结果,通过层次分析法,得到每个指标的最终权重。

3. 指标权重具体计算

以定性指标中单位层面"医院章程"的内控评价指标权重计算为例,评价指标层次结构如图 3 所示。

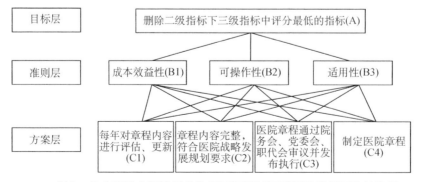

图 3　公立医院内部控制单位层面"医院章程"评价指标层次结构图

构建单位层面"医院章程"的判断矩阵。在单位层面"医院章程"中,准则层相对于目标层的判断矩阵为 **A-B**,准则层各因素相对重要性比较如表 72 示。

表 72　单位层面"医院章程"准则层相对于目标层的判断矩阵

A	B1	B2	B3
B1	1.00	0.17	0.25
B2	6.00	1.00	3.00
B3	4.00	0.33	1.00

因此,单位层面中"医院章程"的准则层相对于目标层的判断矩阵为:

$$A = \begin{bmatrix} 1 & 0.17 & 0.25 \\ 6 & 1 & 3 \\ 4 & 0.33 & 1 \end{bmatrix}$$

通过求和法计算得出单位层面"医院章程"评价指标各层次的相对重要性和计算权重过程如下。

1) 列向量归一化

将判断矩阵 **A** 按列归一化(即列元素之和为 1): $b_{ij} = a_{ij} / \sum a_{ij}$

$$A = \begin{bmatrix} 1 & 0.17 & 0.25 \\ 6 & 1 & 3 \\ 4 & 0.33 & 1 \end{bmatrix} \begin{bmatrix} 0.09 & 0.11 & 0.06 \\ 0.55 & 0.67 & 0.71 \\ 0.36 & 0.22 & 0.24 \end{bmatrix}$$

2) 行向量归一化,得到特征向量

将归一化的矩阵按行求和: $c_i = \dfrac{1}{n} \sum b_{ij} (i=1, 2, 3, \cdots, n)$

$$\begin{bmatrix} 0.09 & 0.11 & 0.06 \\ 0.55 & 0.67 & 0.71 \\ 0.36 & 0.22 & 0.24 \end{bmatrix} \begin{bmatrix} 0.09 \\ 0.64 \\ 0.27 \end{bmatrix} = W$$

3) 计算特征根

$$AW = \begin{bmatrix} 1 & 0.17 & 0.25 \\ 6 & 1 & 3 \\ 4 & 0.33 & 1 \end{bmatrix} \begin{bmatrix} 0.09 \\ 0.64 \\ 0.27 \end{bmatrix} = \begin{bmatrix} 0.2663 \\ 1.99 \\ 0.84312 \end{bmatrix}$$

4) 计算最大特征值

特征向量 **W** 对应的最大特征值: $\lambda_{max} = \dfrac{1}{n} \sum\limits_{i=1}^{n} \left[\dfrac{(AW)_i}{w_i} \right]$

$$\lambda_{max} = \frac{1}{3} \times \left(\frac{0.2663}{0.09} + \frac{1.99}{0.64} + \frac{0.84312}{0.27} \right) = 3.085207$$

5) 一致性检验

实际评价中评价者只能对 **A** 进行粗略判断,这样有时会犯"不一致"的错误。例如,已判断 C1 比 C2 重要、C2 比 C3 重要,那么,C1 应该比 C3 重要。如果又判断 C1 比 C3 较为重要或同等重要,就犯了逻辑错误。这时需要进行一致性检验。

根据层次分析法原理,利用 A 的理论最大特征值 $\lambda_{\max}$ 与 n 之差检验一致性。一致性指标为 $CI = \dfrac{\lambda_{\max} - n}{n - 1}$,$n$ 为判断矩阵的阶数。计算可得:

$$CI = \frac{3.085207 - 3}{3 - 1} = 0.042603$$

6)根据表 73 查阅平均随机一致性指标 RI

表 73 平均随机一致性指标查阅表

阶数	1	2	3	4	5	6	7	8	9
RI	0	0	0.52	0.89	1.12	1.26	1.36	1.41	1.46

7)计算一致性比例 CR

$$CR = \frac{CI}{RI}$$

一般而言,当 $CR < 0.1$ 时,就可以认证该判断举证的一致性通过了检验,否则就需要修改判断矩阵中的相对重要性。计算可得判断矩阵 A 的 $CR = \dfrac{0.042603}{0.52} = 0.08193 < 0.1$,通过了一致性检验。

通过以上 7 个步骤的计算方法,可以得出其他的判断矩阵一致性检验结果。

(1)在单位层面"医院章程"中,方案层相对于准则层的判断矩阵 $B1$-C,即相对于准则层中的"成本效益性",各方案相对重要性比较如表 74 所示。

表 74 单位层面"医院章程"方案层相对于准则层的 B1 判断矩阵

B1	C1	C2	C3	C4
C1	1.00	0.33	0.25	0.20
C2	3.00	1.00	1.00	0.33
C3	4.00	1.00	1.00	0.25
C4	5.00	3.00	4.00	1.00

因此,单位层面中"医院章程"的准则层相对于目标层的判断矩阵 $B1$-C 为:

$$B1 = \begin{bmatrix} 1 & 0.33 & 0.25 & 0.2 \\ 3 & 1 & 1 & 0.33 \\ 4 & 1 & 1 & 0.25 \\ 5 & 3 & 4 & 1 \end{bmatrix}$$

参照以上步骤可得:

$CR = \dfrac{0.026107}{0.52} = 0.029334 < 0.1$,通过一致性检验。

(2)在单位层面"医院章程"中,方案层相对于准则层的判断矩阵 $B2$-C,即相对于准则层中的"成本效益性",各方案相对重要性比较如表 75 所示。

表 75　单位层面"医院章程"方案层相对于准则层的 B2 判断矩阵

B2	C1	C2	C3	C4
C1	1.00	0.33	0.33	0.17
C2	3.00	1.00	1.00	0.33
C3	3.00	1.00	1.00	0.25
C4	6.00	3.00	4.00	1.00

因此,单位层面中"医院章程"的准则层相对于目标层的判断矩阵 **B2**-C 为:

$$B2 = \begin{bmatrix} 1 & 0.33 & 0.33 & 0.17 \\ 3 & 1 & 1 & 0.33 \\ 3 & 1 & 1 & 0.25 \\ 6 & 3 & 4 & 1 \end{bmatrix}$$

$CR = \dfrac{0.004119}{0.52} = 0.004628 < 0.1$,通过一致性检验。

(3) 在单位层面"医院章程"中,方案层相对于准则层的判断矩阵 **B3**-C,即相对于准则层中的"成本效益性",各方案相对重要性比较如表 76 所示。

表 76　单位层面"医院章程"方案层相对于准则层的 B3 判断矩阵

B3	C1	C2	C3	C4
C1	1.00	0.33	0.33	0.14
C2	3.00	1.00	1.00	0.33
C3	3.00	1.00	1.00	0.25
C4	7.00	3.00	4.00	1.00

因此,单位层面中"医院章程"的准则层相对于目标层的判断矩阵 **B3**-C 为:

$$B3 = \begin{bmatrix} 1 & 0.33 & 0.33 & 0.14 \\ 3 & 1 & 1 & 0.33 \\ 3 & 1 & 1 & 0.25 \\ 7 & 3 & 4 & 1 \end{bmatrix}$$

$CR = \dfrac{0.030391}{0.52} = 0.034147 < 0.1$,通过一致性检验。

8) 层次总排序

获得同一层次各要素之间的相对权重之后,就可以自上而下计算各级要素对总目标的综合权重值。单位层面"医院章程"内的 3 个准则层 B1、B2、B3 对目标层的权重分别为 0.09、0.64、0.27,它的下一层级方案层 C1、C2、C3、C4 共计 4 个,对准则层 B1 的权重分别为:0.07、0.19、0.20、0.54,依次列出方案层 C1、C2、C3、C4 对准则层三个指标 B1、B2、B3 的权重如表 77 所示。

表 77 单位层面"组织架构"方案层总排序权重

准则层	B1	B2	B3	方案层总排序权重
$W^{(2)}$	0.09	0.64	0.27	
$W^{(3)}$ (C1)	0.07	0.07	0.07	0.070706
$W^{(3)}$ (C2)	0.19	0.19	0.19	0.190692
$W^{(3)}$ (C3)	0.20	0.18	0.18	0.180494
$W^{(3)}$ (C4)	0.54	0.56	0.57	0.558108

方案层各方案综合权重计算公式为 $\sum_{j=1}^{n} W^2 W^3$

方案 C1 的综合权重＝0.07×0.09＋0.07×0.27＋0.07×0.27＝0.070706

方案 C2 的综合权重＝0.19×0.09＋0.19×0.64＋0.19×0.27＝0.190692

方案 C3 的综合权重＝0.20×0.09＋0.18×0.64＋0.18×0.27＝0.180494

方案 C4 的综合权重＝0.54×0.09＋0.56×0.64＋0.57×0.27＝0.558108

由此可以看出，单位层面"医院章程"中的 4 个三级指标方案中，综合权重由大到小排序为：C4＞C2＞C3＞C1，C1 所占权重过低，该指标 C1"每年对章程内容进行评估、更新"将被删除。

4. 指标选取层次分析

运用以上 8 个步骤同样的计算方法，可以得出其他二级指标中各指标的综合权重。

1）定性指标层次分析结果

（1）单位层面。

① 单位层面"医院章程"中的 4 个三级指标中，综合权重由大到小排序为：C4＞C2＞C3＞C1，C1 所占权重过低，指标 C1"每年对章程内容进行评估、更新"将被删除。

② 单位层面"组织架构"。单位层面"组织架构"方案层总排序权重如表 78 所示。

表 78 单位层面"组织架构"方案层总排序权重

准则层	B1	B2	B3	方案层总排序权重
$W^{(2)}$	0.09	0.64	0.27	
$W^{(3)}$ (C5)	0.07	0.07	0.07	0.07
$W^{(3)}$ (C6)	0.20	0.22	0.19	0.21
$W^{(3)}$ (C7)	0.22	0.27	0.24	0.25
$W^{(3)}$ (C8)	0.51	0.44	0.50	0.46

方案 C5 的综合权重＝0.07

方案 C6 的综合权重＝0.21

方案 C7 的综合权重＝0.25

方案 C8 的综合权重＝0.46

单位层面"组织架构"中的 4 个三级指标方案中，综合权重由大到小排序为：C8＞

$C7>C6>C5$, $C5$ 所占权重过低,指标 $C5$ "明确并建立组织架构归口部门管理"将被删除。

③ 单位层面"规章制度"。单位层面"规章制度"方案层总排序权重如表 79 所示。

表 79　单位层面"规章制度"方案层总排序权重

准则层	B1	B2	B3	方案层总排序权重
$W^{(2)}$	0.09	0.64	0.27	
$W^{(3)}$ (C9)	0.07	0.08	0.07	0.08
$W^{(3)}$ (C10)	0.17	0.16	0.15	0.16
$W^{(3)}$ (C11)	0.19	0.20	0.19	0.20
$W^{(3)}$ (C12)	0.56	0.57	0.58	0.57

方案 C9 的综合权重＝0.08

方案 C10 的综合权重＝0.16

方案 C11 的综合权重＝0.20

方案 C12 的综合权重＝0.57

单位层面"规章制度"中的 4 个三级指标中,综合权重由大到小排序为:$C12>C20>C10>C9$,$C9$ 所占权重过低,指标 $C9$ "严格按照规章制度及流程执行"将被删除。

④ 单位层面"议事规则"。单位层面"议事规则"方案层总排序权重如表 80 所示。

表 80　单位层面"议事规则"方案层总排序权重

准则层	B1	B2	B3	方案层总排序权重
$W^{(2)}$	0.09	0.64	0.27	
$W^{(3)}$ (C13)	0.19	0.20	0.19	0.19
$W^{(3)}$ (C14)	0.34	0.33	0.33	0.33
$W^{(3)}$ (C15)	0.18	0.19	0.19	0.19
$W^{(3)}$ (C16)	0.16	0.15	0.15	0.15
$W^{(3)}$ (C17)	0.04	0.04	0.04	0.04
$W^{(3)}$ (C18)	0.09	0.09	0.10	0.09

方案 C13 的综合权重＝0.19

方案 C14 的综合权重＝0.33

方案 C15 的综合权重＝0.19

方案 C16 的综合权重＝0.15

方案 C17 的综合权重＝0.04

方案 C18 的综合权重＝0.09

单位层面"议事规则"中的 6 个三级指标中,综合权重由大到小排序为:$C14>C15=C13>C16>C18>C17$,$C17$ 所占权重过低,指标 $C17$ "定期更新党委会议、院长办公会议议事规则"将被删除。

⑤ 单位层面"干部任免"。单位层面"干部任免"方案层总排序权重如表 81 所示。

表 81　单位层面"干部任免"方案层总排序权重

准则层	B1	B2	B3	方案层总排序权重
$W^{(2)}$	0.09	0.64	0.27	
$W^{(3)}$ (C19)	0.19	0.19	0.19	0.19
$W^{(3)}$ (C20)	0.33	0.30	0.30	0.30
$W^{(3)}$ (C21)	0.19	0.22	0.20	0.21
$W^{(3)}$ (C22)	0.15	0.16	0.17	0.16
$W^{(3)}$ (C23)	0.04	0.04	0.05	0.05
$W^{(3)}$ (C24)	0.10	0.09	0.09	0.09

方案 C19 的综合权重＝0.19
方案 C20 的综合权重＝0.30
方案 C21 的综合权重＝0.21
方案 C22 的综合权重＝0.16
方案 C23 的综合权重＝0.05
方案 C24 的综合权重＝0.09

单位层面"干部任免"中的 6 个三级指标方案中,综合权重由大到小排序为:C20＞C21＞C19＞C22＞C24＞C23,C23 所占权重过低,指标 C23"中层干部任免由党政部门归口管理"将被删除。

⑥ 单位层面"三重一大"。单位层面"三重一大"方案层总排序权重如表 82 所示。

表 82　单位层面"三重一大"方案层总排序权重

准则层	B1	B2	B3	方案层总排序权重
$W^{(2)}$	0.09	0.64	0.27	
$W^{(3)}$ (C25)	0.17	0.17	0.17	0.17
$W^{(3)}$ (C26)	0.16	0.16	0.16	0.16
$W^{(3)}$ (C27)	0.12	0.13	0.12	0.12
$W^{(3)}$ (C28)	0.20	0.18	0.20	0.19
$W^{(3)}$ (C29)	0.16	0.17	0.17	0.17
$W^{(3)}$ (C30)	0.19	0.20	0.19	0.19

方案 C25 的综合权重＝0.17
方案 C26 的综合权重＝0.16
方案 C27 的综合权重＝0.12
方案 C28 的综合权重＝0.19
方案 C29 的综合权重＝0.17

方案 C30 的综合权重＝0.19

单位层面"三重一大"中的 6 个三级指标中,综合权重由大到小排序为:C28＝C30＞C25＝C29＞C26＞C27,C27 所占权重过低,指标 C27"'三重一大'事项执行监督机制有效"将被删除。

⑦ 单位层面"岗位职责"。单位层面"岗位职责"方案层总排序权重如表 83 所示。

表 83　单位层面"岗位职责"方案层总排序权重

准则层	B1	B2	B3	方案层总排序权重
$W^{(2)}$	0.09	0.64	0.27	
$W^{(3)}$(C31)	0.14	0.09	0.13	0.10
$W^{(3)}$(C32)	0.10	0.05	0.11	0.07
$W^{(3)}$(C33)	0.34	0.15	0.36	0.22
$W^{(3)}$(C34)	0.07	0.13	0.06	0.10
$W^{(3)}$(C35)	0.08	0.20	0.07	0.15
$W^{(3)}$(C36)	0.13	0.16	0.13	0.15
$W^{(3)}$(C37)	0.14	0.23	0.14	0.20

方案 C31 的综合权重＝0.10
方案 C32 的综合权重＝0.07
方案 C33 的综合权重＝0.22
方案 C34 的综合权重＝0.10
方案 C35 的综合权重＝0.15
方案 C36 的综合权重＝0.15
方案 C37 的综合权重＝0.20

单位层面"岗位职责"中的 7 个三级指标中,综合权重由大到小排序为:C33＞C37＞C35＝C36＞C31＝C34＞C32,C32 所占权重过低,指标 C32"建立有效的权责管理机制"将被删除。

⑧ 单位层面"风险管理及内部控制"。单位层面"风险管理及内部控制"方案层总排序权重如表 84 所示。

表 84　单位层面"风险管理及内部控制"方案层总排序权重

准则层	B1	B2	B3	方案层总排序权重
$W^{(2)}$	0.09	0.64	0.27	
$W^{(3)}$(C38)	0.14	0.13	0.14	0.13
$W^{(3)}$(C39)	0.11	0.15	0.20	0.16
$W^{(3)}$(C40)	0.34	0.25	0.31	0.27
$W^{(3)}$(C41)	0.07	0.06	0.04	0.05

（续表）

准则层	B1	B2	B3	方案层总排序权重
$W^{(2)}$	0.09	0.64	0.27	
$W^{(3)}$ (C42)	0.07	0.06	0.07	0.06
$W^{(3)}$ (C43)	0.13	0.13	0.13	0.13
$W^{(3)}$ (C44)	0.14	0.21	0.12	0.18

  方案 C38 的综合权重＝0.13

  方案 C39 的综合权重＝0.16

  方案 C40 的综合权重＝0.27

  方案 C41 的综合权重＝0.05

  方案 C42 的综合权重＝0.06

  方案 C43 的综合权重＝0.13

  方案 C44 的综合权重＝0.18

  单位层面"风险管理及内部控制"中的 7 个三级指标中,综合权重由大到小排序为：C40＞C44＞C39＞C38＝C43＞C42＞C41,C41 所占权重过低,指标 C41"明确内部控制评价范围及评价方法"将被删除。

  （2）业务层面。

  ① 业务层面"收支管理"。业务层面"收支管理"方案层总排序权重如表 85 所示。

表 85 业务层面"收支管理"方案层总排序权重

准则层	B1	B2	B3	方案层总排序权重
$W^{(2)}$	0.09	0.64	0.27	
$W^{(3)}$ (C45)	0.07	0.07	0.07	0.07
$W^{(3)}$ (C46)	0.39	0.36	0.39	0.37
$W^{(3)}$ (C47)	0.17	0.20	0.17	0.19
$W^{(3)}$ (C48)	0.32	0.33	0.33	0.33
$W^{(3)}$ (C49)	0.05	0.05	0.05	0.05

  方案 C45 的综合权重＝0.07

  方案 C46 的综合权重＝0.37

  方案 C47 的综合权重＝0.19

  方案 C48 的综合权重＝0.33

  方案 C49 的综合权重＝0.05

  业务层面"收支管理"中的 5 个三级指标中,综合权重由大到小排序为：C46＞C48＞C47＞C45＞C49,C49 所占权重过低,指标 C49"建立并有效实施财政拨款收入对账及支出审核审批机制"将被删除。

  ② 业务层面"财务管理"。业务层面"财务管理"方案层总排序权重如表 86 所示。

表 86　业务层面"财务管理"方案层总排序权重

准则层	B1	B2	B3	方案层总排序权重
$W^{(2)}$	0.087	0.64	0.27	
$W^{(3)}$ (C50)	0.07	0.07	0.08	0.07
$W^{(3)}$ (C51)	0.19	0.18	0.16	0.17
$W^{(3)}$ (C52)	0.19	0.21	0.18	0.20
$W^{(3)}$ (C53)	0.55	0.54	0.59	0.55

方案 C50 的综合权重＝0.07

方案 C51 的综合权重＝0.17

方案 C52 的综合权重＝0.20

方案 C53 的综合权重＝0.55

业务层面"财务管理"中的 4 个三级指标中,综合权重由大到小排序为:C53＞C52＞C51＞C50,C49 所占权重过低,指标 C50"建立并有效执行财务报告编制、审核及上报机制"将被删除。

③ 业务层面"全面预算管理"。业务层面"全面预算管理"方案层总排序权重如表 87 所示。

表 87　业务层面"全面预算管理"方案层总排序权重

准则层	B1	B2	B3	方案层总排序权重
$W^{(2)}$	0.09	0.64	0.27	
$W^{(3)}$ (C54)	0.17	0.17	0.17	0.17
$W^{(3)}$ (C55)	0.16	0.16	0.16	0.16
$W^{(3)}$ (C56)	0.12	0.13	0.12	0.13
$W^{(3)}$ (C57)	0.19	0.17	0.20	0.18
$W^{(3)}$ (C58)	0.16	0.17	0.17	0.17
$W^{(3)}$ (C59)	0.19	0.20	0.19	0.19

方案 C54 的综合权重＝0.17

方案 C55 的综合权重＝0.16

方案 C56 的综合权重＝0.13

方案 C57 的综合权重＝0.18

方案 C58 的综合权重＝0.17

方案 C59 的综合权重＝0.19

业务层面"全面预算管理"中的 6 个三级指标中,综合权重由大到小排序为:C59＞C57＞C54＝C58＞C55＞C56,C56 所占权重过低,指标 C56"医院决算按预算编制执行及审批"将被删除。

④ 业务层面"人事管理"。业务层面"人事管理"方案层总排序权重如表 88 所示。

表 88　业务层面"人事管理"方案层总排序权重

准则层	B1	B2	B3	方案层总排序权重
$W^{(2)}$	0.087	0.64	0.27	
$W^{(3)}$ (C60)	0.20	0.21	0.21	0.21
$W^{(3)}$ (C61)	0.30	0.30	0.31	0.30
$W^{(3)}$ (C62)	0.20	0.20	0.20	0.20
$W^{(3)}$ (C63)	0.16	0.16	0.16	0.16
$W^{(3)}$ (C64)	0.05	0.04	0.04	0.04
$W^{(3)}$ (C65)	0.10	0.08	0.08	0.08

方案 C60 的综合权重＝0.21

方案 C61 的综合权重＝0.30

方案 C62 的综合权重＝0.20

方案 C63 的综合权重＝0.16

方案 C64 的综合权重＝0.04

方案 C65 的综合权重＝0.08

业务层面"人事管理"中的 6 个三级指标中,综合权重由大到小排序为:C61＞C60＞C62＞C63＞C65＞C64,C64 所占权重过低,指标 C64"建立并有效实施新员工培训管理机制"将被删除。

⑤ 业务层面"绩效管理"。业务层面"绩效管理"方案层总排序权重如表 89 所示。

表 89　业务层面"绩效管理"方案层总排序权重

准则层	B1	B2	B3	方案层总排序权重
$W^{(2)}$	0.087	0.64	0.27	
$W^{(3)}$ (C66)	0.07	0.07	0.08	0.07
$W^{(3)}$ (C67)	0.21	0.26	0.34	0.28
$W^{(3)}$ (C68)	0.15	0.13	0.16	0.14
$W^{(3)}$ (C69)	0.06	0.06	0.06	0.06
$W^{(3)}$ (C70)	0.51	0.48	0.37	0.46

方案 C66 的综合权重＝0.07

方案 C67 的综合权重＝0.28

方案 C68 的综合权重＝0.14

方案 C69 的综合权重＝0.06

方案 C70 的综合权重＝0.46

业务层面"绩效管理"中的 5 个三级指标中,综合权重由大到小排序为:C70＞C67＞C68＞C66＞C69,C69 所占权重过低,指标 C69"医院内部绩效二次分配执行科室外人员审批机制"将被删除。

⑥ 业务层面"资产管理"。业务层面"资产管理"方案层总排序权重如表 90 所示。

表 90　业务层面"资产管理"方案层总排序权重

准则层	B1	B2	B3	方案层总排序权重
W(2)	0.087	0.64	0.27	
W(3) (C71)	0.20	0.19	0.19	0.19
W(3) (C72)	0.33	0.30	0.30	0.30
W(3) (C73)	0.17	0.22	0.20	0.21
W(3) (C74)	0.15	0.16	0.17	0.16
W(3) (C75)	0.04	0.04	0.05	0.05
W(3) (C76)	0.10	0.09	0.09	0.09

　　方案 C71 的综合权重＝0.19

　　方案 C72 的综合权重＝0.30

　　方案 C73 的综合权重＝0.21

　　方案 C74 的综合权重＝0.16

　　方案 C75 的综合权重＝0.05

　　方案 C76 的综合权重＝0.09

　　业务层面"资产管理"中的 6 个三级指标中,综合权重由大到小排序为:C72＞C73＞C71＞C74＞C76＞C75,C75 所占权重过低,指标 C75"建立耗材二级库管理制度并有效执行"将被删除。

　　⑦ 业务层面"建设项目管理"。业务层面"建设项目管理"方案层总排序权重如表 91 所示。

表 91　业务层面"建设项目管理"方案层总排序权重

准则层	B1	B2	B3	方案层总排序权重
W(2)	0.087	0.64	0.27	
W(3) (C77)	0.27	0.20	0.18	0.20
W(3) (C78)	0.10	0.14	0.15	0.14
W(3) (C79)	0.06	0.16	0.20	0.16
W(3) (C80)	0.20	0.11	0.03	0.09
W(3) (C81)	0.34	0.34	0.38	0.35
W(3) (C82)	0.03	0.05	0.06	0.05

　　方案 C77 的综合权重＝0.20

　　方案 C78 的综合权重＝0.14

　　方案 C79 的综合权重＝0.16

　　方案 C80 的综合权重＝0.09

　　方案 C81 的综合权重＝0.35

　　方案 C82 的综合权重＝0.05

　　业务层面"建设项目管理"中的 6 个三级指标中,综合权重由大到小排序为:C81＞

C77＞C79＞C78＞C80＞C82，C82 所占权重过低，指标 C82"明确工程价款的支出审批流程及权限"将被删除。

⑧ 业务层面"政府采购管理"。业务层面"政府采购管理"方案层总排序权重如表 92 所示。

表 92　业务层面"政府采购管理"方案层总排序权重

准则层	B1	B2	B3	方案层总排序权重
$W^{(2)}$	0.09	0.64	0.27	
$W^{(3)}$（C83）	0.17	0.17	0.17	0.17
$W^{(3)}$（C84）	0.15	0.17	0.16	0.17
$W^{(3)}$（C85）	0.12	0.13	0.12	0.12
$W^{(3)}$（C86）	0.18	0.17	0.20	0.18
$W^{(3)}$（C87）	0.18	0.17	0.17	0.17
$W^{(3)}$（C88）	0.19	0.19	0.19	0.19

　　方案 C83 的综合权重＝0.17
　　方案 C84 的综合权重＝0.17
　　方案 C85 的综合权重＝0.12
　　方案 C86 的综合权重＝0.18
　　方案 C87 的综合权重＝0.17
　　方案 C88 的综合权重＝0.19

业务层面"政府采购管理"中的 6 个三级指标中，综合权重由大到小排序为：C88＞C86＞C83＝C84＝C87＞C85，C85 所占权重过低，指标 C85"建立需在阳光平台采购但未在阳光平台采购的物资监督机制"将被删除。

⑨ 业务层面"科研项目管理"。业务层面"科研项目管理"方案层总排序权重如表 93 所示。

表 93　业务层面"科研项目管理"方案层总排序权重

准则层	B1	B2	B3	方案层总排序权重
$W^{(2)}$	0.087	0.64	0.27	
$W^{(3)}$（C89）	0.07	0.07	0.15	0.09
$W^{(3)}$（C90）	0.38	0.37	0.32	0.35
$W^{(3)}$（C91）	0.18	0.20	0.19	0.19
$W^{(3)}$（C92）	0.32	0.32	0.29	0.31
$W^{(3)}$（C93）	0.05	0.05	0.06	0.05

　　方案 C89 的综合权重＝0.09
　　方案 C90 的综合权重＝0.35
　　方案 C91 的综合权重＝0.19
　　方案 C92 的综合权重＝0.31
　　方案 C93 的综合权重＝0.05

业务层面"科研项目管理"中的 5 个三级指标中,综合权重由大到小排序为:C90>C92>C91>C89>C93,C93 所占权重过低,指标 C93"执行科研项目验收审计机制"将被删除。

⑩ 业务层面"捐赠管理"。业务层面"捐赠管理"方案层总排序权重如表 94 所示。

表 94　业务层面"捐赠管理"方案层总排序权重

准则层	B1	B2	B3	方案层总排序权重
$W^{(2)}$	0.09	0.64	0.27	
$W^{(3)}$ (C94)	0.11	0.10	0.10	0.10
$W^{(3)}$ (C95)	0.05	0.06	0.06	0.06
$W^{(3)}$ (C96)	0.58	0.56	0.57	0.56
$W^{(3)}$ (C97)	0.26	0.29	0.27	0.28

方案 C94 的综合权重=0.10

方案 C95 的综合权重=0.06

方案 C96 的综合权重=0.56

方案 C97 的综合权重=0.28

业务层面"捐赠管理"中的 4 个三级指标中,综合权重由大到小排序为:C96>C97>C94>C95,C95 所占权重过低,指标 C95"建立捐赠管理委员会,明确委员会工作制度"将被删除。

⑪ 业务层面"业务外包管理"。业务层面"业务外包管理"方案层总排序权重如表 95 所示。

表 95　业务层面"业务外包管理"方案层总排序权重

准则层	B1	B2	B3	方案层总排序权重
$W^{(2)}$	0.087	0.64	0.27	
$W^{(3)}$ (C98)	0.09	0.07	0.09	0.07
$W^{(3)}$ (C99)	0.14	0.26	0.14	0.22
$W^{(3)}$ (C100)	0.26	0.13	0.26	0.18
$W^{(3)}$ (C101)	0.03	0.06	0.03	0.05
$W^{(3)}$ (C102)	0.48	0.48	0.48	0.48

方案 C98 的综合权重=0.07

方案 C99 的综合权重=0.22

方案 C100 的综合权重=0.18

方案 C101 的综合权重=0.05

方案 C102 的综合权重=0.48

业务层面"业务外包管理"中的 5 个三级指标中,综合权重由大到小排序为:C102>C99>C100>C98>C101,C101 所占权重过低,指标 C101"及时签订业务外包合同"将被删除。

⑫ 业务层面"合同管理"。业务层面"合同管理"方案层总排序权重如表 96 所示。

表 96　业务层面"合同管理"方案层总排序权重

准则层	B1	B2	B3	方案层总排序权重
$W^{(2)}$	0.087	0.64	0.27	
$W^{(3)}$ (C103)	0.17	0.19	0.17	0.18
$W^{(3)}$ (C104)	0.17	0.15	0.15	0.15
$W^{(3)}$ (C105)	0.13	0.13	0.12	0.13
$W^{(3)}$ (C106)	0.17	0.18	0.18	0.18
$W^{(3)}$ (C107)	0.17	0.18	0.18	0.18
$W^{(3)}$ (C108)	0.19	0.17	0.19	0.18

方案 C103 的综合权重＝0.18
方案 C104 的综合权重＝0.15
方案 C105 的综合权重＝0.13
方案 C106 的综合权重＝0.18
方案 C107 的综合权重＝0.18
方案 C108 的综合权重＝0.18

业务层面"合同管理"中的 5 个三级指标中,综合权重由大到小排序为:C103＝C106＝C107＝C108＞C104＞C105,C105 所占权重过低,指标 C105"医院财务、法务、分管领导参与合同审批"将被删除。

⑬ 业务层面"对外合作管理"。业务层面"对外合作管理"方案层总排序权重如表 97 所示。

表 97　业务层面"对外合作管理"方案层总排序权重

准则层	B1	B2	B3	方案层总排序权重
$W^{(2)}$	0.0869479	0.639335	0.273718	
$W^{(3)}$ (C109)	0.10	0.08	0.08	0.08
$W^{(3)}$ (C110)	0.06	0.16	0.16	0.15
$W^{(3)}$ (C111)	0.56	0.20	0.18	0.22
$W^{(3)}$ (C112)	0.29	0.57	0.59	0.55

方案 C109 的综合权重＝0.08
方案 C110 的综合权重＝0.15
方案 C111 的综合权重＝0.22
方案 C112 的综合权重＝0.55

业务层面"对外合作管理"中的 4 个三级指标中,综合权重由大到小排序为:C112＞C111＞C110＞C109,C109 所占权重过低,指标 C109"明确对外合作费用支出及收入标准"将被删除。

（3）信息化建设层面。

① 信息化建设层面"内控信息化建设"。信息化建设层面"内控信息化建设"方案层总排序权重如表 98 所示。

表 98　信息化建设层面"内控信息化建设"方案层总排序权重

准则层	B1	B2	B3	方案层总排序权重
$W^{(2)}$	0.09	0.64	0.27	
$W^{(3)}$ (C113)	0.15	0.19	0.16	0.18
$W^{(3)}$ (C114)	0.51	0.50	0.47	0.49
$W^{(3)}$ (C115)	0.28	0.27	0.33	0.29
$W^{(3)}$ (C116)	0.05	0.04	0.04	0.04

方案 C113 的综合权重＝0.18

方案 C114 的综合权重＝0.49

方案 C115 的综合权重＝0.29

方案 C116 的综合权重＝0.04

信息化建设层面"内控信息化建设"中的 4 个三级指标中，综合权重由大到小排序为：C114＞C115＞C113＞C116，C116 所占权重过低，指标 C116"实现内控评价系统与医院 HRP 系统数据共享"将被删除。

② 信息化建设层面"业务信息化建设"。信息化建设层面"业务信息化建设"方案层总排序权重如表 99 所示。

表 99　信息化建设层面"业务信息化建设"方案层总排序权重

准则层	B1	B2	B3	方案层总排序权重
$W^{(2)}$	0.09	0.64	0.27	
$W^{(3)}$ (C117)	0.23	0.17	0.23	0.19
$W^{(3)}$ (C118)	0.69	0.75	0.70	0.73
$W^{(3)}$ (C119)	0.08	0.08	0.07	0.07

方案 C117 的综合权重＝0.19

方案 C118 的综合权重＝0.73

方案 C119 的综合权重＝0.07

信息化建设层面"业务信息化建设"中的 3 个三级指标中，综合权重由大到小排序为：C118＞C117＞C119，C119 所占权重过低，指标 C119"医院预算管理、合同管理、资产管理、薪酬绩效、成本管理等信息系统数据共享"将被删除。

③ 信息化建设层面"信息化管理"。信息化建设层面"信息化管理"方案层总排序权重如表 100 所示。

表 100 信息化建设层面"信息化管理"方案层总排序权重

准则层	B1	B2	B3	方案层总排序权重
W$^{(2)}$	0.09	0.64	0.27	
W$^{(3)}$ (C120)	0.17	0.17	0.17	0.17
W$^{(3)}$ (C121)	0.16	0.15	0.16	0.15
W$^{(3)}$ (C122)	0.09	0.14	0.11	0.13
W$^{(3)}$ (C123)	0.18	0.18	0.20	0.18
W$^{(3)}$ (C124)	0.16	0.17	0.17	0.17
W$^{(3)}$ (C125)	0.23	0.20	0.20	0.20

方案 C120 的综合权重＝0.17
方案 C121 的综合权重＝0.15
方案 C122 的综合权重＝0.13
方案 C123 的综合权重＝0.18
方案 C124 的综合权重＝0.17
方案 C125 的综合权重＝0.20

信息化建设层面"信息化管理"中的 6 个三级指标中，综合权重由大到小排序为：C125＞C123＞C120＝C124＞C121＞C122，C122 所占权重过低，指标 C122"按照采购程序实施医院信息系统采购"将被删除。

2）定量指标层次分析结果

（1）业务层面。

① 业务层面收支管理中"成本比率"。业务层面收支管理中"成本比率"方案层总排序权重如表 101 所示。

表 101 业务层面收支管理中"成本比率"方案层总排序权重

准则层	B1	B2	B3	方案层总排序权重
W$^{(2)}$	0.09	0.64	0.27	
W$^{(3)}$ (C126)	0.13	0.14	0.09	0.12
W$^{(3)}$ (C127)	0.11	0.10	0.05	0.09
W$^{(3)}$ (C128)	0.36	0.34	0.15	0.29
W$^{(3)}$ (C129)	0.06	0.07	0.13	0.08
W$^{(3)}$ (C130)	0.07	0.08	0.20	0.11
W$^{(3)}$ (C131)	0.13	0.13	0.16	0.14
W$^{(3)}$ (C132)	0.14	0.14	0.23	0.16

方案 C126 的综合权重＝0.12
方案 C127 的综合权重＝0.09
方案 C128 的综合权重＝0.29

方案 C129 的综合权重＝0.08

方案 C130 的综合权重＝0.11

方案 C131 的综合权重＝0.14

方案 C132 的综合权重＝0.16

定量指标中,业务层面收支管理中"成本比率"中的 7 个四级指标中,综合权重由大到小排序为:C128＞C132＞C131＞C126＞C130＞C127＞C129,C129 所占权重过低,指标 C129"药品加成率(不含中草药)"将被删除。

② 业务层面收支管理中"成本收入比"。业务层面收支管理中"成本收入比"方案层总排序权重如表 102 所示。

表 102　业务层面收支管理中"成本收入比"方案层总排序权重

准则层	B1	B2	B3	方案层总排序权重
$W^{(2)}$	0.09	0.64	0.27	
$W^{(3)}$(C133)	0.15	0.18	0.34	0.22
$W^{(3)}$(C134)	0.29	0.28	0.26	0.28
$W^{(3)}$(C135)	0.08	0.09	0.08	0.08
$W^{(3)}$(C136)	0.47	0.45	0.32	0.42

方案 C133 的综合权重＝0.22

方案 C134 的综合权重＝0.28

方案 C135 的综合权重＝0.08

方案 C136 的综合权重＝0.42

方案 C132 的综合权重＝0.16

定量指标中,业务层面收支管理中"成本收入比"中的 4 个四级指标中,综合权重由大到小排序为:C136＞C134＞C133＞C135,C135 所占权重过低,指标 C135"万元低值易耗品收入支出"将被删除。

③ 业务层面收支管理中"业务指标"。业务层面收支管理中"业务指标"方案层总排序权重如表 103 所示。

表 103　业务层面收支管理中"业务指标"方案层总排序权重

准则层	B1	B2	B3	方案层总排序权重
$W^{(2)}$	0.09	0.64	0.27	
$W^{(3)}$(C137)	0.07	0.07	0.07	0.07
$W^{(3)}$(C138)	0.38	0.39	0.36	0.38
$W^{(3)}$(C139)	0.17	0.17	0.20	0.17
$W^{(3)}$(C140)	0.33	0.33	0.33	0.33
$W^{(3)}$(C141)	0.05	0.05	0.05	0.05

方案 C137 的综合权重＝0.07

方案 C138 的综合权重＝0.38

方案 C139 的综合权重＝0.17

方案 C140 的综合权重＝0.33

方案 C141 的综合权重＝0.05

定量指标中,业务层面收支管理中"业务指标"中的 5 个四级指标中,综合权重由大到小排序为:C138＞C140＞C139＞C137＞C141,C141 所占权重过低,指标 C141"床位空置率"将被删除。

④ 业务层面资产管理中"发展能力指标"。业务层面资产管理中"发展能力指标"方案层总排序权重如表 104 所示。

表 104　业务层面资产管理中"发展能力指标"方案层总排序权重

准则层	B1	B2	B3	方案层总排序权重
W^(2)	0.09	0.64	0.27	
W^(3)(C142)	0.70	0.61	0.23	0.51
W^(3)(C143)	0.11	0.12	0.70	0.28
W^(3)(C144)	0.19	0.27	0.07	0.21

方案 C142 的综合权重＝0.51

方案 C143 的综合权重＝0.28

方案 C144 的综合权重＝0.21

定量指标中,业务层面资产管理中"发展能力指标"中的 3 个四级指标中,综合权重由大到小排序为:C142＞C143＞C144,C144 所占权重过低,指标 C144"固定资产周转天数"将被删除。

⑤ 业务层面资产管理中"结余与风险"。业务层面资产管理中"结余与风险"方案层总排序权重如表 105 所示。

表 105　业务层面资产管理中"结余与风险"方案层总排序权重

准则层	B1	B2	B3	方案层总排序权重
W^(2)	0.09	0.64	0.27	
W^(3)(C145)	0.23	0.17	0.23	0.19
W^(3)(C146)	0.69	0.75	0.70	0.73
W^(3)(C147)	0.08	0.08	0.07	0.07

方案 C145 的综合权重＝0.19

方案 C146 的综合权重＝0.73

方案 C147 的综合权重＝0.07

定量指标中,业务层面资产管理中"结余与风险"中的 3 个四级指标中,综合权重由大到小排序为:C146＞C145＞C147,C147 所占权重过低,指标 C147"速动比率"将被删除。

⑥ 业务层面资产管理中"资产运营指标"。业务层面资产管理中"资产运营指标"方案层总排序权重如表 106 所示。

表 106　业务层面资产管理中"资产运营指标"方案层总排序权重

准则层	B1	B2	B3	方案层总排序权重
$W^{(2)}$	0.09	0.64	0.27	
$W^{(3)}$ (C148)	0.14	0.09	0.13	0.10
$W^{(3)}$ (C149)	0.10	0.05	0.11	0.07
$W^{(3)}$ (C150)	0.34	0.15	0.36	0.22
$W^{(3)}$ (C151)	0.07	0.13	0.06	0.10
$W^{(3)}$ (C152)	0.08	0.20	0.07	0.15
$W^{(3)}$ (C153)	0.13	0.16	0.13	0.15
$W^{(3)}$ (C154)	0.14	0.23	0.14	0.20

方案 C148 的综合权重＝0.10
方案 C149 的综合权重＝0.07
方案 C150 的综合权重＝0.22
方案 C151 的综合权重＝0.10
方案 C152 的综合权重＝0.15
方案 C153 的综合权重＝0.15
方案 C154 的综合权重＝0.20

定量指标中,业务层面资产管理中"资产运营指标"中的 7 个四级指标中,综合权重由大到小排序为:C150＞C154＞C153≥C152＞C148≥C151,C148 与 C151 权重相同,经专家讨论后,指标 C151"固定资产净值率"将被删除。

⑦ 业务层面中"科研项目"。业务层面中"科研项目"方案层总排序权重如表 107 所示。

表 107　业务层面中"科研项目"方案层总排序权重

准则层	B1	B2	B3	方案层总排序权重
$W^{(2)}$	0.09	0.64	0.27	
$W^{(3)}$ (C155)	0.07	0.15	0.07	0.12
$W^{(3)}$ (C156)	0.38	0.32	0.37	0.34
$W^{(3)}$ (C157)	0.18	0.19	0.20	0.19
$W^{(3)}$ (C158)	0.32	0.29	0.32	0.30
$W^{(3)}$ (C159)	0.05	0.06	0.05	0.05

方案 C155 的综合权重＝0.12

方案 C156 的综合权重＝0.34

方案 C157 的综合权重＝0.19

方案 C158 的综合权重＝0.30

方案 C159 的综合权重＝0.05

定量指标中,业务层面中"科研项目"中的 5 个四级指标中,综合权重由大到小排序为:C156＞C158＞C157＞C155＞C159,C159 所占权重过低,指标 C159"课题资金使用率"将被删除。

⑧ 业务层面中"基建管理"。业务层面中"基建管理"方案层总排序权重如表 108 所示。

表 108 业务层面中"基建管理"方案层总排序权重

准则层	B1	B2	B3	方案层总排序权重
$W^{(2)}$	0.09	0.64	0.27	
$W^{(3)}$ (C160)	0.08	0.07	0.07	0.07
$W^{(3)}$ (C161)	0.34	0.26	0.21	0.25
$W^{(3)}$ (C162)	0.16	0.13	0.15	0.14
$W^{(3)}$ (C163)	0.06	0.06	0.06	0.06
$W^{(3)}$ (C164)	0.37	0.48	0.51	0.48

方案 C160 的综合权重＝0.07

方案 C161 的综合权重＝0.25

方案 C162 的综合权重＝0.14

方案 C163 的综合权重＝0.06

方案 C164 的综合权重＝0.48

定量指标中,业务层面中"基建管理"中的 5 个四级指标中,综合权重由大到小排序为:C164＞C161＞C162＞C160＞C163,C163 所占权重过低,指标 C163"基建项目预期完工率"将被删除。

⑨ 业务层面中"采购管理"。业务层面中"采购管理"方案层总排序权重如表 109 所示。

表 109 业务层面中"采购管理"方案层总排序权重

准则层	B1	B2	B3	方案层总排序权重
$W^{(2)}$	0.09	0.64	0.27	
$W^{(3)}$ (C165)	0.08	0.08	0.10	0.09
$W^{(3)}$ (C166)	0.16	0.16	0.06	0.13
$W^{(3)}$ (C167)	0.18	0.20	0.56	0.29
$W^{(3)}$ (C168)	0.59	0.57	0.29	0.49

方案 C165 的综合权重＝0.09

方案 C166 的综合权重＝0.13

方案 C167 的综合权重＝0.29

方案 C168 的综合权重＝0.49

定量指标中,业务层面中"采购管理"中的 4 个四级指标中,综合权重由大到小排序为:C168＞C167＞C162＞C166＞C165,C165 所占权重过低,指标 C165"供应商续签率"将被删除。

⑩ 业务层面中"社会责任"。业务层面中"社会责任"方案层总排序权重如表 110 所示。

表 110 业务层面中"社会责任"方案层总排序权重

准则层	B1	B2	B3	方案层总排序权重
$W^{(2)}$	0.09	0.64	0.27	
$W^{(3)}$ (C169)	0.07	0.07	0.08	0.07
$W^{(3)}$ (C170)	0.21	0.26	0.34	0.28
$W^{(3)}$ (C171)	0.15	0.13	0.16	0.14
$W^{(3)}$ (C172)	0.06	0.06	0.06	0.06
$W^{(3)}$ (C173)	0.51	0.48	0.37	0.46

方案 C169 的综合权重＝0.07

方案 C170 的综合权重＝0.28

方案 C171 的综合权重＝0.14

方案 C172 的综合权重＝0.06

方案 C173 的综合权重＝0.46

定量指标中,业务层面中"社会责任"中的 5 个四级指标中,综合权重由大到小排序为:C173＞C170＞C171＞C169＞C172,C169 和 C172 所占权重均过低,经专家讨论指标C169"门诊满意率"与指标 C172"住院满意率"将被删除。

在定量指标中除了上述指标外,还有人事管理的在编人员比率,合同管理的合同审批率、合同纠纷率以及预算管理中医疗收入执行率、医疗成本执行率、工资总额执行率、三公经费预算执行率、绩效评价优秀率(90 分以上,含 90 分)、总控医保完成率、财政专项执行率等四级指标未纳入层次分析体系中,原因在于人事管理指标过少,人事管理指标仅有1 个,合同指标仅有 2 个,而预算管理指标数量为 8 个偏多,以上指标均不适用层次分析的筛选方法。对此,课题组邀请了专家对以上 9 个指标进行评价,经专家讨论评议后决定9 个指标均保留。综上,故不纳入层次分析体系中,但在指标体系中予以保留。

(五) 内控评价指标及权重调整

1. 内控评价指标调整

1) 定性指标删除项目

本研究运用层次分析的方法对定性指标及定量指标共 182 个指标进行了筛选,根据层次分析计算结果,删除指标 35 个。具体如表 111 所示。

表 111 公立医院内控定性评价指标删除项目明细

一级指标	二级指标	三级指标
单位层面	医院章程	每年对章程内容进行评估、更新(C1)
	组织架构	明确并建立组织架构归口部门管理(C5)
	规章制度	严格按照规章制度及流程执行(C9)
	议事规则	定期更新党委会议、院长办公会议议事规则(C17)
	干部任免	中层干部任免由党政部门归口管理(C23)
	三重一大	"三重一大"事项执行监督机制有效(C27)
	岗位职责	建立有效的权责管理机制(C34)
	风险管理及内部控制	明确内部控制评价范围及评价方法(C41)
业务层面	收支管理	建立并有效实施财政拨款收入对账及支出审核审批机制(C49)
	财务管理	建立并有效执行财务报告编制、审核及上报机制(C50)
	全面预算管理	医院决算按预算编制执行及审批(C56)
	人事管理	建立并有效实施新员工培训管理机制(C64)
	绩效管理	医院内部绩效二次分配执行科室外人员审批机制(C69)
	资产管理 (含固定资产、药品、试剂耗材)	建立耗材二级库管理制度并有效执行(C75)
	建设项目管理	明确工程价款的支出审批流程及权限(C82)
	政府采购管理	建立需在阳光平台采购但未在阳光平台采购的物资监督机制(C85)
	科研项目管理	执行科研项目验收审计机制(C93)
	捐赠管理	建立捐赠管理委员会,明确委员会工作制度(C95)
	业务外包管理	及时签订业务外包合同(C101)
	合同管理	医院财务、法务、分管领导参与合同审批(C105)
	对外合作	明确对外合作费用支出及收入标准(C109)
信息化建设	内控信息化建设	实现内控评价系统与医院 HRP 系统数据共享(C116)
	业务信息化建设	医院预算管理、合同管理、资产管理、薪酬绩效、成本管理等信息系统数据共享(C119)
	信息化管理	按照采购程序实施医院信息系统采购(C122)

2）定量指标删除项目

公立医院内控定量评价指标删除项目明细如表 112 所示。

表 112　公立医院内控定量评价指标删除项目明细

一级指标	项次	二级指标	三级指标	四级指标
业务层面	1	收支管理	成本比率	药品加成率(不含中草药)(C129)
	2		成本收入比	万元低值易耗品收入支出(C135)
	3		业务指标	床位空置率(C141)
	4	资产管理	发展能力指标	固定资产周转天数(C144)
	5		结余与风险	速动比率(C147)
	6		资产运营指标	固定资产净值率(C151)
	7	科研项目管理	—	课题资金使用率(C159)
	8	基建项目		基建项目预期完工率(C163)
	9	采购管理	—	供应商续签率(C165)
	10	社会责任		门诊满意率(C169)
	11			住院满意率(C172)

2. 内控评价指标权重调整

本研究最初对每项指标进行赋值,总赋值 1 000 分,定量指标赋值总分 200 分、定性指标赋值总分 800 分,在定性指标中单位层面指标赋值总分 150 分、业务层面指标赋值总分 500 分、信息化建设层面指标赋值 150 分。

本研究设定各指标的标准分值后,在邀请 10 名公立医院内部控制关联度强的人员作为专家分别对各项指标进行赋值基础上,通过加权平均法对 10 位专家的赋值与本研究的赋值进行计算,得出最终各项指标的赋值结果。本研究设定课题组赋值权重占 50%、10 位专家对各指标的赋值权重分别占 5%。

经过层次分析法的筛选,删除各二级指标中综合权重值最低的三级指标,形成 101 个内部控制评价定性指标和 47 个内部控制评价定量指标。之后,根据专家建议,新增单位层面和信息化层面定量指标,将删除的指标权重、二级科目总权重比例分摊调整,得出最终方案的指标权重。

(六) 构建内控评价指标体系

最终,本研究完成公立医院内控评价指标体系,该体系将公立医院内部控制评价指标划分定性指标与定量指标两大部分(权重共 1 000 分)。其中,定性指标(权重 750 分),包含单位层面(125 分)、业务层面(500 分)及信息化建设层面(125 分)3 个一级循环,一级循环下设 23 个二级循环,二级循环下设 157 个三级内控评价指标;定量指标包含单位层面(25 分)、业务层面(200 分)及信息化建设层面(25 分)3 个一级循环,一级循环下设 15 个二级循环,二级循环下设 58 个三级内控评价指标。通过评价得分展现医院内控建设水平,揭示内控缺陷和内控风险。

(七) 设置内控评价预警指标

本研究根据对各家标杆医院内控评价的结果,设定了 22 个预警指标。其中,定量的预警指标 15 个,定性的预警指标 7 个。根据指标计算方法,设立各个预警指标的红、黄预警值,红色预警值表示重大紧急预警事项,对达到红色预警值的指标需及时查找原因,并及时出具解决方案进行整改;黄色预警值表示重要紧急预警事项,对达到黄色预警值的指标需及时发现、及时查找原因、及时出具预警方案,防止进一步上升到红色预警状态。

1. 构建定性预警指标

公立医院定性指标预警指标如表113所示。

表113　公立医院定性指标预警指标

项次	指标类别	业务循环	预警指标名称	指标计算方法	预警值
1	定性指标	采购管理	明确采购岗位的职责权限,确保不相容职务分离(采购和物资管理分离)	0~2分:采购申请、执行、验收、付款由2个以上的环节未职务分离;3~4分:采购申请、执行、验收中的2个环节由同一个部门完成	黄色:4分 红色:2分
2		采购管理	明确各类公开招标、邀请招标、院内议标、询比价等采购方式的具体选择标准	0~3分:五类采购方式中3个及以上未明确标准;4~7分:五类采购方式中2个及以下未明确标准	黄色:5分 红色:3分
3		财务管理	建立现金盘点监盘机制	0~2分:无盘点机制或有盘点但无人监盘 3分:有人监盘但未留痕	黄色:3分 红色:2分
4		业务外包	定期进行业务外包事项监督考核机制,并形成书面记录	0~2分:无考核机制或未留下书面记录 3分:具有考核机制但未留痕	黄色:3分 红色:2分
5		人事管理	建立人力资源管理制度及流程并执行	0~2分:无管理制度或未执行 3分:具有管理制度但未执行	黄色:3分 红色:2分
6		建设项目	建立项目过程监督机制(如:项目进度监督、项目质量监督)并实施	0~1分:无监督机制或未实施 2分:具有监督机制但未实施	黄色:2分 红色:1分
7		建设项目	建立建设项目立项、前期论证、可行性分析审批机制	0~2分:建设项目立项、前期论证、可行性分析缺少其中的2个及以上流程 3分:建设项目立项、前期论证、可行性分析缺少其中的1个流程	黄色:3分 红色:2分

定性预警指标共计7项指标,其中采购管理2项、建设项目2项、财务管理1项、业务外包1项、人事管理1项。

2. 构建定量预警指标

公立医院定量指标预警指标如表114所示。

表 114 公立医院定量指标预警指标

项次	指标类别	业务循环	预警指标名称	指标计算方法	预警值
1	定量指标	内控评价	内部控制评价得分	根据年度内部控制评价分数	黄色:90 红色:70
2		风险评估	重大风险评估率	年度重大风险评估事项/医院风险清单内重大风险事项数量	黄色:95 红色:80
3		风险评估	重要风险评估率	年度重要风险评估事项/医院风险清单内重要风险事项数量	黄色:90 红色:70
4		风险评估	一般风险评估率	年度一般风险评估事项/医院风险清单内一般风险事项数量	黄色:70 红色:50
5		内控缺陷整改	重大缺陷整改时效	重大缺陷整改时间	黄色:超过1个月 红色:超过2个月
6		内控缺陷整改	重要缺陷整改时效	重要缺陷整改时间	黄色:超过2个月 红色:超过3个月
7		内控缺陷整改	一般缺陷整改时效	一般缺陷整改时间	黄色:超过3个月 红色:超过6个月
8		三重一大	三重一大执行率	三重一大未按程序审议事项数量/三重一大总数量	有异常事项
9		收支管理	三公经费执行率	三公经费异常事项数量/医院三公经费总数量	有异常事项
10		收支管理	其他收入完整率	年度其他收入收取数/其他收入应该收取数	黄色:98% 红色:95%
11		科研项目	科研项目计划完成率	科研项目按照计划完成项目数量/科研项目总数量	黄色:95% 红色:90%
12		科研项目	科研项目预算完成率	科研项目预算完成数量/科研项目预算数	黄色:95% 红色:90%
13		资产管理	设备资产盘点符合率	盘点异常政策数量/设备总数量	黄色:99% 红色:97%
14		合同管理	合同执行率	合同执行正常数量/合同总数量	黄色:99% 红色:97%
15		采购管理	耗材、试剂（非平台）采购招标率	采用招标采购的耗材试剂入库金额/总入库的耗材试剂金额	黄色:90% 红色:70%

定量指标共有 15 项预警指标,其中内控评价 1 项、风险评估 3 项、内控缺陷整改 3 项、三重一大 1 项、收支管理 2 项、科研项目 2 项、资产管理 1 项、合同管理 1 项、采购管理 1 项。

(八) 内控评价指标体系实证测试

根据已建立的公立医院内控评价指标体系(满分 1 000 分,其中定性指标 750 分、定量指标 250 分),本研究共选取上海市内 7 家医院作为标杆医院进行内控自评。本研究汇总各家单位的自评数据对自评结果进行统计,7 家医院的自评总得分分布如表 115 所示。

1. 标杆医院内控评价测试总体情况

表 115　标杆医院内控自评总得分

指标类型	标准分	标杆医院 1	标杆医院 2	标杆医院 3	标杆医院 4	标杆医院 5	标杆医院 6	标杆医院 7
定性指标	750	692	700	696	669	731	719	735
定量指标	250	218	215	227.5	171.6	238.8	190.5	190.5
总得分	1 000	910	915	923.5	840.6	969.8	909.5	925.5

从表 115 中可以看出,得分从高到低的单位顺序为:标杆医院 5(969.8 分)＞标杆医院 7(925.5 分)＞标杆医院 3(923.5 分)＞标杆医院 2(915 分)＞标杆医院 1(910 分)＞标杆医院 6(909.5 分)＞标杆医院 4(840.6 分)。

其中,6 家医院的内控评价指标自评得分均达到了 900 分以上,仅有 1 家医院得分低于 900 分。得分最高的医院为标杆医院 5,得分为 969.8 分;得分最低的医院为标杆医院 4,得分为 840.6 分。最高分与最低分分差 129.2 分,分差较小;但最低分与次最低分分差为68.9 分,分差较大。

2. 标杆医院内控评价实证测试结果分析

针对各家医院的内控评价得分,本研究从定性指标与定量指标两个方面对各家医院指标的评分情况进行具体分析。

1) 定性指标内控评价得分分析

标杆医院定性指标内控自评得分如表 116 所示。

表 116　标杆医院定性指标内控自评得分

一级循环	标准分	标杆医院 1	标杆医院 2	标杆医院 3	标杆医院 4	标杆医院 5	标杆医院 6	标杆医院 7
单位层面	125	117	115	123	123	122	121	123
业务层面	500	463	477	471	465	488	480	494
信息化	125	112	108	102	81	121	118	118
合计	750	692	700	696	669	731	719	735

(1) 总体得分情况。

通过横向对比各标杆医院定性指标的总得分情况可知,总得分超过 700 分的医院有 3 家,分别为:标杆医院 7 得分 735 分、标杆医院 5 得分 731 分、标杆医院 6 得分 719 分。

得分较低的为标杆医院 4,得分为 669 分。可以看出,得分较高的 3 家医院在单位层面、业务层面及信息化层面 3 项一级循环中,均有 2 项或 2 项以上一级循环得分高于满分的 95%。总得分较低的标杆医院 4,总得分为 669 分,从 3 个一级循环的得分中可以看出拉分较严重的一级循环为信息化,得分仅为 81 分。

通过纵向对比 3 个一级循环各家医院的得分情况,单位层面与业务层面各家医院的得分较为平稳,均高于 115 分;信息化循环的得分差异较大,最高分为 121 分、最低分为 81 分,分差为 40 分。

(2) 具体得分情况——单位层面。

7 家标杆医院单位层面的自评得分明细如表 117 所示。

表 117　标杆医院定性指标单位层面内控自评得分明细

一级循环	二级循环	标准分	标杆医院 1	标杆医院 2	标杆医院 3	标杆医院 4	标杆医院 5	标杆医院 6	标杆医院 7	满分医院数量
单位层面	章程架构	12	12	12	12	12	12	12	12	7
	规章制度	17	17	14	14	17	16	17	17	4
	议事规则	11	11	11	11	11	11	11	11	7
	干部任免	18	16	18	18	18	18	17	18	5
	三重一大	19	19	19	19	19	19	19	19	7
	岗位职责	21	18	17	21	21	20	20	21	3
	风险管理内部控制	27	24	24	25	25	26	25	25	0
	合计	125	117	115	123	123	122	121	123	—

单位层面总得分合计 125 分,从章程架构、规章制度、议事规则、干部任免、三重一大、岗位职责及风险管理及内部控制 7 个方面进行评价。7 家医院的自评得分范围为 115～123 分,分数差异较小,根据各家医院具体的自评结果,得到以下结论。

① 章程架构、议事规则及三重一大 3 项评价指标各家医院得分均为满分。

② 风险管理及内部控制评价指标的标准分为 27 分,7 家医院均未取得满分,得分在 24～26 分,为失分较高的自评项。失分点主要集中于"定期开展风险评估""开展内部控制评价工作""建立内部控制评价结果追踪整改机制"这 3 个自评项,各家医院在内控风险评估、内控评价及评价结果追踪整改方面还不够完善。

③ 在规章制度方面有 4 家医院取得满分 17 分,未取得满分的 3 家医院的分值在 14～16 分,失分原因主要是在医院规章制度、内控手册编制及管理意识不足方面,相关流程不完善。

④ 在干部任免方面有 5 家医院取得满分 18 分,未取得满分的 2 家医院的分值分别为 16 分、17 分,失分原因主要是中层干部考核、考察机制的建立及执行不够规范。

⑤ 在岗位职责方面有 5 家医院取得满分 21 分,未取得满分的 2 家医院的分值均为 20 分,失分原因主要是部分医院虽然岗位职责明确、建立了不相容职务分离机制,但未形成书面的岗位职责及分工文件。

（3）具体得分情况——业务层面。

7 家标杆医院业务层面的自评得分明细如表 118 所示。

表 118　标杆医院定性指标业务层面内控自评得分明细

一级循环	二级循环	标准分	标杆医院1	标杆医院2	标杆医院3	标杆医院4	标杆医院5	标杆医院6	标杆医院7	满分医院数量
业务层面	全面预算管理	56	49	54	52	51	56	53	55	1
	政府采购管理	55	52	48	47	54	54	54	55	1
	资产管理	62	59	60	58	61	60	59	62	1
	建设项目管理	43	39	41	41	42	42	41	42	0
	收支管理	42	40	42	42	41	40	41	42	3
	合同管理	38	36	36	35	33	36	36	36	0
	科研项目管理	35	35	35	35	33	35	33	35	5
	财务管理	48	39	48	48	30	45	45	48	3
	业务外包管理	27	26	23	23	26	27	26	27	2
	人事管理	34	31	34	34	34	33	33	34	4
	绩效管理	30	29	27	27	30	30	29	29	2
	捐赠管理	21	19	21	21	21	21	21	21	6
	对外合作	9	9	8	8	9	9	9	8	4
	合计	500	463	477	471	465	488	480	494	—

业务层面总得分合计 500 分，从全面预算管理、政府采购管理、资产管理、建设项目管理、收支管理、合同管理、科研项目管理、财务管理等 13 个方面对医院内控业务层面进行评价。各家医院的自评得分范围为 463～494 分，均高于 450 分，其中标杆医院 7 取得了最高分 494 分。根据各家医院具体的自评分数，本研究按满分医院数量最少至最多的顺序对各评价指标进行分析。

① 各家医院建设项目管理标准分为 43 分、合同管理标准分为 38 分，这两个指标 7 家医院均未取得满分，各家医院建设项目管理的得分在 39～42 分，合同管理的得分在 33～36 分。建设项目管理的失分点主要集中在医院建设项目管理立项审批机制不健全，项目过程监督、变更机制及验收程序不完善，项目绩效及跟踪评价实施不到位；合同管理的失分点主要为未建立签订合同的标准、合同法务审批机制不健全、合同履行跟踪及合同纠纷处理机制不完善。

② 全面预算管理、政府采购管理和资产管理方面取得满分的医院均仅有 1 家，剩余6 家均未得到满分。全面预算管理的标准分为 56 分，自评得分范围为 49～56 分，失分点主要为预算绩效目标跟踪及绩效评价机制不完善、预算绩效评价及预算考核结果应用不

够全面;政府采购管理的标准分为 55 分,自评分范围为 47~55 分,失分点主要集中在采购岗位职责不清晰无法确保不相容职务分离、采购方式标准不明确、试剂采购供应商选择及验收机制不规范、招标文件的审核机制未建立、采购合同供应商评价考核机制不完善;资产管理的标准分为 62 分,自评得分范围为 58~62 分,失分点主要集中在资产盘点机制不规范、未建立资产盘点差异处理的审核审批机制。

③ 业务外包、绩效管理 2 个指标取得满分的医院有 2 家,剩余 5 家均未得到满分。业务外包的标准分为 27 分,自评得分范围为 23~27 分,失分点主要为业务归口管理及立项审批机制不完善、业务外包定期监督机制未按时执行或未形成书面记录、部分医院业务外包付款未按合同约定支付;绩效管理的标准分为 30 分,自评得分范围为 27~30 分,失分点主要集中在内部绩效分级考核机制不健全,二次分配执行复核或抽查机制不完善,考核结果与人员岗位聘用、职称晋升挂钩实施不彻底。

④ 收支管理与财务管理 2 个指标取得满分的医院有 3 家,剩余 4 家医院均未得到满分。收支管理的标准分为 42 分,自评得分范围为 40~42 分,失分点主要为资金支出审批权限不清晰、病人欠费定期催缴机制不健全、往来款核对追踪机制不完善;财务管理的标准分为 48 分,自评得分范围为 30~48 分,分差较大,失分点主要为项目成本、病种成本核算及分析未建立或不健全,其中标杆医院 4 在“开展医院项目成本核算”及“开展医院病种成本核算”两个方面均为 0 分。

⑤ 人事管理和对外合作 2 个指标取得满分的医院有 4 家,剩余 3 家医院均未得到满分。人事管理的标准分为 34 分,自评得分范围为 31~34 分,失分点主要为人才培养机制不健全、职能部门及业务科室年度人力需求计划管理机制不规范、编外人员薪酬体系实行同工同酬机制不完善;对外合作的标准分为 9 分,自评得分范围为 9~10 分,失分点主要为对外合作事项论证审批机制及定期评估机制不完善。

⑥ 科研项目管理标准分为 35 分,其中 5 家医院自评得分均达到满分,仅有 2 家医院得分为 33 分,失分点主要为科研成果管理机制不规范,科研诚信管理机制、学术造假处罚机制不健全。

⑦ 捐赠管理标准分为 21 分,6 家医院自评得分均达到满分,仅有标杆医院 1 得分 19 分,失分点主要为捐赠物资/货币的使用情况公开机制不完善。

(4) 具体得分情况——信息化。

7 家标杆医院信息化的自评得分明细如表 119 所示。

表 119　标杆医院定性指标信息化内控自评得分明细

一级循环	二级循环	标准分	标杆医院 1	标杆医院 2	标杆医院 3	标杆医院 4	标杆医院 5	标杆医院 6	标杆医院 7
信息化	内控信息化建设	28	23	20	20	5	27	26	23
	业务信息化建设	55	48	50	44	36	52	52	55
	信息化管理	42	41	38	38	40	42	40	40
	合计	125	112	108	102	81	121	118	118

查看根据表 119 数据可以发现,内控信息化建设标准分为 28 分,标杆医院 4 仅得 5 分;业务信息化建设标准分为 55 分,标杆医院 4 仅得 36 分。标杆医院 4 的解释为医院未实施内控信息化,查阅医院自评得分可以发现:

①"明确内控信息化建设归口管理部门""合同管理信息化""科研项目管理信息化" 3 个指标自评得分均为 0 分;

②"三重一大""管理实现信息化控制""建设内控评价系统,实现内部控制评价信息化""设置内控预警指标,建立内控风险预警信息系统""实现支出审批信息化"4 个指标自评得分均为 1 分。

以上指标过低的自评得分导致标杆医院 4 在医院内控自评信息化部分总得分偏低。

2)定量指标内控评价得分分析

标杆医院定量指标内控自评得分如表 120 所示。

表 120 标杆医院定量指标内控自评得分

一级循环	标准分	标杆医院 1	标杆医院 2	标杆医院 3	标杆医院 4	标杆医院 5	标杆医院 6	标杆医院 7
单位层面	25	23	24.5	22	25	24.5	23	25
业务层面	200	172.5	170.5	181.5	132.75	190.3	148.5	144.5
信息化	25	22.5	20	24	13.85	24	19	21
合计	250	218	215	227.5	171.6	238.8	190.5	190.5

(1)总体得分情况。

横向对比各标杆医院定量指标的总体得分情况可知,总得分超过标准分 95% 的医院仅有 1 家,为标杆医院 5,得分 238.8 分;总得分低于标准分 75% 的医院有 1 家,为标杆医院 4,得分 171.6 分。可以看出得分较高的标杆医院 5 在单位层面、业务层面及信息化 3 个层面的得分均高于标准分的 95%;得分较低的标杆医院 4 虽然单位层面得分为满分 25 分,但是业务层面与信息化部分得分分别为 132.75 分、13.85 分,分数过低,拉低了最终总得分。

通过纵向对比 3 个一级循环各家医院的得分情况可知,单位层面与业务层面各家医院的得分较为平稳,自评分区间为 22~25 分,分差较小;业务层面与信息化部分分差较大,自评分区间分别为 144.5~190.3 分、13.85~24 分。

(2)具体得分情况——单位层面。

7 家标杆医院单位层面的自评得分明细如表 121 所示。

表 121 标杆医院定量指标单位层面内控自评得分明细

一级循环	二级循环	标准分	标杆医院 1	标杆医院 2	标杆医院 3	标杆医院 4	标杆医院 5	标杆医院 6	标杆医院 7	满分医院数量
单位层面	制度管理	4	4	4	3	4	4	4	4	6
	督办效率	10	10	10	10	10	10	10	10	7
	风险管理	11	9	10.5	9	11	10.5	9	11	2
	合计	25	23	24.5	22	25	24.5	23	25	—

单位层面标准分为 25 分,从制度管理、督办效率及风险管理三个方面进行内控自评,7 家医院的自评得分范围为 22～25 分,分差较小,各家医院的内控自评结果均为良好。

① 在督办效率方面,7 家医院的自评得分均为满分 10 分。

② 在制度管理方面,自评得分为满分 4 分的医院有 6 家,标杆医院 3 的自评得分为 3 分,与标准分相差 1 分,失分点主要是"3 年以上未评审的制度占比"高于标杆值 5 个百分点。

③ 风险管理的标准分为 11 分,仅标杆医院 4 与标杆医院 7 自评得分为满分,其余 5 家医院的自评得分均未达到标准分,自评得分范围为 9～10.5 分,失分点主要是重大风险评估率、一般风险评估率偏低,标杆医院 6 的内部控制培训次数仅为 2 次/每年,自评得分为 2 分,最高分为内部控制培训次数 4 次/年,丢失了 1 分。

（3）具体得分情况——业务层面。

7 家标杆医院业务层面的自评得分明细如表 122 所示。

表 122　标杆医院定量指标业务层面内控自评得分明细

一级循环	二级循环	标准分	标杆医院 1	标杆医院 2	标杆医院 3	标杆医院 4	标杆医院 5	标杆医院 6	标杆医院 7	满分医院数量
业务层面	人事管理	5	4	3	4	3	5	0	1.5	1
	收支管理	54	49.5	44	54	37.25	51.3	32.5	28	1
	预算管理	40	32	37	39	18	38.5	23	30	0
	资产管理	33	31	29.5	29.5	30.5	30.5	29	21	0
	科研项目管理	13	9.5	6	6	7	13	11	13	2
	基建项目	20	19	18	18	0	19	18	16	0
	采购管理	12	11.5	12	11	12	12	12	12	5
	合同管理	6	6	6	6	8	6	6	6	6
	社会责任	17	10	15	14	17	15	17	17	3
	合计	200	172.5	170.5	181.5	132.75	190.3	148.5	132.5	—

业务层面标准分为 200 分,从人事管理、收支管理、预算管理、资产管理、科研项目管理、基建项目、采购管理、合同管理及社会责任 9 个方面进行内控评价。各家医院的自评得分范围为 132.5～190.3 分,分差较大。得分最高的为标杆医院 5,最低的为标杆医院 7。根据各家医院具体的自评分数,本研究按满分医院数量最少至最多的顺序对各评价指标进行分析。

① 预算管理、资产管理及基建项目 3 个评价指标达到满分的医院为 0 家,7 家医院均有不同程度的失分。

预算管理标准分为 40 分，自评得分范围为 18～39 分，失分原因主要为医疗收入执行率、医疗成本执行率均有不同程度的偏离，标杆医院 4 这两项指标年度数据不全，无法评分，本研究汇总分析时默认其得分为 0 分；三公经费预算执行率无法达到 100%，绩效评价优秀率（90 分以上为优秀，含 90 分）低于 100%，标杆医院 4 全年无优秀项目，本研究默认其该项得分为 0 分；总控医保完成率高于（高于扣分）标杆值 100%，标杆医院 4 表示其该项指标年度数据不全，无法评分，本研究汇总分析时默认其得分为 0 分；标杆医院 4 财政专项执行率低于（低于扣分）标杆值 100%。

资产管理标准分为 33 分，自评得分范围为 21～31 分，资产管理 9 个三级指标中，失分医院数量较多的为应收账款周转天数、医疗成本费用率、药品盘点差异率 3 个指标；自评得分较低或为 0 的指标为应收账款周转天数、存货周转天数、流动比率，标杆医院 6 和标杆医院 7 应收账款周转天数较上年增加至少 3 天，该项自评得分为 0 分，标杆医院 7 存货周转天数较上年增加至少 3 天，该项自评得分为 0 分，流动比率较上年至少上升 6 个百分点，该项自评得分为 0 分。

基建项目标准分为 20 分，自评得分范围为 0～19 分。基建项目具体评价指标为基建大修项目招标率、基建大修项目超概算率、基建项目预算执行率和审价核减率，各个指标均有医院未得到满分，其中基建大修项目超概算率、基建项目预算执行率两个指标失分医院较多；标杆医院 4 未对基建项目的 4 个指标进行评分，而是写了"基建大修项目"，无法得知具体含义，故本研究默认其评分为 0 分。

② 人事管理和收支管理 2 个评价指标达到满分的医院数量均仅为 1 家，其余 6 家均未达到满分。人事管理标准分为 5 分，具体评价指标为在编人员比率，未得满分的医院在编人员比率均高于标杆值 100% 至少 10 个百分点，其中标杆医院 6 自评得分为 0 分，至少高于标杆值 50 个百分点。收支管理标准分为 54 分，自评得分范围为 28～54 分，分差较大，收支管理的 13 个三级指标中，各个指标均有不同程度的失分，失分医院数量 4 家及以上的指标为药占比（不含中草药）、卫生材料占比、医疗服务收入（不含药品、耗材、检查检验收入）占医疗收入比例、检验试剂成本率、不可收费卫生耗材支出占医疗收入的比重、管理费用率、万元业务收入卫生材料支出 7 项三级指标。

③ 科研项目管理标准分为 13 分，达到满分的医院有 2 家，剩余 5 家医院的自评得分范围为 6～11 分。科研项目管理 4 个三级指标中，失分较多的三级指标为国自然项目数增长率，3 家医院的自评得分均为 0 分，1 家医院的自评得分为 2 分；课题项目资金结余率也有 1 家医院自评得分为 0 分；课题购置预算统一采购率，2 家医院的自评得分为 0 分。

④ 社会责任标准分为 17 分，达到满分的医院有 3 家，剩余 4 家医院的自评得分范围为 10～15 分。社会责任 3 个三级指标中，失分较多的指标为医疗事故数、行政处罚事项数，其中标杆医院 1 医疗事故数的自评得分为 0 分，分数较低。

⑤ 采购管理标准分为 12 分，达到满分的医院数量为 5 家，未达到满分的医院分别为标杆医院 1（11.5 分）、标杆医院 3（11 分），两家医院的失分点均为供应商评价合格率低于标杆值 100%。

⑥ 合同管理标准分为 6 分，达到满分的医院数量为 6 家，标杆医院 4 总得分为 8 分，超过了标准得分，自评得分存在疑义。

（4）具体得分情况——信息化。

7 家标杆医院信息化的自评得分明细如表 123 所示。

表 123　标杆医院定量指标信息化内控自评得分明细

一级循环	二级循环	标准分	标杆医院1	标杆医院2	标杆医院3	标杆医院4	标杆医院5	标杆医院6	标杆医院7	满分医院数量
信息化	信息化投入	5	4.5	3	5	2.85	5	1	5	3
	可行性研究	5	5	5	5	5	4	5	5	6
	信息化评价	15	13	12	14	6	15	13	11	1
	合计	25	22.5	20	24	13.85	24	19	21	—

信息化标准分为 25 分,从信息化投入、可行性研究和信息化评价三个方面进行内控自评。7 家医院得分区间为 13.85~24 分,分差较大,标杆医院 5 自评得分最高、标杆医院 4 自评得分最低。根据各家医院具体的自评分数,本研究按满分医院数量最少至最多的顺序对各评价指标进行分析。

① 信息化评价标准分为 15 分,达到满分的医院数量仅 1 家,其余 6 家医院的自评得分区间为 6~14 分,分差较大。信息化评价的 3 个三级指标中,较多医院失分的指标为信息化专项绩效评价等级、信息化程度满意度。其中标杆医院 4 表示未制定信息化专项绩效评价等级,该项未填写自评得分,课题小组默认该项自评得分为 0 分。

② 信息化投入标准分为 5 分,具体评价指标为信息化投入金额,达到满分的医院数量为 3 家,剩余 4 家医院的自评得分区间为 1~4.5 分,分差较大,标杆医院 4 和标杆医院 6 的自评得分较低分别为 2.85 分、1 分,它们的信息化投入金额低于标杆值 1.5%。

③ 可行性研究标准分为 5 分,具体评价指标为开展可行性论证的信息化项目比率,达到满分的医院数量为 6 家,标杆医院 5 自评得分为 4 分,开展可行性论证的信息化项目比率低于标杆值 100% 2 个百分点。

3. 标杆医院内控实证测试结论

本研究以百分制的形式对医院内控评价结果进行评估,将各家标杆医院的总得分除以 10,得出各家标杆医院的百分制得分,并根据百分制得分设定 A、B、C、D 四个档次。

A 档:90 分以上(含 90 分),内控执行且有效,不存在重大重要风险;

B 档:80~90 分(含 80 分),内控执行基本有效,不存在重大风险,可能存在重要风险;

C 档:60~80 分(含 60 分),内控执行部分有效,存在重要风险,可能存在重大风险;

D 档:60 分以下,内控执行失效,存在重大重要风险。

本研究将各家标杆医院的自评得分分别除以 10,得出各家医院的百分制总得分,如表 124 所示。

表 124 标杆医院内控自评百分制总得分

指标类型	标准分	标杆医院1	标杆医院2	标杆医院3	标杆医院4	标杆医院5	标杆医院6	标杆医院7
定性指标	750	692	700	696	669	731	719	735
定量指标	250	218	215	227.5	171.6	238.8	190.5	190.5
总得分	1 000	910	915	923.5	840.6	969.8	909.5	925.5
百分制总得分	100	91	91.5	92.35	84.06	96.98	90.95	92.55

标杆医院1百分制总得分为91分,处于A档。其中,达到黄色预警的指标有2个,无满足红色预警指标数,内控评价结论为:内控执行且有效,不存在重大重要风险。

标杆医院2百分制总得分为91.5分,处于A档。其中,达到黄色预警指标数3个,无满足红色预警指标数,内控评价结论为:内控执行且有效,不存在重大重要风险。

标杆医院3百分制总得分为92.35分,处于A档。其中,达到黄色预警指标数1个,无满足红色预警指标数,内控评价结论为:内控执行且有效,不存在重大重要风险。

标杆医院4百分制总得分为84.06分,处于B档,其中,达到黄色预警指标数2个,无满足红色预警指标数,内控评价结论为:内控执行基本有效,不存在重大风险,可能存在重要风险。

标杆医院5百分制总得分为96.98分,处于A档。其中,达到黄色预警指标数2个,无满足红色预警指标数,内控评价结论为:内控执行且有效,不存在重大重要风险。

标杆医院6百分制总得分为90.95分,处于A档。其中,达到黄色预警指标数2个,无满足红色预警指标数,内控评价结论为:内控执行且有效,不存在重大重要风险。

标杆医院7百分制总得分为92.55分,处于A档。其中,无满足达到黄色预警指标数,无满足红色预警指标数,内控评价结论为:内控执行且有效,不存在重大重要风险。

综上可以看出,6家标杆医院的内控评价结果均较为优秀,预警指标机制运行良好,内控执行且有效,不存在重大重要风险;1家标杆医院的内控评价结果稍逊一筹,内控执行基本有效,不存在重大风险,可能存在重要风险。

(九) 内控评价指标体系信息化建设

公立医院内部控制指标体系及预警指标设计完成后,如何将内部控制指标体系实现信息化管理,利用信息化工具提升内部控制指标体系的应用价值也是本研究的重要内容之一。本研究在对各家单位内控信息化实施情况进行调研后,对内部控制信息系统实施方案进行分析研究,现阶段医院内部控制信息系统主要分为内部控制信息化及信息化内部控制两大方向,在内部控制信息化方面医院主要还是运用业务及管理信息化系统实现对医院各类业务的信息化内部控制。本研究主要针对内部控制信息化进行系统开发,完成实施的模块主要包括文件展示模块、指标体系评价模块和内控指标预警模块。本研究通过指标体系建设,获取医院内控评价指标数据,开展内控评价;通过预警模块对医院在运行过程中重要的风险预警指标值的潜在风险进行实时监控。

公立医院内部控制体系信息化主要包含内部控制体系文件展示平台、内控评价平台、风险预警平台三大模块（见图4）。

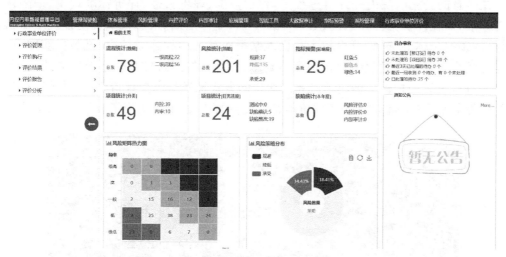

图4　内控评价系统模块总览图

1. 公立医院内部控制体系文件

公立医院内控体系成果文件主要包含《公立医院内部控制手册》《公立医院内部控制制度汇编》《公立医院内部权限审批表》《公立医院风险清单》。本研究在设计完成内控手册等体系文件后，设计了公立医院内控体系文件展示平台，初步实现了公立医院内控体系文件的信息化（见图5），公立医院内控成果展示平台主要体现下列价值。

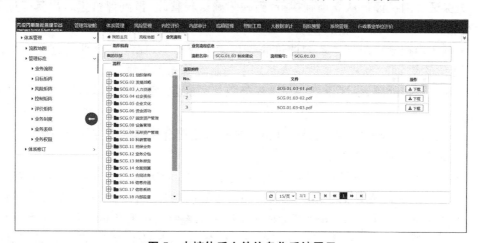

图5　内控体系文件信息化系统展示

（1）实现指标体系文件系统化管理，方便发布、修订与审核。

（2）内部控制指标体系展现直观，方便在使用部门推广，帮助理解。

（3）促进指标体系的内容逻辑关系更加严谨、清晰，与医院内部控制手册在风险、控制、制度等内容环环相扣，整体统一，每调整一部分都会对关联内容同步修订。

（4）为实现内部控制评价信息化奠定坚实的基础，后续实现内部控制评价信息系统后，内部控制信息系统可与医院其他信息系统实现数据有效共享，实现评价信息化。

2. 公立医院内控评价信息化平台

在已有的公立医院内控评价过程中,评价范围、评价目标、评价标准设定、缺陷认定缺乏标准,内控评价指标体系的建设,单位层面、业务层面、信息化层面定性及定量指标的设置,预警指标的选择,可以较为全面地掌握医院的内控建设情况,但数据获取方式、核定方式在实际操作过程中存在很多不确定因素,只有通过信息化系统的方式,业务管理部门将认定后的指标值通过管理系统对接的方式推送给内控评价系统,才能有效保障内控评价工作的有序推进。内控评价信息化平台的建设,主要实现了以下价值(见图6)。

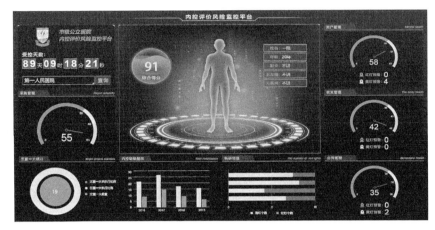

图6　内控评价信息化平台界面展示

(1)保证了内控评价从立项到执行、到缺陷确认与整改,再到评价报告出具全过程的系统化,确保内控评价的严谨性及合规性。

(2)基于内控管理矩阵体系的评价底稿自动生成功能,保证整个评价都是在内控体系的框架下完成,同时也减少了评价人员用于编制底稿的工作量。

(3)对于内控缺陷,由评价部门与责任部门共同确认,保证所有缺陷可以得到有效确认和整改。

(4)评价报告自动生成可以保证评价人员获得更符合标准的内控评价报告。

3. 公立医院预警监控平台

本研究借鉴企业财务风险预警指标体系建设思路,希望通过公立医院内部控制信息化建设能够为医院管理层及时提供危机预警。按照内部控制评价指标体系设计逻辑,在经过对大量信息的分析后,当出现可能危害医院内部控制目标实现的关键因素时,预警系统能预先发出警告。本研究主要设计了红色预警值(重大风险)、黄色预警值(重要风险)、橙色预警值(一般风险)和绿色预警值(正常)。预警系统提醒公立医院管理层早作准备或采取对策,避免潜在的风险演变成现实的损失,起到未雨绸缪、防患于未然的作用。

公立医院风险预警平台主要实现了以下价值。

(1)实现医院对重要风险指标的数值监控,可以为上级机构提供各医院的各类风险数据,通过可视化的形式进行有效展示。对于各家医院本身,管理层可以通过风险监控平台实现管理决策有据化。

(2)公立医院基础报表的导入形成底层数据,如《公立医院的采购入库表》《合同清单》《付款清单》《合格供应商名录》等基础报表的导入。

（3）内控指标体系的设计及对应预警阈值、行业标杆值、目标值的引入，形成指标管理的依据；在系统内设计固化各类制度的计算公式，通过第一步导入的基础数据，由系统自动计算医院各类指标值的实际数据。实际数据与预先设计好的预警指标可以显示各类业务的实际风险等级。

（4）通过实际运行的指标数据与预警阈值、历史数据、行业数据、目标数据的对比，完成预警与决策支持功能。公立医院管理机构可以根据不同时期的国家政策及地方政策，设定、调整管理指标，并通过平台及时传递至需要管理的公立医院，提升管控效率，保障管控落地。

第四章 研究结论

一、构建公立医院内控评价指标体系

本研究根据《行政事业单位内部控制规范（试行）》，基于建立现代医院管理制度的指导意见，结合公立医院内控建设实际和行业特点，从单位层面、业务层面和信息化层面提出 157 个定性指标，58 个定量指标，构建了公立医院内控评价指标体系，如表 125 所示。

表 125 公立医院内控评价指标体系

一级指标	定性指标			定量指标		
	二级指标	三级指标数	权重	二级指标	三级指标数	权重
单位层面（150 分）	章程架构	3	12	制度管理	1	4
	规章制度	3	17			
	议事规则	2	11	督办效率	2	10
	干部任免	3	18			
	三重一大	4	19	风险管理	3	11
	岗位职责	4	21			
	风险管理及内部控制	5	27			
	小计	24	125	小计	6	25
业务层面（700 分）	全面预算管理	10	56	全面预算管理	7	40
	政府采购管理	11	55	采购管理	3	12
	资产管理	13	62	资产管理	10	33
	建设项目管理	9	43	建设项目管理	4	20
	收支管理	9	42	财务收支管理	13	54
	合同管理	8	38	合同管理	2	6
	科研项目管理	8	35	科研项目管理	4	13
	财务管理	10	48			
	业务外包管理	6	27			
	人事管理	7	34	人事管理	1	5
	绩效管理	6	30			
	捐赠管理	7	21	社会责任	3	17
	对外合作	3	9			
	小计	107	500	小计	47	200

一级指标	定性指标			定量指标		
	二级指标	三级指标数	权重	二级指标	三级指标数	权重
信息化层面（150分）	内控信息化建设	5	28	信息化投入	1	5
	业务信息化建设	12	55	可行性论证	1	5
	信息化管理	9	42	信息化评价	3	15
	小计	26	125	小计	5	25
合计		157	750	合计	58	250

二、公立医院内控运行评价方式

本研究以百分制的形式对医院内控评价结果进行评估，将各家标杆医院的总得分除以 10，得出各家标杆医院的百分制得分，并根据百分制得分设定 A、B、C、D 4 个档次，根据得分得出医院的内控评价结论，根据具体指标得分对医院内控建设情况进行评价。

A 档：90 分以上（含 90 分），内控执行有效，不存在重大重要风险；

B 档：80～90 分（含 80 分），内控执行基本有效，不存在重大风险，可能存在重要风险；

C 档：60～80 分（含 60 分），内控执行部分有效，存在重要风险，可能存在重大风险；

D 档：60 分以下，内控执行失效，存在重大重要风险。

三、预警指标

本研究根据各家标杆医院内控评价的结果，设定 22 个预警指标。根据指标计算方法，对每个预警指标分别设立红、黄两种预警值。其中，红色预警值表示重大紧急预警事项，黄色预警值表示重要紧急预警事项。将预警指标与信息化结合，根据对内控评价指标和预警指标的数据汇总分析，对医院运行过程中的潜在风险进行实时监控，加强对行业高危风险点的管控。

第五章　政策建议及研究展望

一、政策建议

根据各家医院的内控评价结果,本研究就公立医院内部控制评价提出四项政策建议。

1. 建立有效的公立医院内部控制基本规范及操作指引

现阶段国家未建立适用于公立医院风险管理及内部控制的相关法规,行政事业单位内部控制基本规范与公立医院的业务范围不匹配,无论是对公立医院执行内部控制,还是对公立医院内部控制评价,参考性都不强。

2. 建立有效的公立医院风险管理与内部控制人才培养机制

现阶段公立医院风险管理与内部控制执行的最大困难在于人才不足,传统财务管理与现代风险管理无法有效融合,市级管理机构应建立有效的内部控制专业人才培养相关规定。评价人员作为评价工作的主体,其综合素质尤为重要。例如,评价人员的综合分析能力、风险识别能力以及对内控评价适应性原则的认识均会对评价结果产生直接的影响,建立有效内控的人才培养机制,提升评价人员的综合素质对公立医院内控评价具有重要意义。

3. 发挥第三方评价机构的独立性,保障评价结果客观有效

从内部控制评价独立性角度,公立医院可参照上市公司内部控制评价机制,建立内部自我评价与外部评价相结合的评价机制。外部机构实施内控评价,具有客观性和独立性。内部内控人员熟悉医院及其所属行业的业务流程和法律法规,在对行业与会计政策的选择与运用上能发挥积极作用。外部评价机构在信息公开、规范评价的基础上,应力求过程文档底稿及阶段性成果的充分性、可靠性,保证公立医院内部控制运行有效。

4. 建立公立医院风险管理与内控评价考核机制

现阶段公立医院缺乏有效的内控评价考核机制,没有形成量化的评价标准,难以衡量单位内控建设水平及管理成效,在一定程度上影响了单位内控建设的质量及实施效果。首先,公立医院应建立完整的内控评价考核标准,完善内控考核机制,结合自身经济特点,制定符合医院发展战略的内控评价指标。其次,公立医院应制定科学的考核办法,建立内控评价考核归口管理机构,严格组织考核实施,组织对涉及评价的部门工作人员进行培训。最后,由归口部门汇总各模块内控评价结果,进行必要的核准与抽查,可借助第三方咨询机构,整理撰写医院总体内控评价报告并提交医院内控领导小组审定,后续应做好监督整改工作。

二、研究展望

近年来,党和国家不断强调对权力的监督和制衡,反腐倡廉的工作一直在进行,内部控制评价作为反腐倡廉的手段之一,对于实现行政事业单位政治、经济、社会等方面的廉洁高效具有重大意义。现阶段,公立医院基层人员工作繁多,不少单位监督资源匮乏,在

此情况下如何有效利用有限的信息资源对各单位进行内控评价并形成内控评价报告,提高单位内控自我评价的质量以及如何在数据信息化背景下利用信息技术实现在线监督评价是未来需要关注的重点。

科学的内控评价形式应该是单位内部评价与外部机构评价相结合的形式。单位内部内控评价考核的形式可以参考绩效考核的形式,借鉴政府绩效审计的相关经验,具体借鉴哪些绩效审计模型和评价方式需在未来的研究和实务中进一步深入探讨。

参考文献

［1］国务院办公厅.关于建立现代医院管理制度的指导意见.（国办发〔2017〕67 号）.

［2］国务院办公厅. 关于印发全国医疗卫生服务体系规划纲要（2015—2020 年）的通知.（国办发〔2015〕14 号）.

［3］国务院办公厅. 关于印发深化医药卫生体制改革 2018 年下半年重点工作任务的通知.（国办发〔2018〕83 号）.

［4］财政部. 行政事业单位内部控制规范（试行）.（财会〔2012〕21 号）.

［5］中共中央关于全面推进依法治国若干重大问题的决定.

［6］财政部. 关于全面推进行政事业单位内部控制建设的指导意见.（财会〔2015〕24 号）.

［7］财政部. 行政事业单位内部控制报告管理制度（试行）.（财会〔2017〕1 号）.

［8］国务院办公厅. 关于加强三级公立医院绩效考核工作的意见（国办发〔2019〕4 号）.

［9］史姝玥. COSO 委员会的内部控制整合框架更新及启示［J］. 经济师，2019(01)：116-118.

［10］徐静，于允圣，杨晓会，等. 潍坊市公立医院内部控制评价指标体系构建研究［J］. 医学与社会，2018，31(12)：47-49.

［11］黎望. 论新医改背景下医院财务内控建设存在的问题及对策［J］. 财会学习，2018(25)：229-230.

［12］林琼菁. 浅议公立医院内部控制及其评价的现况与发展方向［J］. 财会学习，2018(16)：239.

［13］刘晋玮. 探讨 COSO 内部控制下的事业单位收支业务管理［J］. 财会研究，2018(05)：53-55.

［14］左艺，周易，汪禹. 中医院内部控制评价体系的研究与设计［J］. 人力资源管理，2018(05)：354-355.

［15］邬维国. 行政事业单位内部控制评价模式与指标浅析［J］. 行政事业资产与财务，2017(15)：38-39.

［16］方静. 行政事业单位内部控制评价指标体系的构建研究［J］. 财会学习，2019(09)：231-232.

［17］宋荣兴，刘红. 基于 COSO 框架的行政事业单位内部控制评价指标体系研究［J］. 时代金融，2018(30)：217-219.

［18］曹玉梅. 行政事业单位内部控制评价指标体系构建与运行研究［J］. 辽宁经济，2018(10)：28-29.

［19］安红，钱佳薇. 高校内控建设评价指标体系构建研究［J］. 行政事业资产与财务，2018(17)：56-58.

［20］赵新焱. 试析如何建立行政事业单位内部控制有效性评价体系［J］. 财会学习，2018(08)：177-178.

［21］王瑞珂. 高校内部控制体系建设及评价研究［D］. 天津理工大学，2018.

［22］冯汉杰，苏海蓉. 高校开展内部控制基础性评价工作问题研究［J］. 经济师，2017(06)：208,210.

［23］杨嘉婷. 高校内部控制评价指标体系构建与应用［D］. 杭州电子科技大学，2018.

专题研究报告五

补偿机制改革背景下公立医院
成本管理策略研究

刘雅娟 等

本专题研究报告为上海市会计学会 2019 年度重点课题研究成果。

课题组成员

课题负责人：

上海申康医院发展中心　刘雅娟

课题组其他成员：

新华医院　程　明　倪君文　宋　雄　欧　铁

第一章 研究背景与意义

第一节 研究背景

一、中央政策层面

2015年5月,国务院出台的《关于城市公立医院综合改革试点的指导意见》(简称《指导意见》)中明确指出,试点城市所有公立医院推进医药分开,积极探索多种有效方式改革,以药补医机制,取消药品加成(中药饮片除外),逐步将公立医院补偿由服务收费、药品加成收入和政府补助三个渠道改为服务收费和政府补助两个渠道;公立医院应该更新运行机制,重视并落实好成本预算、成本控制问题;对公立医院,政府必须加强监督,加紧实施全成本核算制度。《指导意见》明确了公立医院补偿机制改革的基本内容。

2016年8月,全国卫生与健康大会举行,与会人员对医疗改革提出了三条路径。一是建立现代医院管理制度。需加快政府职能转变,推进管办分开,完善法人治理结构和治理机制。二是建立科学补偿机制。主要有降低药品耗材费用、取消药品加成、改革医保支付方式、规范药品使用和医疗行为等措施;同时,理顺公立医院医疗服务价格,建立符合医疗行业特点的薪酬制度。三是构建协调发展服务体系。形成以基层服务能力建设为基础,以分工协作机制为支撑,综合运用法律、社保、行政和市场手段,优化资源配置的新局面,引导合理就医。本次大会在《指导意见》确定补偿机制改革基本内容的基础上,再次明确了现代医院管理制度和补偿机制改革的基本路径和要求。

二、地方政策层面

为贯彻中央政策,2016年5月,上海市人民政府印发《上海市深化医药卫生体制综合改革试点方案及实施意见(2016—2020年)》,明确指出,采取综合措施,破除以药养医机制。上海聚焦医药分开改革,采取了稳妥推进的办法,通过三轮调价,逐步降低直至全面取消药品加成,同步调整部分医疗服务价格,破除以药养医,理顺公立医院的补偿机制,上海市公立医院药品加成三轮调价情况如表1所示。

表1 上海市公立医院药品加成三轮调价情况

步骤	时间	主要内容
第一轮调价	2015年12月至2016年2月	药品加成由15%降至10%;同步调整护理等90项劳务性医疗服务价格(即调价项目,后同)
第二轮调价	2016年9月至10月	药品加成由10%降至5%,同步调整572项手术、诊疗、病理及中医类医疗服务价格
	2016年7月	医疗器械加价率调整

（续表）

步骤	时间	主要内容
第三轮调价	2017 年 2 月	实现药品零加成,同步调整诊查护理等 737 项医疗服务价格

注:累计调整 1 399 项医疗服务价格

　　根据上海市的政策,三轮调价情况具体如下。第一轮调价:2015 年 12 月,药品加成从原 15% 下降到 10%,同时调整了护理、清创换药、康复类共 42 项医疗服务价格;2016 年 2 月,调整了诊查费、床位费等 48 项医疗服务价格。第二轮调价:2016 年 9 月,药品加成再降 5%;2016 年 10 月,调整了手术类、诊疗类、病理类和中医类等 572 项医疗服务价格。第三轮调价:2017 年 2 月,药品加成再降 5%,自此药品全面实现零加成,同时调整了诊查护理、治疗诊疗、手术类等 737 项医疗服务价格。

　　与此同时,2016 年 7 月,医疗器械加价率相应下调。2015 年 7 月 1 日前进入医院销售的,单价小于等于 4 000 元的,加价率不超过 10%,大于 4 000 元的,加价额 400 元封顶;2015 年 7 月 1 日后进入医院销售的,单价小于等于 4 000 元的,加价率不超过 5%,大于 4 000 元的,加价额 200 元封顶。

　　从上述政策可以看出,上海市调价政策作为补偿机制改革的重要内容,以调增诊查、诊疗、手术、治疗等劳务性医疗服务项目,同步取消或调减药品及耗材加成为主要内容,体现了凸显和提升医护人员劳动价值的总体思路,与医改要求保持一致。

　　由此可见,在平均弥补率不足的情况下,如何摈弃粗放式的管理机制、提升公立医院精细化管理能力、加快现代医院建设步伐,以跟上医疗卫生体制改革的步伐,已成为公立医院管理层必须思考和面对的现实。

第二节　改革与管理现状及研究意义

一、调价弥补情况

　　结合上海的总体弥补情况来看,随着医药分开改革政策的逐步推进,上海市公立医院总体调价弥补情况是平均弥补率不足,如按医院类型来分,每一轮的弥补情况差异较大。各类医院在三次调价中的平均补偿率如表 2 所示。

表 2　各类医院平均补偿率统计情况(不含医疗器械调价影响)

	综合性医院	中医类医院	专科医院
第一轮调价	80.9%	101.7%	89.1%
第二轮调价	78.6%	78.8%	81.7%
第三轮调价	84.8%	73.0%	127.6%

　　由表 2 所知,经过三轮调价后上海市公立医院价格和财政的总体补偿率约为 85%。而医疗器械调价减少医院收入的情况目前并未纳入医疗服务价格调整统筹考虑范围,尚

无配套政策和过渡政策。如何填补由此造成的真空地带，以及转变政府、公立医院、企业、病人等各方在药品加成过程中形成的既有体系和思维惯性，都是改革面临的巨大不确定性。

二、医院管理现状

（一）落后的预算管理模式

受限于多重因素，此前医院的预算管理呈现出多重弊端。以项目预算为主的做法，难以形成合力与医院的整体发展协调一致，项目效益与医院整体发展匹配度不高；收入预算编制自上而下，但由于信息不对称，导致资源不能被有效配置，发挥出应有的价值和作用；与此同时，支出预算编制较为粗放，同样影响了管理的精细化程度；事后预算无考核，进一步加剧了预算的随意性，编制和执行都无法把控，令预算管理应有的管控效果大打折扣，资源请求而非资源配置的机制无形中增加了机会成本和资源浪费。

（二）信息孤岛化

针对不同的工作业务需要，医院信息化建设早期建立了数个不同的信息系统，随着时代的发展，这些信息系统间由于口径等诸多差异，逐渐演变成为大量信息孤岛，已经不能满足现代管理需要。我们看到，业务系统之间、业财系统之间没有打通，互联互通受限，财务核算、成本管理、运营管理、临床管理数据口径不一造成会计信息失真，极大地影响了沟通和工作效率，为全院成本管理带来极大弊端。可以说，信息孤岛化导致了医院成本管理基础薄弱，也掣肘了成本管理工作的开展。

（三）粗放的成本管理方式

粗放的成本管理方式主要体现为成本管理中"人搞不清，物管不住，财核不准"。造成这一现象的主要原因有两个：首先是管理硬件与软件的局限性，导致静态管理大量存在，往往以结果为主，忽视了过程记录；其次是业务流与财务数据不能及时联动等，导致管理及时性和精确性受影响。而这种情况的长期存在不可避免地对部分管理人员的观念和行为也产生了影响，这种惯性思维和习惯是我们在后期工作中需要加以改变的。

三、研究意义

综上所述，从医院管理者的层面来讲，补偿机制改革作为城市公立医院改革的重要内容，对公立医院的精细化管理水平特别是成本管控能力提出了更高的要求、设定了更高的目标，也成为建立现代医院管理制度之路必须要突破的瓶颈。在这样的大背景下，开展补偿机制改革背景下的成本管控策略研究，对于提升公立医院精细化管理水平、破除以药养医局面、推动医院转型发展、更好地回归医院公益性质具有重要的意义。

第二章　主要研究内容与基本研究思路

第一节　主要研究内容

本研究通过调研结果和文献整理发现,国内有关公立医院成本管理的研究主要集中在定性描述与政策研究阶段,且大多基于政策层面开展宏观性较强的研究,比如成本控制与补偿的路径研究、影响因素分析等,在基于公立医院微观层面的成本管理策略方面,实质性的研究较少。国外的研究虽然已经侧重于以工作量为补偿的主要机制,但每个国家的国情又多有不同。在我国新医改背景下,对公立医院的成本控制与补偿路径需要独立探索出自己的道路。

本研究的主要内容如下。

一、公立医院医疗成本的变化及其对医院经营方式的影响

本部分的主要研究内容为在取消药品加成的大背景下,上海市调价政策在样本医院的实施情况,以及其对医疗成本变化的影响分析。

二、探索在现有政策框架下,如何制定成本管理策略

本部分探索在取消药品加成、降低医疗器械加成政策背景下,公立医院如何针对不同科室、不同业务流程,有针对性地制定相应的成本管理策略,明确具体的成本管理策略要求和内容。

三、成本管理策略的具体实施和效果反馈

本部分探索公立医院成本管理策略的具体实施路径,特别是如何实现资源的合理调配和优化。同时,对实施效果进行分析探讨。

第二节　基本研究思路

一、理论准备

本研究通过搜集和研究国内外相关资料和材料,寻找合适的理论作为研究支撑。

二、调研与样本选取

本研究通过调研,选取合适样本医院,分析上海地方调价政策在公立医院的具体实施效果。

三、制定策略

本研究通过明确成本管理策略的具体制定方案,探索相应的实施路径。

四、搭建实施框架

本研究尝试探索合适的全成本分析与管理的方法。

五、具体落实

精细化成本管理策略的具体落地和实施方案。

第三章 研究过程及研究成果

第一节 理 论 研 究

一、理论概述

战略成本管理理论是现代企业管理的重要方向,在各个领域得到越来越广泛的应用。战略成本管理理论存在多个分析视角,经过 20 多年的时间发展演变,在着眼于提高公司竞争地位的战略成本研究领域,逐渐形成了两大被广泛接受与认同的模式,即 John K. Shank 模式和 Robin Cooper 模式,其主要区别是对于价值链在战略成本管理中的作用认知表述不同。

美国管理会计教授 John K. Shank(1989)认为,战略价值链分析、战略定位分析、战略成本动因分析共同组成了战略成本管理的基础性框架,价值链分析在战略成本管理中发挥着不可替代的重要作用。Robin Cooper 是作业基础成本法的热心倡导者之一。Cooper(1998)认为,战略成本管理就是可以使一个企业的竞争地位改善与成本降低同步发生的理论和方法。他全力推行的作业基础成本法(即 ABC 成本法)关注的是价值链流程而不是部门,具有全面性、以最终的顾客为重点、战略性、以与供应商和顾客之间的合作伙伴关系为基础等特点,注重对作业成本管理与价值链联系的开发和利用。

二、与课题的相关性

中国公立医院的管理者一直尝试研究和借鉴战略成本管理理论,虽然目前还处于探索阶段,尚未形成理论体系和实际经验,但也不乏独特的见解。赵军(2006)在战略成本管理的框架内,提出了公立医院价值链的"状态调整型价值链"特征,并结合成本动因原理,分析价值链中的关键战略性成本动因"医生治疗水平"和"医院内部信息系统建设";费峰(2008)、任文杰(2006)、马艳(2010)等从战略成本管理的角度较为全面地阐述了医院进行成本控制策略的具体方法;杨国平等(2007)提出基于病人价值链的业务流程绩效综合评价体系框架,将流程评价指标分为质量、效率、顾客满意度、成本、柔性五个一级指标,并设计了流程绩效测量系统的框架。

本研究认为,由于公立医院与公立医院之间、公立医院各临床学科之间均存在较大的差异性,并且存在医疗服务活动差异性较大的情况,因此传统的成本管控方法已经与公立医院现阶段的发展要求不相适应。因此,本研究参照杨国平等(2007)基于战略成本管理角度建立的综合评价体系框架,建立起综合考量各临床科室成本管控情况的模型,对各临床科室开展个性化的战略成本管控策略以取代传统成本控制方式,并对此进行尝试,这一做法符合现代医院管理要求并与补偿机制改革背景下的公立医院转型发展相适应。

第二节 前期调研情况

一、样本医院选取

为深入开展和制定符合补偿机制改革要求的公立医院成本管理策略,本研究在调研分析的基础上选取了上海交通大学医学院附属新华医院(简称新华医院)作为样本医院开展成本管理研究。新华医院作为一家大型综合性三甲医院,学科门类齐全、业务量居上海前列,具有三甲公立医院的普遍特征。同时,新华医院所处区域为本市老龄化程度较高的杨浦区,基础学科健全,儿科就诊人次居全市前列、急诊就诊人次居全市首位,新华医院在业务量居高不下的同时,均次费用水平始终居于上海市级医院中下水平,表现出了较强的公益性。根据测算,本研究发现新华医院补偿率居于全市市级医院中游,2017 年全年补偿率约为 80%。因此,本研究认为,将新华医院作为样本医院开展成本管理策略研究,具备一定的代表意义和可推广性。

二、样本医院政策影响分析

(一) 调价项目开展情况

在所有 1399 项调价项目中,由于 6 岁以下儿童手术治疗类医疗服务的价格可以再加收 15%,所以按年龄段划分,样本医院调价项目涉及 1 778 项。本研究团队经过对全部 1 778 项调价项目的分析发现,此次调价政策对样本医院的影响主要在于:首先,样本医院的调价项目覆盖面不广,所有 1 778 项调价项目中,样本医院实际开展的项目仅 999 项,占比为 56%;另有 44% 的项目未涉及;其次,受益面不广,这 999 项服务项目平均调价增幅为 42.92%,仍低于整体调价增幅水平。

(二) 总体弥补率情况

样本医院由于补偿机制改革药品加成收入减少 16 000 万元、耗材加成收入减少 2 400 万元。考虑调价因素,总体补偿率仅 78%。即全部政策执行到位后,仍有将近 4 000 万元的缺口需要弥补。

综上所述,在补偿机制改革背景下,对样本医院的补偿并未完全到位,这与医院的学科特点、所在区域特征有密切关系,由于医疗服务项目的开展情况在短期内无法改变。在这样的情况下,成本控制的重要性将被凸显,合适的成本管理策略将为医院转型提供动力和空间。表 3 展示了本研究中样本医院调价项目开展情况。表 4 展示了样本医院 2017 年度总体补偿情况。

表 3 样本医院调价项目开展情况一览①

序号	项目	调价项目数	占比	平均增幅	本院开展项目数	增幅	本院未开展项目数	增幅
一	临床诊疗类	1 559	87.68%	43.35%	848	42.99%	711	43.79%

---

① 由于涉及项目较多,且计算结果作了四舍五入,本表中百分比合计与分项之和可能略有差异。

（续表）

序号	项目	调价项目数	占比	平均增幅	本院开展项目数	增幅	本院未开展项目数	增幅
1	手术治疗	1 319	74.18%	39.24%	688	39.01%	631	39.50%
2	临床各系统诊疗	217	12.20%	64.82%	146	57.69%	71	79.46%
3	物理治疗与康复	23	1.29%	76.61%	14	85.26%	9	63.15%
二、	医技诊疗类	64	3.60%	44.44%	44	48.16%	20	36.26%
1	核医学	6	0.34%	12.92%	4	14.38%	2	10.00%
2	放射治疗	15	0.84%	15.11%	11	15.90%	4	12.95%
3	检验	2	0.11%	108.33%	1	83.33%	1	133.33%
4	病理检查	41	2.31%	56.66%	28	64.40%	13	40.00%
三、	中医诊疗类	91	5.12%	39.97%	52	37.81%	39	42.86%
1	中医骨伤	22	1.24%	58.15%	18	58.11%	4	58.33%
2	中医其他	69	3.88%	34.17%	34	27.06%	35	41.09%
四、	综合医疗服务类	64	3.60%	48.75%	55	42.47%	9	87.12%
1	床位费	23	1.29%	17.12%	19	17.48%	4	15.45%
2	诊查费	14	0.79%	41.55%	14	41.55%	0	—
3	护理费	5	0.28%	34.07%	5	34.07%	0	—
4	注射费	9	0.51%	89.71%	8	85.64%	1	122.22%
5	其他	13	0.73%	89.74%	9	62.96%	4	150.00%
合　计		1 778	100%	43.41%	999	42.92%	779	44.05%

表 4　样本医院 2017 年度总体补偿情况

序号	项目	项目数	增加收入（万元）	影响权重
一、	临床诊疗类	1 559	5 141	35.53%
1	手术治疗	1 319	3 941	27.24%
2	临床各系统诊疗	217	1 146	7.92%
3	物理治疗与康复	23	54	0.37%
二、	医技诊疗类	64	1 779	12.30%
1	核医学	6	12	0.08%
2	放射治疗	15	683	4.72%

（续表）

序号	项目	项目数	增加收入（万元）	影响权重
3	检验	2	32	0.22%
4	病理检查	41	1 051	7.26%
三、	中医诊疗类	91	98	0.68%
1	中医骨伤	22	7	0.05%
2	中医其他	69	91	0.63%
四、	综合医疗服务类	64	7 452	51.50%
1	床位费	23	1 009	6.97%
2	诊查费	14	5 138	35.51%
3	护理费	5	616	4.26%
4	注射费	9	573	3.96%
5	其他	13	115	0.80%
合　计		1 778	14 470	100%

第三节　成本管控策略制定

一、制定路径

成本管控策略制定与实施路径如图 1 所示。

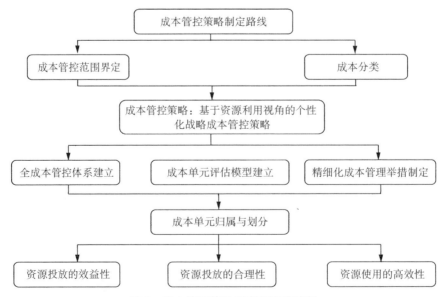

图 1　成本管控策略制定与实施路径

国务院办公厅《关于城市公立医院综合改革试点的指导意见》明确提出了破除公立医院逐利机制、维护公益性的具体要求。因此,在制定公立医院成本管控策略前,首先,必须对公立医院应管控的成本范围进行界定;其次,必须对成本的内容和种类进行区分,明确管理重点;最后,三甲医院学科建设不同于专科医院或基层医疗卫生机构,具备相当强的综合性,因此必须按照公立医院目前各科室属性(临床、医技、医辅),将其与明确的成本内容和种类相挂钩。

上述基础工作完成后,需要明确和统一成本的数据口径,完善成本的计量及分摊,搭建较为精细的成本管控系统,作为实施成本管控策略及其反馈情况的平台和基础。同时,需对所有成本单元进行划分,并按照医疗服务的发展、竞争、服务、质量四个维度予以分别评价,后续成本控制重点为按照评价结果分别实施相应的精细化管理举措。

通过资源投放及使用的效益性、合理性、高效性三个指标,结合成本单元所处区间,依托医院精细化的全成本管控体系,分别实施有针对性的成本管控策略以达到有效的成本管控效果,形成基于资源利用视角的个性化战略成本管控策略。

二、成本管控范围界定

公立医院承担了包括援外援内、公益性活动支持、重大公共卫生项目、医联体建设等公益性任务,而相应的公益性任务同样也需要投入一定的资源,形成相应的成本。因此本研究认为,必须对成本管控的范围进行明确的界定。本研究讨论的成本管控范围中所谓的成本是公立医院在提供日常医疗服务过程中所耗费营运支出的货币表现,但不应包括公立医院承担公益性任务所耗费的成本。

三、成本种类鉴定

区分公立医院的成本种类有多种方法,具体分类一般以固定成本、变动成本,或可控成本、刚性成本等为主。为了进行具体的成本管控,同时参照补偿机制改革的具体要求,本研究将样本医院的成本分类,如表5所示。

表5 成本分类

成本分类	具体内容
药品成本	药品本身的购入成本,不包含药房药库及药剂人员所耗费的成本
耗材成本	是指在提供日常医疗服务过程中所使用的各种材料对应的成本
设备成本	包括资源类投入(资产购置)所形成的折旧摊销以及设备维修维保、病房改造、搬迁等费用
后勤成本	物业保洁、护工管理、水电能源成本
人员经费	医护成本、医技医辅人员成本

四、基于资源利用视角的个性化战略成本管控策略

本研究认为,应当从资源利用的角度,客观反映不同医疗水平的成本单元在资源投放的效益性、合理性、高效性三方面存在的问题,明确控制重点,进行个性化的具备一定战略

性质的成本管控策略,我们称之为基于资源利用视角的个性化战略成本管控策略。该策略具有如下特征。

(一)体现管理精度

限于信息系统及管理水平,传统的成本管控策略多采用"一刀切"的办法,对相应的成本通过比例、额度等进行控制,一般不考虑或较少考虑成本单元自身在学科、医疗、教学等各领域的特征。在现代医院管理制度要求下,传统的成本管控方法已不符合管理要求,因为医院学科本身具备一定的差异性质,比如手术科室与非手术科室、成人学科与儿科学科等,在成本管理方面的要求和学科发展的诉求肯定是不同的。而基于资源利用视角的个性化战略成本管控策略,通过模型构建手段,客观反映成本单元多个维度(比如,学科建设、医疗服务能力)、充分考量不同成本控制情况(比如,药耗成本、人员经费)并予以打分量化,然后采取针对性的成本管控策略,符合成本管理的精细化要求。

(二)具备管理弹性

基于资源利用视角的个性化战略成本管控策略所采用的具体控制方案均可具备一定弹性,可随时根据外部环境(调价政策)、科室新业务开展等情况进行刚性、弹性、模糊控制,避免"简单粗暴"的控制手段并使成本管控方案具备灵活性,目的是使成本管控策略适应不断发展变化的内外部环境并与之相协调,更好地发挥成本管控策略的战略作用。

(三)优化管理视角

传统的成本管控方案一般直接从成本控制入手,往往忽略了成本管控为医院战略发展和转型提供助力的根本目的。基于资源利用视角的个性化战略成本管控策略则从资源配置和利用的视角入手,按照学科的资源诉求(比如,资产采购需求、人才引进需求),结合学科自身多个维度的具体情况,来明确其在人员经费、药耗成本等各方面成本需求的合理性。如有不合理的成本开支内容,则可以从源头上进行控制。从资源配置是否合理这个角度入手,更能贴合医院和科室发展实际,也能让成本管控与资源投入相挂钩,更有利于成本管理理念的推广和成本工作的开展。

综上所述,本研究团队经过调研,在补偿机制改革不断深化的背景下,拟订基于资源利用视角的个性化战略成本管控策略,并将其在实践中予以落实。

第四节 实施框架搭建

一、全成本管控体系建立

全成本管控体系是实施基于资源利用视角的个性化战略成本管控策略的重要平台和基础。全成本管控体系的作用在于,把各成本单位、人员信息等对象在各信息模块(比如预算模块、核算模块、成本模块、人力资源模块)中的分类和编码在口径上予以统一,是成本管理实现精细化的必要途径。需要明确和统一的内容包括科室分类与编码、人员分类与编码、收入项目分类与编码、成本项目分类与编码、服务计量与分类等内容。

(一)科室分类与编码

为实现样本医院精细化的成本核算,我们将科室作为成本核算单元,分为临床服务类科室、医疗技术类科室、医疗辅助类科室、行政后勤类科室、教学科研类科室,图2是诊疗学科成本核算单元分类与编码示例。

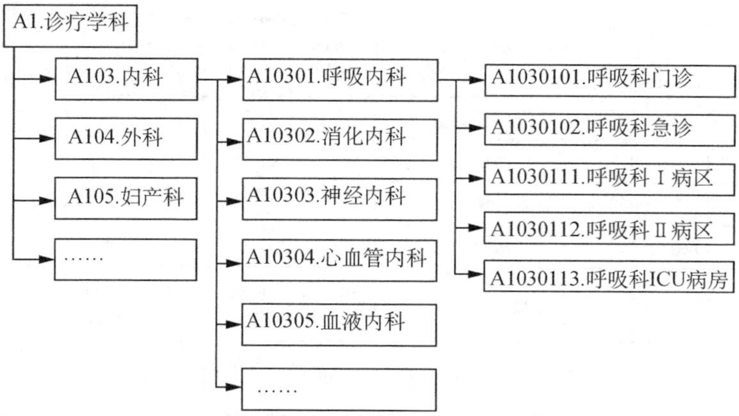

图 2　诊疗学科成本核算单元分类与编码

同时,本研究将上述成本核算单元与预算单元、绩效考核单元进行了匹配与对照,以达到预算管控成本、绩效考核成本的作用。成本核算单元与预算及绩效考核单元对照关系示例如表 6 所示。

表 6　成本核算单元与预算及绩效考核单元对照关系示例

成本核算单元(696 个)			预算单元(161 个)		绩效考核单元(161 个)		
编码	名称	末级	编码	名称	末级	编码	名称
A10301	呼吸内科		YS A10301	呼吸内科	是	2	呼吸内科
A1030101	呼吸科门诊	是					
A1030102	呼吸科急诊	是					
A1030111	呼吸科病区Ⅰ	是					
A1030112	呼吸科病区Ⅱ	是					
A1030113	呼吸科病区Ⅲ	是					
A1030131	呼吸科功能室	是					
A20201	呼吸科 1 病区护理	是					

(二) 人员分类与编码

医疗属于服务性行业,人力资源的优劣会直接影响医疗服务的效率和质量。近年来,医院人力成本一直处于刚性增长状态,因此,如何使人力成本合理增长一直是医院成本管控的重点之一。样本医院按科室属性将人员分为五类,即临床医生、医技人员、医辅人员、护士、管理人员,也对其进行了相应编码。

(三) 收入项目分类与编码

医疗收入是医院收入的主要来源,是医疗服务价值的直接体现,医疗收入的准确计量是医院财务管理的重要内容之一。经过梳理,样本医院将物价项目编码与 HIS 项目编码进行了匹配统一,并对收入项目名称与会计科目编码及会计科目名称进行了对照,示例如表 7 所示。

表7 收入项目分类与编码

项目编码 （物价）	医院信息系统编码 （HIS）	项目名称	收入项目编码	收入项目名称	会计科目编码 门诊 参保/非参保	会计科目编码 住院 参保/非参保	会计科目名称
110200001	0201110200001	普通门诊诊查	MZ003	诊查收入	4001010102 4001010202	—	诊查收入
110200002-b	0201110200002-b	主任医师					
110200002-c	0201110200002-c	副主任医师					
110200006	0201110200006	VIP 诊疗费					
110500001	020110500001	体检费	MZ901 ZY901	体检收入	4001010111 4001010211	4001020111 4001020211	其他收入
110900001	020110900001	普通病房床位费	ZY002	床位收入	—	4001020111 4001020211	
120400001	020120400001	肌肉注射	MZ102 ZY102	注射收入	4001010105 4001010205	4001020105 4001010205	治疗收入
120400002	020120400002	静脉注射					
120400004	020120400004						

（四）成本项目分类与编码

与收入项目相对应，样本医院将成本项目与会计科目、预算编码、预算项目名称进行了匹配统一。成本项目与会计科目、预算项目的对照关系示例如表8所示。

表8 成本项目与会计科目、预算项目的对照关系

成本项目	对应会计科目	预算编码	预算名称
K4041 设备维修——专用 K4046 设备维修——一般	50010070010120001 专业设备维修费 53010070010120001 专业设备维修费	CY010706-01	设备维修
K4042 房屋维修	50010070010120002 房屋建筑物维修费 53010070010120002 房屋建筑物维修费	CY010706-02	房屋维修
K4043 系统维护——软件 K4044 系统维护——硬件 K4045 系统运行 K4047 设备维修——一般 ——IT K4115 打印机维修	50010070010120002 网络信息系统运行维护费 53010070010120002 网络信息系统运行维护费	CY010706-03	IT 运行及维护
K4048 其他维修 微波炉维修 空调维修	50010070010120002 其他维修费 53010070010120002 其他维修费	CY010706-04	其他维修

（五）服务计量与分类

医院作为服务性行业，多按工作量计算每月绩效，因此对服务量计量的正确与否，直接影响每月的绩效计算正确与否。样本医院按服务方向将服务分为对外服务、外来服务与内部服务三项。

对外服务包括门急诊人次、处方数、出院人次、住院天数、床日数、手术工作量等。

外来服务包括用水量、用电量、用气量、保洁服务量、洗涤费等。

内部服务包括后勤维修量、医技服务量、药房服务量、血费用量、氧气用量、消毒服务量等。

二、具体成本核算流程

(一) 直接成本的归集

对于各核算科室的直接成本,有价格和数量信息,能直接计量确认的,按照当期实际发生额全额直接计入。可归集的直接成本主要包括人员经费、耗用的药品及卫生材料费;科室开展医疗活动及其辅助活动中,内部领用或出售发出的药品、卫生材料费用、固定资产折旧费用、无形资产摊销(医院的无形资产摊销不能直接计入责任科室)、医疗风险基金和能够直接计入的其他费用等内容。

对于各核算科室消耗但又不能直接计入的成本费用,可以先按一定成本费用项目,在某一特定核算科室归集,然后选择合理的成本费用分配系数,采用一定的方法进行计算计入。比如,办公费和邮电费可按照人员系数进行分配(若医院可以直接计入科室的,该项目可以在直接计入,不需分配计入科室);交通费则按照汽车行驶公里数进行分配(该项目分配给使用汽车服务的科室);物业管理费按照科室面积进行分配,等等。

(二) 间接成本的分摊

《医院财务制度》第三十条规定,各类科室对成本应本着相关性、成本效益关系及重要性等原则,按照分项逐级分步结转的方法(即阶梯分摊法)进行分摊,最终将所有成本转移到临床服务类科室。

如图 3 所示,先将行政后勤类科室的管理费用向临床服务类、医疗技术类和医疗辅助类科室分摊,分摊参数可采用人员比例、内部服务量、工作量等。

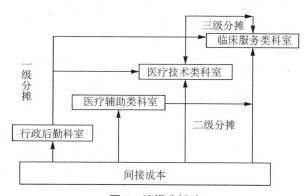

图3　阶梯分摊法

再将医疗辅助类科室成本向临床服务类和医疗技术类科室分摊,分摊参数可采用人员比例、内部服务量、工作量等。

最后将医疗技术类科室成本向临床服务类科室分摊,分摊参数可采用工作量、业务收入、收入、占用资产、面积等,分摊后形成门诊、住院临床服务类科室的全成本。

(三) 医疗服务项目成本分摊方法

在确定直接成本与间接成本具体计量方法的基础上,可进一步对医疗服务项目的成本进行分摊,在科室层级方面,样本医院采用关键因素法进行分摊;在院级层面,采用的是加权平均法。具体如图4所示。

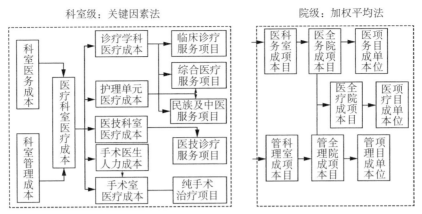

图 4　医疗服务项目成本分摊示意图

（四）病种成本分摊方法

以出院病人付费信息和诊断信息（ICD10 病种）为标准，通过项目叠加法，分别将出院患者付费信息对照 ICD 编码进行分类汇总，并将医疗服务项目对应期间的成本、药品项目对应期间的成本和计价卫材项目对应期间的成本进行分类汇总后重新叠加，就能够计算出每个病人的总成本及构成，具体如图 5 所示。

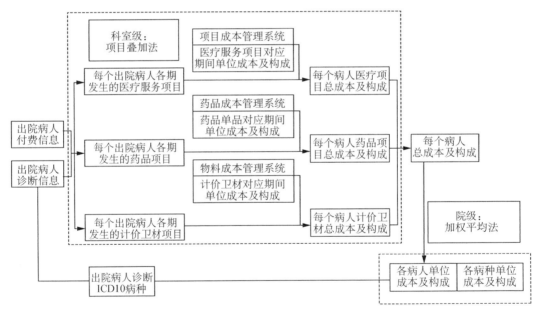

图 5　病种成本分摊方法

三、建立精细化成本管控系统

样本医院在完善成本计量及分摊、统一数据口径的基础上，初步搭建了较精细化的成本管控系统，作为实施成本管控策略及其反馈情况的平台，如图 6 所示。精细化的成本管控系统除了真实、及时地反映成本费用发生情况，保证有关数据的真实性和覆盖率，力求能够反映成本管理活动的基本情况外,还能抓住影响成本管控的主要因素的阶段性特点,进行深层次的分析,研究、发现问题,及时修正。

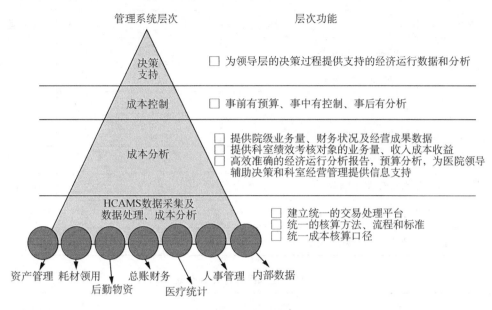

图6　精细化成本管控系统

四、成本单元评估模型建立

在完成成本管控范围确认、成本种类鉴定和精细化成本管控系统的建立后,为准确反映各临床科室的成本收益情况以及学科定位,避免成本管控"一刀切"的情况,本研究针对所有的成本单元建立了成本单元评估模型,以客观地反映不同医疗水平的成本单元在资源投放的效益性、合理性、高效性三方面存在的问题,以明确控制重点。

本研究建立了"四横五纵"模型,如图7所示,用于描述不同医疗服务水平下各成本单元的成本控制情况。其中,医疗服务主要以发展、竞争、服务、质量四个维度为主,主要体现的是人才建设、教学工作、学科科研和临床医疗方面的实力。

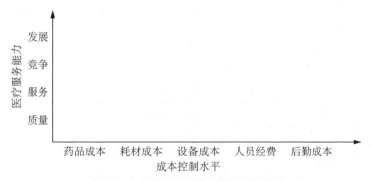

图7　成本单元"四横五纵"评估模型

同时,分别对"四横五纵"具体指标予以分解量化,将需要考量的指标进行罗列,如表9至表12所示。

表 9　学科科研量化评分表

学科科研(30分)			
维度	指标	权重	计分类别
服务(2分)	药物临床试验基地	1	加分项
	举办国际会议情况	1	加分项
竞争(25分)	各级科研项目数	3	排序
	科研经费总额	3	排序
	SCI论文合计数	9	排序
	各级科研奖励数	8	排序
	申请和被授予发明专利数	2	排序
发展(3分)	重点实验室建设情况	3	加分项

表 10　临床医疗量化评分表

临床医疗(40分)			
维度	指标	权重	计分类别
服务(12分)	三个业务增幅比重	9	排序
	域外患者比例	3	排序
竞争(8分)	病种难度	5	加分项
	优势病种	2	加分项
	新技术使用	1	加分项
发展(20分)	临床重点专科建设情况	8	加分项
	复旦专科入榜情况	10	加分项
	床医比	1	排序
	床护比	1	排序

表 11　人才建设量化评分表

人才建设(20分)			
维度	指标	权重	计分类别
服务(2分)	人才培养	2	加分项
竞争(12分)	学会任职	12	加分项
发展(6分)	学历结构	3	排序
	职称结构	3	排序

表 12　教学工作量化评分表

维度	指标	权重	计分类别
教学工作(10分)			
服务(2分)	举办继续教育次数	1	加分项
	带教进修生	1	排序
竞争(2分)	主编或主审国家规范教材	1	加分项
	获得教学成果或奖励数	1	加分项
发展(6分)	博士生导师情况	3	排序
	硕士生导师情况	2	排序
	指导研究生情况	1	排序

上述四项内容量化的结果共同构成所有成本单元的医疗服务得分。

成本控制得分方面的具体量化指标如表 13 所示。

表 13　成本控制评分表

维度	指标	权重	计分类别
成本控制(100分)			
药品成本 (30分)	门急诊患者药费均次	5	排序
	住院患者药费均次	5	排序
	科室药占比	20	排序
	处方点评约谈	5	扣减项
耗材成本 (20分)	科室人均低值耗材费用	5	排序
	住院患者耗材均次费用	5	排序
	科室耗占比	10	排序
设备成本 (10分)	百元固定资产医疗收入	5	排序
	设备维保与折旧摊销占科室成本比重	5	排序
人员经费 (30分)	医护人员成本占比	10	排序
	医护人员收入同比增幅/科室收入同比增幅	10	排序
	劳务性收入占比	10	排序
后勤成本 (10分)	床均能源成本	5	排序
	床均物业成本	5	排序

按上述指标,分选 20 个临床科室进行打分,结果分布如图 8 所示。

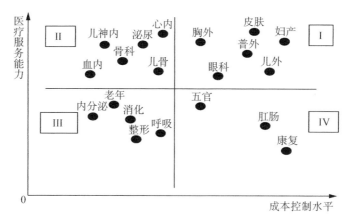

图8　"四横五纵"成本单元评估模型

按上述象限分布,参照波士顿矩阵(BCG. Matrix)定位,大致可将该20个临床科室分为四类,如表14所示。

表14　成本单元评估情况表

所属象限	科室定位	发展战略	成本策略
第Ⅰ象限	明星科室 (Stars)	重点发展 资源倾斜	适当关注药耗成本;资源投入关注单位绩效
第Ⅱ象限	问题科室 (Question Marks)	重点关注 加大扶持	医疗服务能力处于快速发展阶段,成本控制要加强精细化管理
第Ⅲ象限	瘦狗科室 (Dogs)	重点控制 资源管控	医疗服务能力较低,管理粗犷。应加大改革力度,对人员经费、药耗成本进行刚性控制;加强日常运营成本监控
第Ⅳ象限	现金牛科室 (Cash Cow)	寻找空间 加快升级	医疗服务能力处于稳定期,应注重提升服务能力,关注其在人员、设备方面的需求

在综合考虑各临床科室的医疗服务能力的情况下 ,结合成本控制情况,明确了各临床科室的成本控制综合水平。通过制定精细化成本管理的相应举措,与四个象限的科室进行对应,即分别采取有针对性的精细化成本管理举措,并通过全成本核算体系予以反映和控制,共同构成现阶段的成本管理策略。

第五节　具体落实与实施

一、精细化成本管控策略

按照样本医院实际情况与成本管控具体策略,本研究认为,应将成本管控举措与资源投放相结合,对所有的成本管控举措进行遴选后予以分类。经过调研,本研究将精细化成本管控举措进行了分类,如图9所示。

如图9所示,成本管控策略主要分为三个方面,其中资源投放的合理性策略包括全

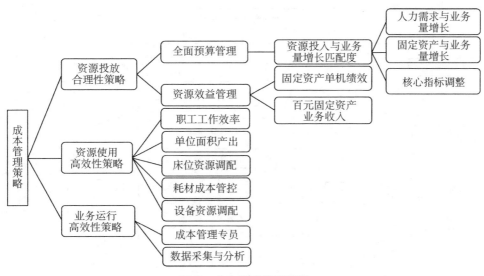

图9　成本管理策略模型

面预算管理和资源效益管理；资源使用高效性策略则包括职工工作效率、床位资源调配、耗材成本管控、设备资源调配、单位面积产出等内容；业务运行高效性策略主要针对部分科室，采取成本管理专员下沉到科室进行成本管控以及相应进行数据采集与分析两方面。

（一）资源投放合理性策略

1. 全面预算管理

全面预算是根据医院战略规划、经营目标对医院现有资源进行合理配置、规划医院经营活动的计划，是医院内部管理的核心。三级公立医院实施全面预算管理在明确医院经营目标、协调科室关系、评价科室业绩、提高医院的管理水平及竞争力等方面具有重要意义。样本医院在2017年首次搭建了三级全面预算管理体系，所有临床医技医辅科室和管理部门均做到了全员参与。全面预算管理内容如图10所示。

样本医院将全面预算内容分为业务预算、资本预算、财务预算三个内容，涉及194个一级预算项目，近千个二三级预算项目，搭建了完整的全面预算体系。在预算控制方面，分别按照预算项目具体内容设置了刚性控制、弹性控制、模糊控制等多种控制方法，并紧扣资源核心，大大增强了预算管控能力。这也成了成本控制体系的依据和基础。

2. 资源效益管理

资源效益管理主要进行关于资源投放与产出之间的效益效率分析，主要包括资源项目效益分析（设备、人员、床位等资源投入产出分析）、院科两级运营分析（损益分析、保本分析、趋势分析等）以及类似于产业链整合分析等结合政策背景、学科特点等开展的前瞻性分析。

资源效益管理的意义在于，这是一种基于成本数据和预算数据来确定资源投入方向的分析方法，能够使资源投放与产出效果可视化。

以资源项目效益分析为例，本研究首先开展的是固定资产投入单机绩效分析，如表15所示。

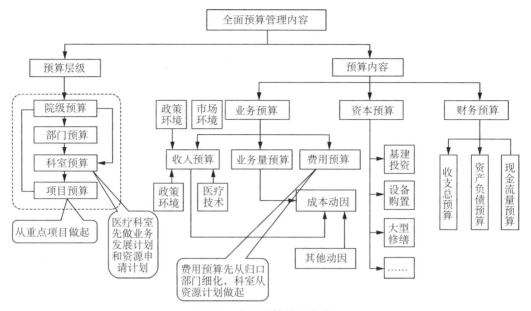

图 10　全面预算管理内容

表 15　设备投入产出情况测算表

设备收入	使用可收费材料收入	可收费耗材利润		每月检查治疗数		设备总收入	824 000
	直接使用收入	收费标准(元)	250.00	每月检查治疗数	2 601.00		
		收费标准(元)	350.00	每月检查治疗数	409.00		
		收费标准(元)	200.00	每月检查治疗数	153.00		
设备支出	不可收费耗材支出	不可收费耗材成本		每月例数		设备总支出	287 191.74
	管理费	放射防护	1 015.00		1.00		
		行政管理、后勤服务费用分摊	41 200.00		1.00		
	能耗房屋费	能耗费(按人数分摊)	1 000.00	人数	6.00		
		房租(元/m²/月)	15.65	独立面积	35.00		
设备支出	人工费	护士月人均人工费	21 743.08	护士人数	1.00	设备总支出	287 191.74
		医技月人均人工费	19 364.53	医技人数	3.00		
		医生月人均人工费	32 630.64	医生人数	2.00		
	设备折旧费		43 331.04		1.00		
	维修费	设备保修费用	50 000.00		1.00		

在进行设备购置与投放时,需同时对该设备的收入来源和预计支出情况进行测算,以此作为设备购置的重要依据之一,并在全面预算体系中予以体现。

(二) 资源使用高效性策略

资源使用的高效性策略主要是指对人员成本、药品成本、耗材成本、设备成本和后勤成本进行测算与分析,一方面可以以此来指导资源投放;另一方面可以通过重点关注、刚性控制等措施,确保成本开支与资源投入相匹配。

以耗材成本为例,针对不可收费耗材,样本医院制定了用量控制和价格控制两种渠道,通过领用定额限制、设定增幅考核指标、多渠道比价等形式和手段,实现对于不可收费耗材的用量监控。耗材成本管控方法如图 11 所示。

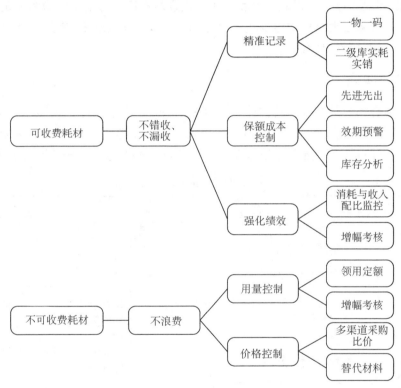

图 11　耗材成本管控方法

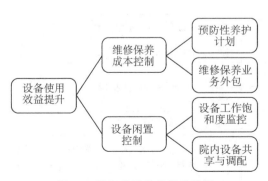

图 12　设备使用效益提升路径

在具体实施过程中,样本医院还制定了明确的管理原则和管理路径,强调了业务科室和护理单元的双重主体责任,并明确了责任考核的手段和标准。

以设备资源调配策略为例,目前样本医院所有设备维保修均在系统内通过维修工单的形式记录相应要素。因此,通过对同类设备在不同科室的效益对比、设备实际工时与额定工时对比,来对设备的投放、维修费用的申报等进行调整和审批。同时,对于部分闲置设备或使用量不大的设备,通过采取设备工作饱和度监控的方法,初步实现院内对于空闲设备的共享与调配。设备使用效益提升路径如图 12 所示。

(三)业务运行的高效率策略

业务运行的高效率策略目前主要针对部分成本控制得分偏低的科室,主要采取下沉成本管理专员的方式对科室的耗材领用、人员经费核算等进行全面的管控,并且由成本管理专员帮助科室进行运营效益分析,为科室业务运行提供决策支撑。同时,由于目前样本医院在前期已经初步完成了 HRP 财务业务一体化系统的搭建工作,物流、资产、人力、财务、专项经费管理、全面预算等模块已经实现初步的互联互通,各职能部门之间的基础数据初步实现了共享,业务运行的效率和透明度正逐步提高,因此,对相应科室的重点病种、手术例数等指标基于大量历史数据进行详细分析(如成本贡献率、边际收益)等具备了相应的条件,可以相应作出尝试。

二、策略实施

本研究结合构建的全成本管控体系、"四横五纵"成本单元评估模型与拟订的精细化管理举措,按照"基于资源利用视角的个性化成本管理策略"方针,对相应临床科室、相应成本实施了有针对性的差异化控制策略。科室成本策略制定与实施情况如表 16 所示。

表 16　科室成本策略制定与实施

所属象限	科室定位	具体策略	控制属性	备注
第Ⅰ象限	明星科室(Stars)	各资源投放与合理性考核	弱	对专用设备购置、人员需求等资源投入予以倾斜支持
		固定资产单机绩效考核	弱	
		核心指标考核(三四级手术占比、重点病种例数)	强	提升占比指标和绝对数指标,内部结构优化
第Ⅱ象限	问题科室(Question Marks)	药耗成本控制	强	选取部分低值耗材建立两级库扫码管理等
		固定资产单机绩效考核	中	对资源投入充分论证,加强考核
		资源投入与业务量增长匹配考核	中	
		人力成本控制	中	对绩效增幅进行控制
第Ⅲ象限	瘦狗科室(Dogs)	委派成本管理专员	强	下沉科室,成本管控
		各资源投放与合理性考核	强	强行约束,刚性指标
		药耗成本控制	强	
		床位资源调配、设备资源调配	强	调整科室闲置资源
第Ⅳ象限	现金牛科室(Cash Cow)	各资源投放与合理性考核	中	在人力需求、资产购置等方面予以考量,扶持发展。特别关注科室未来发展规划

第Ⅰ象限科室属于 BCG 矩阵中的明星科室,有着较高的医疗服务能力和学科建设水平,往往属于医院的优势学科。对于该部分科室,在制定该部分科室成本管控策略时,应放宽其在资源投入与业务量方面的配比区间,适当加大资源投入;在实际运营过程中,重点关注药占比、耗占比以及三四级手术占比、重点病种数等体现科室内涵的结构性指标,并对其医护人员经费增幅适当放宽。

第Ⅱ象限科室属于 BCG 矩阵中的问题科室。它虽然具备较高的医疗服务能力和学科水平,但其成本控制得分偏低。一般地,从社会影响力和关注度来说,这类科室与明星科室相当,但是在成本控制上,给医院带来较大的负担。从成本管理的角度,需要进行较为长期的改革和细化的管理,才能真正给医院带来效益。本研究经过实地调研发现,儿骨科、骨科、泌尿科由于科室属性和服务特点,实际存在较大的耗材支出,特别是可收费耗材、科室耗材收入占比及耗材费用支出较高,是成本控制得分偏弱的主要原因。在补偿机制改革调整的情况下,对于该部分科室,通过采用耗材成本管控方法予以控制,如骨科寻找高值耗材替代品、泌尿外科部分可收费的低值耗材采取一物一码形式扫码收费、调整安全库存等手段。

第Ⅲ象限科室属于 BCG 矩阵中的瘦狗科室。这类科室在医院处于较为低端水平,成本控制也较差。一般地,这类科室或者处于衰退阶段,应通过强力的改革手段进行关停并转;或者处于起步阶段,应进行理性地约束和考核。经过分析,可知样本医院该部分的科室主要以内科类科室为主,由于区域老龄化、慢性病疾病谱等特点,主要表现为药占比较高,同时医疗服务能力有待加强。该部分科室往往是医院的薄弱学科,除成本控制因素外,也应从提升服务能力入手,关注自身学科的定位和角色;同时,更好地做好慢病管理和科室宣传,提升科室竞争力。

第Ⅳ象限科室属于 BCG 矩阵中的现金牛科室。这类科室的成本控制能力较强,具备较好的盈利能力,但是由于医疗业务能力不足,其长期发展受到较大限制。经过分析,样本医院该部分科室的药品、耗材成本、人均医护成本等均控制较好,如该部分科室能作出品牌效应,未来可能成为医院收入新的增长点。因此,该部分科室在成本控制策略上,适当考虑高端医疗人才的引入和政策倾斜,并制定长期发展规划;对于其设备成本的投入,应积极做好长期论证工作。

三、实施初步成效——以典型科室为例

(一) 消化科

样本医院消化科以诊治消化道慢性疾病为主,药耗占比较高,随着分级诊疗的深入,科室业务处于衰退阶段,属第Ⅲ象限瘦狗科室。按制定的策略,样本医院派成本管理专员下沉消化科进行成本管控与效益分析。经分析发现,消化科中的内镜诊治项目发展潜力较大,尤其是其中的无痛胃肠镜以患者无痛苦、治疗安全、时间短、诊断率高而受到越来越多内镜诊治患者的青睐。且内镜诊治项目中化验费收入占 28.08%,检查费收入占16.63%,而医院中检查和化验项目的收益率高达 45% 左右,因此对消化科中的内镜诊治项目需大力调配资源予以扶持。2015—2017 年无痛内镜例数及占比如图 13 所示。2015—2017 年无痛内镜例数及占比如表 17 所示。

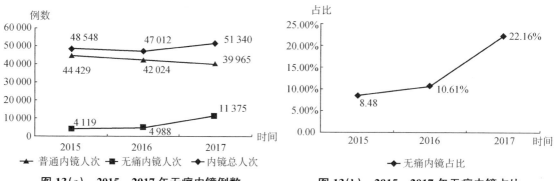

图 13(a) 2015—2017 年无痛内镜例数　　　　图 13(b) 2015—2017 年无痛内镜占比

表 17 2015—2017 年无痛内镜例数及占比

年份	普通内镜人次	无痛内镜人次	内镜总人次	无痛内镜占比
2015	44 429	4 119	48 548	8.48％
2016	42 024	4 988	47 012	10.61％
2017	39 965	11 375	51 340	22.16％

根据评估结果,样本医院在消化科中单独成立内镜诊治部,在消化科中实施闲置设备的重新配置和人力分工的重新调配,同时让内镜诊治部独立核算、独立设定目标、独立考核,给予其内生动力。在这样有针对性的举措实施后,样本医院内镜诊治业务同比增长9.21％,无痛胃肠镜服务人次显著上升,同比增幅达 128.05％,无痛胃肠镜的占比也由2016 年的 10.61％上升到 2017 年的 22.16％,大大提升了消化科的运营效益。

（二）老年医学科

由于老年人以慢性病为主,病程较长,用药较多,药占比超过 55％,各类医疗护理服务需求较繁杂,因此样本医院的老年医学科运营效益一直处于较低水平,属于医院薄弱学科的行列,属于第Ⅲ象限瘦狗科室。

样本医院的康复医学科以操作类医疗服务为主,几乎没有药耗成本,具备较好的盈利能力。但由于该学科目前正属于成长期,诊疗影响力和学科知名度还不够,其自身引入的病源较少,需要借助临床其他科室提供病源,因此其急需得到医院一些政策倾斜,以作出其品牌效应,属于第Ⅳ象限现金牛科室。

经评估后,样本医院给予康复医学科可以进行床边康复的政策,希望为康复医学科提供一个良好的发展平台,一方面可以从根本上解决康复医学科的病源问题;另一方面也希望能将其运营效益实现最大化。老年医学科抓住此契机,积极与康复医学科配合,展开老年病患的床边康复治疗,大大提高了老年医学科的治疗效率,两个科室取长补短,均大幅提升了它们的医疗收入和运营效益,实现了共赢。图 14 是老年医学科床边康复项目收入趋势图。表 18 展示了老年医学科床边康复项目收入情况。

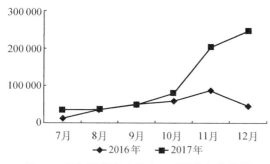

图 14 老年医学科床边康复项目收入趋势图

表 18　老年医学科床边康复项目收入

单位:元

月份	2016 年	2017 年	同比	增幅
7	11 587	35 478	23 891	67.34%
8	35 875	36 874	999	2.71%
9	48 657	49 557	900	1.82%
10	58 645	79 865	21 220	26.57%
11	86 546	203 265	116 719	57.42%
12	45 638	246 583	200 945	81.49%

　　综上,在样本医院逐步实施基于资源利用视角的个性化战略成本管控策略的情况下,样本医院 2017 年医疗成本增幅明显回落,医疗收入增幅明显提升,医疗成本和医疗收入的增幅差值在不断缩小,医疗运营效益在不断提升。相信随着成本管控策略的全面深入实施,样本医院一定能在补偿机制的医疗改革下,迎来新一轮的发展。图 15 展示了样本医院 2017 年医疗收支增幅趋势。

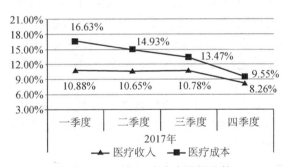

图 15　2017 年医疗收支增幅趋势

第四章 研究结论、局限性与研究展望

第一节 研究结论

本研究认为,补偿机制改革背景下的成本管控策略是促进医院转型发展的重要手段和环节。在具体实施过程中,本研究发现,公立医院由于其公益性质,提供的是特殊的医疗服务,服务流程复杂且服务结果一般不具备可比性,因此成本管控的目的具备一定的特殊性。公立医院既要兼顾公益性需求,也要兼顾医院发展规划和科室实际情况,避免"一刀切"的成本管控方式。因此,在制定成本管控策略时,公立医院必须从全局的高度考量。

本研究拟订的补偿机制改革背景下成本管控策略为基于资源利用视角的个性化战略成本管控策略。经过框架构建与具体落实,本研究发现,该策略在具体实施过程中具有如下特征。

（1）具备较完善的全成本核算与管理体系。该策略包括完善的三级成本管理组织架构、合理的成本单元分类,以及财务一体化模式下的成本信息系统。

（2）充分考量科室（学科）个体差异,具备一定的战略性。避免了成本管控"一刀切"的局面,在制定具体管控措施时,将各学科发展需求、个体差异、学科人才建设情况等统筹进行了量化考虑。

（3）与政策层面保持一致性。在补偿机制改革背景下,成本管控的策略必须与改革要求相符合。样本医院的成本管控策略基于对补偿机制政策影响的充分调研,其策略制定体现了补偿机制改革的相关要求。

（4）具备较大调整优化空间。多样化、多维度的成本管控策略,通过模糊控制、精确控制、弹性控制等多种控制手段,可以依据事业发展情况不断作出调整和优化,能较好地兼顾政策要求和内部发展需求。

基于以上原因,本研究认为该成本管控策略相较传统成本控制方法具备一定的优势,可以作为补偿机制改革背景下的成本管控策略。

第二节 局限性

公立医院的成本管控策略具备一定的复杂性,且从前期调研、中期实施到后期反馈,时间跨度一般较长,并势必面临多次调整,将付出较多的时间成本。比如,在具体实施过程中,目前限于各方条件,仅暂时邀请了6位科室成本管理专员参与试点,还不够普及,仍处于试点阶段。因此,对成本管控策略的实施效果进行全面有效考量还有待时日。

第三节 研究展望

本研究认为,成本管控策略的实施和后续跟踪具备较强的可行性。本研究将继续致力于成本管控精细化的研究,并争取形成一套可复制的成本管控策略,同时期待在一定范围内进行推广。

参考文献

［1］John Shank. strategic cost management：New wine，or just new bottles? ［J］. Journal of management Accounting Research，Volume One，Fall，1989.

［2］Robin Cooper，Regine Slagmulder. What is strategic cost management? ［J］. Management Accounting：Official Magazine of Institute of Management Accountants，Jan98，Vol. 79 Issue 7，p14.

［3］赵军. 公立医院战略成本管理理论与实证研究［D］. 博士论文，2006.

［4］费峰. 医院成本控制与管理［M］. 上海：上海财经大学出版社，2008.

［5］任文杰. 基于病人价值链的医院业务流程管理模式研究［D］. 博士论文，2006.

［6］马艳. 基于价值链视野下 s 医院竞争优势研究［D］. 硕士论文，2010.

［7］杨国平，金新政，徐新，等. 基于病人价值链的医院业务流程绩效评价体系研究［J］. 中国卫生事业管理，2007(12).

专题研究报告六

支付方式改革背景下医疗行业病种成本核算体系构建及应用

刘雅娟 等

本专题研究报告为上海市会计学会 2019 年重点科研课题研究成果。

课题组成员

课题负责人：

　　上海申康医院发展中心　　　　　　刘雅娟

课题组其他成员：

　　新华医院　　　　　　　　　　　　宋　雄

　　新华医院　　　　　　　　　　　　倪君文

　　新华医院　　　　　　　　　　　　程　明

　　上海申康医院发展中心　　　　　　黄玲萍

　　上海市卫生和健康发展研究中心　　彭　颖

　　新华医院　郑开源

　　上海申康医院发展中心　　　　　　王贤吉

　　上海申康医院发展中心　　　　　　杨中浩

第一章　研究背景与问题的提出

一、研究背景

改革开放以来,我国包括政府卫生支出、社会卫生支出及个人卫生支出在内的卫生总费用呈快速增长趋势,卫生总费用由 2009 年的 17 542 亿元增至 2018 年的 59 122 亿元,增长237%,卫生总费用的增速是 GDP 增速的近 2 倍,如图 1 所示。

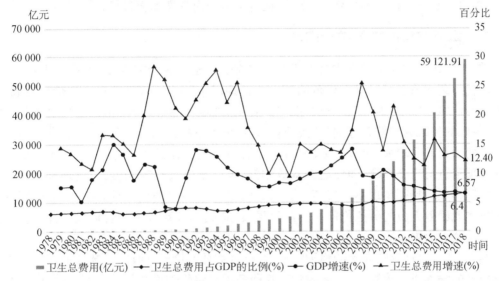

图 1　卫生总费用增长趋势

卫生总费用的高速增长对医保基金造成了巨大压力。2018 年的医保基金支出达到17 822 亿元,是 2009 年的 6.37 倍,但同期基金收入仅是 2009 年的 5.82 倍,医疗基金面临持续快速增长的强大压力,如图 2 所示。

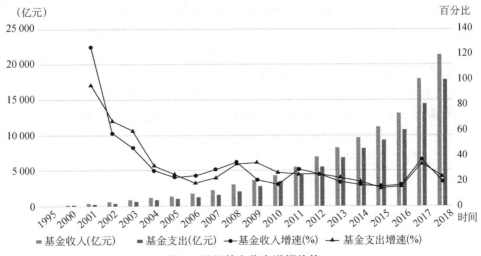

图 2　医保基金收支增幅趋势

补偿机制的扭曲是费用增长过快的根本原因,由于实际成本与收益之间没有建立有效的相关性,用药耗加成收入作为补偿手段之一,造成"大处方"等现象不可避免。而传统的按项目收(付)费为主的支付体系起到了推波助澜的作用,医疗服务项目定价无法合理反映医务人员的劳务技术价值,为了进行补偿,"过度医疗"等现象客观上助长了医疗费用的上涨和"看病贵"问题的产生。因此,支付方式改革迫在眉睫。

2017年6月,国务院办公厅印发了《关于进一步深化基本医疗保险支付方式改革的指导意见》(国办发〔2017〕55号),明确提出"重点全面推行以按病种付费为主的多元复合式医保支付方式"。2019年6月5日,国家医保局公布相关通知,确定北京、上海等全国30个城市为按疾病诊断相关分组付费(DRG)国家试点城市。这也意味着,医保支付方式从"按项目付费"到"按病种付费"的变革,在全国范围内开展提上日程。

二、本研究拟解决的核心问题

首先,尝试建立与支付方式改革相适应的成本管理体系,解决缺乏全国范围内医疗机构同质化管理体系和统一操作规范的难题。长期以来医疗机构没有自主定价权,同时定价与实际成本相脱节,因此医疗机构没有开展成本管理的主观能动性。一是以"项目叠加法"为主要的传统成本核算方法是"按项目付费"体系下的产物,由于全国版收费项目与地方版收费项目差异较大,该方法无法保持同质性;二是工作量极大,短时间内无法对数千个收费项目进行完整测算,即使能够有效测算,也极难进行动态调整;三是现有管理体系没有按病种实质特征体现不同疾病间资源消耗、技术劳务价值的差异,无法有效配置资源和充分体现医务人员的劳务价值。由此可见,传统成本核算方法和管理模式并不符合支付方式改革的要求。

其次,通过合理反映完整的病种组成本,尝试弥补定价机制有效性缺失的问题。由于缺乏成熟的病种成本核算体系、有效的医疗服务项目定价理论和数学模型支撑,医疗服务价格调整机制仍以专家咨询、医保基金承受能力、患者满意度等指标作为主要参考依据,与医疗机构实际成本水平相脱节,短时间内要实现定价和补偿之间的平衡较为困难。目前部分试点城市即使实施按病种付费改革,赋予病种点值仍依据医保基金盘子测定,收付费实质并没有改变,从而无法有效提升卫生经济效率。

最后,尝试建立技术劳务价值的量化标准,解决补偿机制有效性缺失的问题。不同医疗机构运营管理水平、成本核算水平、信息化建设水平差异较大,临床路径不统一,成本管理千差万别。由于成本数据收集的局限性、采用方法缺乏适用性、数据比较缺乏同质性,对公立医院补偿机制进行有效的引导和约束较为困难。比价关系不合理的问题也较为突出,医务人员的技术劳务价值未得到充分体现,部分大型医疗设备检查项目收费偏高,医疗机构间技术难度差异较大的医疗服务项目价格却基本一致。因此,如何在DRGs支付体系下,实现医务人员技术劳务价值、患者费用负担、医保基金承受能力等多方面之间的平衡,是一个值得探讨的问题。

第二章　研究过程描述

本章按照"国内外研究进程比较"→"DRGs 全成本管理体系构建"→"具体实施"→"结果展示与数据有效性验证"→"内部管理实践""外部推广应用"为主轴,开展相关研究。

一、国内外研究进程比较

(一)国内研究进程

目前国内尚无完整的基于支付方式改革背景下的病种成本核算体系构建,相关性研究主要集中在具体核算路径方面。比如,国内学者提出了两种路径:一种是基于单病种来进行核算,即将医疗项目成本归集和分摊到某个病种上;另一种则是基于 DRGs 的分组开展病种成本核算工作。由于我国前期对于病种等信息的收集机制尚不完善,目前单病种核算仍然处于主导地位。在具体核算方法研究方面,比较具有代表性的是上海市卫生和健康发展研究中心金春林、彭颖、王力男等学者开展的"基于成本的按病种收费标准研究"(2018 年)课题,将相应的病种成本核算方法归为医疗服务项目叠加法、科室成本二级分摊法及成本费用比法三大类;柴冬丽等(2011)则对不同地区医院病种成本核算的方法进行了归纳和整理,介绍了病种成本相对值法、医疗项目叠加法等方法,并就各种方法对医疗费用可能产生的影响进行了研究;程明(2018)的上海申康医院发展中心管理研究项目"三级医院病种成本核算方法研究及应用",则选取了成本费用比法在样本医院开展实施路径研究。

(二)国外研究进程

国外支付方式改革与 DRGs 的发展密切相关,并涉及了医疗服务筹资机制、医疗服务计价方法、动态调整机制和成本信息搜集等方面。基于 DRGs 建立的支付体系和由此衍生出的成本管理体系,构成了定价机制研究的核心。表 1 列示了 DRG 支付体系适用的类型和范围。

表 1　DRGs 支付体系适用的类型和范围

国家	医院付费模型	基于成本分配的医院收入(百分比)
澳大利亚	基于病例的支付体系	接近 100%
奥地利	预算分配	96%
丹麦	基于病例的支付体系(总额预付范围内)	>20%,不同医院情况不同
英国	基于病例的支付体系	60%
爱沙尼亚	基于病例的支付体系	39%
芬兰	基于病例的支付体系(总额预付范围内)	不同医院情况不同
法国	基于病例的支付体系	80%
德国	基于病例的支付体系(总额预付范围内)	80%
匈牙利	基于病例的支付体系(总额预付范围内)	—

（续表）

国家	医院付费模型	基于成本分配的医院收入（百分比）
意大利	基于病例的支付体系	—
荷兰	基于病例的支付体系（总额预付范围内）	84％
瑞典	基于病例的支付体系（总额预付范围内）	不同医院情况不同
美国	以 DRGs 为基础的病例支付体系	—

从各国实践来看，成本信息用于医疗服务定价意味着医院的收入直接取决于所提供的服务；对医疗服务提供者进行补偿指医院的预算是根据其在上一期间的医疗服务活动确定。部分国家将两种用途结合起来，即在总额预付范围内，根据医疗服务活动进行支付。从表 1 和表 2 可以看出，大多数国家采用以病例为基础的支付体系，或辅之以总额预付。无论采用哪种支付体系，精确的成本信息都十分必要。从总体上来看，基于成本信息分配的收入要占所有收入的近 80％。医院的收入越依赖于以成本为基础确定的价格，成本核算的准确程度就越发重要。由此可见，发达国家在利用 DRGs 制定支付体系的同时，实质上还将 DRGs 运用到了如何解决对医疗机构进行有效补偿等方面。

表 2　各国成本数据收集过程的比较

国家	基于成本进行定价的范围	排除在外的成本	成本报告的组织与上报形式	收集周期	核实方法
澳大利亚	急性病住院和门诊服务	教学和研究，也包括一些医疗机构的资本成本	大约 80％ 的急诊病例（2011）	每 1～2 年	故障排除算法
奥地利	住院，日间和门诊服务	教学、研究、资本成本和利息	20 家医院（大约 8％ 的医院）（2009）	不定期	选择性的外部审计和故障排除算法
丹麦	住院和门诊服务	教学、研究、资本成本和利息	44 家医院（大约 50％ 的医院）（2006）	年度	故障排除算法
英国	急性病住院和门诊服务，精神专科、社区和急救服务除外	教学、研究	所有公立医院（强制性成本核算）/66 家自愿参与的信托机构（PLICS，2014）	年度	选择性的外部审计
爱沙尼亚	住院和门诊手术	教学、研究	与国家医疗保险基金签约的医院	年度	选择性的外部审计和故障排除算法
芬兰	大部分医院：住院服务和日间护理，精神专科服务、重症护理和急诊服务除外；其余医院：还包括门诊手术服务	教学、研究、资本成本和利息	5 家医院（大约 30％ 的病例）（2012）	年度	没有

（续表）

国家	基于成本进行定价的范围	排除在外的成本	成本报告的组织与上报形式	收集周期	核实方法
法国	急性病住院和门诊服务、精神专科服务、重症和急救服务、康复服务、新生儿、透析、住院放射治疗	教学、研究和高价药物	99家医院（大约13%的病例）(2012)	年度	选择性的外部审计和故障排除算法
德国	急性病住院服务，重症护理和急诊服务除外	教学、研究、高价药物、资本成本和利息、坏账准备、税收、收费（charges）和保险	437家医院（大约13%的医院）(2014)	年度	综合审查
匈牙利	急性病住院服务	资本成本和利息	选定医院(2006)	年度	故障排除算法
意大利	住院服务，急诊、重症护理、器官移植除外	教学和研究	8家医院（不足全部医院的1%）(1997)	1997年	没有
荷兰	住院和门诊服务	教学、研究、高价药物、商业服务	15～25家医院（大约24%的医院）(2012)	年度	故障排除算法
瑞典	住院、日间和门诊服务，康复和烧伤治疗除外	教学、研究、高价药物	大约65%的住院病例(2009)	年度	故障排除算法，一些地区进行选择性外部审计
美国	住院和门诊服务	教学和研究	Medicare计划中的全部医院	年度	选择性的外部审计和故障排除算法

（三）国内外研究情况评述

综合国内外关于病种成本核算的相关研究现状来看，主要存在以下差异。

在研究时间上，以美国、德国等为代表的西方国家开展DRGs付费研究的时间最早（1976年，美国耶鲁大学），具体研究成果也纷纷应用于本国的医疗改革。我国从20世纪80年代引进了DRGs病例分组，并开展了相关性研究，但各方面的研究条件并不成熟。直至目前，仍将主要注意力集中在单病种管理方面，因此在DRGs成本核算方面的进展较为缓慢。

在研究方法上，国外学者的研究往往与本国的支付方式改革相结合，研究的理论性较强，且能够很好地应用到本国的具体实践中；而我国基于DRGs成本核算的研究停留在理论层面的居多，少有基于DRGs的成本核算实施和应用。

在研究内容上，国外基于DRGs的成本核算结果越来越偏向于在诸如DRGs付费方式实施等方面的实际应用；而我国由于包括信息化建设水平等在内的诸多局限，在该领域仍然停留在相关前期准备工作方面，比如病案首页信息、DRGs病种成本核算方法的选择、DRGs病例分组等等,偏应用性的研究较少。

在研究应用方面,国外的付费制度改革与病种成本研究相辅相成,一方面制度改革有效促进了病种成本的研究;另一方面研究成果也能很快被运用到付费制度改革过程中。而国内研究在成本核算方法的理论性方面与实践性方面虽然均有涉及,但仍然缺乏完整性;各地方或单体医院的试点范围也相对有限,研究的应用性有待加强。

二、DRGs 全成本管理体系构建

(一) 基本框架

本研究立足于支付方式改革方向,以建立完整的病种成本核算体系为出发点,在国内首次构建了"核算方法库→实施路径→管理基础→具体保障"的完整的病种管理体系。

首先,按照病种组"临床特征相似性"和"资源消耗相近性"的核心特征,将所有医疗服务项目按"大类概括、逐层细化"的原则进行大类分组,呈现资源消耗相近的服务单元;其次,结合病案首页导出信息,利用 DRGs 分组为基础,采用基于费用的成本费用比法(Cost-to-charge Ratio),完整测算出各服务单元的实际成本、结构组成和收益情况。通过对单位医疗费用所消耗的实际成本的测定,在病种组实际成本和收费价格之间建立起合理的相关性,实时反映医院的成本控制情况、运营管理水平以及价格补偿情况。图 3 列示的是病种管理体系框架。

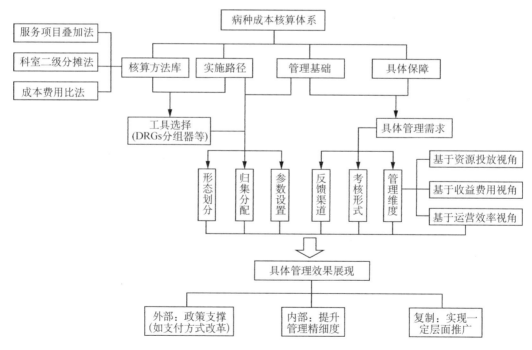

图 3　病种管理体系框架

(二) 方法库建立

以核算方法库为例,目前已纳入体系的病种成本核算方法主要有以下三种:医疗服务项目叠加法、科室二级分摊法与成本费用比法。从实施原理来讲,其分别在成本对象、核算基础、实施步骤等方面存在一定区别。从实际操作来讲,其在实施的精细化程度、实施门槛以及对信息化程度的依赖性方面同样也有明显差异,如表3所示。

表3 主要病种成本核算方法

核算方法	优点	缺点
医疗服务项目叠加法	① 核算精细化程度高 ② 对流程、资源全面覆盖 ③ 成本归集相对准确	① 对医疗服务项目设置的合理性要求高 ② 对信息系统依赖性强 ③ 对医院核算水平和管理水平要求高
科室二级分摊法	① 充分利用核算成果 ② 可基本满足外部的具体管理要求	① 分摊过程较简单 ② 对于医院内部管理参考价值不大
成本费用比法	① 操作性和时效性较强 ② 可直接将病案首页费用数据转化为病例成本 ③ 可为医院内部管理提供参考	① 成本费用比值关系确定需要可靠的核算数据作支撑 ② 需根据实际情况及时调整比值关系 ③ 国内缺乏实践经验

成本费用比法是将资源消耗相近的服务单元进行大类概括,逐层细化测算成本费用率,减少了在按病种收付费改革背景下毫无必要的项目成本分摊过程,在提高计算精确度的同时,做到了核算成本的全覆盖,可以大幅降低管理成本。经过对比分析,本研究选用成本费用比法。

(三)分组器

DRGs病例分组是实施DRGs成本核算的基础。DRGs的分组数量视地方的分组标准与分组原理而存在一定差异。比如,美国改良版国际化DRGs分组共分为992个病种组,北京疾病诊断相关分组2008版为631组、2014版为751组,上海疾病诊断分组为665组(AR-DRGs5.2版本)。总体而言,目前公认的诊断相关组合分组结果一般都在500~1 000个。从概念上来讲,由于DRGs同时考虑了病种组内的同质性与组间的差异性,并充分考虑了包括疾病严重程度在内的诸多相关性因素,因此其实质上是基于单病种的深化运用。

(四)实施路径

在对医院各病种综合分析的基础上,将所有DRGs的成本(Cost of DRGs,简称CD)组成划分为26个基本组成单元,如表4所示。

表4 归类分组后的服务单元

序号	1	2	3	4	5	6	7	8	9
服务单元	CT费	拍片费	透视费	化验费	检查费	输氧费	血费	麻醉费	伙食费
序号	10	11	12	13	14	15	16	17	18
服务单元	介入器械材料费	手术器械材料费	一般医用材料费	植入材料人工器官费	西药费	中草药费	中成药费	医保其他费	住院费
序号	19	20	21	22	23	24	25	26	
服务单元	特需费	护理费	手术费	诊查费	治疗费	手术特殊设备费	科室运行费	医院运行费	

为了得到某病种DRGs的病例成本,分别计算其CT等26个服务单元。由于各医疗

机构运营管理、成本核算、信息化建设、临床路径等各不相同,计算病种组单元成本时,可以根据医疗机构的特点,选择相应的计算方法。

以"CT"费的测定为例,首先判断"CT"费是否可以分解到开单科室,其次判断是否可以分解到开单科室的病种组。由此,在不同医疗机构可以选择以下三种方式计算:①CT机所在科室(放射科)的"CT"费成本费用率作为全院统一的"CT"费成本费用率(见图4c);②开单科室统一的"CT"费成本费用率(见图4b);③开单科室相应病种组的"CT"费成本费用率(见图4a)。

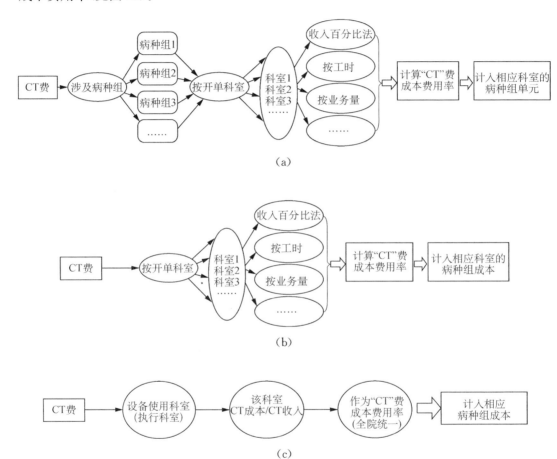

(a)

(b)

(c)

图4 "CT"费测定方法

当26个服务单元完成以后,相应病种成本CD的计算方式为:

$$CD_i = CT\ 费_i + 拍片费_i + \cdots\cdots + 医院运行费_i$$

式中:i 为病例号。

如某病种DRGs共有 m 个病例,则这些病例的总费用CDs:

$$CDs = \sum_{i=1}^{m} CD_i$$

样本医院不同科室服务单元和各公共服务单元成本费用率测算结果如表5、表6所示。

表 5　样本医院 2018 年部分科室服务单元成本费用率

科室	医护成本率	科室运营成本率	床位费成本率
FC 科	66.62％	8.74％	0.88％
EG 科	49.63％	9.53％	1.99％
WG 科	48.90％	9.39％	0.86％
G 科	56.69％	7.54％	0.96％
BNW 科	60.79％	9.09％	1.03％
PF 科	37.12％	3.56％	0.34％
XHN 科	55.36％	5.75％	0.64％
······			
ZL 科	30.79％	7.21％	0.80％

表 6　样本医院 2018 年各公共服务单元成本费用率

成本率	成本率值	成本率	成本率值
CT 成本率	43.33％	氧气费成本率	67.50％
拍片费成本率	43.33％	特需成本率	9.75％
透视费成本率	43.33％	西药费成本率	100.00％
化验费成本率	64.71％	血费成本率	91.81％
检查费成本率	52.08％	一般医用材料费成本率	96.30％
介入材料费成本率	96.30％	医保其他成本率	100.00％
麻醉费成本率	106.82％	植入材料费成本率	96.30％
手术器械材料成本率	96.30％	草药费成本率	80.00％

三、具体实施

经过对比研究,本研究的具体实施选择成本管理体系中"成本费用比法",并选用 AR-DRGs5.2 作为 DRGs 分组器来开展。主要实施步骤如下。

(一)病案首页信息导出

选取典型医院的病案信息系统中导出的住院病例作为基础样本。关键字段包括主要诊断码、主要诊断名称、病史首页费用明细等内容,如表 7 所示。

表 7　病案首页信息导出主要关键字段

主要诊断与科别信息				费用明细						
主要诊断编码	主要诊断名称	出院科室	病案号	西药费	CT 费	护理费	化验费	治疗费	诊查费	······

病案首页信息系统中导出的全部住院病例,将作为后续病种分组等工作的基础。因此,病案首页信息登记是否规范、是否完整,将直接影响后续的DRGs分组结果。

（二）病种组的划分

在病种组划分基础上,为开展内部管理需要,样本医院还以科室为单位,对病种组进行了细分,即按不同科室继续细分相应的病种组单元,并以此作为后续病种成本结构分析的第一手基础数据。

分组结果:样本医院全部112 305例住院病例中,仅有3 369例住院病例无法入组,未入组的病例如表8所示。

表8　无法入组病例及主要原因一览表

分组代码	DRGs名称	例数	无有效分组原因
960Z	无法分组的	828	首页信息不完整
961Z	无效主诊断	336	主诊断编码缺失
963Z	与年龄/体重不符合的新生儿诊断	528	关键字段间逻辑关系错误
965Z	其他	1 677	主诊断编码错误

未入组的主要原因有病案首页填写不规范、关键信息缺失（比如诊断编码）或关键字段间逻辑关系错误（比如,新生儿诊断编码与患者实际信息不符）。总体而言,有效入组率达到了97%,有效入组病例按照分组器分组结果,一共分为561项病种组,如表9所示。

表9　561项病种组情况一览(部分)

序号	DRGs分组	DRGs名称	DRGs权重	科室代码	科室名称	例数	收费金额
1	A08B	自体骨髓移植不伴有极重度并发症和伴随症	4.43	10202000	血液内科	6	435 132.32
2	A08A	自体骨髓移植伴有极重度并发症和伴随症	7.81	10202000	血液内科	5	579 903.91
3	N09Z	锥切,阴道、宫颈和外阴手术	0.33	10401000	妇科	256	1 342 882.22
4	B70C	中风不伴有极重度或严重的并发症和伴随症	0.99	10302000	神经外科	439	11 326 981.95
5	G01B	直肠切除术不伴有极重度并发症和伴随症	2.09	10306000	肛肠外科	647	20 234 976.33
6	O60B	阴道分娩不伴有极重度或严重的并发症和伴随症	0.52	10402000	产科	1 414	9 182 416.38
7	G03A	胃、食管、十二指肠恶性肿瘤手术	3.19	10301000	普外科	274	21 508 903.73

(续表)

序号	DRGs分组	DRGs名称	DRGs权重	科室代码	科室名称	例数	收费金额
8	C02Z	眼摘除术和眼窝的手术	0.86	10600000	眼科	107	1 531 837.46
9	G64Z	炎症性肠病	0.35	10204000	消化内科	144	505 668.95
10	F70B	严重心律失常或心脏骤停不伴有极重度或严重的并发症和伴随症	0.60	10100000	急诊中心	16	191 524.37
		......					
561	D61Z	(耳源性)平衡失调	0.49	10700000	耳鼻喉颈外科	101	1 133 374.86

(三) 病种组单元的细分

在 561 项病种组划分基础上,为开展内部管理需要,样本医院还以科室为单位,对病种组进行了细分,即按不同科室将病种组细分为 3 071 项病种组单元,并以此作为后续病种成本结构分析的第一手基础数据,如表 10 所示。

表 10　3 071 项病种组单元分组结果(部分)

序号	DRGs 分组	DRGs 名称	科室名称	......
1	B70C	中风不伴有极重度或严重的并发症和伴随症	神经外科	
2			心血管内科	
3			中医科	
4	G02B	小肠和大肠的大手术不伴有极重度并发症和伴随症	消化内科	
5			普外科	
6			肛肠外科	
7	G03C	胃、食管、十二指肠非恶性肿瘤手术不伴有极重度或严重的并发症和伴随症	消化内科	
8			普外科	
9			内镜诊治部	
		......		
3071	D61Z	(耳源性)平衡失调	耳鼻喉颈外科	

(四) CMI 的重算与匹配

以划分后的病种组为基础,将 CMI(case-mix index, CMI)重算后进行重新匹配,即按照病例组合指数:

$$CMI = \frac{\sum 某 DRGs 权重 \times 该医院或该 DRGs 的病例数}{该医院或该学科的病例数}$$

即可得出相应病种组的 CMI 指数。

得出 561 项病种组相对应的 *CMI* 指数如表 11 所示。

表 11 561 项病种组的 *CMI* 匹配情况（部分）

序号	DRGs 分组	DRGs 名称	CMI	……
1	A07Z	同种异体骨髓移植	13.38	
2	A08A	自体骨髓移植伴有极重度并发症和伴随症	7.81	
3	A08B	自体骨髓移植不伴有极重度并发症和伴随症	4.43	
4	A40Z	体外循环膜氧合器（人工肺）不伴有心脏手术	11.07	
5	A41A	插管（法）年龄<16 伴有并发症和伴随症	6.63	
6	A41B	脑室分流（管）修复术	8.11	
7	B01Z	开颅术伴有极重度并发症和伴随症	2.17	
8	B02A	开颅术不伴有并发症和伴随症	7.09	
9	B04A	颅外血管手术伴有极重度或严重的并发症和伴随症	4.71	
……				
561	A01Z	肝移植	12.84	

四、结果展示与数据有效性验证

（一）样本医院结果展示

基于上述核算步骤，便可以基于多个维度展现核算结果。比如，既可以基于病种组或病种组单元进行核算结果的展现，也可以基于某一个服务单元在不同科室的成本费用率进行展现。

1. 总体病种收益情况和成本结构分析

图 5 展示了病种组的总体收益情况。核算结果显示，在现行医疗服务价格体系和医院成本管理水平下，XH 医院的 561 项病种组中，大部分病种医疗费用低于实际成本，仅有 212 项病种组能够产生收益，占所有病种组的 37.8%；亏损病种组达到 349 项，占所有病种组的 62.2%。通过成本结构分析发现，发生亏损的病种组耗材和药品费用占比较大，手术、操作类费用占比较小；而盈利的病种组则刚好相反。

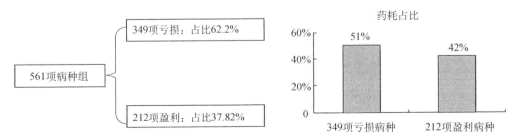

图 5 病种组总体收益情况

2. 各科室内部病种组单元成本收益情况

按照科室维度展示的病种结构与收益情况如表 12 所示。从表 12 中可以看出不同科

表 12　样本医院 2018 年部分科室病种结构与收益情况

科室名称	病种数	收入总额（万元）	利润总额（万元）	利润率	CMI	耗材占比	操作占比	检查占比	药占比	住院占比	……
ZL 科	81	10 270	3 414	33.25%	0.73	1.90%	42.36%	13.55%	39.90%	2.08%	
G 科	135	27 919	3 296	11.80%	1.80	66.75%	13.59%	5.86%	10.50%	1.64%	
PW 科	209	21 057	2 692	12.78%	0.99	26.01%	14.37%	15.71%	35.08%	4.91%	
Y 科	34	8 192	1 922	23.46%	0.61	25.79%	49.46%	2.36%	6.83%	1.44%	
EW 科	182	8 964	1 758	19.61%	0.94	18.00%	37.14%	13.05%	18.96%	5.46%	
SJW 科	123	15 455	1 341	8.68%	1.72	44.31%	11.12%	13.96%	24.52%	3.36%	
……											

室的运行效益情况，以及耗材、药品、操作、检查、化验等结构情况，并可再深入了解每一个科室内每一个病种的细项组成（见图 6）。它可以为科室的内部管理和降本增效提供有益支撑。除此之外，它可以得到不同级别手术的运营效益和成本结构情况，从而为全院的学科战略发展定位提供决策参考。

DRGs分组	DRGs名称	CMI权重	例数	收费总额	成本总额	利润总额
F16Z	经皮冠脉介入术不伴有急性心梗，无支架植入术	0.67	2384	32,802,428.72	32,847,390.45	-44,961.73
F15Z	经皮冠脉介入术不伴有急性心梗，有支架植入术	2.17	1119	63,389,916.21	68,210,961.33	-4,821,045.12
F19Z	其他经皮经血管心脏介入术	2.07	721	45,866,139.71	48,861,196.65	-2,995,056.94

均次住院费用	均次成本额	均次利润额	均次利润率	CT费	CT费占比	CT均次费	CT成本率	护理费	护理费占比
13,759.41	13,778.27	-18.86	-0.14%	113,490.00	0.35%	47.60	55.00%	268,569.00	0.82%
56,648.72	60,957.07	-4,308.35	-7.61%	48,530.00	0.08%	43.37	55.00%	188,263.00	0.30%
63,614.62	67,768.65	-4,154.03	-6.53%	148,000.00	0.32%	205.27	55.00%	172,282.00	0.38%

护理均次费	伙食费	伙食费占比	伙食均次费	伙食费成本率	化验费	化验费占比	化验均次费	化验费成本率	……
112.65	140,895.08	0.43%	59.10	98.00%	7,584,782.00	23.12%	3,181.54	57.00%	
168.24	106,658.50	0.17%	95.32	98.00%	5,634,289.00	8.89%	5,035.11	57.00%	
238.95	94,296.00	0.21%	130.79	98.00%	1,808,582.00	3.94%	2,508.44	57.00%	

图 6　2018 年科室内部病种结构与收益情况（以 XN 科为例）

3. 同一病种在不同科室的成本收益情况

以肿瘤化疗项目为例，样本医院化疗均次利润情况如表 13 所示。

表 13　样本医院化疗均次利润情况

科室	DRGs 名称	例数	均次住院费用	均次成本额	均次利润额	均次利润率
肿瘤科	化疗	2 530	16 355.37	15 863.07	492.30	3.01%
泌尿外科	化疗	94	7 182.97	7 542.71	−359.74	−5.01%
普外科	化疗	1 721	11 321.73	12 267.09	−945.36	−8.35%
肛肠外科	化疗	1 387	9 056.56	9 841.76	−785.20	−8.67%

样本医院同时开展化疗项目的一共有 4 个科室,分别是肿瘤科、泌尿外科、普外科、肛肠外科,各科室基于同一病种组的相关成本结构与利润率等情况借此得以展示。该病种主要以用药为主,由于药品零加成政策的实施,各科室开展该病种的效益均为亏损,唯独肿瘤科开展该病种有 3% 的收益率。分析其原因可以发现,肿瘤科作为医院肿瘤患者化疗平台,具有规模效应,其业务流程最优、医护床位比最为合理,能将人力、设备等资源发挥最大潜能,成本降至最低。根据成本核算分析结果,样本医院已着手完善各科室开展病种的业务划分与科室资源配置调整,努力将各科室资源发挥最大的效应。

4. 不同难度系数的病种成本收益情况

由于对各病种组的 CMI 进行了匹配,因此可以从面上观察不同 CMI 系数的病种组收益情况并开展分析,CMI 统计汇总如表 14 所示。

表 14　CMI 统计汇总

DRGs 权重	例数	收费总额	成本总额	利润总额	均次住院费用	均次成本额	均次利润额	均次利润率
CMI≥5	425	57 419 776.64	52 842 104.01	4 577 672.63	135 105.36	139 631.39	−4 526.03	−3.35%
CMI(2, 5)	15 031	852 420 470.65	767 521 207.35	84 899 263.29	56 710.83	57 930.11	−1 219.28	−2.15%
CMI(1, 2]	14 552	447 080 308.03	384 367 100.96	62 713 207.07	30 722.95	28 563.12	2 159.83	7.03%
CMI(0.5, 1]	50 420	644 097 686.06	556 803 414.40	87 294 271.66	12 774.65	11 985.17	789.48	6.18%
CMI≤0.5	28 531	218 826 630.95	202 323 196.47	16 503 434.48	7 669.78	7 581.58	88.20	1.15%

基于利润贡献率进行考量,表 13 中核算结果显示 CMI 系数≤0.5、0.5~1、1~2、2~5、≥5 的病种组,收益率分别为 1.15%、6.18%、7.03%、−2.15% 和 −3.35%,说明中等难度病种(CMI 处于 0.5~2)收益最高,而高难度(CMI>2)病种由于疾病复杂、并发症多、治疗疗程长等原因,收益情况并不理想。国家医改政策导向是实行分级诊疗,样本医院作为一家三级甲等医院,应定位于急危重症和疑难杂症诊治,但从成本核算结果来看,现行的医疗服务价格体系并不利于引导其落实功能定位,这一问题值得今后主管部门调整医疗服务价格时予以高度关注。

5. 不同手术级别的病种收益情况

由于部分病种设计手术代码,根据手术分级,我们可以统计分析出不同级别手术之间的收益差异,并能够在一定程度上反映样本医院的业务结构和运营情况,为医院战略决策和调整提供一定的支撑。表 15 是样本医院 2018 年不同级别手术收益情况。

表 15　样本医院 2018 年不同级别手术收益情况

手术类别	例数	收入总额（万元）	成本总额（万元）	利润总额（万元）	均次手术收入(元)	均次手术成本(元)	均次手术利润(元)	均次手术利润率
四级手术	7 072	37 399	33 063	4 336	52 883	46 752	6 131	11.59%
三级手术	14 579	47 330	40 550	6 780	32 465	27 814	4 651	14.32%
二级手术	26 778	64 459	57 781	6 678	24 072	21 578	2 494	10.36%
一级手术	18 587	28 443	26 570	1 873	15 303	14 295	1 008	6.59%

基于表15中的手术级别进行分析,不难看出均次利润率随手术级别的提高大体上呈现正相关关系,但从业务量来看样本医院手术主要集中为二级和三级手术,四级手术仍有一定的发展空间,呈现出总量不高,且利润率尚不如三级手术的特点,经初步分析可知这与四级手术开展业务量不充分、边际成本较高有一定的关系。

6. 部分服务单元成本率情况

以医护人力成本单元为例,根据表16所示的统计结果,各科室在该部分成本率方面存在较大差异。

表16　样本医院部分科室医护人力成本单元成本率

科室名称	成本率
小儿重症医学科	15.96％
急诊科	17.12％
眼科	32.50％
整形外科	51.57％

根据表16,表现较为突出的是以小儿重症医学科、急诊科等危急重症学科,成本率明显偏低,基本均在15％左右徘徊;而眼科、整形外科的成本率偏高,其中整形外科的成本率超过了50％。即每100元收入中,用于发放医护人员绩效的金额超过了50元。由于医护人力成本单元的成本率主要体现的是医护人员的劳务性价比,一般而言成本率高,该科室效益就好,医护人员收入高(或业务收入少、医护人员工作强度低);反之,亦然。

综上,医院可根据具体核算结果,以自身管理需求为导向,基于病种组单元的数据进行各个维度的相应分析,为更好地寻找转型发展中存在的问题、明确各科室的运营改进方向奠定基础,也为医院后续开展相应管理举措,不断提高成本控制水平、优化资源配置提供有效支撑。

(二) 数据与结果验证

由于同一个科室有多个病种,同一个病种也可以产生在不同科室。各科室管理水平不一,处理方式也不尽相同,医护成本高低有别。即使同一科室,也会存在病例成本各不相同的情况。

为对561项病种组单元的成本计算结果准确性进行验证,现选取"K06Z(甲状腺手术)"为例,采用统计学的方法对其结果的偏离度进行验证。具体验证步骤和结果如下。

设某病种DRGs共有 n 例,按照一定金额的区间统计成本 CD。设 $CD_1, \cdots, CD_n$ 相互独立,都服从 $N(\mu, \sigma^2)$ 分布。则经过计算,可以得到 μ 和 σ^2。

$$E\mu = \frac{1}{n} \sum_{i=1}^{n} CD_i$$

$$\sigma^2 = \frac{1}{n} \sum_{i=1}^{n} (CD_i - \mu)^2$$

由正态分布的理论可知,对于 $CD_1, \cdots, CD_n$ 是来自 $\frac{1}{\sigma}\sqrt{n}\,(\overline{CD} - \mu)$ 的样本,则有

$$\frac{1}{\sigma}\sqrt{n}\,(\overline{CD}-\mu) \sim N(0,1)$$

查正态分布数值表,可知

$$P\left(\mid \frac{1}{\sigma}\sqrt{n}\,(\overline{CD}-\mu)\mid \leqslant 1.96\right)=0.95$$

从而得出 $\overline{CD}$ 的置信水平为 0.95 的置信区间为

$$\left[\mu-1.96\frac{\sigma}{\sqrt{n}},\ \mu+1.96\frac{\sigma}{\sqrt{n}}\right]$$

即得到了所计算病例成本的 0.95 置信区间。一般数据量越大,结果的准确度会越高。

以病种 K06Z 甲状腺手术为例,样本医院在统计时段共有病例 1 012 例,详情如表 17 所示。

表 17　K06Z 病种基本情况

DRGs 分组	DRGs 名称	CMI	例数
K06Z	甲状腺手术	1.08	1,012

将所有病例按照 1 000 元的成本区间间隔进行统计划分,如表 18 所示。

表 18　K06Z 病种成本区间划分

成本区间	成本总额	成本均值	病例数	成本区间	成本总额	成本均值	病例数	成本区间	成本总额	成本均值	病例数
0.7～0.8	3.00	0.75	4	2.2～2.3	24.73	2.25	11	3.7～3.8	7.54	3.77	2
0.8～0.9	13.63	0.85	16	2.3～2.4	25.68	2.33	11	3.8～3.9	0.00	0.00	0
0.9～1	23.83	0.95	25	2.4～2.5	17.14	2.45	7	3.9～4	0.00	0.00	0
1～1.1	61.46	1.06	58	2.5～2.6	10.11	2.53	4	4～4.1	4.03	4.03	1
1.1～1.2	109.49	1.15	95	2.6～2.7	10.58	2.64	4	4.1～4.2	0.00	0.00	0
1.2～1.3	160.96	1.25	129	2.7～2.8	8.13	2.71	3	4.2～4.3	4.29	4.29	1
1.3～1.4	196.51	1.35	146	2.8～2.9	0.00	0.00	0	4.3～4.4	0.00	0.00	0
1.4～1.5	165.27	1.45	114	2.9～3	0.00	0.00	0	4.4～4.5	0.00	0.00	0
1.5～1.6	184.26	1.55	119	3～3.1	3.07	3.07	1	4.5～4.6	0.00	0.00	0
1.6～1.7	125.30	1.65	76	3.1～3.2	9.52	3.17	3	4.6～4.7	0.00	0.00	0
1.7～1.8	120.31	1.74	69	3.2～3.3	0.00	0.00	0	4.7～4.8	0.00	0.00	0
1.8～1.9	90.57	1.85	49	3.3～3.4	10.09	3.36	3	4.8～4.9	0.00	0.00	0
1.9～2	46.77	1.95	24	3.4～3.5	3.41	3.41	1	4.9～5	4.97	4.97	1
2～2.1	41.08	2.05	20	3.5～3.6	3.53	3.53	1	5～5.1	0.00	0.00	0
2.1～2.2	25.83	2.15	12	3.6～3.7	0.00	0.00	0	5.1～5.2	0.00	0.00	0

(续表)

成本区间	成本总额	成本均值	病例数	成本区间	成本总额	成本均值	病例数	成本区间	成本总额	成本均值	病例数
5.2~5.3	0.00	0.00	0	5.8~5.9	0.00	0.00	0	6.4~6.5	0.00	0.00	0
5.3~5.4	0.00	0.00	0	5.9~6	0.00	0.00	0	6.5~6.6	0.00	0.00	0
5.4~5.5	0.00	0.00	0	6~6.1	0.00	0.00	0	6.6~6.7	0.00	0.00	0
5.5~5.6	0.00	0.00	0	6.1~6.2	0.00	0.00	0	6.7~6.8	6.77	6.77	1
5.6~5.7	0.00	0.00	0	6.2~6.3	0.00	0.00	0				
5.7~5.8	0.00	0.00	0	6.3~6.4	6.36	6.36	1				

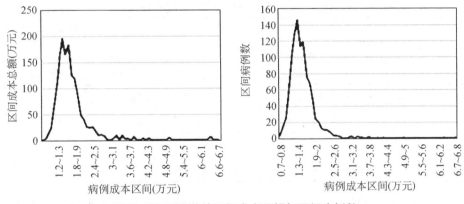

图7　K06Z病种的区间成本总额与区间病例数

从图7可以看出,无论是区间成本,还是病例数,基本与正态分布图形一致。设 CD_1 ,…, CD_n 相互独立,都服从 $N(\mu, \sigma^2)$ 分布,依据上文所述的数理统计方法, CD 的置信水平为0.95的置信区间为

$$\left[\mu - 1.96 \frac{\sigma}{\sqrt{n}}, \mu + 1.96 \frac{\sigma}{\sqrt{n}}\right]$$

经过计算,可以得到 $\mu = 15\,101.16$, $\sigma^2 = 0.17$ 。

则计算K06Z病例的0.95置信区间为:[14 846.02,15 356.30]。

即K06Z病种的平均成本有95%的可能性落在14 846.02~15 356.30元的区间内。

上述结果验证了基于"临床特征相似性"和"资源消耗相近性"为核心特征进行分组,并采用成本费用比法作为技术方法进行成本测定的最终结果具有极高的可信度。

五、内部管理实践

基于上述核算结果,样本医院成立了工作小组,由总会计师任组长,结合运营助理工作,开展了多维度的管理实践,体现了病种成本管理方面的良好运营。

(一)优化医疗资源配置

以样本医院化疗项目为例,由于其主要以用药为主,CMI 只有0.41;药品零加成政策实施后,绝大多数科室开展该项目均为亏损,唯独肿瘤科开展该项目有 3% 左右的收益率,如表 19、表 20 所示。

表 19 样本医院 2018 年不同科室化疗均次利润情况

科室	DRGs 名称	例数	均次住院费用（元）	均次成本额（元）	均次利润额（元）	均次利润率
肿瘤科	化疗	2 530	16 355.37	15 863.07	492.30	3.01%
BNW 科	化疗	94	7 182.97	7 542.71	−359.74	−5.01%
PW 科	化疗	1 721	11 321.73	12 267.09	−945.36	−8.35%
GCW 科	化疗	1 387	9 056.56	9 841.76	−785.20	−8.67%

表 20 化疗科室 2018 年收入成本结构

科室名称	例数	平均住院天数（天）	收入结构			成本率		
			药耗占比	检查化验占比	操作类占比	医护成本率	床位成本率	科室运营成本率
肿瘤科	1 496	4.02	65.36%	22.60%	8.50%	68.00%	0.80%	2.00%
GCW 科	641	3.07	82.47%	10.96%	4.48%	61.62%	0.96%	9.64%
PW 科	760	2.07	86.79%	4.16%	3.31%	66.76%	0.98%	8.54%
BNW 科	64	2.06	92.49%	3.31%	2.68%	60.79%	1.03%	9.09%

以化疗病种测算结果为例,可基于化疗病种收益率分布与各科室资源利用效率之间的关系,通过对其关键成本动因进行识别,落实相关管理策略。根据分析结果,样本医院着手成立了临床肿瘤中心,以大平台模式充分发挥平台的规模效应,完善肿瘤患者的系统性诊疗临床路径设置,统筹资源配置,以内部质控中心模式进一步提升绩效。同时,依托下级医院做好患者转诊治疗工作。这样一来,样本医院对优质肿瘤患者将成体系收治,一方面优化临床业务结构;另一方面提升肿瘤病种运营效益,从而使各科室资源成本发挥最大效应。

实施基于关键成本动因的管理策略后效果明显:一是医疗资源的利用率普遍有所提升,肿瘤中心每百元固定资产创造医疗收入同比增长 12%、成本收益率增幅 5.5%。二是临床安全得到有效保证,肿瘤科化疗患者的临床入住率超过 90%,集约化的化疗平台临床安全质量明显更易管控、改善和追踪。三是患者医疗费用同比不同程度下降,就患者个体而言,日间病房管理流程促使平均住院天数缩短 0.8～1.5 天,化疗前等待时间同比大幅度减少,相同诊断下患者的住院费用同比下降 3%～8%。

（二）规范路径方面的尝试

无论何种定价模式,其管理目的之一就是通过制定合理的定价策略,来约束和规范医疗机构的诊疗行为。在目前定价模式下,由于临床路径的不规范、患者个体差异等原因,通过按项目付费无法有效约束"大处方""过度医疗"情况;而按单病种付费又存在病种覆盖面不够的问题(目前单病种付费目录为 320 种),从而对医疗机构没有形成有效约束,当医疗机构或医生认为按某单病种进行收费利润空间较小时,可以通过书写主诊断等方式绕过该单病种另入他组。

以常见的阑尾炎相关诊断为例(不包含阑尾炎作为其他主诊断的并发症的情况),本研究根据样本医院 1 年的病种组数据中总结出如表 21 所示的费用明细。

表 21　样本医院 2018 年各项阑尾炎相关诊断费用明细

序号	与阑尾炎相关的主诊断名称	平均费用(元)
1	急性化脓性阑尾炎	14 088
2	急性化脓性阑尾炎伴穿孔	19 192
3	急性化脓性阑尾炎伴阑尾周围炎	15 691
4	急性坏疽性阑尾炎	27 198
5	急性坏疽性阑尾炎伴穿孔	17 607
6	急性坏疽性阑尾炎伴阑尾周围炎	18 094
7	急性阑尾炎	8 140
8	急性阑尾炎伴穿孔	18 192
9	急性阑尾炎伴腹膜炎	15 417
10	急性阑尾炎伴局限性腹膜炎	18 201
11	急性阑尾炎伴弥漫性腹膜炎	20 268
12	急性阑尾炎穿孔伴局限性腹膜炎	18 914
13	慢性阑尾炎	15 720
14	慢性阑尾炎急性发作	8 060

与阑尾炎相关的主诊断一共有 14 种,其中"急性阑尾炎"平均费用为 8 140 元,处于较低水平;一旦出现并发症,则平均费用将出现明显增幅(80%～200%不等)。显而易见,阑尾炎作为潜在并发症较多的病种,当单纯急性阑尾炎付费水平不高时,无法约束医生将原本属于急性阑尾炎的病例另入他组,从而绕过该单病种进行付费结算。当然,这种现象背后存在多种客观因素,比如患者个体差异性,老年患者和中青年患者的术后住院、康复时间肯定不一样,造成了明显的分布偏离(见图 8),而单病种付费无法考虑患者个体差异的因素,存在明显的局限性。

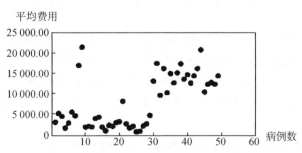

图 8　样本医院 2018 年急性阑尾炎住院费用分布

仍以急性阑尾炎为例,如按 DRGs 分组,则一共仅有两组可供选择(按样本医院分组情况),如表 22 所示。

表 22　阑尾炎的 DRGs 分组

DRGs 名称	总例数	主要诊断编码	主要诊断名称	均次成本额	人次住院费用
其他消化系统疾病不伴有并发症和伴随症	29	K35.900	急性阑尾炎	3 618.73	4 038.25
阑尾切除不伴有极重度或严重的并发症和伴随症	20	K35.900	急性阑尾炎	11 431.3	14 088.34

按 DRGs 分组,"急性阑尾炎"的分组可分为两组,如表 21 所示。由于分组规则充分考虑了患者个体差异和医疗资源耗费情况而非医生主观操作,因此只要主诊断是"K35.900",则相关分组和对应费用完全按照客观规律进行匹配,医生没有选择权。在按 DRGs 进行付费的水平一定的情况下,由于收费水平和成本之间存在紧密相关性,医疗机构也只能从提升资源利用效率角度入手,努力降低资源耗费,提高工作效率,从而提升利润水平。价格对于医疗机构诊疗行为体现了较好的约束性,也能够从客观上推动医疗机构进行管理效率的提升。

(三)价格动态调整模型方面的尝试

本研究还开展了形成医疗服务价格动态调整所必需的调整空间测定方法方面的研究,为更好地实现政府定价与医院补偿之间的平衡夯实基础。

以部分成本/收费水平在 10 000～15 000 元区间的病种组为例,如考虑 CPI 的预计增幅(假定 3%),价格调整的空间则如图 9 所示。

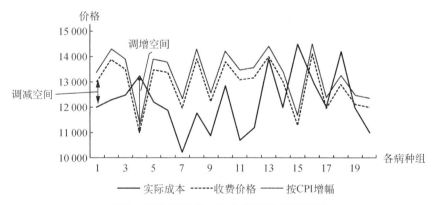

图 9　部分病种成本收益情况及 CPI 增幅

(1)可根据收费价格/实际成本两者间最高者,按 CPI 预计增幅(假定 3%)设定最高价格,即收费价格的调整幅度不得高于 CPI 指标预计增幅水平线。

(2)针对实际成本高于收费价格的病种组,如考虑对该部分病种组价格进行调增,则实际测定的成本与按 CPI 3%增幅测定的收费水平组成的区间,就是可进行价格调整的"调增空间"。

(3)医疗机构的部分病种组存在的利润空间可以理解为在进行下一期价格调整时可供调减的空间,因此某病种组实际成本与现行收费价格之间的区间可定义为价格的"调减空间"。

（四）医疗机构内部管理方面的实践

基于 DRGs 的病种成本核算体系对医院内部管理和决策也具有足够的参考价值，尤其对合理引导绩效分配，为医院提升内部管理、优化业务流程提供大力支撑。例如，样本医院 XN 科医疗收入列全院第二，但其全年总的病种成本收益率为－7.46％。通过病种成本结构分析，发现其开展的病种中，各类植入、介入耗材使用量普遍较大，科室耗材收入占比达 64.65％。而医疗器械目前已实现零加成，加上医院和科室管理成本，所以出现收益为负的情况。根据成本核算分析结果，样本医院已着手在确保医疗质量的情况下，强化对该科室包括高值耗材在内的各类耗材使用的管理，优化其成本结构。又如，G 科室，由于脊柱类手术整体收费较高，带来较多收入；但经测算分析发现，其利润率却低于科室平均利润率。而髋关节手术虽然收费略低，但利润率明显较高，主要是由于脊柱类手术耗材占比偏高、导致收益下降。因此，在充分考虑医院定位和重点学科发展的基础上，可进一步合理调整部分髋关节手术与脊柱类手术的内部绩效分配方案，进一步优化手术结构。

六、外部推广应用

（一）临床推广应用

本研究的研究成果除了在样本医院和部分上海市级医院进行了应用外，还在北京华信医院（清华大学第一附属医院）、中科大附属第一医院（安徽省立医院）、河南省肿瘤医院等共计 10 家不同地域、不同类型的公立医疗机构进行了试点，有效性得到充分验证，并获得了各级医疗机构的高度评价。各家医疗机构在实践过程中发现，基于 DRGs 的病种成本核算体系方案可以覆盖医院所有病种组，克服了目前单纯按项目或按单病种进行成本收益测算和医保结算的局限性，与目前正在开展的医保支付方式改革方向高度一致。同时，在实践过程中发现，该项目具备较强的应用性，由于基于患者病案首页不同服务单元和相关诊断进行分组，可以从不同维度展现病种组的成本收益情况。同时，采用该技术方案基于历年大数据所计算的病种组成本水平，实质上为按 DRGs 付费定价提供了完整的成本数据，从而为医保支付方式改革提供了关键的参数。另外，对于公立医院而言，其涉及多个维度的数据测算结果，完全可以为医院开展相应的管理实践、推动医院绩效分配方案改革提供依据和支撑。部分医院将上述数据成果纳入科室运营评价体系，并将其作为医院开展资源配置的重要评价指标，根据其中的关键指标开展了一系列管理实践优化活动。同时，经过各级政府部门的多方实践验证，其有效性已得到充分认可，并被写入国家纲领性规范和操作指南。

（二）学术交流

本研究的主要参与者受邀参加国家卫健委干部培训中心、上海市卫生经济学会、上海市卫生和健康发展研究中心、复旦大学医院管理研究所、上海市医院协会、各地卫生健康委员会、北京协和医院等多个卫生经济领域专业机构举办的专题讲座，对该项目研究成果进行推广应用。同时，接受《中国医院院长》等专业杂志专访并被专题报道 3 次。同时，本研究团队根据相关技术资料协同上海市卫生和健康发展研究中心、上海市各大高校，开展了相应的理论研究。具体研究和应用情况获得了上海申康医院发展中心、上海市会计学会、上海财经大学、上海国家会计学院、上海大学等政府部门、民间协会和高等院校的认可。

第三章　研究结论、核心成果与创新

一、研究结论

随着改革进程的不断深入，基于 DRGs 开展病种成本管理工作，既契合了当前医疗卫生体制改革的要求，也符合公立医院转型发展的需求。开展从方法比较直至具体管理实践全流程的研究，在实现供需两侧不同的要求方面可以发挥举足轻重的作用。本研究基于现阶段公立医院病种成本核算的主要特点，在对样本医院进行案例研究的基础上，得出以下结论。

（一）建立基于 DRGs 的病种成本核算体系是适应医保支付方式改革的必经之路

积极探索按疾病诊断相关分组付费是医保支付方式改革的重要组成部分，而 DRGs 在控制医疗费用的不合理增长、减轻患者的费用负担、提升医疗机构的运营管理方面的重要作用已经得到证实。因此，基于 DRGs 开展病种成本管理顺应了政策的导向和改革方向，同时也是提升医疗机构管理水平的有效手段。

（二）同质化的技术方案和实施路径是确保覆盖实施面、保障管理有效落地的前提

本研究基于病种组核心特征，首次采用基于费用的成本费用率（Cost-to-charge Ratio）的病种标准成本测定方案，完整测算出所有病种组的实际成本、结构组成和收益情况，反映出不同医院不同维度的病种成本和收入结构差异。经验证，本研究提出的技术方案适用于所有运营管理水平、成本核算水平、信息化建设水平不同、临床路径不统一的医疗机构，为构建大数据背景下病种成本管理路径、确保测算结果的可信夯实了基础。

（三）成本费用比法可以成为现阶段按 DRGs 开展病种成本核算和管理的首选方法

通过对三种主要成本核算方法的梳理和比较，结合目前我国公立医院在信息化水平、临床路径管理等方面的现状，针对具体管理目标和内外部要求，经过研究和具体实践，本研究认为成本费用比法可以成为现阶段开展病种成本核算的主要方法。同时，本研究通过对样本医院的案例研究，也证明了该方法的管理性价比。

二、核心成果与创新

本研究是国内首次基于病种组核心特征，探索采用基于费用的成本费用率的病种成本核算方法，完整测算出所有病种组的实际成本、结构组成和收益情况，反映出不同医院不同维度的病种成本和收入结构差异，本研究成果已经实践证明具备极强的可行性。

（一）理论成果

一是国内首次提出了"成本费用率"作为各 DRGs 组内成本测定的技术方案并验证了其可行性和可复制性。本研究在国内首次构建系统的病种成本管理路径，经验证，本研究提出的技术方案适用于所有运营管理水平、成本核算水平、信息化建设水平不同、临床路径不统一的医疗机构，为构建大数据下病种成本管理路径、确保各 DRGs 组内成本的同质

性,测定标准成本提供依据。

二是本研究在国内首次建立了依据病种成本进行价格动态调整的有效模型,有效提升了医疗服务价格调整的管理性价比,使价格动态调整的管理成本大幅降低,为制定合理的价格动态调整机制创造了基础。

(二) 实践创新

一是尝试将临床路径的规范纳入 DRGs 成本管理体系的管理范畴,大大拓展了传统的成本核算或管理体系的管理外延。本研究在国内首次将所有病种组成本、结构、效益情况同时落地,可有效杜绝医疗机构(医生)绕过试点病种、回避按病种组考核的相关政策要求,为规范诊疗行为、杜绝"过度医疗"提供了切实可行的方案,对于医疗机构的诊疗行为有较好的约束性,能够从客观上推动医疗机构提升管理效率。

二是提出了切实可行的医务人员技术劳务价值衡量标准。本研究创新性地采用按病种实际劳务费用越高,相应的医护投入越高的原则,计算每单位劳务医疗费用所耗费的医护人员成本,将每一个病种组涉及的医护人员成本进行了量化,以此测定其技术劳务价值,从而为提升定价的精细化程度提供了依据。

三是形成了完整的基于 DRGs 的成本管理策略与实施路径,其可靠性和管理效果获得验证和广泛认可,已成为行业成本管理和病种成本核算的纲领性规范和操作标准。

(三) 人才培养

项目研究期间,本研究团队培养国家卫健委经济管理行业后备领军人才 1 名(以DRGs 为主题的毕业论文获得国家卫健委财务司优秀毕业论文奖)、财政部全国领军人才1 名、上海市高级会计后备人才 1 名。

(四) 文献成果

截至目前,本研究团队围绕该项目共发表相关研究论文 6 余篇,并在《中国医院》杂志上以专题的形式予以发表。

总体而言,本研究立足于支付方式改革方向,以建立完整的病种成本核算体系为出发点,采用模型构建、回归分析、分析式研究等方法,对该新体系进行理论分析和实证检验,为医保支付方式改革提供数据支撑,为提高医疗机构资源利用效率、建立新体系下的绩效评价标准、解决公立医院治理问题提供经验依据,其实施结果得到了包括上海、北京、安徽、河南、陕西、山西、四川、云南、内蒙古以及东北各省等不同区域不同级别医疗机构间、各级政府部门的多方实践验证,其有效性已得到充分认可,并被写入了国家纲领性规范和操作指南中。

第四章　研究局限性与未来研究方向

一、研究局限性

本研究立足于支付方式改革方向，以建立完整的病种成本核算体系为出发点，采用模型构建、回归分析、分析式研究等方法，对该新体系进行理论分析和实证检验，为医保支付方式改革提供数据支撑，为提高医疗机构资源利用效率、建立新体系下的绩效评价、解决公立医院治理问题提供经验依据。其实施结果得到了不同区域医疗机构、各级政府部门的多方实践验证，其有效性得到充分认可。

本研究目前还存在着一定的局限性。一方面由于研究期间国家版统一分组器尚未出台，限制了该体系在国家层面的运用，因此该方法涉及的分组工具均为地方版本（如上海申康版分组器）；另一方面本研究所采用的基于DRGs的组内成本测定技术方案以及价格动态调整模型均需要大样本支撑，同时该技术方案在国内属于首次运用，因此在运用过程当中虽选取了上海、北京等地的部分二三级医院进行试点，但相对我国庞大的公立医院数量而言，目前现有数据在样本的数量上仍显不足，至今尚未覆盖我国全部省份，未来仍需要加大样本数量和样本医院的范围，以期获得更准确的研究结果。

二、未来研究方向

（一）信息化解决方案

在现有的基于DRGs的病种成本核算信息化管理平台上进一步根据实际工作需要进行优化升级。重点在于将管理理念和信息化建设的标准有机结合，让管理流程更加标准化规范化，让信息平台更加贴近管理需求，打破医院各业务系统的障碍，实现院内外数据的互联互通。

（二）长效化机制的建立

研究如何实现病种成本管理的长效化机制。随信息化建设水平与成本管理水平的不断提升，相关成本的归集精确度也会同步提升。同时，公立医院成本管理精细化水平的提升，将为持续修正相关服务单元的成本费用率、实现成本的准确归集创造基础，从而为探讨形成病种成本核算的长效机制创造条件。

（三）努力扩大实践范围，积累关键基础数据，支撑外部改革进程

从政策层面考虑，相关数据的支撑性和有效性必须以较大样本量、较广层面的实践为基础。因此，本研究后续将致力于开展更多层面的实证研究，特别是将计划依托上海申康医院发展中心，在市级综合性医院及各专科医院开展试点工作。

下篇

专题论文

专题一

管理会计创新与应用

公立医院全面预算管理思考

——基于新医改的视角

上海申康医院发展中心　周礼华

|摘　要|

　　全面预算管理是现代化管理最有效的管理模式,是提高医院综合管理水平的基础性工作。它对合理安排资金收支,提高整体运营效率,实现战略管理目标有重大意义。《上海市深化医药卫生体制综合改革试点方案》要求公立医院按照新的《医院财务制度》的规定,根据医院发展定位、战略规划和资源状况,在强化成本核算的基础上,编制全面预算,建立预算管理体系,实行全面预算管理。本文在阐述公立医院实施全面预算管理意义与作用的基础上,分析了当前公立医院全面预算管理存在的问题,提出了完善公立医院全面预算管理的措施,以期为公立医院全面有效实施预算管理,实现医院精细化管理新医改目标提供思路。

|关键词|

新医改　预算管理　预算编制(调整)　预算执行　预算考评

一、引言

　　全面预算管理诞生于 20 世纪 20 年代的美国,由通用电气、杜邦、通用汽车等公司创立应用后,很快成为大型工商企业的标准作业程序。从最初的计划、协调的管理工具,发展到现代具有控制、激励、评价等诸多功能的综合战略的管理体系。全面预算管理在企业内部控制中发挥核心作用,其应用范围也从工商企业拓展到各类社会非盈利组织,已经成为现代管理不可或缺的重要管理模式。

　　随着财务管理体系及医疗卫生体系的全面改革,医院市场竞争逐渐加剧,通过全面预算管理,实现医院资源的高效配置,适应市场竞争与公益需求,是当前医院首要关注且重点实施的主题。新医改提出要改革公立医院管理体制、运行机制,完善医院法人治理结构,大力改进公立医院内部管理,有效减轻居民就医费用负担,切实缓解"看病难、看病贵"问题,为群众提供安全、有效、方便、价廉的医疗卫生服务。要求公立医院必须采用全面预算管理方法体系,加强内部管理,控制医疗成本,合理配置卫生资源,提高自身的经营能力,在提升医院效益的同时,实现新医改提出的社会公益目标。目前,公立医院在预算管理尚未普遍实施。从全面预算管理入手,通过建立和完善预算管理体系,按照《医院财务制度》的规定,严格控制和监管医疗活动,成为执行新医改意见,深化医药卫生体制改革的重要抓手。

　　公立医院实施全面预算管理,是基于预算管理的视角,对医院未来整体运营规划的总体安排,是对医院的人、财、物、业等全部资源进行有效管理的综合性管理制度。建立全面预算管理的目标,不仅是要准确估算各项预算指标,更重要的是通过预算管理的建立,为公立医院突出公益性管理设置可以衡量与控制的参照性标准,保证公立医院能够在更高的程度上对各项预算及预算的各个环节实施有效的控制。公立医院要充分发挥全面预算管理的作用,还需要结合医疗市场的实际情况,科学组织内部各种服务要素,强化预算管理,从根本上实现新医改对公立医院提出的改革目标。

二、公立医院全面预算管理意义与作用

全面预算管理涵盖战略决策、分析实施、考核评估等系列活动,包括经营、财务、投资、采购等预算,涉及所有业务活动。医院全面预算管理是用预算控制医疗资源,在不同独立的活动项目之间合理有效分配,本质上是管理与控制,对于提高医院整体运营效率,实现战略管理目标具有重大意义。

(一)实现战略规划与经营目标

全面预算将医院战略规划和运营标准分层剖析,落实至医院各科室、部门和人员,使全院上下明确工作目标。居于全面预算管理核心位置的预算执行,作为预算标准是否全面落实的手段,担负着确保医院整体战略规划标准全面落实的关键重任。

(二)保证业务有法可依

规范医院各科室、各部门和成员的日常业务和经营项目,使其有制度可依,有目标可循。并适应不断变化的市场需要,通过全面预算管理,将医院的经营风险和财务风险控制在可承受的范围内,提高医院风险管理水平及防控能力。

(三)高效配置资源

高效执行预算必须营造"做好自身预算"的氛围,实现全面预算"全员、全方位、全过程"参与,发挥主观能动性,提升岗位职责意识,主动将医院人、财、物等资源和项目资金合理有效分配,还要帮助管理层理顺管理体制和运行机制,有效协调各部门间的关系,为管理决策提供依据。

(四)确保收支预算有效执行

高效落实全面预算,可以缩短实际收入与预算收入间的差异,提高预算执行率,结合预算及时足额地获取收入;支出专款专用,无资金滥用、私自占有等现象,提升医院资源的合理性和安全性。

(五)规范绩效评价客观公正

绩效评价标准有利于细化预算目标,并责任到科室、人员,奖惩结合、纳入考评、强化内部控制。

三、公立医院全面预算管理存在的问题

公立医院受传统管理模式的限制,全面预算管理工作主要满足财政部门预算要求,实际执行过于形式化,在实施过程中存在诸多问题,阻碍医院全面预算管理工作的有效开展。

(一)全面预算管理意识淡薄

医院整体缺乏预算管理意识。一是认为预算是医院用来获得财政补偿的手段,不是医院的基础管理工作;二是认为管理者经营规划,预算是财务或某职能部门的事,与自身

科室的业务发展和运营效率关联不大,参与度不强;三是认为预算是用数据修饰后的逻辑表单应付上层,无实际指导意义。预算编制时没有整体把握和科学论证,预算执行时没有有效监督加以纠正,导致预算编制执行偏离计划,监督考核无法合理到位。

(二)预算编制不科学、不全面

一是预算编制方法不合理、内容不全面、全员参与度不够。医院预算编制方法通常在上一期基础上进行调整,缺乏详细计划和充分预测,如基本支出不准确、退休人员更新不及时、项目支出无科学认证;编制范围上仅财务部门参与;编制内容上注重年度预算,忽视月度、季度预算。编制方法不合理,编制内容不全面、全员参与度不够的预算,最终加大预算控制和执行的难度。二是预算编制审批不严格、不规范。由于医院预算编制大多采用单一增量法,主要参编部门为财务部门,预算产出结果游离于医疗市场环境,削弱预算指导业务作用,增加了审批难度;由于预算编制标准不明,项目分类不细,内容不完整,预算漏编或预算外事项较多,导致预算审批不严;由于预算信息化程度不高,预算系统与各数据系统无法共享,采集录入量大,削弱预算编制科学性和准确性,审批不规范。

(三)预算执行不严肃不完善

一是预算执行与预算编制不相符。执行编制信息不对称,编制经验缺乏,对编制流程不熟悉,编制方式不恰当,工作预见性低,使支出项目与预算差异大,编制与执行差异大,预算执行不严肃。二是预算执行缺乏刚性和全面性。各科室各部门结合预算有效执行,但在实际中大多数没有科室预算,收入缺少规划,支出安排随意,执行缺乏刚性,削弱预算执行效果。三是预算执行分析不深入。预算执行分析是将预算落实状况、成本管理标准与工作实施效率等结合,作为激励考核依据,发挥员工积极性,确保预算全面落实。但医院在预算执行分析时,要么忽略,要么简单地汇总财务数据,收支无法被真实反映,执行分析欠缺或不完备,预算分析失去应有意义。四是在预算执行过程中权、责、利不清。医院大多没有制定完善的预算责任追究机制,预算管理工作职责缺少清晰性,出现问题后各科室"互相推诿"、员工"事不关己",执行协调难度大,预算目标实现难。受内外环境影响,对预测未来的准确性差。预算预测滞后,加上预算执行刚性,导致削弱预期效果。

(四)预算调整随意且缺乏有效监控机制

一是预算调整随意、应变程度差、控制环节薄弱。预算调整随意导致资源浪费,预算调整审批不严导致预算不严肃;预算调整预警应变迟缓,导致不能对突变医疗环境及时反应并发挥有效监控;预算调整控制环节薄弱,重事后轻事中,导致预算编审、执行、分析等脱节。二是预算调整中成本核算、会计核算、调整口径不一致,数据支撑度差,无法实时动态监控和进行在线预算分析。三是预算调整数据分析单一,仅有财务数据没有临床、医技、护理、后勤等数据支撑,对预算调整后的执行差异剖析不准,追踪、整改、反馈乏力。信息不对称导致预算松弛,使预算调整只增不减。

(五)预算考评不合理且力度不够

一是内部监督管理考核不力。预算目标无法有效落实到责任科室和责任人,超预算支出连累成本控制,影响财政资金规范使用。二是预算考评二三级考核指标与总预算目标不一致,考核不客观,违背考核初衷,员工积极性不高。三是外部监督检查考核不够。在审计、财政等部门的监督检查考核中,没有对预算单位建立约束奖惩机制,如预算编制不科学和执行不严肃而未能及时制止,导致财政资金浪费和违规支出时有发生,给国家资金造成损失。

（六）预算管理人员素质能力有待提高

医院预算管理人员素质能力不强，应付工作是常态，没有时间与精力进行自身业务提高和能力提升；医院也没有主动地对相关部门人员加强培训，督促其及时掌握最新业务并合理地开展工作，医院预算管理工作开展被动。科室配备的预算管理人员整体水平不高。医院预算编制一般由财务人员组成、财务部门主导，对业务活动不专业和业务技能欠缺，导致预算编制不科学、不全面。

四、公立医院全面预算管理优化对策

医院全面预算管理是需要各科室、各部门协调配合、全员参与的综合性管理活动，决定预算管理与资金流、信息流、物流间关系。管理层要带头树立全面预算管理意识，学习预算管理新知识，了解其他单位预算管理经验，引导全员参与预算全过程，对各科室部门提出预算管理要求，通过全员互动式参与交流、提出合理建议，有效促进预算管理工作。

（一）强化预算管理意识，提高全院认同参与感

要加强预算管理学习培训。组织参加预算专题讲座（按所处职位）。全面理解预算管理"全方位、全过程、全员"参与的特性作用，树立全员参与的良好氛围，提升全院对全面预算的认同感、参与感、成就感。要逐步扭转预算管理仅由财务部门完成或应付上级的狭隘思想。大力宣传其他医院全面预算管理的先进经验和有效做法。合理规避实施全面预算管理而触及某些科室（部门），以及个人局部利益产生的阻碍。持续改进全面预算管理方法。探索并完善适应不同时期医院发展特点的全面预算管理模式，提升医院综合管理能力。

（二）夯实预算管理基础，健全预算管理制度

要提升部门预算管理的标准化程度。掌握医院运营情况，探索各部门科室预算管理标准的可行性、合理性，遴选最优标准，为提升标准化程度做准备，为后续执行考评夯实基础。结合成本核算对预算管理的预期影响因素，调整完善业务处理办法，确保核算数据准确、完整，有效、有力地支撑预算管理。要明确各部门及科室预算管理岗位的职责权限。专人专岗承担责任：如人员信息由人事部门负责，房屋、车辆、物资等由总务部门负责，设备统计由设备部门负责，落实到具体部门人员的有效制度，提高员工积极性，提高工作效率。要确定适合医院的预算管理编制方法，切忌盲目选择固定预算法、增量预算法等简单方法，应与各部门及科室及时沟通，对比实际指标编制预算：对于收入指标，与医务处和各科室共同编制；对于运营成本可采用增量、弹性或两种方法结合编制；对于管理费用可由各部门在零基预算法基础上编制，达到公共资源最优配置目标。

（三）明确预算基本要素，构建预算管理体系

围绕"强化公益性、调动积极性、保障可持续"要求，依据战略规划、运营目标和资源状况，以编制、控制、协调、考核为内容，运用科学、系统的方法建立适合整体运营管理的全面预算管理体系。首先，要明确目标任务。立足"公益性"，制定符合医院战略目标和年度目标的预算并实施，明确各部门、科室预算管理职责权限，实施"反馈、控制、管理、分析、考评"等全过程动态监控。在此基础上，明确预算范围内容。包括预算期为1年的业务预算和财务预算。前者包括基本医疗业务预算、公共卫生业务预算；后者包括收支预算、资金

资本预算、资产负债预算等。同时还应明确编制依据和审批程序。编制依据:医院发展规划、政府指令性任务和公益性指标、医院财务制度、财政、卫建委等预算支出定额和编制要求。编审要求:先编制业务预算、再编制财务预算——结合业务预算编制财务预算、预算上报审批、预算执行调整、预算考评。建立预算管理组织架构,成立全面预算管理委员会(院长为预算管理委员会主任,分管领导和职能部门负责人为委员)。明确其职责:下达上级主管部门指令计划,制定年度预算方案,审批调整预算,制定考核方案。预算管理委员会下设预算工作小组职责:编制财务预算、基本医疗业务预算、公共业务预算、人力成本预算、采购成本预算等。各专业预算组负责本组预算编制,并上报预算工作小组审核,报委员会审批,同时与上级主管部门各条线对接(财政部门预算由财务部汇总)。

(四)科学合理编制预算,提高编制的准确性

根据内外环境变化和计划,采用适合的方法编制预算,切忌对上期预算只作简单的调整,在编制基础上提出详细、合理的预算报告,加强收入预算管理。以临床科室为主,结合科室员工工作量、设备使用次数、床位使用频率等变化,根据床位周转、工作量、均次费用等指标确定科室收入预算指标,确定年度收入预算。控制支出预算,重点控制三类支出(非医疗性支出、员工费用、预算外支出)。对于非医疗性支出,总量控制员工的培训费、差旅费、专家招待费,定额定量管理;对于员工经费,根据科室需要控制在合理的范围内,制定经费限额;对于预算外支出,根据追加或调整规范审批,避免预算外支出。强化采购预算管理,整体计划为限采购,结合科室采购计划确定下期的医疗设备、药品等资产采购。各科室根据需要结合计划上报,相关部门审核,上报采购委员会审核汇总,形成年度采购预算。

(五)严格执行预算,提升预算严肃性与约束力

明确预算执行的职责确保落实:一是制定制度性规定,刚性约束预算执行。二是建立完善的执行机构。执行机构在预算批准下达后,将总目标分解为科室目标并纳入科室责任考核,实时监控执行,及时发现偏差,分析原因修正。建立预算执行中的权威:一是规范预算资金支出。财政部门批复后细化指标至部门科室,严格按照预算内支出,严禁随意改变资金范围,严格控制超预算、无预算支出(确需调整资金使用用途的须报主管部门和财政部门审批)。明确权责利,防止违规违纪支出。二是加快预算执行进度。建立预算执行通报制度,按季通报执行情况,分析执行慢的原因,修正加快进度,并避免预算执行中违规违纪,保证合规高效支出,促进预算执行有效实施。要完善预算分析机制。结合医院发展状况和运营需求,解析预算执行情况,分析预算实际差异(重点与上年预算落实比较),剖析"政策机制、环境条件、决策标准、职责落实、有效管理"等原因,提出强化预算管理措施。

(六)健全绩效考核机制,提升员工的积极性

要立足绩效指标加强监督检查。遵循"目标、激励、时效和例外"原则,优化完善绩效考核机制,制定科学、合理的绩效考核指标,将预算执行结果、成本控制成效、目标实现情况、业务工作效率与综合考核挂钩,分为月度、季度、年度考核,并将结果纳入绩效工资分配。对工作积极的部门员工采用物质、精神激励表彰;对工作滞后和不配合的部门与个人给予批评惩处。促进部门和个人提高积极性,纠正预算管理的狭隘思想,控制防范随意预算,充分发挥预算管理的激励、控制、优化作用。成立独立的监督考核小组,监督单位预算管理工作,加强预算监督检查,及时反映考核问题,采取惩戒措施,确保预算管理效果。结

合部门目标加强动态监督;结合部门目标与预算管理,监督考核小组及时将预算绩效考核结果反馈预算管理委员会,认真查找原因,提出解决方案;结合考核奖惩,实现约束激励、规范预算机制,保证预算的执行力和实效性;结合内外强化外部监督考核;预算监督考核采取内外结合方式。审计、财政部门更要强化监督检查考核,建立约束奖惩机制;对于违规支出及时制止;对于预算执行过慢的单位适当扣减下年预算;对于执行过慢造成财政资金结余的加以收回。

(七)强化预算管理培训,提升人员素质与能力

医院要重视预算管理工作主体的素质能力提升。定期组织预算管理培训,培养相关人员,使其掌握最新的业务处理方法;医院还可以邀请预算专业人员传授经验,针对性地指导预算业务开展,使其科学、合理地开展预算管理工作,提高预算管理水平,为医院稳健发展奠定基础。

五、结语

随着我国医疗卫生体制改革的深入推进,医疗卫生服务的竞争日趋激烈,规范化管理是医院的必然发展方向。预算管理作为全员、全方位、全过程的管理工具,不仅要立足于提升医院财务管理水平,也要深刻体现医院卫生事业发展的价值基础。积极适应新医改、新形势,全面落实预算管理,促进医院管理透明化、科学化、规范化,进一步推动医疗卫生体制改革和医疗改革事业的健康发展,以满足人民群众对美好生活的需要。

参考文献

[1]陈雄美.浅析公立医院财务管理现状及对策[J].当代经济,2015(9).

[2]范文淼.新医改背景下公立医院预算管理改革[J].企业改革与管理,2015(12).

[3]马莉.医院支出预算指标体系的建立和分析[J].中国卫生经济,2015(3).

[4]薛宝华.新医改视域下医院预算管理的难点与完善途径[J].经营管理者,2017(5).

[5]李萍.全面预算管理在医院财务一体化系统中的实现[J].卫生经济研究,2014(2).

[6]李玲.探析事业单位财务预算管理的重要性[J].财会学习,2017(5).

[7]苗江.当前行政事业单位预算管理中存在的问题与对策[J].中外企业家,2016(18).

[8]耿桂凤.医院实施全面预算管理的关键环节及控制措施[J].中国卫生经济,2016(4).

[9]王海震.新医改下公立医院全面预算管理体系的构建——基于管理学的视角[J].中国经贸导刊,2018(10).

原载《新会计》2019年第3期

公立医院管理会计应用的创新实践

——首届公立医院管理会计论坛暨上海财经大学
中国管理会计高峰论坛综述

《新会计》编辑部

日前,首届公立医院管理会计论坛暨上海财经大学中国管理会计高峰论坛(2019.2),在上海财经大学举行。活动由上海财经大学、上海市卫生经济学会主办,上海市会计学会、上海视野经济研究所、上海交通大学医学院附属新华医院、上海同济大学附属第十人民医院等共同协办。上海财经大学、上海卫生经济协会、上海市财政局会计处及上海申康医院发展中心有关负责人出席论坛并讲话。

本次论坛是首届公立医院管理会计论坛,旨在通过探索管理会计在公立医院的运用,提升公立医院内部管理水平,支持医疗卫生事业改革,推动公立医院可持续发展。上海市卫生和健康发展研究中心及上海财经大学管理会计研究学者,上海交通大学医学院附属新华医院、上海同济大学附属第十人民医院、复旦大学附属华山医院、上海交通大学医学院附属瑞金医院、上海交通大学医学院附属仁济医院、上海市(复旦大学附属)公共卫生临床中心等多家公立医院的财务负责人,围绕"管理会计在公立医院的实践运用思考"主题,提出了具有前瞻性战略视野的新观点,分享了具有现实价值及可推广的成功经验。全新的主张、成功的案例、热烈的讨论,不仅引起了与会者的热烈反响,同时也产生了广泛的社会效应。

本刊与会观察认为,上海公立医院管理会计应用呈现多层次,大范围,全方位发展的态势,公立医院管理会计建设走在了全国的前列,成为公立医院管理会计应用的先行探索者和示范引领者,不仅形成了公立医院管理会计应用的氛围,更是创造了公立医院管理会计应用各具特色的成功经验,充分验证了上海是我国改革前沿阵地的排头兵,对促进管理会计在公立医院的应用,具有积极的示范意义。

一、公立医院管理会计推进:现实新背景

财政部2014年发布了《关于全面推进管理会计体系建设的指导意见》,随后分别印发了《管理会计基本指引》《管理会计应用指引》等一系列文件,为管理会计的发展指明了方向,为管理会计实践提供了依据,也为推进管理会计应用提供了有力的政策保障。管理会计建设被高度重视,管理会计功能得以充分发挥,神州大地由此掀起了管理会计建设的热潮,理论研究蓬勃发展,实践探索不断创新,产生了大量研究成果,积累了诸多成功经验,为促进中国经济的转型升级发展,提供了有力的支持。

公立医院是我国医药卫生体制改革的重要力量,随着新一轮医改的不断深入,构建现代医院管理制度体系,成为公立医院改革的首要任务。探索管理会计在公立医院的实践应用,是提升公立医院内部管理水平,建立规范高效运行机制的重要方式;是激发财务管

理价值创造能力,推动公立医院转型发展的有效尝试;也是构建现代医院管理制度,推动公立医院可持续发展的有效途径。随着药品加成取消,医保支付方式改革、分级诊疗等一系列改革政策的实施,医疗市场竞争日趋激烈,公立医院持续多年的收入扩张模式难以为继,需要转变观念,不断挖掘内部潜力,加快推进管理会计建设。

管理会计面向未来,其既关注财务活动又关注业务活动,可以提供更为全面完整的信息,管理会计的特定功能可以更好地帮助医院主动适应变化,应对挑战。管理会计的管理功能,从战略的角度梳理、确定价值驱动因素及重要程度,识别医院的优劣势、面临的机遇与挑战,科学地对未来发展进行战略规划,确定年度工作计划,配置资源,从而使其更具科学性。管理会计的信息反映功能,可以更好地帮助医院对其日常运行产生的财务信息和非财务信息,进行有效收集、加工、整合,帮助管理者克服面临众多信息难以科学决策的难题,为管理提供更加相关的信息,帮助管理者透过财务数据的表象,正确评价拥有的资源以及使用效率,洞察长期发展潜力,进行科学决策。管理会计的控制功能,能够对公立医院资金运营进行全过程监控管理。通过对日常经营管理活动的准确衡量和及时监控,对各部门工作成果和效率进行客观、公正的评价,改善内部管理,提高资源的使用效益。

随着公立医院改革的全面推进,公立医院业务快速发展,规模不断扩张,医疗行业竞争日趋激烈,对现有的经营管理提出了新的挑战。医院迫切需要通过改善内部管理实现可持续发展,由此,管理会计因其巨大的应用价值引起了医院的高度重视。公立医院管理会计服务于医院内部管理需要,通过利用相关信息,有机融合财务与业务活动,在规划、决策、控制和评价等方面发挥重要作用,促进公立医院在注重社会效益的同时提高医院的经济效益。

本次论坛的策划组织者,上海交通大学医学院附属新华医院副院长程明,分管财务管理工作多年,主管医院基建、后勤、绩效等领域的业务管理工作,同时还担任上海市卫生经济学会的副会长、上海市会计学会的常务理事。作为一名跨界发展的医院资深财务、现代高管,其不仅对管理会计研究有浓厚的兴趣,参与上海财经大学中国管理会计体系研究中心的建设工作,也对管理会计这一成熟却又年轻的学科,如何在公立医院管理实践中产生作用有更深层的思考。他深感在新一轮医改的背景下,医院经济运行压力重,如何通过管理会计的核心理念,即价值的创造与维护,推动管理会计在公立医院的实践运用,促进提升公立医院内部管理水平,激发医院财务管理的价值创造能力,使有限的医疗资源更有效地为病人服务,推动公立医院既体现公益性,又实现可持续发展,具有重要的现实意义。

作为公立医院的管理者及管理会计建设推动者,程明利用管理会计的研究高端平台,连接会计理论界与医院实务界的共识,通过策划组织论坛及后续的一系列活动,系统总结、准确提炼、深入讨论,推动管理会计在公立医院的实践运用,为推动我国管理会计事业的发展提供实践支撑。

二、公立医院管理会计建设:认识新视角

价值创造是管理会计的核心,以管理会计价值创造目标为核心,构建公立医院管理会计应用框架,提出科学合理的管理会计应用实施路径,对于公立医院加强管理会计建设具有重要意义。本次论坛中,上海市卫生健康发展研究中心主任金春林,在题为"价值医疗及其实践路径"演讲中,从管理会计的视角,对公立医院价值医疗进行了全面的论述。

金春林首先提出了价值医疗概念,他指出价值医疗的核心是医疗质量,内涵是医疗质量与成本之比,是患者医疗可获得性、等待时间、医疗服务能力、临床结果、患者满意度等。价值医疗必须从服务驱动变为价值驱动,激励机制从尽可能地多做项目以获得最佳收益,变为保持患者健康,减少不必要的干预措施;提供者角色关注点从患者的单次医疗需求结果,变为整个医疗需求结果;从基于专业分工下的个体执业,变为基于团队的连续一体化诊疗护理。

金春林分析了价值医疗的必要性。目前医疗浪费严重,医疗技术不合理使用现象普遍存在,技术临床效果不明确,技术无效甚至有害,技术有效性低;同病异治现象严重,医疗费用差异大。新技术高值耗材的广泛应用,导致医疗费用大幅增长。健康中国战略要求,将以治病为中心转变为以人民健康为中心,必须大力推进价值医疗。

金春林阐述了价值医疗的作用及其国际实践经验。价值医疗能够有效改善服务质量,大幅提升医疗资源利用效率,节约费用,减少浪费,切实加强公立医院与相关服务体系的关联整合,促进医疗卫生健康、可持续发展。价值医疗已广泛实施,西方发达国家普遍建立了价值医疗体系。美国颁布平价医疗法案,通过一系列支付方式的改革,促使医疗服务更加注重价值、医疗系统更加整合高效、更加以患者为中心。加拿大加强医疗价值采购控制,关注终端用户的需求,重视整体系统价值,参与解决问题并与供应商共同创造,支持获得更好的健康结果,提高系统性能和患者体验等,创造医疗价值。

金春林提出了价值医疗工具及实现路径。医院卫生技术评估是医院卫生技术管理决策的评估活动,是价值医疗的主要工具,包括评估过程、领导力、战略与伙伴关系、资源和影响维度、指导性原则及工具,提供实施过程中遇到的问题及解决方案。他还指出加快信息化建设、开展标杆分析、改革支付方式和重构医疗服务结构等,是价值医疗实施的路径。

金春林的演讲不仅为价值医疗提供了全新的视角,也为管理会计更好地服务于公立医院价值创造,提供了路径选择与技术指导,具有积极的现实意义。

正确认识管理会计在公立医院中的作用,是公立医院管理会计实施的基础。本次论坛中,上海财经大学中国管理会计体系研究中心副主任陈国庆,在题为"管理会计在公立医院运用思考"的演讲中,从理论上提出了公立医院管理会计建设的新视角。

陈国庆认为医院管理会计建设,有必要借鉴营利组织的思路与做法。他从管理控制视角入手,分析了企业资源配置及管理控制的主要内容。一是战略引导,解决企业资源有限与需求无限的基本矛盾;二是任务控制,从客户开始,销售、生产、采购、研发、人力资源、财务等被动管理;三是管理控制,从战略开始,战略管理、目标管理、计划管理、预算管理、绩效管理、成本管理、风险管理等主动管理,引导被动管理,以提高企业资源配置效果。指出管理会计是管理者使用的会计,决策者负责企业发展战略的制定、执行与评价;体制与机制的构建及决策与风险的控制。执行者负责企业约束资源配置消耗、控制资源配置风险及激活体制机制。营利组织的这一管理控制模式,完全可以引入医院应用。

陈国庆论述了政府组织管理会计理论基础。指出政府管理会计的理论动因:一是新公共管理理论。20世纪80年代发端于英、美的新公共管理理论,成为发达国家推动行政改革的主体思想之一。该理论主张以市场为导向的公共管理,将企业的竞争机制与管理方法引入政府部门,重视公共服务的产出,提高国家资源使用效率。二是公共受托责任理论。著名会计学家杨时展指出"受托责任的存在,是人们之所以要会计的根本原因"。著名政府会计专家陈立齐提出,"政府会计在全球的崛起,是由于民主社会和市场经济对受托责任的巨大需求"。由于政府负有履行和解除公共受托责任的义务,随着公共受托责任内涵的变化,社会评价公共受托责任意识的增强,催生了政府管理会计的产生并对其提出更高的要求。

陈立齐提出了政府管理会计的目标及政府管理会计体系。政府会计目标分为基本目标、中级目标和最高层次目标。基本目标是查错纠弊、防范贪污舞弊;中级目标是促进健全的财务管理;高级目标是履行政府公共受托责任。政府管理会计旨在为中级目标和高级目标提供信息支持,政府管理会计的终极目标是提升国家治理水平,完善国家治理体系;基本目标是提高政府部门行政效率,提高公共资源使用效率。政府管理会计体系由政府成本管理会计、政府绩效管理会计及政府项目管理会计构成,作为政府会计的工具为其提供管理支撑。

陈立齐认为公立医院的竞争环境已经形成,主要表现在:医院资金来源途径(收入)多样化既有财政资金及专项补助,又有各类收费收入;资金来源和医院品牌建设分类级别,竞争态势已经形成;外部模拟市场化竞争和内部的计划经济,加剧了资源有限和需求无限的矛盾,节约资源消耗已成为重要共识;体制内的受托责任不仅需要财务会计,更需要管理会计;由于持续的信息化建设,管理会计数据限制已经解决,政府的推动激发了管理会计的潜在功能。这些都需要管理会计发挥其应有功能,为公立医院应对新环境提出的挑战,提供决策管理支持。

陈立齐提出了公立医院管理会计应用工具,主要包括:一是内部责任中心划分。按照职能划分部门、按照专业划分下属单位、按照事项划分项目,责任中心作为管理会计的基础,突出负责人主体意识。二是预算管理。将预算管理与医院的业务活动全过程紧密联系,主线是预算管理,核心是资金控制,重点是对预算执行过程进行监控。三是业绩考评。根据预算、控制资料运用责任会计方法定期进行业绩考评。通过业绩考评,强化医院全员的业绩行为,提高医院的绩效。四是成本费用控制。界定医院成本、费用范围,执行成本、费用相关政策,在预算约束下使用,提高资源配置效率。五是项目管理。对支出项目进行全过程管理与控制,杜绝损失浪费。六是内部控制与报告。强化医院运行管理控制,防范降低运营管理风险,提供管理会计信息的内部报告,为医院内部管理决策、控制、评价及沟通提供依据。

陈立齐的演讲不仅为医院管理会计建设,提供了理论指引与实践指导,同时也规划了管理会计在公立医院应用的蓝图,具有重要的理论价值与现实意义。

三、公立医院管理会计应用:思考新观点

公立医院管理会计应用,是本次论坛的主题。参加论坛的公立医院财务管理负责人,结合自身的实践,交流了公立医院管理会计应用思考的新观点,引起了与会者的共鸣与反响。

上海市复旦大学附属公共卫生临床中心总会计师陈志军,从医院管理要求出发,对公立医院管理会计应用提出了思考。他认为公立医院管理会计体系目前还处于初步建设阶段,在医改持续推进、行业环境不断变化的形势下,未来发展必然是以价值管理、价值提升为目标,通过内部管理能力的改善,提升医院运营的经济效率及社会效益。

随着新时代市场经济发展、健康中国战略逐步推进、新医改不断深化,大数据、互联网技术的广泛应用,公立医院经济管理面临巨大挑战。公立医院管理层对会计人员的期望,从传统的会计核算转为辅助管理层进行规划、决策、控制、分析的管理者,要求公立医院财务部门的职能发生拓展、延伸和转变,管理会计建设的作用日益凸显。应发挥总会计师战略思维,充分运用管理会计工具,促进市级医院在现代医院管理制度的建立健全。《国务院办公厅关于建立现代医院管理制度的指导意见》明确提出了医院管理制度的建立,总会计师承担着医院经济管理的主管责任,应发挥战略思维,根据管理会计基本指引及应用指引,建立健全医院管理制度。总会计师岗位职责要求参与医院规划发展,应充分发挥专业优势,参与医院总体发展战略的制定,积极推进责任落实、细化执行、报告监督、持续改善、评价激励管理,促进医院战略目标的实现。以医院战略为导向,充分运用管理会计工具完善全面预算管理、强化成本核算与控制、完善内部绩效考核、构建内控信息化平台建设、推进业财融合,通过管理工具运用提高医院运营效率,激发财务管理价值创造力,推动医院转型发展,提升医院核心竞争力。

新时代新征程新使命,陈志军作为市级医院总会计师,倡导在公立医院改革中大力推进管理会计建设,创新管理方法,将管理会计体系建设纳入医院整体战略;加大管理会计人才培养,真正将经济管理走进临床,引导科室管理向科学化、制度化、精细化方向发展;推进医院业财融合一体化建设,实现管理系统无缝连接和数据共享,从管理会计角度提供不同需求的分析报告,供医院管理决策;建设行业大数据平台,通过大数据的分析应用,满足公众对健康管理的需求。要努力发挥管理会计在公立医院经济运营中的作用,健全医院管理会计体系,助力医疗服务集聚度和辐射力,促进市级医院经济管理迈上新台阶。

成本管理是管理会计的重要组成部分,也是医院财务管理的重点和难点,传统的成本核算技术和现代成本管理思想,代表了管理会计的过去与未来。复旦大学附属华山医院总会计师周海平,介绍了医院以及医疗行业成本管理的特征与难点。

医院成本管理具有量大品种多、同批有差异、单件重复特征。医院患者量大,门诊量年高达数百万人次,收费项目达数千项;疾病诊断治疗需要逐个进行,无法批量处理;相同疾病表现不同、诊疗过程、患者个体差异大,因此,成本核算的数量级别不同,核算复杂性强。在成本核算对象和成本构成中,由于疾病是变化的过程,有些还需要通过疾病的表现摸索,这一过程无法标准化进行计量。医疗行业目前病种成本项目构成很难统一,有不同的诊疗特点,即使大同也有小异。因此,医院成本核算和管理诊疗项目多,患者量大、难以标准化,这些都是医院以及医疗行业成本管理与核算的难点。

目前新一轮医改到了关键时期,医院外部医改压力和内部发展的压力都对财务管理、成本管理提出了新的要求。医院成本管理:一是要充分重视成本管理在医疗管理中的作用,将成本管理作为工作的抓手;二是要花力气提高成本核算的精确度和自动化水平,提高成本核算的准确性;三是要促进成本核算结果应用,将成本核算结果充分应用到医院管理中。

上海交通大学医学院附属仁济医院财务处长高一红,畅谈了如何在医院管理实践中做到源于心、践于行。他认为管理会计目标是提高效率,创造价值,这是积极推进管理会计意义所在。管理会计在公立医院实践应用是时代进步的要求,财政部发布了一系列推进管理会计建设政策,要求包括公立医院在内的企业及非营利组织,要积极开展管理会计建设。

公立医院改革和现代医院管理制度及医院运营管理,也要求必须推动管理会计的应用。管理会计工具在公立医院管理中的重要作用,通过整合预算、财务控制、风险管控、精细管理、费用管控、绩效管理、流程重构,提高医院资源配置效率,为医院创造更大的价值。未来公立医院管理会计应用,必须思维整合、工具整合、价值链整合,深入挖掘数据;必须应用新技术、新模式,将技术变革和医疗运营模式变革有机地融合,提高医院管理效率;要丰富管理会计报表,有效利用内部管理报告,创造核心价值。源于心,践于行,将思想付之于实践,以人民健康为中心,实现医院价值和患者价值的共同提高。

四、公立医院管理会计实践:路径新探索

结合各自的实际,选择科学的管理会计工具,积极推动管理会计在公立医院的应用,形成各具特色的管理会计应用模式,积累富有成效的管理会计应用实践经验,提供可操作性的管理会计方法体系,既是本次论坛的主题,更是本次论坛的最大亮点。

上海市复旦大学附属公共卫生临床中心总会计师陈志军,交流了管理会计在公立医院实践运用的经验。通过总会计师团队发挥集团化引领作用,运用管理会计工具,推动市级医院统一化、标准化建设。申康中心实施总会计师委派制度,目前已基本实现市级医院全覆盖。中心制定了市级医院内部控制操作指南及内部控制操作流程规范,对市级医院内控建设提供指导意见,总会计师团队积极参与前期调研、现场咨询、方案讨论、条款修订等工作,并积极推动实施。在内控建设中充分运用风险管理框架等管理工具,用于风险防控;深化经济运营分析。在医院相关部门共同配合下,将财务数据结合业务数据深层挖掘剖析,通过运用本量利分析、敏感性分析、边际分析等管理工具,揭示医院运营现状及管理问题,提升市级医院经济运营分析能力;协助申康中心财务部门推进病种成本核算探索工作,通过标准成本管理、作业成本管理等,做好病种成本控制。研究临床路径下标准病种成本,通过成本核算结果支撑医疗服务价格调整、应对医保支付制度改革;培养管理会计人才方面,通过考核选拔管理会计人才,加强管理会计能力培训,助力临床部门做好运营分析、成本管控和绩效管理等工作,提升临床科室运营效率,带动医院整体绩效的提升。

全面预算管理是现代化管理模式,在全球已得到广泛应用,其应用范围也从工商企业拓展到社会非营利组织。上海申康医院发展中心在全国率先推动医院的全面预算管理,取得了显著的成效,上海市级医院通过实施全面预算管理,医疗效率有效提高,医疗费用合理控制,最大限度地发挥了医疗资源作用。全面预算管理是管理会计的重要手段,是提高医院综合管理水平的基础性工作。在本次论坛中,瑞金医院、新华医院财务负责人分别介绍了各自实施全面预算管理的经验,引起了与会者的广泛关注。

上海交通大学医学院附属瑞金医院财务处长李雪辉,介绍了瑞金医院以预算管理为抓手,推进管理会计发展,提升医院运营效率和价值创造的经验。首先,制定规划。以医院的战略目标为导向,结合医院自身特点制定战略规划及年度计划,按病种、按疾病诊断相关分组付费,财务部门提供战略规划及年度计划信息,为医院战略规划及年度计划的制定提供决策依据。其次,执行控制。在业务发生的关键环节嵌入预算管控功能,将预算控制融入业务流程,对成本控制实现刚性约束。在合同签订环节中实行预算控制,形成预算控制合同、合同控制付款的业务流程。在财务报销、资金结算、专项经费管理、设备采购、耗材申领等不同业务环节,设置相应的预算控制指标和预警条件,提高全面预算对成本和

业务的管控。注意预算管理刚性与柔性相结合，既强调预算管理刚性约束，又根据内外环境变化调整预算，对例外事项进行特殊处理。再次，决算分析。严格按照预算法和政府会计准则和制度的规定进行编制，同时对各项收支预决算差异和项目绩效目标与绩效结果差异进行比较，分析差异产生原因，提出应对和解决措施，更好地实现预算管理目标。最后，评价反馈。根据决算分析数据加强决算评价，通过建立完善决算评价指标体系，对预算执行结果进行绩效评价，依托 HRP 信息化平台，对医院各部门、各科室预算执行绩效进行评价，反馈预算执行效果，分析预算偏差原因，完善预算管理制度。建立评价考核激励机制，形成完整的预算管理体系。促进医院有限资源的科学配置，进一步提高医疗资源的使用效率，从而创造更多的社会效益。

上海交通大学医学院附属新华医院总会计师刘雅娟，分享了新华医院以资源有效配置为核心，提升医院运营管理效能的预算精细化管理实践经验。新华医院将全面预算管理作为提升医院管理水平的重要举措，列为"一把手"工程，形成了预算顶层设计、紧扣预算核心、强化过程控制、加强考核激励，统筹规划、系统部署、稳步推进、持续优化的全面预算管理模式。第一，加强预算顶层设计。建立会计、成本、预算、绩效"四位一体的管理会计体系"；院部、部门、科室"全员参与"的预算工作平台；布置、申报、审批、执行、分析"在线控制"的预算信息系统；编制流程 M 上、N 下"流程可控"的预算作业系统；业务、财务"集成一致"的预算数仓库的全面预算管理规划体系。第二，建立全面预算管理系统。建立党政联席会、预算委员会、预算工作组组成的"预算组织系统"；战略层面、管控层面、运营层面构成的"预算目标系统"；财务平衡、效益提升、风险控制的"预算指标系统"；全员、全方位、全过程的"预算编制系统"；流程刚性、过程弹性、目标定性的"预算监控系统"；效益增进、战略推进、管理改进的"预算考评系统"等，集业务流、现金流、信息流与人力资源流为一体的全面预算管理系统。第三，增强预算管控能力。紧扣资源配置核心，贯彻战略、落实计划、分步实施，逐步推进，由松到紧，由粗到细，强化内控、优化激励、提升效率。第四，强化预算过程控制。坚持精细化预算指标控制，按实际执行情况，在预算监控力度、粒度不断调整和细化全程监控。抓住影响预算完成的重要指标、重要部门（科室）、重要业务，逐级传导压力，力保任务完成。及时分析，发现偏差，查找原因，采取措施，保障目标顺利落地。建立三级预算管理监控体系，形成系统管理模式，确保预算目标实现。第五，建立预算管理信息系统。将经营管理中占有主导地位的业务流、资金流和信息流三者融合，实行多角度、全方位管理。对医院经济、业务计划、资金控制进行绩效评价和业绩考核。依托 HRP 系统将物流、采购、资产、人力、绩效等信息系统与财务管理系统有效联通，实现源头采集、数据共享的多维度一体化信息管理模式。最后，刘雅娟总结了新华医院全面预算管理的经验，围绕战略实施预算管理是根本，领导层高度重视与支持是前提，结合医院实际持续优化是关键，预算理念的普及与推广是保障。这些经验受到了与会者的高度认同。

成本管理是永恒的主题。随着新一轮医改的深入推进，公立医院生存与发展的压力也不断增大。成本作为应对挑战的主要手段与方法，成为医疗行业关注的重点与中心，研究降低成本也成为当前公立医院的重点课题。公立医院成本核算与管理有其特殊性，探索适应公立医院成本核算与管理方法与路径，是本次论坛的重点。复旦大学附属华山医院总会计师周海平，上海同济大学附属第十人民医院财务处长吴丹枫，结合医疗行业的特点，分别介绍了各自成本管理的成功经验，引起了与会者的兴趣。

复旦大学附属华山医院总会计师周海平介绍,目前华山医院推进成本管理提升和改进有很多做法,最主要的是针对核算对象多、患者量大、个性化强这些难点,采用信息化手段进行成本管理。一是通过信息化流程优化减少成本消耗。以挂号收费为例,华山西院将门诊挂号、收费、入院收费和出院结账四个岗位合四为一,实现了入院自助交金、住院自助查询、出院自助结账,既减少了收款岗位,又节约了大量人力成本,还提高了患者满意度。二是持续进行信息化建设,逐渐实现业务信息和财务信息的业财融合、互联互通。2019年启动了智慧医疗服务改进,实现了药品业务数据和财务数据的互联互通,药品的收发数据、库存数据、收费数据、使用数据、成本数据全部自动关联,账账、账实相符,一目了然,彻底解决了医院的老大难问题。三是提高成本核算的信息化水平。目前医院建立了财务核算系统、科室成本核算系统,并正在推进项目成本核算系统和病种成本核算系统。尝试建设财务核算、成本核算、科室成本核算、项目成本核算和病种成本核算的一体化系统。用财务核算思维对成本数据进行整合,将来源于不同医疗系统的成本数据与财务数据集中到财务系统中,实现不同系统之间的数据导入、数据组合和数据展示完整的信息系统。

上海同济大学附属第十人民医院财务处长吴丹枫,介绍了新医改背景下医院成本管理的策略。一是发挥预算与成本"价值链"管理作用,将成本核算结果与年度目标、资源投入、绩效评价相结合,形成PDCA闭环管理,为医院经济运营决策起到引领作用。预算为成本提供目标,成本为预算提供依据;预算是控制成本的重要手段,成本是预算执行情况的反映;预算、成本在流程上相互结合,形成科学管理有机共同体。建立二级库材料与临床路径系统中耗材的映射关系,从源头控制耗材的流量与流向,为医院加强耗材的精细化管理提供支持平台。二是构建以医改为导向的成本核算体系。建立基于以财务一体化的HRP系统和医疗业务数据整合的成本管理系统,进行单病种和DRGs分组成本核算。采用作业成本法,建立以病人为中心的项目作业库,规范以病人为中心的作业流程,将规范的诊疗路径引入作业成本法,正确反映医疗收费项目盈亏成因,通过优化服务流程,提升医疗服务内涵,降低成本。三是建立DRGs成本核算平台。根据DRGs分组并在临床路径指引下核算各类病种成本,确定成本费用高低、治疗时长,作为医保预付标准,并对费用、效率及安全等绩效进行评估。四是建立快速康复诊疗模式、临床智慧型操作项目、多学科协作(MDT)诊疗模式等,新型诊疗模式下的成本效益分析模型,通过分析住院天数等维度与成本的关系,为临床科室实现资源优化配置、改善收支结构、降低成本提供必要的决策支持。分析智慧型核心技术在医院转型发展中的作用,及对降低费用和成本控制的影响。在缩短诊疗时间、提升病人满意度的同时,降低医院成本,提升运营效率。五是开展临床病种成本效益分析。制订了标准化、同质化的诊疗流程和治疗计划,为建设标准化成本核算提供可行的实施途径。通过成本管理策略,实现了医院病种结构转型,技术质量转型,经济结构转型,推动管理模式、运作模式、诊疗模式的变革与创新,为医院健康可持续性发展,有效地发挥了财务管理的功能作用。

国务院在关于深化医药卫生体制改革中提出,全面开展各级各类公立医疗卫生机构绩效考核,促使医院发展方式由规模扩张型转向质量效益型的转变。因此,建立科学有效的适合医院管理的绩效考核方法,是当前医院管理的重要任务。海军军医大学财务负责人杨少春,介绍了医院绩效管理经验。

海军军医大学在开展医院绩效管理过程中,首先制定医院绩效管理原则:突出医院绩效管理的导向;创新绩效管理的方法手段;强化绩效管理的结果运用;注重绩效管理的持续改进。以此为原则,建立了"一条主线"的绩效管理框架、"四个维度"的绩效考核模块、"三个中心"的绩效信息平台、"三个层面"的绩效结果运用的绩效管理体系。"一条主线"的绩效管理框架,将医院整体战略作为出发点和落脚点,服从并服务于战略目标,具有鲜明的导向性。"四个维度"的绩效考核模块。一是以病种绩效为抓手,推进专科化发展。病种绩效管理覆盖全院临床科室,每个科室至少选取若干病种纳入考核体系。二是以价值链绩效为核心,推进管理精益化。最大限度地消除不增值作业,减少资源消耗。三是以外部效应绩效为补充,扩大品牌影响力。四是以为军服务绩效为根本,彰显军队特色。"三个中心"的绩效信息平台。建立了运营、临床、科研三大数据中心,涵盖医院各个层级业务数据,可以随时随地获取绩效管理所需要的各类数据,为绩效精细化管理提供强有力的技术支撑。"三个层面"的绩效结果运用。一是医院层面。根据考评结果与管理目标的吻合度,确定是否需要进行绩效管理指标的修正,落实指标措施的调整,对问题及时纠偏。二是科室层面。根据考核结果,判断科室的管理水平是否达到要求,学科建设是否达到预期目标,并与科主任任期考评挂钩,与科室资源分配挂钩。三是个人层面。与晋职调级、评功评奖、激励分配、岗位竞聘、人才培养等挂钩。根据考评结果形成有效的绩效激励体系,涵盖经济奖励、荣誉评选、岗位评价等方面。这一绩效管理模式,为公立医院开展绩效管理提供了思维启示与参考示范。

五、管理会计发展与变革:相关问题探讨

本届论坛也是上海财经大学 2019 年第 2 期中国管理会计高峰论坛,上海财经大学中国管理会计体系研究中心主任潘飞,就管理会计发展的相关问题进行了探讨。一是无形资产。自 20 世纪 70 年代至今的半个世纪中,绝大部分公司的核心竞争力已经从有形资产管理(实物资产与金融资产)转向无形资产,包括公司的高管与员工、企业的各种创新、质量与品牌、客户关系等。财务会计报表已经无法真实地反映无形资产价值。如何计量与管理这些来自实物资产与金融资产以外的无形资产,是管理会计面临的挑战。二是企业战略。哈佛大学教授卡普兰与诺顿在多年前的一项研究,揭示了战略执行的障碍。其一,沟通障碍。在大部分情况下只有一半的员工能够讲清楚公司的战略是什么,由于员工不了解公司战略,所以无法参与执行公司战略。其二,激励障碍。大部分公司高管的激励计划都与短期财务业绩挂钩,而这些短期激励计划与公司战略目标很难协调一致。其三,资源障碍。多数公司预算与其战略分离,战略执行的各种能力与行动方案需要资源的支撑,否则战略一定会失败。其四,监控障碍。绝大多数公司高管很少讨论战略,管理团队甚至不监控与引导战略执行,导致战略与现实相脱离。1992 年卡普兰和诺顿提出了具有革命性的业绩衡量系统——平衡计分卡,从而使企业能够量化关键无形资产,如人力、信息和文化。随后相继出版了《平衡计分卡——化战略为行动》《战略中心型组织》《战略地图——化无形资产为有形成果》等著作。至此,形成了一个"描述战略、衡量战略和管理战略"的严密逻辑体系。三是企业市场。企业市场包括产品线、销售区域、目标客户群,企业都在试图增加产品系列、拓展新的销售区域、寻找新的目标客户。有研究表明,公司盈利水平最高的少数产品和客户,创造了公司的全部利润,而公司不赚钱的产品和客户,则为

公司造成了利润损失。解决这一难题需要管理会计变革,为企业提供更加准确有效的成本管理决策信息。四是管理控制系统。目前大部分公司对风险管理控制系统缺乏足够的投入,表现为风险指标设计错误、对风险指标理解与执行错误等。2008 全球金融危机以及典型案例都说明了这一问题,如英国石油墨西哥湾爆炸风险管理政策问题;美国波音公司系列空难风险管理缺失;我国天津瑞海国际公司化学品仓库爆炸等。管理会计在过去相当长的时间内,将风险管理排除在外。从管理会计的角度,可以将风险划分为内部风险与外部风险两大类。内部风险包括员工的道德风险与公司的战略风险,外部风险是自然灾害风险。传统上运用内部控制、内部审计等控制员工道德风险,战略风险主要来自企业的风险投资,这需要管理层准确识别、评估与监控。外部风险无法通过传统方法加以管理与控制,只是尽可能降低外部风险所带来的损失。五是宏观经济现象。改革开放以来,我国的经济飞速发展,在惠及所有普通人群的基础上,贫富差距也在加大,管理会计在其中可以发挥作用。学术界提出了公司可以实施共享价值与包容性增长战略。管理会计可以运用企业社会责任(CSR)、构建全新的社会生态系统(公司、政府、企业供应链、外部投资者)以及协调战略与多方利益均衡的机制。他的演讲为深化管理会计认识提供了新视野。

上海市市级综合医院、专科医院、区中心医院、部队医院以及江苏、山东、青岛、内蒙古等地近百家公立医院的分管副院长,总会计师,财务处长等 200 多人参加了本次论坛。

原载《新会计》2019 年第 8 期

基层医疗卫生机构预算支出标准体系研究[*]

上海市虹口区财政局 马 季

| 摘 要 |

本文通过梳理社区卫生服务中心支出标准体系发展历程以及支出标准现状,分析了支出标准体系存在的问题和原因,构建了基层医疗卫生机构预算支出标准体系,并提出了相关对策建议。

| 关键词 |

基层医疗卫生机构 预算支出标准 问题研究

建立健全本市基层医疗卫生机构支出标准体系,是提高预算编制、管理水平的重要举措,对促进本市社区卫生服务事业健康发展、实现"人人享有基本医疗卫生服务"目标具有重要意义。本文全面梳理本市社区卫生服务中心支出标准发展历程,深入分析支出标准现状和存在的问题,提出了本市基层医疗卫生机构支出标准体系和配套政策建议,以期为促进本市社区卫生事业可持续发展提供参考。

一、基层医疗卫生机构支出标准体系现状

(一) 基层医疗卫生机构支出标准体系发展历程

基层医疗卫生机构支出标准体系发展历程如表1所示。

表1 基层医疗卫生机构支出标准体系发展历程

时期	预算模式	主要方式	支出标准内容	支出标准体系及相关规定
20世纪五六十年代	"统收统支"的管理体制	全部收入纳入政府预算,政府按照机构实际收支进行差额补助,年终结余上缴	1. 医疗机构基本建设; 2. 医疗机构经费补助	
1997—2005年	定额补助和专项补助	财政对社区卫生服务机构实行"定额补助和专项补助",医疗服务支出由市场补偿(医保或个人付费)	医疗机构的基本建设、设备购置	《上海市示范性社区卫生服务中心建设标准》,规范社区卫生服务机构的硬件设置标准

* 本论文获得上海市财政局2014年课题二等奖。

（续表）

时期	预算模式	主要方式	支出标准内容	支出标准体系及相关规定
2005—2012 年	强化成本核算、完善预算管理、加强考核监管，逐步建立科学合理收支管理机制	强化公益性为核心，开展综合改革，实行收支两条线管理、医保总额预付和绩效考核分配制度	1. 医疗机构基本建设、人员经费、设备购置； 2. 基本公共卫生防保经费支出内容	1.《上海市社区卫生服务中心（站）设置基本标准》（沪卫基层〔2006〕13 号），规定了服务内容、人员配备和设备标准； 2.《关于组织实施本市基本公共卫生服务项目和重大公共卫生服务项目意见》，规定从 2011 年起，各区县按照常住人口计算，人均社区基本公共卫生服务经费标准要高于 50 元
2012 年以来	"核定任务、核定收支、绩效考核补助、超支不补、结余按规定使用"的综合预算管理办法	1. 提出落实财政对基层医疗卫生机构的专项补助经费，完善财政对基层医疗卫生机构运行补助政策； 2. 鼓励各地探索按服务数量或服务人口定额补偿的方式落实补助资金； 3. 在综合预算管理的前提下，进行基本项目资源投入的标准核算，建立基于基本项目与标准的资源投入与内容分配机制	1. 人员经费支出； 2. 公用经费支出； 3. 基本建设、房屋修缮、设备购置等专项经费支出	1.《上海市人民政府办公厅转发市财政局等五部门关于完善本市政府卫生投入政策实施意见的通知》（沪府办发〔2012〕23 号）； 2.《国务院办公厅关于巩固完善基本药物制度和基层运行新机制的意见》（国办发〔2013〕14 号）； 3.《关于进一步完善本市社区卫生服务中心收支两条线管理的指导意见》（沪财社〔2014〕35 号，以下简称《指导意见》），要求各区县财政会同卫生制定财政补助办法和标准，严格支出范围和标准； 4.《关于进一步推进本市社区卫生服务综合改革与发展的指导意见》（沪府办发〔2015〕6 号）

（二）本市基层医疗卫生机构支出标准内容

社区卫生服务中心发展到实行"核定任务、核定收支、绩效考核补助"的综合预算管理办法。各区县均加强了对社区卫生服务中心收支预算编制的管理，对于预算编制的支出项目及标准在本区范围内均有统一的依据，但距离"核定任务、标化工作量、核定收支"的目标还有差距，预算编制标准未完全按社区卫生服务中心工作任务核定。

社区卫生服务中心支出类别较多，为便于研究分析，对支出科目内容归类如表 2 所示。

表 2 本市基层医疗卫生机构支出科目归类

序号	编号	《基层医疗卫生机构会计制度》支出科目		支出科目归类（按预算模式）
		一级科目	明细科目	
33	501	医疗卫生支出		
	50101 50102	医疗支出 公共卫生支出	人员经费	人员经费支出
			药品支出	公用经费支出
			卫材支出	
			其他材料支出	
			维修费	
			其他公用经费	
			（提取医疗风险基金）	
			非财政资本性支出	项目经费支出
34	502	财政基建设备补助支出		
35	506	其他支出		

注：（1）支出科目归类参考支出经济分类科目；（2）维修费用（大修）应归入项目经费；（3）提取医疗风险基金为医疗支出明细科目。

本文将聚焦人员经费支出、公用经费支出和项目经费支出三大类支出内容。

1. 人员经费支出

包括基本工资、津补贴、绩效工资、社会保障缴费。基本工资、津补贴按照国家和市级有关规定执行，绩效工资按照各区县人事部门核定绩效工资额度执行，社会保障缴费按照国家和市级有关规定执行。

2. 公用经费支出

包括政府收支分类科目中的"商品和服务支出"和"其他资本性支出"中属于基本支出内容的支出。具体包括办公费、印刷费、咨询费、手续费、水电费、邮电费、取暖费、物业管理费、交通费、差旅费、出国费、日常维修费、租赁费、会议费、培训费、专用材料费、劳务费、委托业务费、工会经费、福利费和其他公用经费等。

3. 项目经费支出

主要包括基本建设、房屋修缮、设备购置及其他项目性经费支出。

（三）本市各区县基层医疗卫生机构支出标准

各区县大都制定了社区卫生服务中心的有关支出标准，但支出内容、口径、支出标准等不统一，且差异较大，主要与各区县人口、地域、区级财力状况等因素密切相关。主要表现为人员经费支出标准不统一（主要指编制人员绩效工资和非编人员工资）、公用经费支出标准不规范，项目经费支出缺乏采购标准。如徐汇区人员经费按区人社局、财政局、卫计委商定绩效工资标准以及"五险一金"规定核定，公用经费按照区财政局对区内事业单位的统一标准进行核定，其他项目经费按照工作安排和实际情况编制；黄浦区则按照区卫生局、财政局制定的《支出零基预算编制口径》要求编制年度支出预算。

根据《关于进一步完善本市社区卫生服务中心收支两条线管理的指导意见》要求，区县财政应按照社区卫生服务中心支出预算核定每年投入。截至2013年年底,全市有7个区县采取了这种方式,但由于支出预算尚缺乏具体、细化的标准,造成财政投入与社区卫生服务中心实际运行需求之间不平衡。有五个区县财政按照若干个业务项目(如设备、公共卫生项目等)确定投入预算,未能完全体现全面预算管理的要求。有四个区县财政每年按照定额确定投入预算,未能体现"收支分离"的原则。

二、基层医疗卫生机构支出标准体系存在问题

(一) 人员经费支出标准不统一

1. 编制人员经费支出

编制人员经费支出主要问题为绩效工资支出控制线标准不尽合理。一是控制线的设置普遍不能真实反映社区医务人员实际收入水平,据初步统计,2011年全市17个区县中,有14个区县绩效工资控制线低于2010年实际收入水平,占到82.4%,如某区县2011年绩效工资控制线为66 791元,实际2010年该社区医务人员实际收入已达到人均95 000元;二是控制线的设定在一定程度上反而限制了社区卫生服务的积极性,由于控制线的封顶作用,社区医务人员普遍感受到即使增加工作量、提高工作效率,所能获得的收入并不能同比例增长,产生了负面的影响;三是绩效工资政策缺少合理增长机制(仍按照2011年调控线)对新增工作任务的劳务补偿没有体现出来,有待进一步完善。

2. 非编制人员经费支出

对非编制人员经费支出标准不明确。绩效工资的政策中明确对人员经费的发放以实际在岗编制人员为基数,从目前社区现状来看,一段时期内编外人员仍有存在的必要性。据统计,2013年上海市社区卫生服务中心实际在岗人员为34 065人,其中编内人员为29 157人,编外人员为4 908人。之所以存在数量较大的编外人员,原因是多方面的,短期内很难将编外人员纳编或清退,编外人员还将在很长一段时期内在社区卫生服务中心存在。绩效工资的政策中明确以实际在岗编制人数为基数,非编制人员参照执行,但过渡期为3年(至2013年止)。如严格按此年限执行,非编制人员经费支出标准将难以确定。

(二) 公用经费支出标准不规范

为保证社区卫生服务中心的正常运行,公共经费大多由财政按照定额补助。2013年,全市社区卫生服务中心公用经费占医疗卫生支出的比例为8.3%。在职职工人均公用经费水平为4万元,近郊人均为4.39万元、市区人均为4.01万元、远郊人均为2.94万元,差异较大。公用经费名目有20多类,各区县支出科目、口径、标准及结构也不尽相同,大部分社区未开展成本核算,为公用经费支出标准核定带来了困难。

(三) 项目经费支出标准缺乏

2013年,《上海市社区卫生服务中心新一轮发展设置基本标准》(征求意见稿)下发,进一步明确社区卫生服务中心的房屋面积、区域分布、科室设置、设备配备等要求,但缺少相应的采购标准。从2013年医用设备价值来看,各区县存在较大差距。以200 MA以上的X光机为例,全市平均价值为56.88万元,从单个社区卫生服务中心来看,最低单价仅为1.98万元,最高则达到209万元。

三、基层医疗卫生机构支出标准体系构建内容

(一) 人员经费结合绩效工资体现按劳计酬

社区综合改革文件要求岗位管理用人制度从编制管理逐渐转向岗位管理,建立按需设岗、以岗定人、以岗定薪,同岗同待遇的岗位管理制度。但在过渡期内,建议人员经费仍按编制职工经费、离退休人员经费和聘用制人员经费三部分进行分类补偿。

1. 编制职工人员经费支出标准构建

目前各区县在编在职人员经费支出,一般根据人事部门核定的人员编制和支出标准确定。由于基本工资、津补贴与职工职业属性等相关,因此不建议设立具体的人均支出标准,但可以将全市或市区、近郊和远郊三类地区均值作为基准线,设置上下限浮动范围,用于调控实际发放,并实行动态调整。构建绩效工资标准,要在各区县绩效工资定额标准的基础上,充分考虑各社区卫生服务中心原来工资收入水平及业务量,并完善卫生与人保、财政的联动机制,不断完善动态调整机制。

2. 离退休人员经费支出标准构建

离退休人员经费根据人事部门规定的标准确定,按现行支出标准定额执行,所需经费按相关规定予以保障,在财政保障支出范围内,对一些离退休人员占比较大以及亏损的社区可适当提高财政保障比例。

3. 聘用人员经费支出标准构建

聘用制人员经费的标准构建有两种不同的方式,在事业单位实行职业年金后,可采取政府购买服务方式解决非编制人员无法缴纳职业年金的问题,按社会化用工标准,根据聘用人员的职称、学历等核定,或定员定额,由人事部门核定额度,按人头列支,应考虑岗位、职级和工作年限等,按照同工同酬予以核定,同时按聘用人员所属区域的上年度平均支出动态调整支出标准。退休返聘人员支出标准,考虑到卫生系统退休聘用人员具有丰富专业经验,应按岗位、职级(高、中、低)和工作年限核定。

对于非编制人员的支出标准应区别对待,对于编制充足却招不到人的社区卫生服务中心,相关部门应加大支持力度,配套相应的人才倾斜政策;而对社区卫生服务中心符合条件的岗位人员,应按照有关要求及时纳入编制管理,在纳编条件设定时要充分考虑社区卫生服务行业特点,体现优先倾斜的原则。

(二) 公用经费在定额标准下根据性质核定

公用经费支出按照实际发生额由财政、医保和个人补偿其成本的同时,可从医保、医疗服务监管等入手,规范药品和材料的合理使用。不同的公用经费有各自的成本特性,如工会费、福利费等与人头相关,按照政府有关部门统一制定的标准执行;而其他公用经费,按照服务量、房屋建筑面积、设备金额和在岗人员等分类计算:办公费、印刷费、咨询费、手续费、水电、邮电费、交通费、差旅费、出国费、会议费、招待费、天然气费、劳务费、委托业务费和其他按照服务量分摊,取暖费、物业管理费按照房屋面积分摊,根据市场价格调节,维护费按照房屋面积和设备金额共同分摊,培训费按照人员分摊。需要在分析和比较各区县人均公用经费水平的基础上,收集、对照目前各区县社区卫生服务中心公用经费预算具体编制标准,进而能够提出相对合理的具体公用经费定额标准。

（三）项目支出结合社区发展设置标准核定

基本建设应按照《上海市社区卫生服务中心新一轮发展设置基本标准》规定的建造标准由区级建设财力保障。设备购置也应按照设置基本标准配置，对基本医用设备进行规范，并对不同型号设备设立参考单价，同时应注意根据市场价格进行适当调整，或参考全市医用设备平均单价对新增设备进行管控。

四、基层医疗卫生机构支出标准体系配套政策

（一）深化社区卫生改革，明确基层医疗机构定位

一方面要明确基层医疗卫生机构的定位。社区卫生服务中心作为政府履行基本卫生职责的公共平台，提供基本医疗和基本公共卫生服务。根据区域卫生规划、服务人口等完善设置标准和服务内容等，满足居民就近便捷获得基本卫生服务需求。另一方面要建立以家庭医生为主体的运行机制。根据区域服务人口和社区卫生服务中心的服务量等确立家庭医生的配置标准，即护士与全科医生比例至少达到 1∶1；公卫医生与全科医生比例不超过 1∶3；药剂、检验、影像、专科执业医师、信息、财会等专业人员不超过全科医生、社区护士与公卫医生总人数的 30%。

（二）明确基本服务内容，制定标化工作量

从规范社区卫生服务中心基本项目入手，对每一项目标化工作量进行合理界定，并依据标化工作量核定资源投入和分配依据。基本医疗服务（包括基本诊疗、康复、护理）主要由医保基金与居民就诊自付费用补偿，重大公共卫生服务项目由中央和市财政专项投入，基本公共卫生服务与家庭医生健康管理服务主要由区县财政补偿。根据这一基本补偿渠道，按照"城区、近郊、远郊"三种类型，运用成本核算与卫生经济学方法，重点对以基本项目中没有收费标准和收费标准明显偏低的项目进行支出标准测算，测算出每一项目的标化工作量。

（三）规范机构设置，完善设备标准和成本测算

《上海市社区卫生服务中心新一轮发展设置标准》征求意见稿对机构设置、建造面积、设备配置等提出新的要求。建议进一步明确医用设备的配置价格区间标准，各社区卫生服务中心参照执行。可借鉴基本药物招标采购模式，对卫生材料统一招标采购，达到增加透明度、加强管理、降低成本的目的。成本核算是确定政府定额补助额度和收费标准的依据，在以"政府购买服务"为主的补偿机制下，完善成本核算与分摊标准，依托信息化等手段测算项目成本，为基本医疗服务项目价格的制定提供依据，同时完善价格动态调整机制。

（四）加强信息化技术应用，推进全面预算管理

目前本市已基本建立了覆盖各级医疗机构的信息化平台。将信息化技术与社区卫生服务基本项目、服务流程与运行管理各环节相衔接，构建基于基本项目的信息化平台，探索移动互联等先进技术，促进服务模式转变和服务流程规范。同时，在综合预算管理基础上，利用信息化技术，建立人员配置管理、财政补偿投入、薪酬分配激励等机制，实施全面预算管理。健全成本控制与综合评价体系，强化成本管理与效益管理，构建现代管理制度。

（五）建立基于基本项目的政府补偿机制

通过社区卫生服务基本项目的建立可明晰政府保障投入的基本范围，为规范化服务、精细化管理与标准化应用奠定基础。以基本项目服务规范为依据，合理确定社区卫生服

务基本项目标化工作量,并形成基本项目可比对的衡量标准,可将其作为各类资源投入与考核分配的依据。各社区卫生服务中心应按照区域服务人口、年龄结构、就诊结构、主要健康问题等,根据基本项目和标化工作量,结合质量系数,合理核定年度工作负荷。在社区内部全面预算管理和财政综合预算管理的基础上,按照中心基本项目、年标化工作总量、对应补偿标准、质量结果系数等,合理核定财政对于社区卫生服务中心完成基本项目的运行补偿。过渡期间应首先保证运行补偿金额与财政补偿力度的匹配,避免出现基本项目运行支出远超财政补偿能力的现象,财政资金注重在发挥导向作用,提高服务效率和效果;而在社区卫生服务中心成本核算标准统一,核算结果相对科学后,可考虑真正根据标化工作量、对应的补偿标准和质量系数等确定财政补偿额度,同时可探索根据社区卫生服务特性重新确定基本支出类别,优化人员经费等编制预算方式,建立与以家庭医生为主体的服务模式相适应的补偿模式。

参考文献

［1］王薇. 城市社区公共卫生供给与财政综合补偿研究［D］. 西南财经大学, 2012.

［2］刘妍, 蒋艳, 满晓玮, 赵丽颖, 程薇. 北京市社区卫生服务中心公用经费补偿研究［J］. 中国卫生经济, 2014(1):58-60.

［3］上海市卫生和计划生育委员会基层卫生处. 关于本市社区卫生服务中心收支两条线管理有关情况的报告［R］. 2013.

［4］范金成, 等. 上海市浦东新区社区卫生服务中心公用经费核定方案研究［J］. 中国初级卫生保健, 2012(7):38-41.

［5］刘军民, 张维. 健全我国公立医院财政补偿机制的基本思路［J］. 卫生经济研究, 2007(2):11-13.

原载《新会计》2016 年第 4 期

估时作业成本法在医院成本核算中的应用

同济大学附属上海市肺科医院　张　颖

一、引言

作业成本法（Activity-based Costing，以下简称 ABC）在美国于 20 世纪 80 年代末开始受到广泛关注和研究，是 90 年代以来在许多行业得以应用的全新管理方法，是成本核算的一种很好的工具。但是许多应用 ABC 的管理人员却发现这种方法受到很大的限制，实践证明，估计业务作业所需资源的调查太耗时间，且成本太高。有鉴于此，2004 年 11 月哈佛大学 Kaplan 教授在《哈佛商业评论》（Harvard Business Review）上的文章中提出估时作业成本法（Time Driven Activity-Based Costing，以下简称 TDABC）。估时作业成本法是一种能够利用 ERP 系统中的数据的方法、它是计量成本和利润的更简单、更有效的方法。利用 TDABC，管理人员可以花更少的时间和成本来收集和维护数据，因此可以有更多的时间解决暴露出来的问题，如无效率流程等。

随着医疗体制改革的不断推进，基于作业成本计算与管理的会计体系已经成为医院成本核算管理研究的新趋势。然而鉴于医疗行为的复杂性，加之成本核算工具与条件的一些技术制约，这对医院建立科学合理的成本核算体系提出了更高的要求。对此，笔者在前人研究的基础上，结合医院实例分析估时作业成本法在医院成本核算模式中的应用，通过阐述构建估时作业成本法的主要过程，对医院流程效率的诊断与分析，提高作业利用率和改进流程效率，从而有效控制成本，提高医院核心竞争力。

二、估时作业成本法核算原理及流程

（一）估时作业成本法的核算原理

估时作业成本法将"时间"作为分配资源成本的依据，统一了资源成本动因和作业成本动因，把具体作业时间总额作为成本动因，利用"时间动因"计算每个项目所花费的资源成本，从而省却传统作业成本法先将成本归集到作业，再分配到各项业务的复杂过程。运用估时作业成本法需要用到如下参数：

单位时间资源成本 ＝ 部门消耗的资源成本 / 部门实际有效工作时间

单位作业资源成本（成本动因率）＝ 单位时间资源成本 × 单位作业时间消耗

各成本对象的成本 ＝ 单位作业资源成本（成本动因率）× 各成本对象的作业量

其中，部门实际有效工作时间、单位作业时间消耗可以由工作人员凭借经验或者观察决定。

（二）估时作业成本法的核算流程

1. 估时作业成本法核算的一般流程

估时作业成本法的基本步骤为：估计部门实际有效工作时间、计算单位时间消耗的资源成本、估计单位作业时间消耗、计算单位作业资源成本（成本动因率）、根据作业量计算各成本对象的成本。

2. 估时作业成本法医院应用流程

根据估时作业成本法的一般流程，运用于医院其他流程如下。

（1）确定单位时间资源成本。其计算公式为：单位时间资源成本＝部门消耗的资源成本/部门实际有效工作时间；单位时间资源成本是用该部门消耗的总费用除以实际有效的工作时间计算出来的。其中，资源成本应根据各部门所消耗的人力、各种材料、设备、能源和房屋折旧等。实际有效工作时间的确定，管理人员可以根据经验估计出来。一般认为工作能力的实际提供量占理论值的 80%～85%。例如，一个员工理论上每周工作 40 小时，那么其实际有效工作时间为每周 32～34 小时。另外，也可以根据以往的水平，采用回归分析等更加科学系统的方法来确定工作能力的实际提供量。

（2）确定单位作业资源成本（成本动因率）。该步骤将各部门的资源成本分配至各项业务。其计算公式为：单位作业资源成本（成本动因率）＝单位时间资源成本×单位作业时间消耗；单位作业时间主要指各部门为某一项业务提供相关服务的全部时间，管理人员可以通过调查、计量、向员工询问等方法来确定提供该业务的单位作业时间，当然也可以根据以往的水平进行估计。

（3）计算各成本对象的成本。其计算公式为：各成本对象的成本＝单位作业资源成本（成本动因率）×各成本对象的作业量。各部门的管理者需要分别提供本部门各成本对象的作业量，以此计算出各成本对象在各部门的分配成本。

三、估时作业成本法应用分析

（一）估时作业成本法应用

本文以某医院职业病体检中心简化的成本分配模型为例，说明估时作业成本法应用。

某医院职业病体检中心 2015 年 1 月的总费用为 264 000 元（包含人力成本、房屋及设备折旧、办公用品、水电耗用及其他杂项费用），该部门每天平均有 8 名员工上班，工作时间为每天 7 个小时，则部门实际有效工作时间为 59 136 分钟（8×7×22×60×80%，该部门周末休息，平均每月工作时间为 22 天，工作能力的实际提供量以占理论值的 80% 测算），则每单位时间资源成本为 4.46 元/分钟（264 000/59 136）。该职业病体检中心做各项检查的所需时间为：血常规检查 3 分钟/次、心电图检查 3 分钟/次、肺功能检查 3.5 分钟/次、电测听检查 5 分钟/次。该职业病体检中心成本如表 1 所示。

表 1　职业病体检中心成本

作业名称	每单位作业实需时间（分钟）	单位时间资源成本（元/分钟）	单位作业成本（元）	作业量	总时间（分钟）	总成本（元）
血常规检查	3	4.46	13.38	7 700	23 100	103 026.00
心电图检查	3	4.46	13.38	5 500	16 500	73 590.00
肺功能检查	3.5	4.46	15.61	1 760	6 160	27 473.60
电测听检查	5	4.46	22.30	1 540	7 700	34 342.00

（续表）

作业名称	每单位作业实需时间（分钟）	单位时间资源成本（元/分钟）	单位作业成本（元）	作业量	总时间（分钟）	总成本（元）
有效工时合计					53 460	238 431.60
实耗工时合计					59 136	264 000.00
未用工时合计					5 676	25 568.40

根据表1，首先可以对各作业成本进行分析。四种检查的单位作业毛利润额、毛利率如表2所示。

表2　单位作业毛利率

作业名称	单位作业收入（元）	单位作业成本（元）	毛利润额（元）	毛利率
血常规检查	18	13.38	4.62	25.67%
心电图检查	20	13.38	6.62	33.10%
肺功能检查	18	15.61	2.39	13.28%
电测听检查	30	22.30	7.70	25.67%

根据表2中所计算出的毛利率可知，首先，每次心电图检查的毛利率最高。其次，通过表1可以对有效工时、未用工时的相对数进行分析。该月职业病体检中心员工未用总工时为5 676分钟，占有效工时的9.60%。这说明员工的有效工时中还有一部分未被充分利用。

（二）估时作业成本法注意事项

其一，正确划分具体作业。对作业进行细分。这样才能保证计算结果的准确性。但是过细会增加额外工作量而得不偿失。所以，要遵循效益大于成本原则，计算整体性业务不需要拆分得太细。

其二，正确计算实际有效工作时间占理论工作时间的百分比。实际有效工作时间占用的比例往往具有一定的波动性。所以医院需要根据自身的情况，在外部情况发生改变时，适当调整百分比。

四、结论

估时作业成本法以单位时间资源成本和单位作业消耗时间两个参数为起点，将两者相乘得到成本动因率，再根据作业量得出成本对象总成本。该方法计算程序简单，易于建立、维护和扩张。估时作业成本法将资源动因及作业动因融合在一起，面对大量的成本对象更具有灵活性。当一个部门增加若干新业务时，仅需对新增业务的单位时间作业消耗作补充做出估测，即可更新成本动因率。医院现代化建设的过程中对效率的要求较高，估时作业成本法能较精确地分析医护人员的工作效率，同时可将此与绩效管理挂钩，就能起到提升工作效率的目的。

估时作业成本法是根据不同行业的作业特点和其资源耗用情况等，把成本分割为不同的作业库及其具体的作业，并由管理人员对各作业的单位时间成本和单位作业实需时间等进行估计,从而得出不同作业的单位成本。估时作业成本法的优势在于可以适应现代生活中各种业务的复杂性,为企业确定流程成本提供了实用的方法,管理者据此能够获得准确的成本信息,进而确定需要改进的流程,有效利用闲置产能,准确地制定成本管理策略,以取得竞争的胜利。

医院在进行应用估时作业成本法的过程中,需要结合医院的实际情况,进行相关内容的细化完善。通过推行估时作业成本法,医院能够重新审视其业务流程和资源的分配,能够有的放矢推行流程再造,调整管理策略,可谓一举多得。

原载《新会计》2015 年第 7 期

大数据在公立医院财务管理中的应用

上海申康医院发展中心　周建年

| 摘　要 |

大数据为加强医院财务管理提供了新的方式和途径,本文通过阐述大数据在医院财务管理中的特点,指出了大数据在医院财务管理的应用方向及实现路径,以期为医院财务管理提供创新思维和应用方式。

| 关键词 |

大数据　公立医院　财务管理　应用

自新医改以来,公立医院内外部环境有了很大变化,国家要求建立现代医院管理制度,强化公立医院精细化管理,医院的管理难度也越来越高。加强公立医院精细化管理,对公立医院至关重要。大数据作为资源工具,可以为公立医院在现代化医院管理及财务管理,提供更多的思路和方式。本文对此进行探讨。

一、公立医院财务管理大数据概述

(一)公立医院财务数据大数据特征

数据种类繁多。它包括医院各类人员方面的数据(如医生、医技、护士、管理、后勤,在编、非在编,学生、退休回聘等)、各类资产数据(流动资产、固定资产、无形资产等)、患者方面的数据。它还包括一系列诊断、治疗等方面的信息。数据类别多包括各类数字、字母、文本信息、视频、音频、影像图片数据及地理位置等。

数据量大。以上海某市级综合性医院为例,门急诊总量年均400万人以上,出院人次近10万人,职工人数3 000人以上,资产约30亿元,年医疗收入约40亿元,这些信息中蕴含着大量数据。

数据价值潜力大。这些经济运行产生的数据非常大,对医院的经济运行起到非常大的作用,发挥巨大价值的空间无限。大数据核心内涵:一是大数据时代使用医疗全体数据,而不是抽取的样本;二是从关注每个医疗数据的精确性,转为关注数据的包容性和繁杂性;三是更加关注相关性,建立在相关关系分析法基础上的预测是大数据的核心。这三方面相互联系、相互作用。

(二)公立医院财务管理大数据内容

医院财务和会计核算与管理,以及与财务相关的业务信息中都包含了大量的数据信息。

以医疗收入为例,医疗收入中包含门诊收入和住院收入,门诊收入来源于年数百万就诊人次所发生的就诊信息,而每次就诊信息中包含了丰富的与业务及财务相关的大数据信息。

住院收入信息更加丰富,查房、医嘱内容、检查、治疗、执行医嘱、缴费、手术、病历等一系列数据信息在流动。一部分数据形成了临床诊疗服务数据，另一部分数据形成了与医疗收入相关的财务数据信息。如果将这些信息叠加复合，数据量不可估量，大数据在医院财务管理中的应用潜力巨大。

目前医院大量数据存在多样化的信息分类标准，不同系统间存在隔阂，无法实现资源集成共享，缺乏形成数据的整合力量。

二、公立医院财务管理大数据应用方向

（一）运用大数据服务医院战略财务规划

运用大数据的理念与方法，收集内外部及历史数据，包括国家和地区的各项与医院经济运行发展的数据信息，分析宏观经济政策、医院的周边人口信息、患者信息、诊疗信息；综合运用管理学工具及知识，如运用波特的竞争战略学说、五力模型、PEST 等，对各类具有相关性、混杂性等特点的大数据信息进行分析加工，为医院制定医院战略规划，及财务发展战略，为中期预算等提供依据。

（二）运用大数据服务医院投资决策

大数据时代来临，需要在做好财务日常"小数据"的计量、记录、分析、报告的基础上，运用大数据理念，从海量数据中寻找隐藏的关系和联系，挖掘医疗数据的内在规律，对医院综合经济运行数据进行收集、分析、预测，为医院的基础建设、设备投资、规划布局等，提供投资决策服务智能分析与预测，为医院的经济运行决策服务。

（三）运用大数据进行全面预算管理

全面预算管理需要建立在各业务部门传递的大量业务数据基础上，进行统筹分析安排，而大数据具有信息的优势，能够在编制、审批、执行、监督、考核等方面发挥重要作用。如在预算编制时，能够广泛利用行业及地区的门诊人次、出院人次及均次费用情况、地区人口变化、医院各年与各科室完成情况，业务与财务等数据，通过数据模型进行预测和测算；在执行时能及时捕捉业务数据的变化，捕捉成本异常原因及对预算偏离度的影响等，及时采取措施进行管理。

（四）运用大数据降低财务风险

财务与会计是对经济运行各类数据信息进行计量、记录、归集、汇总、分析、报告，并对数据进行管理提供参考依据的过程，对经济运行数据的掌控能力是医院财务能力的最好表现，运用大数据可以健全医院信息、财务管理机制，能有效降低财务风险，保证医院平稳运行。

三、公立医院财务管理大数据应用路径

（一）构建医院数据中心及信息系统

从医院战略规划发展角度，对医院的各类数据信息进行调研并提出规划目标、系统设计、顶层设计，在此基础上建立专门团队，通过自身及外部力量，进行可行性研究和分析。完成前期工作后结合医院的实际能力，形成可实施方案。数据中心和信息系统应统一字典库，融合多种类数据，具备延展性与灵活性，从而避免边干边改、系统性不强的问题。

（二）利用大数据提高财务数据质量

财务数据质量的好坏直接关系到最后形成的财务报告，进而会影响内部决策，同时也会影响区域乃至国家的相关数据及政策制定。要提高数据质量，一是提高数据进入端数

据的质量,如供应商信息、入库信息、付款结算信息、库房保管信息、病人领用或使用信息等,任何环节有错误都会造成后端信息的错误。可通过设计合理流程,实行岗位职责分离,加强复核与监督,通过人工或自动程序校验、扫码、大数据分析等方式提高进入端数据质量;二是梳理财务数据形成的各个流程,并不断进行优化,减少不必要或冗余环节,减少差错;三是通过自动化手段,利用物联网的工具如扫码、RFID 等方式减少人工错误;四是在系统程序进入后一个环节前增加多维数据的校验功能,从而减少错误;五是在大数据分析中,设定合理区间,与人工分析相结合;六是加强审计监督,内外部审计结合,定期进行穿行测试与验证;七是加强绩效考核,激励与惩罚相结合。

(三)提高财务数据分析能力与应用

做好财务数据的分析,首先,要提高财务管理人员的能力,一是要在财务部门内增加专职或兼任的信息管理人员,协调财务信息事项;二是财务管理骨干必须具备多种知识,除财务、经济运行、医疗行业等相关知识外,还需具备计算机或信息处理能力、管理工具运用能力等。其次,基于医院的实际情况和不同阶段重点,利用数据开展针对性分析,拓展分析的领域和对象,财务数据分析应用范围的大小也是衡量财务重要性的很好标志。最后,对财务数据分析最终的成效在于能给医院带来什么,如借助大数据建立财务分析预测模型,为决策提供参考,为措施制定提供重要依据,找到问题产生的原因。

(四)通过大数据打造医院财务管理公共平台

在大数据时代,一方面由于业务与财务的一体化建设,一些基本会计核算功能将会降低,部分将消失;另一方面可通过合理设置流程,将内部控制与风险管理的理念与方式融于信息系统中,有利于加强财务风险控制。大数据的应用有利于财务对整体业务进行全面管控,使医院管理更好地迈入精细化管理时代,更好地为不同服务对象提供个性化报表,有利于作出正确的管理决策。

四、结语

对财务数据的分析、应用能力将是财务管理能力水平的体现,大数据将给公立医院的财务运行管理带来巨大变化,为医院财务管理实践提供更加开放、创新的思维和应用方式。大数据将医疗、教学、科研等业务与财务管理更好地融合,使财务发挥更大的作用,因此,应该积极面对,系统学习,持续地、有计划地推进,为医院的财务与会计管理实践,以及医院经济运行管理持续、健康发展,提供更多的支持并作出更大的贡献。

参考文献

[1] 维克托·迈尔·舍恩伯格,肯尼思·库克耶. 大数据时代[M]. 盛杨燕,等,译. 杭州:浙江人民出版社,2013(1).

[2] 唐洪明. 大数据背景下企业集团财务管理新趋势[J]. 管理观察,2014(4):54-55.

[3] 叶竹英. 基于大数据下的我国医院财务管理创新研究[J]. 财经界,2016(11):182,311.

[4] 胡雪莲. 浅议大数据时代对医院财务管理发展的影响[J]. 卫生经济研究,2015,12(344):64-65.

[5] 袁俊. 浅议大数据时代下的医院财务管理[J]. 财经界,2015(4):225-226.

[6] 吕琳琳,龚江云. 大数据对医院财务分析的改进研究[J]. 卫生经济研究,2016(4):56-58.

原载《新会计》2017 年第 4 期

公立医院全面预算管理探析

复旦大学附属妇产科医院　卞寿峰

随着卫生体制改革进入深水区,要求公立医院实行全面预算管理以提高经济运行效率,实现经济效益与社会效益的目标。本文对此进行了探讨。

一、公立医院全面预算管理现状

(一) 预算体系不完整

现行公立医院的预算体系不完整,在实施预算的过程中缺乏上下级尤其是上级的参与。目前,公立医院预算管理机构一般为预算委员会,其组成成员为公立医院管理层成员,其执行机构为预算办公室,一般设立在财务部。具体由预算办公室参与预算方案的制定,预算委员会的职责更多的只是形式上的审批。财务部门对于具体的预算年度医疗业务量与供给量和医疗学科发展计划并不了解,因此无法准确地掌握预算年度所需的数据,导致预算容易产生与事实不符的情况,不能有效地发挥预算的管理作用与功能。

(二) 预算编制方法不严谨

目前,公立医院预算编制方法主要为增量预算、零基预算和固定预算。从预算编制方法看,采用零基预算并严格进行预算控制,对提高公立医院预算管理水平具有积极的作用。在实际编制过程中,零基预算根据预算期的收入、支出编制,不考虑历史预算情况,预算的编制基础从零开始。

公立医院业务运行复杂,预算预估难度较大,所以预算编制方法采用零基预算会导致预算编制难度大幅上升,且零基预算需要医院内部各科室全力配合预算编制,会导致预算编制工作量加重。有的公立医院在实际预算编制过程中,采用折中的预算编制方式,对预算项目采用多种预算编制混合法,包括:收入预算、药品和卫生材料等有历史数据可供参考的收入支出预算,采用增量预算法编制;设备采购预算、大型设备维修预算和物业管理预算等,便于按合同金额估算的预算项目,采用零基预算法编制;人员支出预算采用先零基预算编制,后按收入规模预算统一调整的预算模式编制;对于其他常规支出预算,如办公费、水电费和差旅费等,采用固定金额预算的编制模式。不统一口径的预算编制方法,容易造成后期实际执行与预算数存在较大的差异。

(三) 预算管理流程不合理

公立医院的预算管理流程主要分为两个方面。一方面为预算任务布置,公立医院根据预算年度确定发展目标,财务部按年度发展目标将其传达给各科室,在执行中并没有对发展目标进行相应的细化。另一方面是预算的审核以及调节,公立医院的预算执行部门(各科室),根据财务部下达的发展目标,依据自身工作要求和特点,制定相应的预算草案,并提交财务部,财务部针对各科室提交的方案进行汇总平衡后报预算委员会审议,预算委员会统一讨论和验证草案的可行性以及合理性,如果有待改进则将整改意见返回给预算执行部门。在上述环节中,没有部门对预算草案进行单独规划,也未参考历史资料以及成本库存资料等进行相应的改进,导致预算方案即使不合理也无法在第一时间被发现。

(四)预算绩效目标不全面

公立医院预算编制过程普遍存在重编制绩效目标轻执行考核的现象,因此导致预算编制部门为了通过预算立项,夸大预算绩效目标,造成目标与实际情况脱节。

二、公立医院全面预算管理问题分析

(一)预算管理重视不足

公立医院的高层管理人员对于预算管理的理解不够深入,他们没有直接参与医院的预算管理,预算由财务部门进行落实,导致公立医院的预算管理在医院的被重视程度较差,公立医院预算管理无法落实。由于预算包含预算和反馈两个环节,基层人员在执行任务时,也要及时反馈执行过程中的情况。与预算方案中列举的内容存在较大偏差的事项,需要各科室预算编制负责人,搜集和整理相关数据,并上交给部门负责人。而公立医院没有将基层人员纳入预算体系中,很难获取基层业务环节产生的实时数据和信息,导致预算方案很容易和实际状况相背离。

(二)预算编制人员水平不足

公立医院的财务预算编制工作一般由财务工作人员负责,预算编制人员对业务发展了解不足,缺乏工作经验,对医院的发展方向以及具体运营过程不熟悉,由于财务人员人手普遍不足,加上缺乏实际的医疗业务经验,导致公立医院在执行财务预算编制时只能大致地根据前一年的水平对该年度进行估测,无法对各个环节进行针对性的预算编制,导致预算执行的有效性降低,无法落实到具体的预算执行中。

(三)预算执行监督流于形式

公立医院的预算要得到有效的执行,必须加强监督,才能使公立医院预算计划能够在医院得到落实。但是公立医院目前对于预算执行监督缺乏实际的操作,只是流于形式,主要体现在公立医院的大型基建工程概算与实际造价相差巨大,而且项目资金使用预算也缺乏科学化管理。此外,公立医院的预算执行也没有建立相应的监督机制,公立医院的预算工作流于表面,预算的科学性以及可行性等都难以保证。

(四)预算考核制度不完善

在预算考核环节,公立医院忽视对业务科室成本方案的核对,不能详细询问单项成本定价的标准,导致业务科室在预算规划环节并未根据全成本口径汇总单位成本,仅仅根据常规做法或个人的主观判断,这就加大了成本预算值和实际值的偏差。同时在考评环节,公立医院缺乏健全的考评体系,导致成本预算管理人员缺乏执行预算方案的积极性,难以在实际工作中反映成本预算方案,且考评体系的缺乏同样会导致难以检验成本预算的效果,无法通过结果反思成本预算环节存在的不足,所以后期优化和改进的收效甚微。

三、公立医院预算管理对策

(一)设立独立预算管理机构

为了提升公立医院的预算编制管理效果,需要设立独立的预算编制管理部门,确保公立医院管理层参与预算管理事务,有助于预算管理的全面实施和提高预算管理的地位,有助于高层管理人员和中层管理人员认识和了解预算管理的作用,从而确保公立医院加强

预算管理,解决目前预算管理被忽视的问题。

(二) 预算决策要结合环境

公立医院预算决策的制定大多是延续以往的扩张战略,这样做虽然能够让公立医院在自身经济运行良好的状况下更快、更好地发展,但是医疗改革后取消了长期依赖的药品加成,公立医院的积极扩张战略会带来巨大的经营风险,出现结余大幅下降或负结余的现象。因此,公立医院在预算决策制定方面要注重大环境的变化,确保预算决策的正确性,同时,全面实施预算评价,结合医院目前的资产实力和财政支持情况,制定合理的预算方案,不能毫无方向地超前投资设备或者基建。

(三) 预算管理应科学分类

公立医院的经营过程涉及大量的费用开支等,如果不能够进行有效分类,预算工作无法开展,而且在具体落实过程中缺乏相应的可行性,从而造成预算难以实施。公立医院需要有效地实施预算分类,可以将预算分类为卫生材料采购预算、设备和工程建设预算、人力资源预算以及其他管理费用预算等。通过对预算工作进行有效的分类归类,公立医院的预算可以做到细致化的作业,在实施预算作业的同时可以根据各类预算详细规划,提高预算的准确性以及可行性,落实预算制度。

(四) 建立预算绩效考核制度

考评系统是衔接预算评估和预算奖惩的纽带,它旨在评估公立医院预算编制和实施进度;同时为公立医院所有部门的预算奖惩行为提供依据。预算奖惩通过激励优秀员工发挥正面激励作用,通过惩戒失误人员发挥负面激励作用,达到预算管理目标。因此公立医院需要建立完善的预算绩效考核制度,按照考评要求设定各个指标的分值,汇总所有指标分数获得预算实施的总分数,将其作为公立医院实施奖惩的依据。对预算管理优秀人员和部门进行奖励,促进绩效考评制度的实施,并为绩效考评提供激励。

四、结语

公立医院预算管理是公立医院对其未来经营活动期间所需进行的业务运作与财务使用进行评估、实施以及持续监督管理工作,对于公立医院的成本控制以及经济管理目标设定的科学性起到重要的影响作用。控制公立医院成本,必须实施有效预算管理。

原载《新会计》2018 年第 6 期

医院总会计师管理重心思考

上海申康医院发展中心 夏培勇

国务院办公厅印发国办发〔2017〕67号文《关于建立现代医院管理制度的指导意见》（以下简称《指导意见》）提出："三级公立医院应设置总会计师岗位，统筹管理医院经济工作，其他有条件的医院结合实际推进总会计师制度建设。"同时，《指导意见》也着重提出要坚持公立医院的公益性，对完善医院管理制度，加强医院的财务资产管理、绩效考核、全面开展便民惠民服务等方面，提出了重点改革任务。公立医院总会计师作为公立医院经济管理活动的组织者，必须认清新形势，提高履职能力，转移管理重心，探索公立医院管理新路径，为保障医改顺利实施和公立医院可持续性发展发挥重要作用。本文对现代医院管理制度下总会计师提高履职能力、在医药卫生体制改革各项举措稳步推进的大环境中，对医院的管理重心进行了思考并提出了重点任务。

一、落实"坚持公立医院的公益性"要求

将社会效益放在首位，这是医改的核心要求，在《指导意见》中着重进行了强调。公立医院改革发展的目的，是不断提高群众和患者的感受度和满意度；不断调动广大医务人员的积极性；推进公立医院可持续发展；促进上海健康城市的建设。

首先，总会计师应以绩效考核为抓手，按照"两切断、一转变"的要求，即切断科室经济收入指标与医务人员收入分配的直接关系，切断医务人员收入与处方、检查、耗材等收入的直接关系，转变以科室收减支结余提成分配的模式。绩效分配向临床一线倾斜的原则（如向急诊、儿科等重要但又紧缺薄弱的科室倾斜）。同时，降低门诊和住院均次费用的增幅，控制药占比和耗材比，将平均住院日等指标纳入绩效考核，充分调动医务人员的积极性，引导和激励医务人员朝着公益性目标迈进，提升广大患者的获得感。其次，总会计师严格收费管理，杜绝不合理收费。在总会计师带领下，医院应该统一医疗服务收费项目和内容，严禁在国家规定之外擅自设立新的收费项目，禁止分解收费、比照收费和重复收费，提高收费透明度。总会计师还要严格控制特需医疗服务规模，根据《指导意见》的要求，严控特需医疗服务占全部医疗服务的支出比例，实现社会效益与医院经济运行效率的有机统一。

二、参与医院战略规划与管理

总会计师需要充分运用自身的综合管理能力，根据国家和地方宏观政策、医改政策以及财务会计制度、管理会计准则，分析医院的内部经济资源，根据财务数据和各种预测模型，为制定医院战略规划提供财务依据。同时，总会计师要评估并管理医院财务、投资、收入和成本的各方面的风险，把有限的财务资源在各个领域进行合理分配，达到医院发展、患者服务及员工满意等各方面平衡的最佳状态。

三、建立健全医院全面预算管理

全面预算管理制度是现代医院管理制度的重要内容,总会计师应当建立健全医院全面预算管理制度,以医院战略发展规划和年度计划为依据,紧密围绕"坚持公益性、保持高效率、调动积极性、发展可持续"的目标,充分利用全面预算开展医院内部各类经济资源的分配、使用、控制和考核等各项管理活动。特别要加强项目预算的事前论证,做好基本建设项目,房屋设施改造和设备购置的筹资能力分析和资金管理预案,加强风险控制。总会计师应密切跟踪预算资金使用情况,加快预算执行进度,防止形成沉淀资金,强化预算项目和事后绩效评价,探索将评价结果应用于预算安排,提高资金使用社会效益,实现全口径、全过程、全员性预算管理。

四、全面建立并有效实施内部控制

内部控制既是医院的重要管理活动,又是重要的制度安排,也是医院治理的基石。总会计师应依靠医院院长,以《行政事业单位内部控制规范》要求为出发点,按照以风险为导向、以流程为纽带、以控制为手段、以制度为保障的思路,稳步开展内控体系建设。要对廉政风险较大的物资采购、工程建设、科研经费等领域予以重点关注,最终全面建立起医院内部控制体系。总会计师要组织全体职工进行内部控制制度培训,学习国家最新财经法律、法规和政策,争取全体职工特别是一线临床科室人员的理解和支持,并以全面预算管理为主线、以经费报销为抓手严格执行内部控制制度。总会计师应充分运用"制度＋科技"手段,结合巡视和医院内部控制自我评价过程中发现的问题,重点推进采购、物资、合同、预算等方面的业财一体化信息管理系统的整合,加大内部控制管理系统应用覆盖面,加强权力制衡和约束监督,使医院形成"人人学内部控制、处处讲内部控制、个个受约束"的良好氛围。

五、切实加强医院成本管理

目前公立医院正处于发展转型的特殊时期,政府取消药品加成、降低医疗器械加成、实行工资和养老保险制度、推进分级诊疗等改革政策的叠加影响,给医院经济运行管理带来了严峻挑战。总会计师应认识到以收入增长粗放型发展的时代已经结束,以降低医疗成本的精细化成本管理为中心的时代已经到来。总会计师的管理重心应该向积极的、精细化的成本管理方向转变,对内要做好医院经济运行情况的专题分析,进行合理的资源配置,努力降低医院运行成本;对外要积极争取和落实财政补助政策,为医院争取尽可能多的利益。

新医改全面推进支付方式改革,逐步减少按项目付费,完善医保付费总额控制,推行以按病种付费为主,按人头付费、按床日付费、总额预付等多种付费方式相结合的复合型付费方式,鼓励实行按疾病诊断相关分组付费(DRGs)方式。当前,一方面在现行公立医院补偿模式下,医疗服务项目成本无法完全通过医疗服务收费和财政基本支出补助予以弥补;另一方面医疗机构普遍没有开展医疗服务项目核算和病种核算,没有项目和病种的精确成本信息,因此公立医院在医疗服务价格谈判中缺少了话语权。对此,《指导意见》中指出,"要强化成本核算与控制,逐步实行医院全成本核算"。总会计师应结合公立医院管理现状与特点,从规范化、精细化、信息化、一体化的成本管理要求出发,在科室成本核算的基础上,开展医疗服务项目成本、病种成本的核算,计算各项医疗服务和病种的实际成本,为合理定价提供依据;分清管理亏损与政策性亏损,建立目标成本管理制度,持续深入分析与跟踪成本,不断减少不合理的成本支出。

总会计师还应开展公立医院经济运行最佳边际效益、门诊量下降后经济运行平衡等应用研究,预测趋势影响,为医院决策提供依据。

六、充分利用"互联网+"技术提高医院财务管理效率

随着近年来"互联网+"的飞速发展,移动端第三方支付如支付宝支付、微信支付已经进入各行各业,非现金支付越来越普及,良好的就医环境、便捷的就医流程、较少的排队等候,方便快捷的付款方式成为忙碌的现代人就医选择的重要因素。总会计师要对积极支持全新的移动端付费模式,带领财务部门并联合医院其他部门(医务处、信息处、宣传处等)予以推进。患者在医院门诊看病付费可以不必再带现金和银行卡,一张医保卡与一部手机就能完成就诊全过程;自费患者可以通过手机线上完成从预约到支付挂号费、诊疗费等覆盖整个就医流程;住院患者也可通过自助机或者移动端程序,完成入院预缴金和出院费用结算。

随着非现金交易占比大幅提升,总会计师必须关注移动支付环节的安全性,设计便捷合理的自动对账方式,加强对交易过程中存在的各个风险点进行风险防范与控制,确保医院资金的安全。

七、着力培养打造高素质医院财务人才队伍

公立医院财务部门作为综合性管理部门,总量合理、结构优化、素质能力过硬的财务人员队伍和高效、有序的财务架构层级,能够充分发挥财务管理与监督作用,最大限度地发挥财务人才的工作积极性、主动性和创新性,为实现医院的经营目标助力。

总会计师作为医院财务队伍带头人,必须加强财务人员业务培训和绩效考核,为财务人员的职称晋升提供支持;规范医院财务岗位设置,区分会计核算和财务管理职能,结合医院非现金支付收费模式的推广,优化门诊收费处和出院结算处人员配置;推行矩阵式财务管理模式,充分发挥医院财务队伍在医院经营管理和提高经济效益中的作用。

在新医改形势下,围绕现代医院管理制度,总会计师作为公立医院经济管理活动的组织者必须提高履职能力,转移管理重心,主动作为,善谋勇为,真抓实干,探索公立医院管理新路径,为保障医改顺利实施和公立医院可持续性发展发挥重要作用。

原载《新会计》2018 年第 2 期

公立医院全面预算管理优化初探

复旦大学附属华山医院　杨宗庆

| 摘　要 |

随着医疗卫生体制改革的不断深入,传统的医院预算管理模式已经不能适应新形势的需要,公立医院急需建立科学的预算管理体系,以应对内外部环境的变化。全面预算管理作为重要的内部控制管理工具,可以达到加强公立医院支出控制、有效降低成本、提高医院运营绩效的目的。本文分析了公立医院全面预算管理中存在的问题,并提出了对策措施,以期为公立医院加强预算管理提供参考。

| 关键词 |

公立医院　预算管理　优化

近年来,我国医疗卫生行业发展迅速,医疗体制及医院财务管理体系改革不断深化,传统的医院预算管理局限性和弊端逐步暴露。大多数公立医院的预算管理流于形式,预算编制方法不够科学,全面预算管理不能发挥其应有作用。本文对此进行探讨。

一、公立医院全面预算管理现状分析

(一) 预算管理的重要性认识不足

公立医院对预算管理重视程度不足,主要表现为医院管理层只是将预算编制作为争取年度财政资金的手段,或是当作上级部门布置的任务,而没有将预算管理当作是提高医院经营管理水平的工具和方法。因此,在编制预算时,仅由财务人员根据历年财务统计数据进行简单的数字加减,未从医院管理全局高度出发,更没有将全面预算管理作为医院决策层进行决策管理的依据。

(二) 预算管理体系不健全,内容不全面

完整的医院全面预算管理体系,包括预算组织、预算编制、分析、执行和考核以及预算评价与激励等。目前我国只有少数省级三级医院编制年度预算,大部分区县级医院基本的年度预算编制都没有,更遑论全面预算管理。当前大多数医院也只是按照会计科目编制医院业务收支预算,基本不编制资本预算和财务预算,也没有将预算分解到各责任科室。这种预算编制方法,导致医院无法预测预算期内的资金是否充分,也无法及时反映医院购置资产、修缮设备的情况,它既不利于医院财务管理水平的提高,也不利于全面规划医院经济活动。医院的业务活动是由众多的临床和医技科室共同完成,如果缺少各部门和科室的责任预算,很难预测各临床与医技科室未来的业务收支情况,业务收支预算可行性和科学性就会受到很大影响。

(三) 预算编制部门及程序不规范

绝大多数医院的预算编制由财务部门单独完成,编制程序也是走形式,没有真正发挥作用。由于缺少医院全体员工的参与,预算也无法准确反映医院自身实际情况,不利于调

动全员主观能动性及创造性,预算执行时也会遇到诸多困难。

(四)预算编制方法单一化

我国公立医院一般采用固定预算法和增量预算法,很少采用动态预算、弹性预算、零基预算等现代预算编制方法。采用"基数法"编制预算,既没有考虑到外部政策及医疗市场的变化,也没有将医院自身变化纳入考量。近年来医院经济活动不断增大,形式更加多变,如果依然采用基数法编制预算,无法实现合理分配资源、有效激励积极性的目的。

(五)预算执行与控制机制不完善

我国大多数医院的预算执行与控制,还只停留在院级与部门级预算,很少将责任预算编制分配到医疗科室,难以保障预算目标的实现。部分医院预算控制过紧,症结在于预算编制缺乏全员参与性,财务部门只是根据往年的业务收支情况编制固定业务收支预算,导致预算缺乏灵活性和机动性。

(六)未建立科学的考核和评估监督机制

多数医院还没有建立科学的预算考核和评估机制,少数医院即便有预算考核,也是将绩效指标及科研作为考核的主要内容,削弱了预算管理效能。考核内容仅涉及本预算期内的业务预算,忽略了对资本性支出项目的考核。加之预算评价监督机制还未完全建立,对预算编制的准确性以及预算目标执行情况,没有相应的制约和激励。

二、公立医院全面预算管理对策

(一)转变医院负责人管理观念

全面预算管理是单位治理的制度安排,涉及医院各科室的权责利益关系,需要医院负责人的高度重视与直接参与,全院上下的密切配合和统一认识。由医院负责人担任预算管理人,可以确保预算管理达到实效,也可以推动各部门树立预算管理文化及理念。医院负责人可以直接介入预算管理的授权和审批等环节,并不断推进预算管理的落实。

(二)明确全面预算管理目标

年度预算目标应强调可操作性,既不应定得过高,也不应定得过低。过高会挫伤员工的积极性,过低又起不到激励作用,工作效率和医院经营管理都得不到提高。合理的年度预算目标,应该是结合医院历史经营状况与医院现有的客观条件进行合理设置,才能起到激发员工积极性、提高医院投入产出比、推动医院整体发展的作用。

(三)加强预算组织建设

目前医院的预算制度保障薄弱,刚性不强,财务预算人员在编制预算时随意性较大,预算缺乏约束力。一是要提供组织保障,在医院内设立预算管理机构,成立预算管理委员会,并由院负责人、科室负责人及财务部门组成,制定医院总收入支出预算、职能部门预算及科室预算构成的三级全面预算管理体系。二是确保人员队伍配置,保证配备充足的预算管理人员。预算管理人员不仅要熟悉财务管理相关知识,还需要掌握医院整体运行情况,熟悉诊疗业务的相关知识、程序和过程,做到"业财融合"。三是要促进全体员工积极参与预算管理,提高医院资金使用效率和运营能力。

(四)充分利用现代信息技术

全面、充分的预算信息,是医院预算管理成功实施的强有力支撑。一是医院应建立预算数据库,将以前年度预算执行情况的有关基础资料以及各部门、各科室的信息和相关外部信息全部纳入数据库管理。二是医院内部应建立信息收集系统,利用医院内部局域网收集各科室、各部门预算执行信息,借助相关程序对预算编制、执行情况进行排名展示,在医院内形成竞争机制,有利于预算执行情况的改善,从而保障全面预算管理的有效实施。

(五)改进预算管理业务流程

预算管理制度和目标,会对医院的业务流程产生影响,可以作为规范医院日常管理活动的准绳,成为校准医院经营行为、管理行为以及员工个人行为的标准。通过预算管理改善业务流程,应实现合理性、实效性、时限性和约束性。

(六)建立预算管理责任中心

预算管理责任中心是指医院各单位按不同权限所应承担财务责任的单位。确认责任中心的目的在于明确医院各部门、各单位在经济运行过程中所承担的财务责任。将医院总体预算目标进行层层分解,落实到每个责任中心,作为责任中心开展经济活动、评价工作成果的基本标准和主要依据。责任中心一般分为成本中心、费用中心和利润中心。每个责任中心都必须建立责任预算执行情况跟踪体系,定期编制执行报告,并通过信息反馈,及时纠正偏差,以确保医院预算目标的实现。建立预算管理中心的核心是明确各责任中心的职责与权限、监控与授权:定收入,即通过对部门、岗位职能和能力的分析论证,确定其应有的收入。定支出,即明确本部门、单位允许有哪些支出,有哪个标准限度。定责权,即明确授予哪些职责权利,权利如何运用,如何监督和制约,如何奖罚。定编制,前提是定业务量,再细化、量化到人,核定出相应的工资、奖金的额度。定分配,即设定每百元业务收入中的工资含量,部门、单位有权内部调剂,打通使用,但不得突破限定标准。定规定,即先有预算,后有开支,节约提成,开支在一般情况下不得超过预算。

(七)加强预算管理绩效考核

业绩考评包含预算指标的考核和推进重点工作考评。考评原则上是只扣不加,即达到考评指标,获得正常业绩报酬,达不到指标要求,按预先规定的标准扣减报酬。对重点推进工作的考评属于奖励,达到推进目标就获得奖励。

全面预算管理作为先进的管理手段,具有降低成本及实现企业战略目标的重要作用。公立医院通过构建科学合理的预算管理以及预算控制体系,可以达到加强公立医院支出控制、有效降低成本、提高医院运营绩效的目的,从而更好地提升公立医院整体竞争力和公共服务水平,确保医院保持持续健康发展。

参考文献

[1] 钱昌春.浅析公立医院全面预算管理中存在的问题和对策[J].中国乡镇企业会计,2017(10).

[2] 王真文.公立医院预算管理重要环节分析[J].财经界(学术版),2015(23).

[3] 姚萍.关于公立医院全面预算管理的几点思考[J].中国卫生资源,2014,17(02).

原载《新会计》2019年第4期

专题二

会计核算与成本管理

医药企业销售费用分析与思考

——兼论阿米巴工具在管理会计中的应用

国药控股分销中心有限公司　吴轶伦

| 摘　要 |

医药流通行业受利于健康中国概念的逐渐形成,正处在规模扩张阶段,一系列管理政策的出台加剧了行业竞争。本文通过将医药企业销售费用分为学术推广费用、市场推广费用、人员费用和物流费用四类,对费用特征进行分类分析,提出利用阿米巴模式作为费用管理手段,达到降低企业销售费用作用,减少药品流通环节价格加成,促进医药企业发展。

| 关键词 |

医药企业　费用管控　阿米巴

一、引言

自中华人民共和国成立以来,医药商业经历了经济体制下的变革,市场格局由垄断向开放竞争转变,市场活力得以释放,市场供应的产品和服务也日益丰富。特别是近年来医药商业发展势头强劲,市场规模稳中有升,医药流通行业复合增长迅猛。与此同时,"两票制"、4+7集中采购、GPO、二次议价等政策的落地和实施,加剧了医药行业的竞争,整个行业面临重新洗牌、整合的趋势。目前医药商业企业的销售增长开始出现下滑趋势,但流通费用率却不断上升,费用的投入是否必要、有效,如何控制医疗流通环节的价格加成,从而降低终端药价,维护消费者的利益,成为亟待解决的问题。本文对此进行探讨。

二、医药商业企业行业发展与费用现状

随着医药商业体制的变革,市场格局由垄断向开放竞争转变,市场活力得以释放,市场供应的产品和服务也日益丰富。特别是近年来,医药商业发展势头强劲,市场规模稳中有升。与此同时,"两票制"、集中采购、GPO、二次议价等政策的落地和实施,加剧了医药流通行业的竞争,医药商业企业的销售增长开始下滑,销售费用呈现上升趋势。如何控制医疗流通环节的价格加成,降低终端药价,维护消费者的利益成为亟待解决的问题。

本文结合行业统计数据和相关调查,把医药企业的销售费用分为学术推广费用、市场推广费用、人员费用和物流费用四个部分。学术推广费用主要用于各类会议,包括城市会、院际会及卫星会等,目的是利用传播专业学术知识的方式来推广、宣传医学产品,以期营造有利的学术环境,快速传递产品信息。市场推广费用主要用来解答目标科室医生的疑问,加深医生对产品的印象。根据业务人员反馈,该费用的投入带来的效果最为直观和迅速。人员费用是职工薪酬、差旅费用以及培训费。物流费用则是指在医药商业企业的

销售过程中,货物经过不同环节流转而产生的费用。

目前,医药流通行业对于销售费用发生的必要性及合理性普遍缺乏管理经验,行业内部并未形成完善的费用管理体系。在学术推广费用管理方面,为了让产品能够快速占领市场,预算管理松弛。但由于推广效果无法即时呈现,费用的投入是否有效缺乏客观评估标准。市场推广费用部分虽然每场投入的费用都相对较小,但频次较高,且各地区的消费水平客观上存在着较大的差异,造成管理困难。人员费用作为销售费用支出中最大的项目,对销售员工的积极性影响很大,在预算下达时需要在费用投入与员工激励之间寻找平衡点。物流费用由于其中的流转环节过多,难以监控和预测,给企业的费用管理也带来了挑战。

可以看出,销售费用的形式多样,而目前企业对销售费用的管理手段却较为有限。如果过度压缩预算,可能会导致药品无法达到应有的认知程度,影响患者的用药安全,但不加以管理,会导致流通环节的费用虚高,因此,应结合销售费用特性制定合理的管理方式。

三、医药商业企业销售费用分析与思考

由于处于不同产品阶段的药品销售费用投入重点会有所不同,企业必须加以区分,根据产品的阶段性特点投入费用。一般来说,医药企业可以根据药品的生命周期,将其划分为成长期和成熟期两个阶段。成长期产品营销策略核心是尽可能地延长产品的成长阶段,以期能最大限度地提高销量及市场占有率。该阶段学术推广费用预算可以适当放宽,通过学术推广的展开及公关开拓新的市场,提高产品的知名度,培养患者对产品品牌的偏好,从而获得市场份额。

成熟期产品技术趋于稳定,市场的需求量基本趋于饱和,销售开始增长缓慢甚至开始出现负增长。该时期的费用投入重点应该转移为市场推广费用以及深度营销费用,聚焦核心市场,对目标客户群有针对性的推广,并通过深度拜访、沟通,增加用户黏性,从而延长产品的生命周期。

由于常规的费用预算管理维度并不能满足不同产品的不同预算需求,阿米巴模式作为一种基于微型非正式组织的经营管理模式适用医药企业费用管理。阿米巴经营模式是由被誉为"日本经营四圣"之一的稻盛和夫提出。该模式把公司划分成一个个阿米巴组织,通过委派对产品有所了解的专业项目经理,作为各个阿米巴集团的管理者,对公司进行精细化管理。各阿米巴组织结合产品特性和不同生命阶段,自行制订销售产品的推广计划及费用预算,公司审核后以阿米巴为单位下达预算。这既可以确保预算编制的精准性,也将责任细化落实到了具体团队。

这种管理模式将费用管理简单化,使数据更清晰,可以更直观、细化地反馈出每个产品市场投入和产出的关系,准确评价不同产品对不同费用的敏感性,发现更需要控制的环节。阿米巴经营模式的核心思想是极为朴素简单的——"销售最大化、费用最小化"。

四、阿米巴工具在人员费用管理中的应用

阿米巴经营管理模式作为管理工具,运用独特的最小化核算单元和时间成本意识,对费用进行直观分析,真正实现了生产经营过程中全员、全程、全面的费用管理。在费用分析过程中,项目划分决定了最终费用管控的效果,划分越细致,识别越准确,费用控制就越

见成效。

　　销售人员的绩效考核主要聚焦在销售指标上,运用阿米巴工具对销售指标进行深入分解后发现,销售人员所参与的销售过程并不仅是一个孤立的环节。商业企业下游的经营状况、药品采购、货款回笼等步骤,都与最终的销售环节息息相关,而这些同样都需要销售人员定期跟进和维护。因此,企业应在全面考虑销售人员参与环节的基础上,结合企业战略目标,对销售人员设计合理的绩效考核模型。此外,在模型运用后,应根据上一年业绩调整考核内容和权重比例,不断对考核制度进行优化和完善,具体量化到每项指标,让每个销售人员对自己工作内容及目标都能清楚明了,减少无效劳动,提高工作效率,最终使人员费用做到用之有据,用之有度,用之有益。

　　根据货物经过的不同环节,可以将销售费用中的物流费细化为六大环节:①订单处理环节,包括仓储订单处理、客服销售订单处理;②收货入库环节,包括收货、扫码、验收、上架等一系列操作;③存储作业环节,根据存储条件分为常温、立体库、阴凉、保温、冷藏、冷冻、精麻特贵和器械等;④拣货作业环节,根据拣货作业条件和拣货包装出库方式的不同,分为零箱拣货、整箱拣货、整托拣货、零拣—冷藏、整拣—冷藏和托拣—冷藏等;⑤发货出库环节,根据发货条件和作业流程的不同,分为"出库—冷藏""出库—非冷藏""出库(含冷藏)"和"出库扫码"等;⑥运输环节,根据运输范围的不同分为城市配送和干线运输两类。可以看出,在不同的动作环节,由于投入的人力、物力、占用的资源以及作业量的不同,其单位作业成本也不尽相同。企业需对具体问题具体分析,明确各环节的职责和相关负责人,做到各个环节互相配合、紧密衔接,从而保证运输效率和运输质量。在物流费用的优化上,企业可以借鉴阿米巴思想,将其与自身物流流程相结合,实现物流费管理的规范化、可视化和效益最大化。

参考文献

[1] 商务部市场秩序司.药品流通行业运行统计分析报告(2017)[EB/OL].http://sczxs.mofcom.gov.cn/article/gzdongtai/m/201806/20180602757993.shtml.

[2] 财政部.管理会计的基本指引[EB/OL].中国财经报网,2016-6-24.

[3] 邓金栋,温再兴.中国药品流通行业发展报告[M].北京:社会科学文献出版社,2018.

原载《新会计》2019 年第 12 期

中小型医院全成本管理探析

上海市计划生育科学研究所　乔伟蓉

随着医疗卫生市场向民营资本开放,医院面临激烈的市场竞争。尤其是中小型医院面临着生存和发展的问题。因此,中小型医院在提高服务质量的同时,应开展全成本管理,通过建立符合中小型医院特点的成本管理体系和方法,降低医院运行成本,才能保证医院健康持续地发展。

一、中小型医院成本管理现状分析

1. 医院成本核算缺乏科学性、系统性

当前相当多的中小型医院长期把医院发展的目标放在收入规模的增长,实行粗放型的管理,不重视成本管理,所以成本核算工作一直处于初级阶段。成本核算过于简单,有的仅以各个科室为单位,进行简单的收入和费用的归集。成本核算不规范,收入成本不配比,医院的公共费用、管理费用等不进行分配,造成间接费用分摊不完全,科室结余所对应的成本不完整,当然也无法更进一步进行均次门诊费用和住院均次费用成本的核算。有的管理费用的分摊随意性大,人为因素过多,致使医院成本核算不真实、不完整。财务提供的信息不能为医院管理者提供决策所需的支持,难以进行有效的成本管理和控制,影响医院经济长期稳定的发展,同时也带来一定的财务风险。

2. 物资领用流程不规范

由于中小型医院规模小,配备的后勤保障人员比较精简,各种耗材采购都集中于一个部门,或由于仓库空间有限,耗材账面入库,但实际上实物已直接在使用部门,仓库保管部门作一次性领用,这种模式不符合成本控制的要求,也无法确定真实的耗材成本,与实际的医疗收入不配比,不利于正确确定医院的医疗成本。

3. 成本管理意识淡薄

长期以来中小型医院管理者经营管理知识相对薄弱,对于医院的发展建设更注重医疗学科的建设和医疗收入的增长,未将成本核算管理纳入议事日程,普遍存在重业务、轻管理的现象。成本管理观念不强,影响医院成本的管理。

4. 信息化程度不完善

大多数中小医院对信息化系统建设方面资金投入不足,HIS 系统版本低,数据维护手段单一、更新频率滞后。成本核算与其他管理缺乏深度融合,造成各种信息系统数据和全成本核算数据存在格式不一致、定义不统一等问题。造成了医院各部门信息不能实现共享,使计算机网络系统不能适应成本核算的需要,存在成本粗线条核算的现象,也影响了医院成本核算的效率。

5. 医疗设备投入与管理不规范

医疗设备投资缺乏投入产出的可行性研究、固定资产管理不规范。一是中小型医院由于资金短缺等多方面原因的影响,普遍存在不重视医疗设备的投入,特别是大型先进医

疗设备的投入。医疗设备陈旧，制约了医院的发展。二是医疗设备投入缺少可行性调研，存在盲目采购设备现象，造成有的设备购入后，由于设备使用率低无法回收投入成本，或者闲置造成资源浪费。三是医疗设备管理不规范。由于医疗设备品种杂，数量多，管理人员少，使用部门因使用不当或保管不善，损坏或丢失较为频繁。相当部分中小医院常年不进行实物盘点，内控管理缺失。

二、中小型医院全成本管理对策措施

1. 强化成本核算意识

医院领导要从思想上重视医院成本管理工作。应根据医院科室、医疗服务项目和病种成本，带领员工一起实施成本控制措施，降低医疗成本，提高医院经济效益。首先，在全院职工普及全成本理念，增强成本核算意识。可以利用院内各种会议及院内报刊广泛宣传全成本核算的意义和办法。其次，定期对医疗、护理、后勤、药品等部门人员开展讲座、培训班，对成本管理中出现的难题共同探讨，寻求解决方案，提出降低成本的建议。

2. 建立全成本核算体系

根据中小型医院自身的经营实际状况，采用科学、经济的分摊模式。各类科室成本应本着相关性、成本效益关系、重要性等原则，按照分项逐级分步结转的方法进行分摊，最终将所有成本分别转移到临床服务类科室的门诊和病房。首先，确定部门单位，中小型医院可以根据规模和管理需要分至科室甚至医生个人，进行费用归集：各种耗材、人工费用根据实际领用和人员分布直接计入相关科室，水电费按人数进行分摊，与临床直接相关的公共费用如网络推广和信息维护费用等，根据门诊人次直接分配各个临床科室，其他行政类间接费用如房屋租赁费等按照房屋面积分摊。其次，进行分步结转：将管理类科室和辅助医疗科室的成本按人员比例或工作量向临床和医技科室分配；将医技科室成本向直接医疗类科室（门诊医疗或住院临床科室）分配。经过分项逐级分步结转的费用分摊方法得出全院各层面科室成本，进而得出全院或各科室的诊次成本和床日成本。在一定时期，固定成本保持稳定的情况下，按照量本利分析方法计算科室门诊和全院的保本点门诊量、盈亏点住院床日数。因此，通过全成本核算，不仅能满足医院管理层进行预测决策的需要，而且能满足科室管理、预测决策的需要，以保证医院总体目标的实现。

改变中小型医院初创期的简单根据科室收入扣除直接耗费的形式为绩效考核的依据，代之以全成本核算的科室结余为主要考核标准，并以其他医疗质量指标为辅助，使成本控制与职工利益相联系。

3. 健全各项制度

规范财务流程，将财经法规落到实处，提高财务人员的专业素质。在会计核算过程中，要坚持权责发生制，进行精细化核算，使得医院的财务数据能真实地反映医院当期运营的实际情况，有效地发挥财务管理作用。确保医院各项实物及时供应和规范使用，建立支出计划、审批、采购、验收等相互监督相互制约的管理流程。制定清晰合理的制度规范，根据中小型医院特点，试剂类的物资采购流程严格按制度执行，实际验收由科室执行，对当月领用数量的确定，可以通过月末仓库保管人员到科室实地的盘点，确定当月领用数量。耗材的领用核销，分贵重耗材和一般耗材区别管理，贵重耗材同药品领用核销管理，一般耗材按实际领用核销，并且通过一般耗材的成本占科室收入比的指标对科室进行考核。大宗费用如网络推广费要通过综合比较不同网络推广品牌的点击率、平均点击价格和转换为咨询的比例进行选择,并且以多种形式推广,探索出相对低成本、适合的到诊率的网络推广形式。在此基础上,统计通过网络咨询到诊的门诊人次和收入,对网络部推广和咨询人员进行考核。

4. 构建信息管理系统

中小型医院首先应配备具有专业背景的信息专业人员,承担日常的信息工作。充分利用最新的计算机技术建立符合医院管理需要的信息管理系统平台,并集成收费子系统、财务账务子系统、物资管控子系统、人力资源子系统,实现成本数据采集、成本分摊、成本分析、医院经营评价等模块的整合,完整构建医院全成本核算系统,从而确保成本管理产生效益。中小型医院的全成本管理信息系统架构要遵从以下原则:第一要面向全流程,要将信息系统贯穿到全院整个流程——临床、科室、药剂部门以及其他管理部门等各个成本核算相关点;第二是实现信息共享,对医院各部门的计算机进行网络化管理,对医院的所有重要的基本数据进行自动采集、整理、贮存和分析,做到基础数据只要一次输入就可以多次使用,实现全院信息资源的共享;第三是确保数据安全。要赋予每个成本核算单元相对应的工作权限,每一个授权单位只能在自己被授权范围内进行数据处理,同时,医院领导和财务部门还要对全院数据进行定期查询和处理。信息管理人员也要经常组织培训,通过培训使各个岗位的操作人员能熟练操作信息系统,使整个信息系统正常运行,为医院管理服务。

5. 建立固定资产管理制度

要建立健全固定资产各项制度,加强固定资产日常管理,定期进行固定资产清点,保证固定资产管理部门台账与使用部门、财务部门相一致;明确相关部门岗位职责,清点中发现盘亏和损坏需要清理报废的,先要查明原因,再进行审批报废。通过定期清理固定资产,了解各部门医疗设备的使用频率、新旧程度。根据业务需要和轻重缓急制定医疗设备更新年度计划。

建立固定资产构建论证制度。从批准申请立项开始,采购部门和固定资产管理部门和专业部门共同进行市场调研,了解设备的先进性、实用性和相应的采购成本,预测此项设备将产生的经济效益,通过回收期分析等方法进行可行性研究认证。考虑到中小医院缺乏资金,可以比较银行借贷和融资租赁不同形式的资金成本,选择经济的融资形式。

三、结语

我国大部分中小型医院经营规模小、医疗门类少,整体医疗水平相对不高,医疗设备陈旧。除了通过自身提高医疗质量、改善就医环境和服务质量来提高知名度外,成本管理过程中的不规范成了制约中小型医院发展的瓶颈。只有解决中小型医院管理中存在的诸多问题,才能有效实施医院的全成本核算,提高医院经济效益,保证医院健康持续地发展。本文在分析中小型医院成本管理的基础上,对中小型医院全成本管理进行了探讨,提出了相关对策建议。

原载《新会计》2015 年第 6 期

医院人力资源成本管理浅探

复旦大学附属妇产科医院　黄伟忠

一、引言

随着我国医疗卫生体制改革的不断深入,医院的成本管理和控制成为医院发展过程中的重要问题。由于人力资源成本在医院总成本中的比重很大,人力资源成本的管理也成为医院管理的重中之重。医院对人力资源成本的控制不能简单地通过削减人员工资,这不仅会影响到员工的工作积极性,也会削弱医院的核心竞争力。只有通过精细化集约化管理来提高劳动生产率,调控医院内部管理,减少人力资源成本的支出,医院才能蓬勃发展。医院人力资源成本的控制应该通过事前事后的合理规划,最大限度地发挥人力资源的潜能及医院管理的主观能动性来实现。医院的人力资源成本的控制是否合理,关键在医院的管理者。人力资源成本具体是指医院利用、维护和保障人力资源使用权而发生的投入的综合。人力资源成本管理是指在准确核算人力资源成本的基础上,对人力资源成本进行分析、预测、计划和控制,并对人力资源价值进行计量,对成本进行效益分析。医院可以通过人力资源标准成本的制定和差异分析,对人力资源管理和开发过程中的各项成本进行有效控制,并通过差异分析,找出差异原因,以便采取措施,降低人力资源成本。本文对此进行探讨。

二、医院人力资源成本管理现状

1. 人力资源成本意识淡薄

很多医院的人力资源管理还处于事务性的管理阶段,没有完整的核算、控制体系。医院管理人员对人力资源成本的重要性也缺乏必要的认识,没有从医院成本控制的角度对人力资源成本进行管控。在人力资源成本的计量方面,医院只是沿用传统的会计核算方式和管理方法,没有形成系统规范的人力资源成本管理机制,更缺乏对人力资源成本的预算和控制。

2. 人力资源成本配置不合理

目前医院人力资源的管理随意性较大,事先未制定人力资源配置的计划和目标,由此造成了人员短缺或剩余。另外,医院在构建组织结构流程时,未使组织结构扁平化,设置了过多的管理岗位,从而造成机构臃肿、人浮于事、办事手续烦琐。虽然部分医院也采用了现代企业人力资源管理模式,但没有从医院自身的实际情况出发,导致医院人力资源成本不断增加,但工作效率未相应提高。

三、医院人力资源成本管理特征

1. 人力资源成本占医院总成本比例高

人力资源成本作为占比仅次于药品成本的医院第二大支出,对于医院成本核算有着举足轻重的作用。尤其是在以人才为主导的医疗服务行业,人力资源成本可占部分公立医院总成本的 20%~30%。

2. 人力资源成本涉及面广

医院工作岗位的设置、人员编制、岗位职能、薪酬福利、绩效考核等项目,都与人力资源成本有着密切的关系,而人力资源成本的变动关系医院每一位员工的福祉。人力资源成本每个细项的小差异汇总起来就是可观的数字。从成本核算的角度看,一个医院人力资源成本波动相对历年会有 5% 左右的波动空间,这对于部分收入支出以亿计的公立医院而言也是相当大的金额。医院如何平衡人力资源成本与利润的关系,也考验着医院管理者的智慧。

3. 人力资源成本收支不配比

人力资源成本自身的特殊性,决定了人力资源成本不同于其他成本那样能够合理计量相应的资源收入。对于医院管理者而言,只能将人力资源成本置于医院成本核算的总体框架中,从全局角度管控医院人力资源成本支出。同时,对人力资源成本进行横纵比对:一方面与医院自身历年的支出数据相比较;另一方面与同行业同规模医院当年的支出数据相比较,才能准确评估医院人力资源成本支出的合理性。

四、医院人力资源成本管理对策

1. 人力资源成本预算管理

人力资源成本预算在很大程度上服务于医院未来战略人才需求,以及对医院总成本控制情况的掌控。人力资源成本预算的本身并不是最终目的,而是充当一种调控医院整体收支情况的工具。人力资源的活动是医院的常规业务,应该视为经常项目预算,主要涉及基本工资、奖金、津贴补贴、社会保障缴费、劳务费等。

人力资源成本预算编制以医院工作效率及医院员工效益之间的平衡为目标,在此基础上结合医院的实际情况及相关部门的考核指标选择编制起点和编制重点。人力资源成本预算编制都必须在参照医院历年人力资源成本数据,通过对未来 1 年人力资源成本进行可行性研究的基础上进行。根据医院年度经营计划,在全面预算的基础上,人力资源部门结合医院未来的发展需要,预测未来 1 年的人力资源成本,并与医院现在的人力资源成本进行比较,结合医院考核指标,对人力资源成本预算进行修正。在医院经营年度期间,对人力资源成本预算进行细化,相关指标可细分至月。在医院实际发生相关人力资源成本的过程中,及时分析和解决出现的问题。如有需要,可对原有预算和指标作出必要的调整,使之更好地适应实际经营情况和医院考核指标的需要,实现既定的目标。年末对人力资源成本的发生情况进行考核,分析人力资源成本实际发生数与预算之间所产生的差异,找出差异原因,以便采取措施,对医院人力资源成本进行合理调控,对之后年度的人力资源成本预算编制也能提供经验。

2. 制定人力资源成本控制目标

人力资源成本核算的目的是更好地控制和降低成本。所以,人力资源成本控制的目标是将成本控制在预算范围内,同时保证该成本的合理性。医院人力资源成本控制既可以从管理体制入手,简化工作流程;也可以从精简人员入手,避免人浮于事。不管是用何种方式,医院都应该着眼于自身的实际情况,选择适合本院实际的人力资源成本控制方法。

3.实行业务外包

医院整合使用外部优秀的专业化资源,从而达到降低人力资源成本、提高效率、充分发挥医院自身核心竞争力。尤其是对于医院的后勤部门如职工伙食、环境清洁、电梯营运、信息维护等,在转包商提供该项服务上更具有优势时,将该业务外包值得医院考虑。但这种方法虽然能降低医院的人力资源成本,但并不会减少医院的总成本。

4.实行劳务派遣

劳务派遣是指由劳务派遣机构与劳动者订立劳动合同,把劳动者派向医院,再由医院向派遣机构支付服务费用的用工形式。劳动力给付的事实发生于劳动者与医院之间,医院向劳务派遣机构支付服务费,劳务派遣机构向劳动者支付劳动报酬。劳动派遣的实质是租赁员工,对于医院来说,租赁员工最大的好处在于不必再进行人力资源的管理,包括对劳动者社保的缴纳,都是由劳务派遣机构维护。这样可以大大降低医院的人力资源成本。

5.加强流程改造

医院实施流程改造,可以减少不必要的管理岗位,降低了人力资源成本。部门重新整合后,应注重提高员工素质。同时,可运用节省下来的资金进行激励,提高员工的劳动积极性。

6.加强信息化建设

随着社会的进步和信息技术的不断发展,信息技术在医疗领域的应用越来越普及。利用现代化科学管理手段可以将医务人员从繁琐的手工操作中解放出来,既节省了大量时间、提高了员工的工作效率,也降低了人力资源成本。

7.实行二级分配

将人力资源成本预算在发生之前就分配到各个部门,由各部门的负责人去考虑员工的人数、工资支出激励手段等。作为绩效改革的一种分配方式,二级分配对人力资源成本有着很好的控制作用,并且缓解了医院管理者的压力。但如何做好二级分配,不仅对医院的成本核算系统有一定的要求,同时也考验医院管理者的智慧。

五、结语

医院人力资源成本管理应将医院人力资源成本置于医院成本核算总的框架中,将研究视野拓展和延伸到如何使医院成本收益最大化的领域,将成本预算和控制有机结合起来,全面地为医院优化资源配置、保持竞争优势、实现医院价值最大化服务。医院人力资源成本管理潜力巨大,是现阶段医院管理的关键性成本,也是医院挖掘新核心竞争力的根本。在社会主义市场经济条件下,加强人力资源成本的控制和管理,是亟须研究解决的问题。人力资源管理要讲效率,必须要考虑成本。成本无法有效控制,就谈不上医院的精细化管理。加强对人力资源成本的有效控制是增强医院综合竞争力的重要途径。人力资源成本的投入是否科学合理,极大地影响了医院经济效益的增长,同时也影响了医院的整体管理。如果人力资源成本管理不当,容易挫伤医护人员工作的积极性。因此,医院必须增强成本管理意识,合理配置和使用人力资源,注重人力资源成本的预算和控制,从而不断提高医院的社会效益,使医院持续良性发展。

原载《新会计》2015 年第 6 期

现行医院科室成本核算存在问题的思考

上海交通大学医学院附属仁济医院　周海平

| 摘　要 |

目的：讨论现行医院财务制度中科室成本核算存在的问题，寻求更科学有效解决的方案。方法：采用比较法，通过与制造企业生产成本核算方法的差异比较，与收入匹配比较以及与管理责任比较的方法，构建新型的科室成本核算模式。结果：通过合理的科室成本核算方法，为医院提供及时、准确的科室成本信息，明确科室成本管理的责权利方式，完善科室成本管理的配比原则，找到控制成本的有效途径。结论：提出医院科室成本核算的合理方案，为医院科室成本核算结果的有效使用打下基础，同时为今后公立医院成本核算制度建设提供借鉴。

| 关键词 |

公立医院　责权利结合收入成本配比　科室成本核算

近年来，建立符合国情的现代医院管理制度成为公立医院加强管理的重点之一，其中，成本核算制度的建设也是现代医院管理制度中的一项重要内容。为了提高医院科室成本核算的准确性，实现收入和成本配比的会计基本原则，推进责权利结合的成本管理方式，促进科室成本核算结果的有效应用，从而推进成本管理、有效控制科室成本，本文对目前医院财务制度和医院会计制度所规定的公立医院科室成本核算方法进行探讨。

一、公立医院科室成本核算的现有流程

根据《医院财务制度》和《医院会计制度》所示，医院成本管理是指医院通过成本核算和分析，提出成本控制措施，降低医疗成本的活动。成本核算应遵循合法性、可靠性、相关性、分期核算、权责发生制、按实际成本计价、收支配比、一致性、重要性等原则。根据核算对象的不同，成本核算可分为科室成本核算、医疗服务项目成本核算、病种成本核算、床日和诊次成本核算。《上海市医院成本管理暂行办法》规定的医院成本核算流程如图1所示。

二、现行医院科室成本核算制度存在的问题

（一）权责发生制的有限实施不利于成本核算完整准确

根据权责发生制原则，需要对年末已经发生尚未支付的成本进行预提或暂估，这些成本包括不限于次年发放的归属于本年成本的本年年度工资及奖金；尚未支付的已经使用的水电煤等能源消耗、氧气消耗、耗材消耗；已经结束尚未支付的零星修理项目等，医院应该根据实际消耗情况对当期成本费用进行正确截止。

然而，对于这种预提或暂估，目前在医院中尚未普遍实施，甚至有观点认为，如果单看一个年度，这些成本差异不大，对医院的年度收支结余影响有限。这种观点仍是基于传统的损益观，如果站在国际会计准则资产负债观的基础上，在每年年末这一时点，应该对医

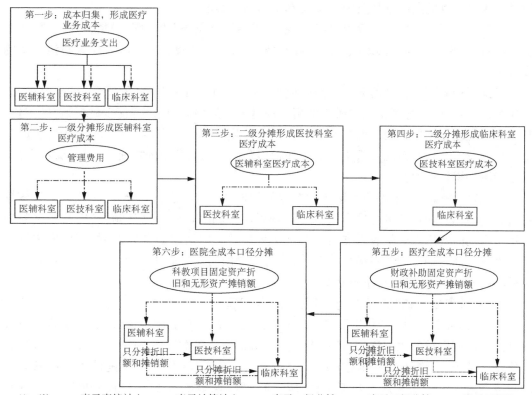

注：(1)—— 表示直接计入，------ 表示计算计入，----- 表示一级分摊，—·— 表示二级分摊，—— 表示三级分。

(2)资料来源于《上海市医院成本管理暂行办法》。

图1 上海市医院成本核算流程

院资产和负债进行清查，完整反映医院负债情况，已经发生未支付的成本应通过正确方式反映在负债方和成本中。

权责发生制在医院成本核算中没有得到很好的贯彻，导致成本入账不完整，在此基础上的科室成本核算结果不准确。实行《医院财务制度》时，医院应落实权责发生制原则，对成本费用进行正确截止，保证成本完整入账，真实反映成本消耗情况、真实核算是任何分析和管理的基础。

（二）管理费用的一级分摊不符合相关性原则

根据《医院财务制度》第三十条（三）科室成本的分摊规定，"各类科室成本应本着相关性、成本效益关系及重要性等原则，按照分项逐级分步结转的方法进行分摊"，"先将行政后勤类科室的管理费用向临床服务类、医疗技术类和医疗辅助类科室分摊，分摊参数可以采用人员比例、内部服务量、工作量等"。该分摊如图1"医院成本核算流程"所示的"第二步一级分摊，形成医辅科室医疗成本"。

在这种成本核算方法下，医院的管理费用首先分配给各科室，而管理费用的形成并非各科室能够控制和管理的，比如行政部门的设置、行政部门的人员结构和工资标准、行政部门占用的建筑面积及相应折旧都不是医疗科室可以决定的。管理费用和科室成本相关性以及成本效益关系均不是最直接，通过这种分摊方式形成的科室医疗成本看似考虑了管理费用，满足了成本核算的完整性，但实际上扭曲反映了成本核算单位的直接责任，导致科室成本核算的结果不能反映科室成本管理的真实情况。

医院在进行科室成本核算时,应当按照"谁受益、谁负担"的原则,归集、分配各项成本费用,使各项收入与为取得该项收入的成本费用相配比;核算科室的收入应该与该科室的成本费用相配比。

根据制造业管理会计的分类,通常"成本"是与"期间费用"对应的概念,是指"按产品分摊的、与生产产品直接相关的成本费用",通常成本的构成项目为:直接材料、直接工资、其他直接支出和制造费用。而"期间费用"的含义则是指"在一定会计期间内所发生的与生产经营没有直接关系或关系不大的各种费用",通常期间费用的构成项目为:管理费用、财务费用和销售费用。

医院是医疗行业,不能简单按照制造业的管理会计分类进行划分,但应该在会计核算中借鉴其根据管理责任进行成本核算的管理思想。同时,《医院会计制度》中已经将管理费用作为期间费用在医院收入支出总表中单列反映,在《医院财务制度》的相应成本管理中应该将上述管理费用的一级分摊取消,将管理费用的管理责任单列,让成本核算真实反映成本情况,为成本管理打下核算基础。

(三)科室成本核算"三口径"不利于成本管理

《医院财务制度》第二十九条:"……开展医疗全成本核算的地方或医院,应将财政项目补助支出所形成的固定资产折旧、无形资产摊销纳入成本核算范围;……还应在医疗成本核算的基础上,将科教项目支出形成的固定资产折旧、无形资产摊销纳入成本核算范围。"该方式即图1"医院成本核算流程"所示的"第五步医疗全成本口径分摊"和"第六步医院全成本口径分摊"。

医疗全成本核算在医疗成本核算的基础上补充了部分与固定资产、无形资产相关的折旧和摊销,适当解决了医疗业务成本不完整的状况,然而这种核算方式导致科室成本核算的数据来源有来自医疗业务成本的,也有来自"待冲基金"科目的,不同口径下的科室成本核算的准确性难以保证。

医院全成本核算的范围包括了科研项目形成的固定资产的摊销,科教项目是"专门用于科研、教学项目"。

成本核算"三口径"的不同核算范围比较如表1所示。

表1 成本核算"三口径"的不同核算范围比较

内容	医疗业务成本核算	医疗全成本核算	医院全成本核算
医疗业务成本	✓	✓	✓
管理费用	✓	✓	✓
财政补助形成的固定资产折旧、无形资产摊销	—	✓	✓
科教项目支出形成的固定资产折旧、无形资产摊销	—	—	✓
医院其他支出	—	—	✓

这种成本核算方式将医院形成的资产根据资金来源进行了不同会计处理规定,即医院自筹资金项目通过医疗业务成本核算其折旧或摊销,而财政项目补助支出和科教项目补助支出所形成的固定资产、无形资产在确认资产的同时也确认一项权益(增加净资产中

的"待冲基金"),相关的资产在分期计提折旧或摊销时减少相应权益(冲减相应"待冲基金")。这种处理方法导致与医院医疗业务相关的"医疗业务成本"入账不完整。

例如,A医院新建的门诊大楼是通过财政安排专项资金修建,而B医院新建门诊大楼是通过医院自筹方式修建,因为资金来源不同,同样的大楼均用于医疗业务,在医疗业务成本核算中处理却不相同,A医院的门诊大楼折旧没有在医疗业务成本中进行反映,导致医疗业务成本核算不完整。同样根据配比原则,医疗业务的成本也应该和医疗业务收入相配比,A医院财政专项资金安排的门诊大楼,在投入使用之后,为医院医疗业务发生提供场所,其折旧应该计入医疗业务成本,这种成本补偿也应该通过收取挂号费、通过各类医疗业务收费等途径进行一定弥补。而此类成本并未归集到医疗业务成本中,这种做法不符合收入成本配比原则,低估了医院的医疗业务成本,不利于科室成本核算以及其他成本核算的数据真实。

而从另外一个方面讲,固定资产折旧应该根据其使用状况确定其成本费用归集分摊的核算对象,医疗行为所需要计算的医疗业务成本应该根据医疗业务所消耗的资源进行计量,所耗用的资源是否列入成本核算范围并不因为其相应的资金来源的不同而不同,不应该因为其资金来源不同而进行区别。

所谓成本核算是通过对成本的归集分摊等方法,通过会计核算体系对成本进行核算的一系列工作步骤和方法,不是成本统计或对报表的分析填列。这种成本计算方式的差异导致因资金来源不同而无法进行成本分析比较,使得成本和收入不匹配而不利于分析各医院的实际情况。医疗业务成本核算范围不完整,也会引起医院科室成本核算的数据基础不完整,仅各科室收入和成本不匹配,亦无法找到各科室医疗收支差额形成的真正原因。

三、科室成本核算优化路径

(一)对《医院财务制度》和《医院会计制度》进行修订

公立医院目前执行的《医院财务制度》和《医院会计制度》需要根据医院的经济业务发展进行修订,这种修订主要是需要体现资产负债观的要求,客观反映医院在一定时点的资产负债及净资产状况,对于收支项目应贯彻权责发生制的会计基本原则,遵循配比原则,有限使用收付实现制原则。成本核算应该划分成本和期间费用,通过科学的成本核算规则核算科室成本,将成本核算结果作为管理基础推动成本管理和成本控制。

(二)利用信息化手段提高科室成本核算精度

目前,大型综合性公立医院业务规模庞大,成本核算数据来源众多,需要借助信息化的手段才能准确进行,医院应充分重视这一特点。在医院信息系统(HIS)等业务系统中就应该对科室设置进行管理,保持业务系统与财务系统的核算口径统一;应该加强业务系统和财务系统的联结,通过信息化手段将业务系统中的收入成本数据及时准确地传送到财务核算系统中。

目前很多医院科室成本核算系统、项目成本核算系统和财务核算系统各自独立。科室成本核算是将成本数据经由一级分摊、二级分摊、三级分摊等分摊之后形成,医疗服务项目成本核算依据科室成本核算结果,再进行分析分摊形成医疗服务项目成本。这样做工作重复效率较低。医院可以将成本核算系统嵌入财务核算系统中,通过借助信息化手段将各类成本核算一体化,提高成本核算的合理性和准确性以及核算效率。

（三）加强科室成本核算结果的运用

国家卫生和计划生育委员会、国家中医药管理局发布的《加强医疗卫生行风建设"九不准"》规定，不准将医疗卫生人员个人收入与药品和医学检查收入挂钩。目前很多医院对医生绩效考核方案也改变了原来以科室经济收支结余为基数的分配模式。这种改变也带来各科室对科室成本核算结果的重视程度下降。甚至有观点认为，科室考核和收支差无关，科室成本核算就没有意义。

科室成本核算的结果并不是仅仅为了绩效考核，通过科室成本核算，摸索科室成本管理中的定额和常量，确定科室业务的标准成本并将实际成本进行比较，找出成本变动的原因并进行成本改进才是科室成本核算的目的。

（四）在科室成本核算中应划分科室门诊成本和科室住院成本

医院会计报表的医疗收入费用明细表中将医疗收入划分为门诊收入和住院收入，并进行了更为详细的分类，但在医疗成本分类中仅按照性质和功能进行划分。这种报告方法比较简单，易于操作，却不利于成本的分析和比较。在科室成本核算中应该划分科室门诊成本和科室住院成本，通过同类医疗业务的成本差异比较找到成本管理的路径和办法。

参考文献

［1］韩林静. 改进医院科室成本核算的一点想法［J］. 中国农业会计，2011(3):18.

［2］王锦福，杨中浩，黄玲萍. 对新医院财务会计制度改革意义的解读与思考［J］. 卫生经济研究，2012(6):57-59.

［3］李琼. 新医改政策下医院财务管理和会计核算探讨［J］. 中国医院管理，2012,32(8):60-61.

［4］苏泽凤. 医院科室成本核算存在的问题和建议［J］. 广西财务与会计，2003(9):23-24.

［5］陈有孝，张陪福. 谈医院科室核算存在的问题和对策［J］. 中国卫生经济，2005,24(10):68-69.

［6］郑峰斌. 医院全成本核算中存在的问题探析［J］. 经济师，2012(11):28-29.

［7］郑洁. 医院科室全成本核算存在的问题及对策［J］. 财会研究，2014(6):125.

［8］李包罗，魏永华，闫世方，等. 基于完整医院信息系统的部门级全成本核算的实现［EB/OL］.［2015-02-25］. http://chisc.net/doc/view/1398.html.

［9］刘青. 公立医院成本控制的几点思考［J］. 现代医院，2010,10(10):135-137.

［10］戴学建. 医院科室成本核算问题研究［EB/OL］. (2015-02-02).［2015-04-08］. http://www.niubb.net/article/275148-1/1/.

原载《中国卫生资源》2015 年第 18 卷第 3 期

科研项目间接成本核算探讨

——基于流程管理视角

上海市光华中西医结合医院　王　岩

2016年,中共中央办公厅、国务院出台了《关于进一步完善中央财政科研项目资金管理等政策的若干意见》(以下简称《意见》)。《意见》明确提出要提高科研间接费用比重,加大绩效激励力度。目前,由于科研间接费用构成的特殊性和各承担单位管理的自主性,项目承担单位在计提间接费用时,通常是按照计提标准和计提比例一次性提取入账的方式。这种方法操作简便但是违背了权责发生制的原则。《会计法》规定,在"债权债务的发生和结算"时方可进行会计核算。由于科研支出是伴随着科研活动的发生而产生,本文试图按照科研活动的特点建立间接费用核算模型。

一、科研间接费用管理概述

(一) 研究现状

科研间接费用领域的研究成果有很多。大部分研究集中在制度与管理研究方面,张东海(2015)通过与美国间接经费的比较,认为我国间接成本补偿仍相对不足。付晔(2014)采用规范研究的方法,针对间接费用的提取、使用及管理三个方面提出相关的对策。孙德林(2014)指出间接费用核算在制度上没有统一的规定,降低了财务信息的可比性。李晓轩(2007)通过比较研究各国科研绩效的管理对单位信用评级方法等问题提出了建议。近年有学者开始尝试使用实证分析的方法研究科研经费管理,阿儒涵(2016)认为补偿标准、依托机构管理水平以及项目经费补偿人员费用的不同做法都会影响间接费用的补偿作用。张川等(2015)从业绩评价的角度,分析影响科研经费管理效力的因素。也有学者试图建立间接费用的模型,如王薇(2013)的模型是将科研公共费用进行分摊的一种算法。冯宝军(2012)建立了按照科研项目属性的不同而进行核算的模型。

前期的研究成果无论采用定性或定量的方法,大都针对科研经费管理的特点,试图找到科研间接费用核算科学合理的方式,但是科研经费间接费用的核算仍存在较大的改进空间。由于科研间接费用构成的特殊性和各承担单位管理的自主性,项目承担单位在计提间接费用的时候,以往通常是按照计提标准和计提比例一次性提取入账的方式。这种方法操作简便,但是违背了权责发生制的原则,也违反了《会计法》对会计核算的有关规定。科研费用的支出伴随着科研活动的发生而产生,这为本文按照科研活动的特点进行间接费用核算打下了理论基础。

(二) 科研间接费用管理制度评述

我国科研经费管理一般是由政府提出指导意见,各部门各自制定归属的计划(专项,基金等)的经费管理办法,其中对间接费用管理的规定也不尽相同。笔者梳理了从2006年到2016年11月间中央及财政部出台的涉及间接费用的科研经费管理文件,发现间接费用资金的管理处于不断改进和完善中。

首先,间接费用的内涵在固定资产、能源等的消耗和管理费补助支出增加了允许科研激励,体现了国家对科研激励作用的重视和科研人员工作成果的认可。其次,间接费用的提取方法更加规范,计提基数从经费预算总额直接提取变为在直接费用中需要扣除设备费等费用的差额提取。再次,科研承担单位产生的间接费用得到合理有效的补偿,间接费用补偿比例从最初的1‰～8%逐步提高到20%,甚至达到30%。最后,在间接费用经费拨款和管理方面,一般是实行直接划拨、单位自主管理的方式,给医院科研经费管理留下了很大的自主操作空间。

我国科研承担单位科研经费的管理需要符合相关部门管理制度的规定,所以在实际操作过程中,科研间接费用既不应该一次全部计提,也不能像国外使用固定的间接成本率来简单地按照会计期间进行分摊,而是要依照间接费用的内涵和科研项目管理的特性进行核算。

二、科研间接费用分步法核算方法

(一) 间接费用定义

关于间接费用的内涵,本文采用财科所 2016 年 113 号文件的定义:"间接费用是指承担单位在组织实施项目过程中发生的无法在直接费用中列支的相关费用。主要包括:承担单位为项目研究提供的房屋占用,日常水、电、气、暖消耗,有关管理费用的补助支出,以及激励科研人员的绩效支出等。"据此可以将间接费用分成三个组成部分:消耗支出,即公共设施占用,公共能源消耗等无法直接计量的费用;管理支出,主要指科研处、财务处等协助科研管理发生的人员和物资费用;绩效支出,为提高科研工作业绩支出的费用。

关于间接费用的计算标准,本文根据相关文件的要求以直接费用扣除设备购置费和基本建设费为基础,各项目提取一定的比例。

(二) 科研项目实施流程

科研项目耗费资源的过程可以分成立项、实施、结题三个基本步骤,如图 1 所示。初始阶段科研立项的主要活动包括项目申请、立项论证、经费划拨等。科研立项成功下拨科研经费之后开始组织实施阶段,同时涉及相关支出的审批和报账等活动。科研项目完成之后的主要活动有检查评审、验收鉴定、档案整理等。整个过程按照时序依次进行,明显带有流程运转的特点。

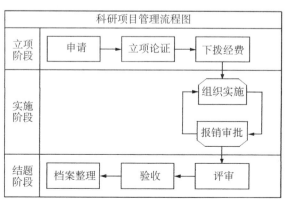

图 1　科研项目流程图

分析各阶段科研活动产生的间接费用,立项阶段主要是为项目准备活动所耗费的管理人员劳务等费用,由于项目的申请属于短期集中的劳务,可以按发生时一次性提取的方式核算。实施阶段涉及具体的科研活动,间接费用的三大组成部分均会产生资源的耗费。在每个科研项目既定的实施期限内,经费随着项目进度支出,可以依据项目进度分次核算间接费用。结题阶段的间接费用主要是为项目验收耗费的资源和科研成果奖励的绩效支出,在计量时同样可以采用发生时一次核算的方式,核算在项目立项阶段的各项费用支出。

(三) 间接费用核算模型的建立

经过上述分析,本文提出基于流程管理视角的分步核算间接费用的模型。该模型首先计算每个项目的间接费用总额,然后按照间接费用内涵的三个组成部分进行分解,之后将分解的间接费用组成部分随着科研项目活动的流程采用不同的方法分摊,最后汇总核算。具体步骤如下:

第一步,计算总间接费用。

如果科研项目批准的总预算为 Y,其中包括直接成本 ZC 和间接成本 JC,项目设备购置费和基本建设费预算为 S,各项目承担单位根据该项目经费管理的要求预定的间接费用提取比例为 T,那么总间接成本的计算公式如下:

$$Y = ZC + JC; \tag{1}$$

$$JC = (ZC - S) \times T \tag{2}$$

用 I 表示科研项目实施的流程,其中 $i=1$ 表示立项阶段;$i=2$ 表示实施阶段;$i=3$ 表示结题阶段。那么总间接费用根据项目流程有如下分解:

$$JC = \sum_{i=1}^{3} JC_i \tag{3}$$

第二步,计算间接费用各组成部分。

按照间接费用的定义,总间接费用可以分解成消耗支出 X、管理支出 G 和绩效支出 J,每一部分的比例可以由承担单位根据自身情况而自主确定,计算公式如下:

$$JC = X + G + J \tag{4}$$

同样,各间接费用组成部分按照项目的流程进行进一步分解,每一流程的组成部分的比例也可以由承担单位自主确定,计算公式如下:

$$X = \sum_{i=1}^{3} X_i \tag{5}$$

$$G = \sum_{i=1}^{3} g_i \tag{6}$$

$$J = \sum_{i=1}^{3} j_i \tag{7}$$

第三步,汇总间接费用。

以间接费用组成部分消耗支出、管理支出和绩效支出为横坐标,以科研项目的流程纵坐标,建立间接费用核算的模型,如表1所示。

表 1　间接费用计算

项目	管理费 X	绩效支出 J	消耗支出 X	分步合计
立项阶段	g_i	0	0	JC_1
实施阶段	g_2	j_2	x_2	JC_2
结题阶段	g_3	j_3	0	JC_3
分类合计	G	J	X	JC

根据以上分析,实际操作中可以按照模型来计算每一流程的间接费用。

项目立项阶段,科研活动所发生的间接费用为 $JC_1=g_1$。

项目实施阶段,若以每个自然月为一个核算期间,项目总期限为 N 个月,已经实施的时间为 n 个月,会计期间项目进度比例为 n/N,间接费用应当确认 $JC_2=g_2+j_2+x_2$,每个会计期间核算的间接费用为 $(g_2+j_2+x_2)/N$。

当项目结题时,间接费用确认为 $JC_3=g_3+j_3$。

整个科研活动流程结束后,相应的间接费用分摊完毕。

(四)流程管理视角分步确认间接费用模型示例

将构建的以流程视角分步核算间接成本模型,应用到某医院纵向课题间接费用的核算中,计算过程如下:

中央财政某专项科研项目预算下拨经费共计 150 万元,其中设备购置费预算为 10 万元,按照中央财政经费管理办法规定,设定该项目的间接成本率为 20%。该项目预算分配如表 2 所示。

表 2　预 算 分 配

单位:万元

直接成本		间接成本	预算合计
设备购置	其他直接成本		
42	90	18	150

为计算方便,假设该医院根据自身管理经验,设定间接成本中消耗支出、管理支出和绩效支出各占 1/3,其中管理支出在项目实施的三个阶段平均分配,绩效支出在实施阶段和结题阶段平均分配,消耗支出发生在实施阶段中,各阶段应分摊的支出,按照模型,计算结果如表 3 所示。

表 3　间接成本计算实例

单位:万元

项目	消耗支出	绩效支出 J	管理支出	分步合计
立项阶段	0	0	2	2
实施阶段	6	3	2	11
结题阶段	0	3	2	5
分类合计	6	6	6	18

从表 3 可以计算出各项目流程的阶段所分摊的间接成本,假设该项目期间为 3 年,立项之后上级划拨的资金到账。

经费到账时,医院一次性确认的总间接费用为 2 万元;项目实施的每个会计期间,确认的间接费用为 11 万元;结题阶段,在管理费用和绩效支出实际发生时,确认的总间接费用为 5 万元。由此,该科研项目间接费用核算完毕。

三、结语

本文通过对科研项目管理的整个过程以流程的视角进行分解,按照间接费用包含的管理支出、绩效支出和消耗支出不同的类别,建立了分步分摊间接费用的模型。模型具有以下优势:

合规性。虽然各主管部门对科研经费的管理不尽相同,但是间接费用提取的要求有朝着统一方向发展的趋势。该模型充分考虑了各个部门对间接费用提取标准的要求,按照权威的间接费用内涵进行分类分析,并且最大限度地遵循了权责发生制的核算准则,能够符合现行法律法规的要求。

科学性。模型联系科研项目管理实际,提出从流程的角度分析科研项目经费的管理。虽然流程管理科研项目早有研究,但本文将间接费用的分摊与流程管理相结合,提高了核算的科学性。

可操作性。间接费用管理通常实行承担单位自主管理的模式,所以在分摊间接费用时各承担单位可以根据本身的特点在总额控制的情况下运用模型合理设置每项目、每一步骤的比重,操作性较强。

科研经费管理是开展科研活动的重要保障,科研机构应以科研间接费用管理新政为契机,以提高科研经费使用效率和提升优秀科研成果产出为导向,健全内部控制与监督制约机制,不断完善间接费用管理,加大对科研经费尤其是间接费用的监管力度。完善间接费用管理制度,优化科研经费配置,推动科研间接费用管理,发挥间接费用最大效益,促进科研事业的健康发展。

原载《新会计》2017 年第 12 期

混合所有制医院会计核算探索

上海市质子重离子医院有限公司　徐　丹

一、引言

"混合所有制医院"是"新医改"下按照现代企业制度建立起来的新型医疗机构,混合所有制医院不同于单纯的公立医院和私立医院,是由不同的资本完成对医院的投资与建设,包括国有资本、民营资本、社会资本等。根据资本来源不同,其构成模式主要有三种类型:一是在现有的公立医院基础上进行改革,引进社会资本,组建医院法人治理结构;二是由公立医院与社会资本共同合作成立营利性医院,这种合作模式实质是股份制,两者分别占据不同的股份比例,同时为医院发展提供相应的资金、技术与人才支持;三是业务托管模式,在确保医院自身职工身份和国有资产属性不变的情况下,借助社会资本力量完成一定时期内对医院的运营与管理,在这一模式下,需要委托方与受委托方一起参与医院主要业务的运营。从经营性质看,混合所有制医院可以分为营利性医疗机构和非营利性医疗机构。营利性医疗机构以获得合理盈利为主要目标,向社会提供各类医疗服务,取得收益用来回报投资者。而非营利性医疗机构不以营利为目的,取得的收入用于弥补医院开展的各项医疗服务成本,主要为社会公众利益服务。

随着医院内外部环境发生的巨大变化,静态化、单一化的传统医院会计核算体系已满足不了改革时期各方面的要求,瓶颈日益凸显。混合制医院的出现给财务管理带来诸多新问题,由于其性质既不同于现行的公立医院和集体所有制医院,业务又与一般企业不同,在会计核算方面具有特殊性,建立完整、系统、符合混合制医院自身发展的会计核算与财务管理体系,显得尤为重要。本文以上海市质子重离子医院有限公司探索社会资本参与公立医院改组改制模式为例,探讨混合制医院的会计核算。

二、混合制医院与公立医院适用会计制度的区别

(一)会计准则体系不同

混合制医院是公司法人,适用企业会计准则和会计制度,公立医院是事业法人,适用事业单位会计准则和医院会计制度。

(二)会计要素种类定义不同

企业会计准则和事业单位会计准则会计要素既存在相关性又存在不同特征,如表1所示。

表1　企业会计准则和事业单位会计准则会计要素定义

会计要素	企业会计准则	事业单位会计准则
资产	强调预期能给企业带来经济利益的资源	强调单位占有或者可使用的经济资源
负债	强调一种现时义务,负债的清偿预期会导致企业利益流出	强调偿还的性质,以资产或劳务偿还

会计要素	企业会计准则	事业单位会计准则
所有者权益或净资产	企业称为"所有者权益"是资产扣除负债后由所有者享有的权益	事业单位称为"净资产"，是资产扣除负债后的余额。突出事业单位的属性
收入	强调经济利益的总流入	强调依法取得的非偿还性资金
费用或支出	企业称为"费用"，强调经济利益的总流出，包括"成本和费用"	事业单位称为"支出"，强调资金耗费和损失

（三）会计核算基础不同

混合制医院采用《企业会计准则》，要求以权责发生制原则对会计业务事项进行确认、计量和报告，而公立医院采用《医院会计制度》，规定采用收付实现制原则进行会计核算，个别经济业务或事项可以采用权责发生制原则。

（四）财务会计报告构成不同

对于混合所有制医院和公立医院而言，在财务会计报告的组成结构上也表现出极大差异，由于前者主要是以企业会计准则为基础进行会计核算，因而这类医院的财务会计报告也主要将医院作为企业来分析，针对医院在某一阶段的运营及盈利情况进行记录与报告，提供的会计报告主要包括医院某一时期内的财务情况、经营成果及现金流量等可以反映会计信息的内容。后者则是以事业单位会计准则为基础进行会计核算，这类医院的财务会计报告主要是记录某一阶段内医院的财务收支情况。与混合制医院的财务会计报告相比，公立医院的财务会计报告中还需详细记录政府对其实施的财政补助情况。从整体看，由于报表使用对象不同，两者编制的财务会计报告也有差异。

三、混合制医院与公立医院会计核算特征

（一）公立医院会计核算特征

公立医院所从事的业务活动一般以公共服务社会效益为主而不以营利为主要目的，在运营过程中获得的收益也属于公共收益，医院内的个人无法直接获得这些收益，通常将这些收益再次应用于医院的进一步发展与建设中，最终使其回报社会。同时，公立医院由于不存在股东，也不存在股东权益。公立医院财务核算以收付实现制为主，权责发生制为辅，可以依据业务类型的不同选择不同的会计核算方法。公立医院主要采用收付实现制与权责发生制相结合的手段，选择哪种手段通常需要由医院与上级主管部门共同决定，充分体现出公立医院作为事业单位在会计核算中的鲜明特色。

（二）混合制医院会计核算特征

混合制医院的经营目标是获得最大的回报和经济效益，因而会计核算注重时效和质量，通过披露财务报表等方式满足相关会计信息使用者的需求，也为投资人和债权人等实施合理的决策提供依据。由于混合制医院可根据实际成本制定收费价格标准，会计核算更需因地制宜，科学有效地测算各项医疗收费项目成本，从而引导医院将主要资源投入能产生高收益的科室和项目。例如，可针对具有一定经济基础的高需求病人开发高端健康体检或个性化专业服务，会计及时核算相应服务项目成本，为定价决策提供依据，提高医院竞争力。

另外,混合制医院应照章纳税,而公立医院为事业法人可享受税收减免,从这一角度来看,混合制医院在会计核算过程中需要充分掌握会计与税法的差异,同时关注自身运营管理状况、国家税法调整情况,并及时调节医院的发展战略,确保医院在合理范围内获得最大经济收益并为后续发展提供经济预测。

四、混合制医院与公立医院会计核算差异

(一)注册资本(开办资金)处理不同

混合制医院接受投资者投入资本时,按其在注册资本或股本中所占的份额,增加实收资本××,差额计入资本公积××。公立医院收到上级单位拨入的开办资金时,直接计入"事业基金"。由于混合制医院法律主体为企业法人,公立医院为事业法人,两者对投入资本(金)财务处理不一致。

(二)固定资产处理不同

混合制医院按企业会计准则核算要求,记入"固定资产"科目;公立医院按照实际支出金额,需先确认收入与支出,再增加资产项中的固定资产,增加净资产项中的"待冲基金——待冲财政基金"科目。按月计提折旧时,混合制医院按应计提金额计入当期损益;公立医院则冲减"待冲基金——待冲财政基金"科目。同一业务,公立医院的账务处理相对复杂。这由两者资金来源不同所致。

(三)科研收入处理不同

混合制医院收到或应收与科研相关的资产收入时,不直接确认收入,暂记入"递延收益"科目,按照相关资产使用寿命分次确认营业外收入。公立医院收到科研资金时,先全部确认为"科研项目收入",使用科研项目收入发生的支出按实际支出金额,记入"科研项目支出"科目。期末,将科研项目余额转入科教项目结转(余),课题未完则留待次年继续使用。对于科研项目的会计处理,企业化医院采用权责发生制原则,按受益期间逐期确认收入,公立医院计入当期科研收入,两者存在较大差异。企业和事业单位的会计核算工作还有大量细节性差异。

五、结语

随着公立医院逐渐向混合所有制医院转型,医疗领域内的股份制医院和民营医院持续增加,医疗市场中医院的角色将发生巨大变化。不管是民营企业还是国有企业,在参加混合所有制改革的过程中都会在一定程度上遇到各类不确定因素,这种不确定性增加了企业的财务风险。一是政策风险,虽然我国已明确提出混合所有制理念,但是与其相关的其他配套准则及相应制度都没有及时制定,如果企业直接进入混合所有制市场,可能会为自身带来难以估计的损失。二是实施混合所有制后的运营风险,开展混合所有制后,企业整体结构出现一定改变,这些改变直接影响企业的运营管理,为日常运营造成各类不确定风险。

因此,需要提前评估混合后企业面临的运营风险类型,并且制定相关应对方案。通过对混合制医院和公立医院财务制度的比较以及相关具体业务的对比分析,为混合制医院的会计核算提供参考。

原载《新会计》2016年第12期

公立医院建立科研财务账务思考

周浦医院 · 管芝云

随着医疗行业的快速发展,公立医院承担了越来越多的科研任务,给科研项目经费财务管理带来了挑战与机遇。为了提升科研项目的财务管理质量,方便科研项目的管理工作,对科研项目单独建立账套进行独立管理是较为科学的方式。本文对建立独立的科研财务账务进行探讨。

一、医院科研项目账务管理的现状

(一) 不利于财务人员的分工

当医院的科研项目数量多达数百个以上时,应当配有专门的财务人员负责科研项目的财务核算工作。目前与医院大账混在一起,分工职责不清,工作容易互相推诿,不利于整体的财务管理。

(二) 科研项目账务核算不清晰

目前科研项目账务与医院大账混在一起,辅助项目太多,项目账目容易串户,难以出具各类科研项目经费的分析报表,难以跟踪科研项目的进度,难以分析项目预算与实际支出的差异,难以提升科研项目的财务管理效益。

(三) 会计凭证管理交叉混乱

国家相关部门对科研专项经费的监管越来越严格,各类专项审计接踵而来。会计科研疲于翻查甚至是重复多次的翻查各类会计凭证。

目前科研类会计凭证与医院大账的会计凭证混在同一个账套中进行管理,科研审计抽查某册凭证时,如果碰上医院的大账管理或者其他科研项目审计需要查阅该份凭证,还会出现工作交叉、凭证管理混乱的现象,容易造成会计凭证遗失。

二、医院科研项目建立账务的意义

(一) 有利于提高科研项目财务核算的质量

二级、三级医院的科研项目数量较多,面临的财务管理工作量较大。单独建立科研财务账套后,可以与医院繁多的大账区分开来,便于科研项目的精细化核算与日常的财务管理。

(二) 有利于提升医院整体财务核算的规范性

单独建立科研财务账套后,可以有针对性地制定科研经费核算制度与流程,较好地完善与执行科研收支相关的内部控制。独立核算后,也会避免产生科研项目之间互相财务核算串户的现象。而分离科研项目财务核算模块后,医院大账也会显得更清晰,增强了医院整体财务核算的规范性。

(三) 有利于增强决策的科学性和合理性

建立科研财务独立账套后,对科研项目的分析可以更加具体,有助于医院对科研项目立项及结题时的决策分析。医院大账分开科研财务账套的影响,对自身其他业务的分析也会更加具体明了,这也有助于医院整体决策的科学性和合理性。

(四)有利于提升会计管理的质量

科研财务账套中的会计凭证独立于医院大账且被连续编号。科研经费核算会计凭证独立装订,在进行科研项目、专项审计或各类科研查询时,会计可以快速定位翻查各类凭证,无须在医院所有的会计凭证中耗费大量精力,工作效率大幅提高,而且不会交叉影响医院大账财务的日常管理工作。

三、医院科研项目账务建立及处理方法

(一)会计科目设置

根据科研经费管理的需要,医院科研财务账套涉及的会计科目有:银行存款、固定资产、待冲基金——待冲科教项目基金、科教项目结转(余)、科教项目收入、科教项目支出、其他应收款、应付账款、其他应付款、应交税费、财务费用、本期结余。

为了区分科研项目收入的银行存款凭证,单独设立一般性银行账户,专门用于科研项目的收支管理。科研项目支出一般均以银行存款方式支付。如果特殊情况下一定需要现金支付,根据我国现有的银行账户管理规定,则需由科研银行一般户支付给医院银行基本户,再由医院银行基本户提现。

(二)账户初始余额录入

在初始建账时,需要从医院大账中剥离与科研项目管理相关的账户余额(必要时,可能会需要对账户发生额进行分析后剥离),在新账套中录入账户余额并达到报表平衡,包括辅助账户余额。如果是年中建账,还需要对当年已经累计发生的金额进行凭证录入反映。

(三)新旧账衔接管理

对已经发生且尚未结题的科研项目,可以在年初建立新的科研财务账套,同时将相关会计账户的历年累计发生额,编制成会计分录计入新账套,以便于项目管理或查询;也可以选择在医院大账中结题完毕,不再转入新的科研财务账套。

新发生的科研项目建议在项目发生第一笔业务时,在新账套中建立相关的账户辅助核算项并开始记账。

(四)科研活动会计分录举例

购买科研项目固定资产时会计处理:

借:固定资产
　　贷:待冲基金——待冲科教项目基金
借:科教项目支出——×项目
　　贷:银行存款

收到科研项目补助收入时会计处理:

借:银行存款——科研银行专户
　　贷:科教项目收入——×项目

如果由医院开具发票(需要纳税)时,再贷记"应交税费"科目。

发生各类科研项目支出时会计处理:

借：科教项目支出——×项目
　　贷：银行存款——科研银行专户

科研项目固定资产折旧时会计处理：

借：待冲基金——待冲科教项目基金
　　贷：累计折旧

银行专户产生利息收入时会计处理：

借：银行存款——科研银行专户
　　贷：财务费用——利息收入

银行专户产生手续费时会计处理：

借：财务费用——手续费
　　贷：银行存款——科研银行专户

月末结转时会计处理：

借：科教项目结转（余）
　　贷：科教项目支出——×项目
借：科教项目收入——×项目
　　贷：科教项目结转（余）
借：财务费用
　　贷：本期结余

（五）内部交易结算与合并报表时的抵销分录

当医院的收入是科研项目的支出时，如医院的检验科承担了科研项目测试的检验工作。这既是医院大账中的检验收入，也是科研项目账套的科研项目支出。如果以银行存款结清，会计处理如下。

科研财务账套里记为科研项目的检验支出：

借：科教项目支出——×科研项目
　　贷：银行存款——科研银行专户

同时，医院的检验科承担了科研项目试验的检验工作时，医院大账确认收入：

借：银行存款——医院银行基本户
　　贷：医疗业务收入——检验收入

当医院的支出是科研项目收入时，如医院为科研项目提供的资金。这既是医院大账中的科研支出，也是科研项目账套的科研项目收入。如果以银行存款结清，会计处理如下。

医院为科研项目提供资金时，大账确认成本：

借：医疗业务成本——其他费用——商品服务支出——科研教育费
　　贷：银行存款——医院银行基本户

同时，科研项目确认为收入：

借：银行存款——科研银行专户

贷：科教项目收入——×科研项目

以合并报表形式体现内部交易。

如果不以银行存款结清内部交易，而是互相记为往来账户，则在合并报表时，需要考虑内部交易的抵销，并编制相关的往来抵销分录。基于抵销分录的烦琐性，建立科研银行专户并以银行存款直接结清内部交易是提升财务管理水平的最佳方式。

四、结语

综上所述，科研力量的增强为医院带来了核心竞争力，也对财务管理提出了更高的要求，并带来了新的发展机遇。医院财务部门应该抓住机会，单独建立科研财务账套，并及时完成并入医院大账的工作，改善医院财务管理的整体质量，从而为医院领导层制定科学的管理决策提供更多的帮助。

时代在进步，财务核算的方式也随着经济环境的变化而变化。或许目前科研经费核算独立建账尚不成熟，但在不久的将来，经过不断的实践与认知，医院的科研财务管理与大账管理会越来越明确而精细化，促进医院财务管理水平不断提高。

原载《新会计》2017 年第 10 期

公立医院成本核算信息化建设的思考[*]

上海交通大学附属仁济医院　周海平

青浦区财政局　　　　　　　　马　鸣

| 摘　要 |

本文采用案例研究法,通过对医院成本核算信息系统现状的分析,论述公立医院成本核算信息化需求,并提出构建一体化成本核算信息系统的建设目标和建设路径,以提升公立医院财务管理水平,为医院成本考核、降本增效及医疗服务价格核定和医保付费标准确定提供数据基础。

| 关键词 |

公立医院　成本核算　信息化建设

随着医疗体制改革的推进,尤其是国务院办公厅发布的《关于城市公立医院综合改革试点的指导意见》中明确提出"强化公立医院精细化管理,加强医院财务会计管理,强化成本核算与控制,落实三级公立医院总会计师制度",提高成本核算的精确度和成本管理水平成为公立医院的迫切需求。笔者对目前公立医院成本核算信息系统所存在的问题进行研究,对深化成本核算信息系统建设路径进行思索。

一、公立医院成本核算信息化现状

(一) 公立医院信息化现状

公立医院整体信息系统发展可分为三个层次。第一个层次,即是以收费、挂号、药品管理为核心的 HIS 医院信息系统。HIS 信息系统是医院最先开发的系统,是给财务人员、收费人员、药品管理人员使用的。第二个层次,是以电子病历为核心的临床信息系统,包括 PACS 系统、CIS 系统、LIS 系统、手术麻醉系统、心电系统、病案管理系统等临床系统。临床信息系统是医疗信息化的核心,它的使用者是医生和护士。目前,大部分医院(包括多数公立医院)的信息系统还主要停留在第一和第二两个层次上。第三个层次,即ERP 医院管理信息系统,目前已有医院开始建设。

(二) 公立医院成本核算信息化现状

1. 公立医院院科两级成本核算信息系统初步建立

2013 年,相关研究人员开展了为期 3 个月的公立中医类医院成本核算信息化现状的调查。调查结果表明,收入数据中门诊收入和住院收入数据统计到科室的比例均在 95%以上;支出数据中人员经费、药品支出、卫生材料耗费统计到科室的比例均在 80%以上。

---

* 上海市会计学会科研项目:"基于作业成本法的公立医院成本核算应用研究(SHKJ2015ZD07)"。

另外,工作量数据中对门诊人次和住院床日数的数据采集和统计到科室的比例也在85%以上;内部服务量数据中的医疗辅助科室数据统计到科室的比例达到80%。同时,该研究就被调查公立医院所使用的成本核算软件品牌也进行了统计。统计结果表明,被调查者的成本核算软件配备率较低,而且成本核算软件品牌繁多,难以达成统一。

2. 医疗服务项目成本核算系统基本成型

目前公立医院项目成本核算软件众多,表现不一。以某公司医疗服务项目核算软件为例,该软件是基于医院科室成本核算结果通过分析重述产生医院医疗服务项目成本。但由于数据共享性有待提高,导致核算工作量过大,核算周期长,成本核算及时性受到挑战。

3. 病种成本核算系统尚在探索

目前病种成本核算的软件尚不成熟,有基于医疗服务项目成本叠加的病种成本核算软件,但基于临床路径的病种管理方式在医疗管理方面正在推广过程中,同时在临床医疗管理中疾病表现不同,存在出路径的情况,因此基于临床路径的标准医疗服务项目构成仍在探索中,故基于临床路径的病种成本核算系统也在探索之中。

二、公立医院成本核算信息化存在问题

(一) 公立医院医疗管理系统和财务核算系统并未有效融合

医院医疗管理的 HIS、LIS、RIS、PACS 等医疗信息系统,尽管在挂号、收费、药品管理、耗材管理、医疗管理等环节为医院管理创造了比较好的信息条件,但尚未与财务核算系统实现有效融合。

(二) 公立医院财务核算系统与成本核算系统及成本核算系统未能有效融合

在财务核算方面,目前公立医院科室成本核算系统、项目成本核算系统和财务会计核算系统是分别独立的系统,并未实现有效融合。科室成本核算的数据是基于财务会计核算系统的结果,对成本数据进行直接或间接分配归属到耗用科室,形成各类科室成本。依据科室成本核算结果,再进行分析分摊形成医疗服务项目成本,工作重复效率低。

(三) 成本核算准确度有待提升

尽管目前公立医院在信息化方面通过 HIS、LIS、PACS、RIS 等系统,实现了医疗业务管理和部分成本核算基础数据的取得,但这些系统之间在信息交互方面仍存在"信息孤岛"现象,导致散落在医院各个职能条线的信息管理系统不能实现数据共享,成本核算缺乏有效数据基础。由于成本核算粗放,成本归集和分配的标准不准确,科室成本核算的准确性和核算精度亟须提高,在此基础上的项目成本核算结果准确性也受到质疑。

同时公立医院提供医疗服务项目众多,国家发展和改革委员会价格司、卫生部规划财务司发布的《全国医疗服务价格项目规范》(2012年版)工作手册(征求意见稿)列示,医疗服务项目共分为综合、诊断、治疗、康复、辅助操作、中医等六大类十一章 9 360 项。尽管这些项目并非在一个公立医院全部开展,但综合性公立医院开展的医疗服务项目数以千计,如果考虑同一医疗服务项目存在多个科室共用因素,考虑大型综合性公立医院每年数百万人次的诊疗规模等因素,考虑到单个医疗服务项目所包含的成本构成分类,公立医院成本核算存在巨大数据压力。

三、公立医院成本核算信息一体化需求

公立医院成本核算的客观情况使公立医院必须通过信息系统才能实现成本核算的真实、准确、精细，提高成本核算的工作效率，改善成本管理的效果。可以说，信息系统是成本核算的基础。建立一体化成本核算系统，使成本数据、成本消耗建立在自动的成本采集、传递、处理、分析基础上，从而提高公立医院成本核算准确性和成本核算效率。公立医院一体化成本核算系统需要满足下述需求。

（一）医疗服务项目成本核算应成为公立医院成本核算中最基础的业务单元

在医院成本核算时，应该建立科学信息系统，将提供该医疗服务项目所消耗的材料、动力、人力、设备等一系列成本因素进行成本数据的自动归集和分摊，把医疗服务项目作为成本归集的最基础业务单元，实现医疗服务项目成本核算的自动化。同时，将医疗服务项目在人员操作时间、物资消耗、设备使用时间等数据基础，在信息系统建设时进行数据积累和流程固化。采用作业成本法的医院，还应该在成本核算一体化信息系统建设中考虑作业划分并进行固化。

（二）科室成本核算和病种成本核算应建立在项目成本核算基础上

1. 科室成本核算应以医疗服务项目成本核算为源头

科室成本核算应基于对科室所承担的医疗服务项目进行科室识别，并将该科室间接成本进行归集、形成间接成本向项目成本的分摊，实现基于医疗服务项目成本的科室成本自动核算。

2. 病种成本核算应以医疗服务项目成本核算为基础

在病种成本核算的信息化需求上，首先，建立一体化成本核算信息系统需要有基于临床路径的标准医疗服务项目构成。基于临床路径的诊疗是病种成本核算的应用基础，在病种成本核算时，需要将该病种的临床路径细化在信息系统之中，成为诊疗的依据和病种成本核算的依据。其次，需要有基于医疗服务项目成本的病种成本归集路径，病种成本包含了患者从进入医院到出院期间发生的所有耗费，在成本核算方面需要准确核算各项医疗服务项目及与治疗相关的药品耗材消耗，实现成本的自动归集核算，因此病种成本核算应该以医疗服务项目成本核算为数据基础。

（三）建立一体化财务成本核算信息系统

在此基础上需要探索将成本核算系统嵌入财务核算系统中，通过借助信息化手段将各类成本核算一体化，提高成本核算的合理性和准确性以及核算效率。

四、公立医院成本核算信息一体化建设优化路径

（一）加强公立医院信息系统的建设

公立医院需要将医院管理所需要的信息系统（包括 HIS、LIS、病案管理等医疗业务系统），耗材、药品等资产管理系统以及人事、财务等行政管理系统进行整合，统一与医院管理相关的各类数据字典，包括职工类别及代码编制规则、科室名称及编码规则、供应商名称及代码、会计期间及结账逻辑、明细科目及二级科目设置、作业划分及作业库划分、设备名称及代码、成本构成及编码等以及各项成本指标、财务及考核指标等基本信息的编码、名称、定义等。将医院信息系统建立在统一规范的医院综合管理的基础资料信息（通

称为"数据字典")之上,消灭医院信息系统的"孤岛",实现信息共享。理顺医院部门之间的协同、管理与服务,借助信息集成平台实现信息自动交互,保证数据的完整性、一致性和可靠性。

(二)形成一体化的数据基础

一体化的成本核算系统不但应建立在与成本核算相关的各类规范数据分类和数据字典之上,还应建立在各个业务数据接口及数据共享的基础之上。比如,耗材需要明细核算数据,核算到最基础的收费项目和库存数量,实现耗材的采购、入库、领用申请、出库、消耗、应付款管理的全流程闭环管理,并与收费挂钩。同时,在项目收入方面要实现医疗服务项目数量来源基于 HIS 医疗业务数据的共享,这样既减少成本核算的成本,又实现成本与收入的配比,堵塞收费中的漏洞并有效监控成本信息。

(三)建设一体化的临床路径医疗服务项目构成

在建立一体化成本核算信息系统中需要固化标准的项目构成,考虑到疾病表现的复杂性,可以将常见并发症的项目构成作为选配模块进行勾选。在病种成本核算的设计阶段,一定要充分考虑系统的可延展性和可扩展性,预留充足的病种成本核算信息路径,将构成病种成本的标准医疗服务项目进行固化,实现根据项目成本核算数据,自动生成病种成本、病人成本、诊次成本、床日成本等成本数据需求,提高成本核算的效率。

(四)建设一体化的成本分摊依据

医院成本构成中很大一部分成本需要分摊,在成本核算一体化信息系统建设时,需要充分考虑成本分摊的依据并进行固化,并留出持续改进的充足空间。

比如,人力成本是医院成本的重要组成部分,在人力成本的核算设置中,需要将提供医疗服务的医生时间进行科学计量,而无法明确计量的时间则需要合理地分摊到相应作业中去,因此,需要设置科学的分摊依据。

同样设备折旧也是成本的重要构成,从作业成本核算及管理的角度,对设备使用落实"谁耗费资源,谁承担成本"的原则,将设备折旧费归口到相应医疗服务项目上。这种分摊可以依据使用时间或使用当量,或者占用面积,也有以占用面积和时间两个纬度进行综合确定的方法,进行系统设置,才能使成本核算更为准确和细化。只有如此才能够与管理职责挂钩,对设备使用部门的成本进行归集,找出成本管理的重点,更好地发现设备使用中的问题,发挥成本核算的管理作用。

总之,通过一体化成本核算系统能够使医院的成本核算变得更加便捷、可靠,实现项目、科室、病种及财务数据的共享,为医院成本管理提供科学准确的数据基础;有效的项目成本核算数据,可以为物价管理部门进行医疗服务价格限价的调整提供依据;有效的病种成本核算数据,还可以为医保付费标准确定及院间比较提供数据基础。

参考文献

[1]徐德林. HRP 建设 2.0 开启医院信息化一体化时代[EB/OL]. 海外网(北京),2014-8-12.

[2]徐静晗,陈越,蒋艳,等. 中医医院成本核算信息化基本情况调查[J]. 国际中医中药杂志,2014(6).

[3]蔺怀勇. 强化信息管理,促进和谐医院建设[J]. 解放军医院管理,2008(4).

[4]曾军. 医院会计信息化存在的问题及对策[J]. 会计之友,2009(7):58-59.

［5］周海平. 现行医院科室成本核算存在问题的思索［J］. 中国卫生资源，2015(5):178-180.

［6］周海平. 基于作业成本法的医疗服务项目成本核算探索［J］. 中国卫生资源,2015(3):136-138.

［7］李包罗，等. 基于完整医院信息系统的部门级全成本核算的实现［EB/OL］. 全国医疗信息化联盟，
　　　2015-2-25.

原载《中国总会计师》2016 年第 5 期

医院医用低值耗材精细化管理浅探[*]

上海申康医院发展中心　刘雅娟　黄玲萍

一、引言

医用耗材是医疗成本管理中的重要组成部分。医用耗材按价值及重要性差异来分，可分为高值耗材和低值耗材。目前医院高值耗材基本都已实现条码化管理，从耗材请购、入库、出库、使用都能做到统一规范耗材编码和分类，实现全流程条码追溯，管理流程比较严格。而低值耗材由于价值较低，不被引起重视，管理一直较为松散。

低值耗材虽然单位价值较低，但临床使用量较大，总体价值并不低。在综合性三甲医院中，由于危重疑难疾病较多，高值耗材使用量较大。而在二级及社区等以看慢病、常见病、护理为主的医院中，医用耗材的使用更多的是以低值耗材的使用为主。因此，对医用低值耗材的管理需引起足够重视。

随着耗材加成率的逐步取消和建立现代医院管理制度中对医疗成本精细化、专业化、规范化管理的要求，医疗服务的发展将继续提高，耗材作为医疗成本的重要部分，在基本条件一定的情况下，有效降低耗材的成本是医院精细化管理的要求，也是医疗成本控制的重要手段。如何对各种医用耗材进行科学管理，以降低医疗成本，已成为医院管理者需要解决的重要问题。本文对此进行探讨。

二、医用低值耗材管理现状

1. 耗材使用和收费相分离，造成部分耗材费漏收，增大了医疗成本

耗材一般由护士使用，但是必须根据医嘱进行收费。在医疗诊治过程中，一般是医生开医嘱，护士按医嘱对病人进行护理，并相应开具耗材使用项目向病人收费。由于有些医生不清楚护士具体的护理程序，致使部分护理内容的医嘱缺失或减少，护士无法在没有医嘱的情况下对使用的耗材收费；或者某些低值耗材没有计入医疗服务，造成部分耗材费漏收，增加了医疗成本开支。

2. 型号繁多的耗材规格靠人工识别，造成部分耗材费错收

低值耗材的品种非常繁杂，如上海市医保数据库中可以单独收费的医用耗材近 2 万个，还不包括不能单独收费的耗材，每一类低值耗材又有多种规格、型号。由于目前低值耗材没有实行条码化管理，只靠护士人工通过经验来识别使用耗材的规格、型号，而收费记录又需要与耗材的规格、型号严格匹配，不精确的人工识别减少了收费的精度，致使部分低值耗材费错收、漏收。

3. 管理松散，责任不明，造成耗材浪费

低值耗材价值低、品种多，一般只有医院层面的一级库进行管理，而受用房条件、人

---

* 本文得到了上海市会计学会 2017 年重点课题"补偿机制改革背景下公立医院成本管理策略研究"的资助。

员、管理方式等的限制,科室对于领用的耗材基本没有建立二级库再进行管理,更没有再落实专人责任到人,而是以领代支的方式。临床科室只要领用了低值耗材,就算耗材已支出,耗材成本已发生。一方面科室领用耗材的数量不受限制,已经领取的耗材疏于管理,乱用超用,浪费严重;另一方面有些耗材长期不用也无人知晓,直至耗材过期浪费。

4. 低值耗材的直接使用人,没有管理积极性

医院一般实行护理垂直管理,护士考核主要在医院的护理部。虽然很多低值耗材的使用人是护士,但耗材成本是计入相关科室,并没有与护士责任挂钩,以至于护士没有管理或者增强自身专业技能的积极性。例如,儿童头皮针比较难打,护士打了多次针才打进去,用掉多个针头,但收费时只能按一个针头收费。如果护士能够尽到职责,精益求精,这部分费用可以节省的比例非常大。

5. 低值耗材规格型号与实际不匹配,造成浪费

耗材的采购部门不了解临床需求,或者没有及时增补所需的耗材,致使耗材规格型号与实际使用不匹配,造成一定浪费。例如,无菌纱布 10 片一包,一个病人只需用 1 片,但拆包后其他 9 片纱布不符合无菌要求,不能再使用,不得不浪费。

6. 未对病种匹配耗材使用额度,造成监管流程失控

由于低值耗材与病种之间的匹配标准或额度难以建立,加之轻视低值耗材的思维惯性,科室负责人与主治医生对于低值耗材不着重关注,也不清楚耗材实际使用情况。各科室耗材的配用过程均由护士长按需领用,科室负责人审核形同虚设,造成耗材领取使用监管流程失控。

三、医用低值耗材精细化管理对策

1. 明确责任,落实考核

强调业务科室和护理单元对各种临床低值耗材管理的双重主体责任。业务科室责任通过加大年度科室成本率考核比例予以反映;护理单元责任则通过护理垂直管理,对各护理单元落实低值耗材专项考核目标。通过落实双重考核,提高医护人员耗材管理的积极性,降低医用耗材。

低值耗材管理考核办法可采用以下方式:一是可收费低值耗材管理:确保合理收费,保证不错收、不漏收。考核办法根据该类耗材收入与支用成本的匹配度,设定一定目标进行奖惩。二是不可收费低值耗材管理:核定并保持合理的损耗水平,避免或减少浪费行为。考核办法设立护理单项奖,定期考核。根据该类耗材支用成本与医疗收入相匹配的变化幅度进行奖罚,同比有降幅的按梯次进行奖励,同比不合理增长的给予一定扣罚。

医护双方需要相互理解和支持配合,在确保医疗质量和安全的前提下,落实低值耗材管理工作。

2. 对低值耗材使用量进行分析,确定合理消耗额度,归类管理

由医院耗材采购管理部门、感染管理部门、护理部门和临床科室,共同成立耗材专项管理小组,梳理各科室、各病种使用耗材的品种、型号,严格匹配;规范护理习惯,确定合理消耗额度;在保证医疗质量的前提下,探索进一步降低耗材采购价格的途径;寻求替代耗材,降低耗材成本;对于覆盖量大且规格多的耗材,尽可能归类管理,避免不合理使用的浪费,增大医疗成本。

3. 加强低值耗材管理信息化建设,建立科室二级库,明确责任到人

加快低值耗材管理信息化建设,建立科室库管理,明确耗材使用人、领用时间、领用数量,做到账物相符、责任到人。采用先进先出管理,避免耗材过期浪费;及时提供各科室耗材领用量、消耗量和收费等基础数据,为医院在产品审核、议价、使用和成本管理等环节,提供数据支持和客观分析,提高医院成本管理水平。

4. 整合物资供应链,实行低值耗材条码化管理

整合物资供应链,实现低值耗材条码化管理,一物一码,严格管理,避免耗材错收费、漏收费及浪费行为的发生。

在医用耗材采购上,全面评估不同品种规格在不同科室、病种的适用性,评估不同品牌产品的服务保障能力和质量,减少耗材的品种、规格,提高耗材的适用性,减少医护人员学习掌握耗材品种的时间和精力,减少错收、错算等的发生。

划分医院层面的一级库和科室层面的二级库的管理和存贮权限,实现分类、分条块、分数量管理。如在某类耗材使用量占比较大的科室,对该耗材进行一级库授权的二级库单独管理;二级库的总量控制规则;二级库存贮的品种、规格控制规则等、明确管理责任。

建立低值耗材的信息化管理平台,在全面减少耗材品种、规格的基础上,设定科室耗材使用的限额,将耗材条码、领用科室、领用人权限等进一步规范,提高耗材管理水平。

5. 低值耗材全院统筹,减少科室库存,降低闲置成本

与护理有关的耗材由护理部主导,全院统筹,科室尽量做到耗材零库存或少库存管理,减少各科室耗材的闲置和浪费,降低耗材闲置成本和资金占用成本。提高资源利用效率。同时,对科室的二级库采用百分比上限、正常使用周期等方法进行总量控制,并将其与考核挂钩。

6. 加强信息监督,优化使用流程

进一步加强和深化低值耗材的信息化水平,加强信息监督,对信息系统中发现领用量较大的耗材及时预警,并着重监督检查,对于使用量异常的耗材需进一步查明原因,同时优化领用流程,杜绝浪费现象,减少资源消耗。

低值耗材在医疗成本管理中居于重要地位。由于其使用数量大、环节多,单价较低,在医院的日常管理中受重视程度不足。随着新医改的不断深入,低值耗材对医疗成本的影响日渐凸显。加强耗材的全过程管理,落实主体意识、责任意识,推进医疗成本的精细化、专业化、规范化管理,对于新医改的进一步深化具有重要意义。

原载《新会计》2018 年第 3 期

政府会计项目补助变化对公立医院影响分析

上海申康医院发展中心　　周礼华

| 摘　要 |

《政府会计制度》实行权责发生制,扩大了对公立医院当期运营情况的核算范围,将基建项目在内的财政项目补助收入计入当期盈余,同时引入折旧概念将固定资产折旧按用途计入当期费用或成本。本文以某公立医院 2018 年度收入费用表为基础,分析执行《政府会计制度》后,财政项目补助收支及固定资产的核算变化对公立医院收入费用情况的影响,并对成本核算规定提出建议。

| 关键词 |

政府会计制度　财政项目补助　医疗业务　成本测算

一、引言

《政府会计制度》将我国政府会计提升到全新的高度,无论是从制度体系结构,还是执行要求等方面都大为提高,将会计从记录工具上升到管理的高度。政府会计制度强化了财务会计功能,改进了预算会计功能,比原行政事业单位会计核算更为复杂,具有更高的技术含量。按照政府会计改革实施要求,2019 年 1 月 1 日起,全国各级各类行政事业单位,全面实施新的《政府会计制度》。针对卫生行业的特点,财政部制定了关于公立医院执行《政府会计制度——行政事业单位会计科目和报表》的补充规定(以下简称"补充规定"),更客观、准确地反映公立医院医疗、公共卫生、科研的运行状况和运行成果,确保了可操作性。本文依据《政府会计制度》、实施新旧衔接过程中的实务操作,结合公立医院的实际情况,分析执行《政府会计制度》后财政项目补助,尤其是形成固定资产的财政项目补助核算变化以及对公立医院的影响。

二、公立医院财政项目补助会计核算相关规定

政府会计制度改革,改变了公立医院会计核算基础,提出了新的要求。

(一)会计核算范围扩大

《政府会计制度》扩大了对公立医院当期运营情况的核算范围。一是原《医院会计制度》下,财政项目补助收入不计入本期结余;《政府会计制度》下,财政项目补助收入连同财政基本补助收入,一同作为财政拨款收入以及相对应的费用全部计入本期盈余。二是原《医院会计制度》下,基建项目单独建账核算,仅每月并表一次,相关收支不体现在收入费用总表中。《政府会计制度》合并了"在建工程""基建工程"科目内容,规定单位不再单独建账按项目单独核算,即《政府会计制度》下,基建项目和一般财政项目一样,收支全部计入本期盈余。

(二)实行权责发生制

政府会计制度规定了行政事业单位要进行以权责发生制为基础的会计核算,新政府会计制度规定,固定资产的入账价值包含初始确认和再确认。初始确认金额为取得固定

资产时的市场价值,再确认是取得固定资产后对其价值的重新评估。政府会计制度规范了固定资产折旧的计提方法和折旧年限。固定资产所提折旧按用途计入全额当期费用或相关资产成本,医院财务会计实现完全的权责发生制。

(三)补充规定

《政府会计制度——行政事业单位会计科目和报表》的补充规定,医院在财务会计相关科目下按照资金来源设置明细科目。医院应当在新制度规定的"3301 本期盈余"科目下设置以下明细科目:"330101 财政项目盈余"科目,核算医院本期财政项目拨款相关收入、费用相抵后的余额。"330102 医疗盈余"科目,核算医院本期医疗活动产生的、除财政项目拨款以外的各项收入、费用相抵后的余额。"330103 科教盈余"科目,核算医院本期科研教学活动产生的、除财政项目拨款以外的各项收入、费用相抵后的余额。医院应当在新制度规定的"4001 财政拨款收入"科目下按照财政基本拨款收入、财政项目拨款收入进行明细核算。医院应当在新制度规定的"5001 业务活动费用"和"5101 单位管理费用"科目下按照经费性质(财政基本拨款经费、财政项目拨款经费、科教经费、其他经费)进行明细核算。

三、公立医院财政补助项目会计核算变化影响分析

财政补助项目变化,公立医院的会计核算也相应发生变化,其核算的程序及方法更为复杂。

(一)案例简介

某公立医院 2018 年度的经营情况见表 1。

表 1　某公立医院 2018 年经营情况

金额:万元

收入项目	2018 年	支出项目	2018 年	收支差额
医保收入	40 647.00	药品支出(扣除零差价补贴)	38 969.00	
自费收入	17 009.00	卫材及基金	6 584.00	
医疗收入小计	57 656.00	医疗支出小计	45 553.00	
其他收入	1 689.00	公用经费(扣除财政项目)	1 425.00	
……		外聘及其他人员经费	4 775.00	
自营收入小计	59 345.00	自营支出小计	51 753.00	7 592.00
财政补助基本经费	10 859.00	基本人员经费(财政安排)	18 300.00	(7 441.00)
本期收入	70 204.00	本期支出	70 053.00	151.00
财政补助项目经费	4 774.00	公用经费(财政安排)	3 867.00	
		零差价补贴	907.00	
收入合计	74 978.00	支出合计	74 827.00	151.00
财政补助基本建设	15 980.00	基本建设支出(财政安排)	14 961.00	1 019.00
财政补助合计	31 613.00			

（二）案例分析

根据某公立医院 2018 年度经营情况编制的原《医院会计制度》下的"收入费用总表"见表 2。

表 2　某公立医院 2018 年收入费用

金额：万元

收入费用总表（简化）			
一、		医疗收入	57 656.00
		加：财政基本补助收入	10 859.00
		减：医疗业务成本	70 053.00
		减：管理费用	
二、		医疗结余	−1 538.00
		其他收入	1 689.00
三、		本期结余	151.00
		……	
五、		财政项目补助结转	0.00
		财政补助项目收入	4 774.00
		减：财政项目补助支出	4 774.00

由表 2 可知，本期结余 151 万元，包含了财政基本补助收入，但不包含财政补助项目收支。同时基建项目收支盈余 1 019 万元，并账后体现在资产负债表中，与收入费用表无关。

根据某公立医院 2018 年度经营情况编制的《政府会计制度》下的"收入费用表"见表 3。

表 3　某公立医院 2018 年收入费用

金额：万元

收入费用表			
一、		本期收入	90 958.00
（一）		财政拨款收入	31 613.00
（二）		事业收入	57 656.00
…		……	
（十一）		其他收入	1 689.00
二、		本期费用	
（一）		业务活动费用	74 827.00
（二）		单位管理费用	
…		……	
三、		本期盈余	16 131.00

从表 3 可知,《政府会计制度》将所有财政补助收入(包括基本和项目)都作为本期收入的一部分,相应的所有费用也包括在了本期费用中。基建项目作为财政补助项目也计入了收入费用表,并且影响盈余金额,并非基建收支差额 1 019 万元。由于《政府会计制度》引入了资本化的概念,基建项目的收入 15 980.00 万元全部计入了收入费用表,而对应的支出 14 961.00 万元全部计入在建工程。《政府会计制度》核算后医院的本期盈余达到了 16 131.00 万元,其中主要是基建并账所形成的固定资产支出资本化造成的。

四、财政项目补助及固定资产核算变化对公立医院收入费用影响分析

财政项目补助及固定资产核算变化,对公立医院收入费用形成了很大影响,以某公立医院为例。

(一) 案例简介

某公立医院财务会计收入费用见表 4。

表 4　2018 年某公立医院收入费用

金额:万元

一、		本期收入	90 958.00
(一)		财政拨款收入	31 613.00
1		财政基本拨款收入	10 859.00
2		财政项目拨款收入	20 754.00
(二)		事业收入	57 656.00
...		......	
(十一)		其他收入	1 689.00
二、		本期费用	
(一)		业务活动费用	74 827.00
(二)		单位管理费用	
1		财政基本拨款经费	18 300.00
2		财政项目拨款经费	4 774.00
3		科教经费	—
4		其他经费	51 753.00
...		......	
三、		本期盈余	16 131.00
1		财政项目盈余	15 980.00
2		医疗盈余	151.00
3		科教盈余	—

（二）案例分析

根据《政府会计制度》补充规定编制收入费用表,通过在财务会计中区分资金来源方式披露本期盈余,解决了由于新制度下基建项目等财政项目收入计入本期盈余,但对应的支出是作为固定资产资本化,造成本期盈余不能真实反映经营状况的问题。由于财政补助的固定资产折旧也不计入医疗成本,将对医疗收入和成本的匹配和测算造成影响。

《政府会计制度》变动影响。改变了对财政项目补助收入支出的核算方式。财政项目补助收入,包括基建项目等全部计入"财政拨款收入",相应的财政补助支出按业务性质归集到相应的费用科目,扩大了本期盈余的口径,改变了原《医院会计制度》中采用"待冲基金"科目核算公立医院使用财政补助收入形成的固定资产折旧的做法。但是这部分资产的累计折旧不计入当期医疗业务成本,而是冲减"待冲基金",收入与支出不完全配比,无法反映真实的医疗业务成本情况。不同规模、不同等级的公立医院,享受的政府财政补助政策也不同,公立医院之间的成本也随之不具有可比性。

补充规定影响。财政补助项目购置的固定资产折旧不计入医疗业务成本,不利于准确测算医疗成本。补充规定要求相关收入和费用科目按资金来源设置明细科目,并在报表中披露本期盈余按资金来源的明细构成。这造成使用财政补助收入形成的固定资产累计折旧又不计入当期医疗业务成本。如《医疗活动收入费用明细表》中的"业务活动费用""单位管理费用"项目及其所属明细项目应根据"业务活动费用""单位管理费用"科目及其所属明细科目中经费性质,为财政基本拨款经费和其他经费的本期发生额填列。其中的固定资产折旧费,仅包括自有资金形成的固定资产,不包括使用财政补助收入形成的固定资产。而目前医院的基建项目以及重大设备和仪器投资主要靠财政补助收入完成。

医院应当按月度和年度编制成本报表,具体包括医院各科室直接成本表、医院临床服务类科室全成本表和医院临床服务类科室全成本构成分析表。成本报表主要以科室、诊次,以及床日为成本核算对象,所反映的成本均不包括财政项目拨款经费、科教经费形成的各项费用。

制约公立医院发展的是收费与成本的准确测算。按照补充规定计算出的本期盈余,是不考虑以财政投入的房屋建筑以及重大设备折旧的盈余,是虚增的盈余。因此,执行《政府会计制度》后如何准确地测算医疗业务成本,既能满足医疗机构科学化、精细化的管理需要,又能规范医院医疗行为、夯实医院预算和财务管理基础、找出弥补医院亏损的最佳方法,还需要认真探索。

五、结语

通过《政府会计制度》新旧衔接过程中公立医院的实际情况分析,计算出财政项目补助尤其是形成固定资产的财政项目补助的核算变化以及对医院相关经营指标的影响。由于《政府会计制度》扩大了对公立医院当期运营情况的核算范围,包括基建项目在内的财政补助项目计入了本期盈余,并且基建并账所形成的固定资产支出资本化,造成本期盈余虚增。虽然补充规定要求医院在财务会计相关科目下按照资金来源设置明细科目,但使用财政项目补助形成的固定资产折旧也不计入医疗成本,将对医疗收入和成本的匹配和测算造成影响。今后需要思考执行《政府会计制度》后如何准确地测算医疗业务成本,夯实医院预算和财务管理基础。

参考文献

［1］财政部. 政府会计制度——行政事业单位会计科目和报表［Z］. 2017.

［2］王丽. 政府会计制度改革对公立医院的影响分析［J］. 中国总会计师，2018(3).

［3］白维，等.《医院会计制度》《政府会计制度》明细对比及应对建议［J］. 中国总会计师，2019(2).

［4］王丽. 政府会计制度改革对公立医院的影响分析［J］. 中国总会计师，2018(3).

［5］政府会计制度编审委员会. 政府会计制度主要业务与事项财务处理实务详解［J］. 山西财税，2018(7).

原载《新会计》2019 年第 12 期

政府会计制度费用类会计科目核算探析

华东疗养院　许　晔

| 摘　要 |

《政府会计制度》自 2019 年 1 月 1 日起正式施行,为适应新会计制度的变化,本文以《政府会计制度——行政事业单位会计科目和报表》为指引,重构了医院财务核算体系,对费用类项目核算提出了适合的操作方法,以期为政府会计制度实施提供借鉴与参考。

| 关键词 |

政府会计制度改革　费用核算　资金来源

一、引言

自 2019 年 1 月 1 日起,政府会计制度在全国各级各类行政事业单位全面施行。贯彻实施政府会计制度,加快推进政府会计改革是全面落实党的十八届三中全会关于"建立权责发生制的政府综合财务报告制度"的要求,也是加快建立现代财政制度的需要。政府会计制度的建立及实施,是全面贯彻落实党中央深化改革的重要举措,是全面实施预算绩效管理的重要基础;是科学反映政府成本的重要技术支撑;是提高政府会计信息质量的迫切需要。对于有效提升行政事业单位的财务管理水平,促进我国社会经济持续稳定发展,具有重要而深远的意义。政府会计制度改革的目标是通过构建统一、科学、规范的政府会计体系,能够真实反映政府"家底"、绩效及预算执行情况。疗养院一直以来实施的是"医院会计制度",在 2019 年政府会计制度改革中,H 疗养院以财政部颁布的《关于医院执行〈政府会计制度——行政事业单位会计科目和报表〉的补充规定和衔接规定》(以下简称《补充规定》)为主要依据,重新构建本院的财务核算体系,包括会计科目的分级设计,核算维度的层级设定,自定义若干满足内部管理需要的报表等。对资产、负债、收入、盈余等科目的设置与核算要求,基本遵循补充规定和衔接规定的指导意见,可以对资金来源作出区分,清晰划分财政资金、科教资金和其他资金。但对于费用类科目下区分资金来源,笔者认为,在实务操作过程中,可以推行更科学、更合理的方法,本文对此进行探讨。

二、费用类科目核算体系设计思路

(一)财政项目支出经费核算

费用类会计科目区分资金来源,相对情况比较复杂。《补充规定》中的指导意见是:"医院应当在新制度规定的'5001 业务活动费用'/'5101 单位管理费用'科目下按照经费性质(财政项目拨款经费、财政基本拨款经费、科教经费、其他经费)进行明细核算。还可根据管理要求,参照《政府收支分类科目》中'部门预算支出经济分类科目'对业务活动费用/单位管理费用进行明细核算。"

根据上述指导意见,一方面,需要单位区分经费来源核算,以满足新制度下核算财政/医疗/科教三项盈余的需要;另一方面,也要求保留原来的核算方法,满足单位成本核算和管理会计的需要。目前,行业内大多数的做法是对费用类科目的资金来源区分采取辅助项核算的方法,一方面,费用类科目的层级科目设置沿袭改革前的思路,参考"部门预算支出经济分类"设置;另一方面,对末级明细科目设定辅助项(财务软件中称为"维度核算"),这一辅助项(维度)是资金来源。

由于科教经费的收支相对独立,区分资金来源相对简单。难点是使用财政拨款的经费如何从现有的费用体系中进行区分。财政拨款经费又分为两大类:财政项目支出经费和财政基本支出经费。前者收支区分一目了然,后者由于和自筹经费混合使用,区分资金来源核算相对复杂。

在 2019 年政府会计制度下,由财政项目支出拨款形成的经费主要有四类:一是专项拨款购置的固定资产产生的折旧;二是专项拨款购置的无形资产产生的摊销;三是专项拨款支持的费用(如 HIS 医院信息系统的运维费);四是专项拨款支持的人员补助费用(如退休人员活动经费)。

第一、第二类,在改革前计入待冲基金核算,目前计入固定资产折旧费用和无形资产摊销费用;第三、第四类,在收到拨款的同时,直接列支相应费用。区分资金来源核算的会计处理上没有困难和疑义。

(二)财政基本支出经费核算

财政基本支出拨款形成的经费包括两类:人员经费和公用经费。人员经费细分为基本工资、津贴补贴、社保基金、年金、临时工工资等。公用经费包括办公费、工会费和福利费等,这部分以定额拨款为主。

在实务中,财政基本支出拨款一般在预算批复后,分 12 个月序时平均拨款给用款单位。单位收款后,与其他资金统一使用,不做区分。单位以实际业绩或年度计划为依据组织发放人员费用。单位根据实际业务需要,购置办公用品等。工会费按月计提,福利费按实列支。上述费用如果在发生时就要求区分资金来源,人员经费发放时就需要制作专门的工作底稿,在区分业务费用和管理费用的基础上,再区分财政资金和自筹资金。办公费、工会费和福利费也是如此。财务的凭证制单岗位,涉及这列经费的分录制作,由于需要区分资金来源,核算工作量也会增加。在 2019 年政府会计制度背景下,H 疗养院新构建的财务处理流程既要满足政府会计制度的要求,又要确保政府会计制度高效率、高质量地运行。现分别对财务会计与预算会计费用核算进行探讨。

财务会计下"业务活动费用"核算。在财务会计体系下,在一级费用科目下首先区分资金来源设置三项二级科目,"500101 财政项目经费"内容相对简单,根据实际发生费用性质设置三级以下科目。H 疗养院设置了"固定资产折旧""无形资产摊销""商品和服务支出""对个人和家庭的补助费用"四个三级科目。"500102 财政基本经费"设置两个三级科目"工资福利支出"和"商品和服务支出",以对应财政基本支出拨款的"人员经费"和"公用经费"。"500103 其他经费"下属的次级科目沿袭改革前的思路设置六类三级科目,从四级开始的科目根据单位实际成本核算和管理需要添置。

关键在"其他经费"项下增设一个三级科目"50010308 资金来源调整",用于调减实际发生费用时被统一使用的财政基本支出拨款,同时调增"财政基本经费"下属三级科目"工资福利支出"和"商品和服务支出"。该调减工作不需要从"其他经费"四级以后明细科目中逐项扣减,统一通过"资金来源调整"作全额扣减,每个月的发生额是负数,金额就等于收到的财政基本支出拨款。这种思路基于单位收到的基本支出拨款全额被使用,没有结余。因此,只要收到财政基本支出拨款,就可以根据拨款单的明细金额,作上述调整分录。这样操作一方面减少了每月对混用资金的区分工作,也减少了凭证制单岗位的工作量,提高了工作效率。另一方面尽可能确保科目余额表中单位实际经费的总额和结构完整,有利于数据的分析,方便为管理会计服务。

预算会计下"事业支出"核算。预算会计体系的科目层次设计原则比财务体系的简单。"事业支出"的二三级明细科目基本设计思路和"业务活动费用"保持一致。H疗养院只设置到如表1右侧的三级科目为止。

在财务会计下通过"50010308 资金来源调整"科目作调增调减时,在预算会计体系下,可以直接调减"72010301 事业支出——其他经费——工资福利支出"和"72010302 事业支出——其他经费——商品和服务支出",调增"72010201 事业支出——财政基本经费——工资福利支出"和"72010202 事业支出——财政基本经费——商品和服务支出"。具体见表1。

表 1　财政基本支出经费核算

级次	财务会计		预算会计	
	编号	科目名称	编号	科目名称
一级	5001	业务活动费用	7201	事业支出
二级	500101	财政项目经费	720101	财政项目经费
三级	50010101	固定资产折旧	72010101	房屋建筑物
	50010102	无形资产摊销	72010102	专用设备
	50010103	商品和服务支出	72010103	通用设备
	50010104	对个人和家庭的补助费用		
	50010109	其他	72010109	其他
二级	500102	财政基本经费	720102	财政基本经费
三级	50010201	工资福利支出	72010201	工资福利支出
	50010202	商品和服务支出	72010202	商品和服务支出
二级	500103	其他经费	720103	其他经费
三级	50010301	工资福利支出	72010301	工资福利支出
	50010302	商品和服务支出	72010302	商品和服务支出
	50010303	对个人和家庭的补助费用	72010303	对个人和家庭的补助费用
	50010304	固定资产折旧	72010304	资本性支出
	50010305	无形资产摊销		
	50010306	计提专用基金		
	50010308	资金来源调整		
	50010309	其他	72010309	其他

三、费用类科目核算例析

(一)案例经济业务

H 院 2019 年 3 月发生如下业务:固定资产折旧费用 210 万元,其中财政资金购买的固定资产折旧 110 万元,其他资金购买的固定资产折旧 100 万元;无形资产摊销费用 50 万,其中财政资金购买的无形资产摊销费用 32 万元,其他资金购买的无形资产摊销费用 18 万元;以直接拨款方式取得财政项目拨款 181 万元,其中专用设备购置费 150 万元,HIS 信息系统运维费 30 万元,退休人员活动费 1 万元;以直接拨款方式取得财政基本支出拨款 62 万元,其中人员经费 60 万元,公用经费 2 万元(办公费);用银行存款发放工资 100 万元,支付社保各项 40 万元;用银行存款购置办公用品 3 万元;本月取得医疗诊查收入 100 万元(假设发生的费用全部归属"业务活动费用")。

(二)会计处理

1. 固定资产折旧费用

财务会计账务处理:

借:业务活动费用——财政项目经费——固定资产折旧 110
　　业务活动费用——其他经费——固定资产折旧 100
　　贷:累计折旧 210

2. 无形资产摊销费用

财务会计账务处理:

借:业务活动费用——财政项目经费——无形资产摊销 32
　　业务活动费用——其他经费——无形资产摊销 18
　　贷:无形资产摊销 50

3. 直接拨款下取得财政专项资金

财务会计账务处理:

借:固定资产 150
　　业务活动费用——财政项目经费——商品和服务支出 30
　　业务活动费用——财政项目经费——对个人和家庭的补助费用 1
　　贷:财政拨款收入——项目拨款 181

预算会计账务处理:

借:事业支出——财政项目经费——专用设备 150
　　事业支出——财政项目经费——其他 31
　　贷:财政拨款预算收入——项目拨款 181

4. 直接拨款下取得财政基本支出资金

财务会计账务处理:

借:银行存款 62
　　贷:财政拨款收入——基本拨款——人员 60
　　　　财政拨款收入——基本拨款——公用 2

预算会计账务处理：

借：资金结存 62
  贷：财政拨款预算收入——基本拨款 62

5. 发放工资，支付社保费用

财务会计账务处理：

借：业务活动费用——其他经费——工资福利支出——工资 100
  业务活动费用——其他经费——工资福利支出——社保 40
  贷：银行存款 140

预算会计账务处理：

借：事业支出——其他经费——工资福利支出 140
  贷：资金结存 140

6. 购置办公用品

财务会计账务处理：

借：业务活动费用——其他经费——商品和服务支出——办公费 5
  贷：银行存款 5

预算会计账务处理：

借：事业支出——其他经费——商品和服务支出 5
  贷：资金结存 5

7. 本月医疗收入确认

财务会计账务处理：

借：银行存款 100
  贷：事业收入——医疗收入 100

预算会计账务处理：

借：资金结存 100
  贷：事业预算收入——医疗预算收入 100

8. 调整本月使用的财政基本拨款经费

财务会计账务处理：

借：业务活动费用——其他经费——经费来源调整 62
借：业务活动费用——财政基本经费——工资福利支出(红字) 60
借：业务活动费用——财政基本经费——商品和服务支出(红字) 2

预算会计账务处理：

借：事业支出——财政基本拨款——工资福利支出 60
借：事业支出——其他经费——工资福利支出(红字) 60
借：事业支出——财政基本拨款——商品和服务支出 2
借：事业支出——其他经费——商品和服务支出(红字) 2

（三）科目余额表

根据上述核算结果，编制财务会计与预算会计科目余额表，见表2、表3。

表2 财务会计体系科目余额

编号	科目名称	发生额（万元）	编号	科目名称	发生额（万元）
1002	银行存款	17	1602	累计折旧	210
1601	固定资产	150	1702	无形资产摊销	50
5001	业务活动费用	436	4001	财政拨款收入	243
500101	财政项目经费	173	400101	基本拨款	62
50010101	固定资产折旧	110	400102	项目拨款	181
50010102	无形资产摊销	32	4101	事业收入	100
50010103	商品和服务支出	30	410101	医疗收入	100
50010104	对个人和家庭的补助费用	1			
50010109	其他				
500102	财政基本经费	62			
50010201	工资福利支出	60			
50010202	商品和服务支出	2			
500103	其他经费	201			
50010301	工资福利支出	140			
50010302	商品和服务支出	5			
50010303	对个人和家庭的补助费用				
50010304	固定资产折旧	100			
50010305	无形资产摊销	18			
50010306	计提专用基金				
50010308	资金来源调整	－62			
50010309	其他				
合计		603	合计		603

表3 预算会计体系科目余额

编号	科目名称	发生额（万元）	编号	科目名称	发生额（万元）
8001	资金结存	17	6001	财政拨款预算收入	243
7201	事业支出	326	600101	基本拨款	62
720101	财政项目经费	181	600102	项目拨款	181

（续表）

编号	科目名称	发生额（万元）	编号	科目名称	发生额（万元）
72010101	房屋建筑物		6101	事业预算收入	100
72010102	专用设备	150	610101	医疗预算收入	100
72010103	通用设备				
72010109	其他	31			
720102	财政基本经费	62			
72010201	工资福利支出	60			
72010202	商品和服务支出	2			
720103	其他经费	83			
72010301	工资福利支出	80			
72010302	商品和服务支出	3			
72010303	对个人和家庭的补助费用				
72010304	资本性支出				
72010309	其他				
合计		343	合计		343

　　上述政府会计制度下财务核算的处理流程，满足了政府会计制度改革的各项核算及管理要求，不足是在科目余额表中无法查询财政基本支出拨款的使用明细，但是财政平台的相关批复和报表可以提供该数据，日常核算工作不受影响。

　　2019 年是执行新的政府会计制度的第一年。行政事业单位对新制度的各项要求进行学习和思索，参考行业指引的思路，不是生搬硬抄，而是积极探索适合自身的实务工作方法。目前的操作既帮助行政事业单位在人力、物力、财力投入最少的前提下完成了政府会计制度的平稳过渡和顺利实施，改进了财务核算的质量，更进一步对接现代医院精细化管理的要求，提升了财务管理水平。

参考文献

［1］中华人民共和国财政部.政府会计制度——行政事业单位会计科目和报表（合订本 2019）［M］.北京：中国财经出版传媒集团、中国财政经济出版社，2019.

［2］中华人民共和国财政部.关于印发医院执行《政府会计制度——行政事业单位会计科目和报表》的补充规定和衔接规定的通知［Z］.2018.

原载《新会计》2019 年第 12 期

试论公立医院后勤实体成本控制*

上海交通大学医学院附属瑞金医院　　左　浩

|摘　要|

本文从研究公立医院后勤实体成本的组成及作用着手,揭示了公立医院后勤实体成本管理的要求与重点,强调公立医院后勤部门执行成本管理的关键性和重要性。以 RJ 医院后勤服务部门强化成本管理实践为例,对公立医院后勤服务与管理活动作出多样性研究。本文旨在提高整体公立医院后勤实体成本的管理工作,为完善医疗服务质量管理、优化医疗服务提供更优秀、更平稳的后勤保障。

|关键词|

公立医院　医院后勤　成本管理

一、引言

新形势下医院的会计核算与管理正迎来巨大的革新。医院财务工作也必须积极探寻新思路,以面对未来发展提出的高标准、严要求。医院后勤服务部门由于其特殊性,必须加强公立医院后勤实体成本管理。随着医疗机构改革的发展,对医院后勤管理工作也越来越重视。后勤工作作为医院重要的部分,直接影响到医院的经济效益。医院后勤涉及医院的各个方面,需要投入的人力、物力、财力也非常大,搞好后勤管理工作是提高医疗服务水平的重要途径。在竞争日益激烈的市场环境下,经济效益是医院在市场站稳脚跟的保障,医院必须加强后勤管理中的成本控制工作,提高后勤资源的利用效率,节约成本投入,进而为医院带来更好的经济效益。医院后勤管理的成本控制,在医院发展过程中有着重大作用,关系到医院的经济效益。重视医院后勤管理中的成本控制工作,可以节约后勤管理中人力、物力、财力的投入,优化资源配置,提高资源的利用效力,为医院的发展提供财力支持。本文对医院后勤管理中成本控制进行探讨。

二、公立医院后勤实体成本的组成及影响因素

(一) 后勤实体成本组成

广义上的成本是实体通过所占据的资源实施运营管理工作所耗费的所有资源的总和。后勤实体成本就是指后勤运营管理中所消耗的成本总和,其主要由原材料成本、人力成本、燃料成本、财务成本、管理费用等相关因素组成。原材料成本是指实体运营所消耗的原料费等;人力成本是指工资、奖金、津贴等劳务发放;燃料动力成本主要是指气体燃料(天然气)与液体燃料(汽柴油)等费用;财会费用则包括利息支出等相关财务经费支出;而

---

　　* 基金项目:上海市卫生和计划生育委员会 2017 年科研课题《以成本为基础的按病种收付费标准研究》(项目号:20170162);上海市医院协会医院管理研究基金 2017 年协会级立项课题《时间驱动作业成本法在三级甲等公立医院成本管理中的运用研究》(项目号:201701001)。

管理费用的范围最广,其包含后勤部门的办公经费、累计折旧、职员培训等相关费用。

(二)后勤实体成本影响因素

实体成本受到多方面因素的影响,其主要影响因素为材料采购价格变动、框架架构、员工职业能力、管理方法、决策能力、政策影响等相关要素。

三、公立医院后勤实体成本管理的重要性

(一)有助于医院后勤实体有效控制成本支出

医院成本管理采用以成本管理为主的控制手段,制定相应的成本限度,通过限额管理,管理成本支出,并且是通过比较实际产生的成本额与预定的成本限度额,测定经营活动效果的管理控制方法。不论在任何情况下,控制成本就是为了盈利。当然,不以营利为目的的医院后勤也不例外,如果医院后勤成本不断提升,利润不断下降,甚至亏损,就医院后勤而言,其基本运作都会受到威胁,就更谈不上发展,甚者还会影响到医院的全局发展。

(二)为医院后勤实体发展提供保障

医院后勤实体在运营与管理环节中,必须应对来自医院内部和外部的各种压力。在对后勤实体投入逐年减少的环境下,医院管理者不断地对医院后勤实体提出价廉质优服务的内部要求,还要兼顾同行业的竞争、税收、通胀、利率等外部相关因素的影响。医院后勤要在这种环境中生存,以继续降低成本为优势,提高相应的辅助服务价格竞争力。

(三)成本管理是医院后勤实体发展的基础

医院后勤实体相关部门,必须以降低相应服务价格为主旨,凸显价格优势,吸引更多服务对象,增加营业额。但是由于公立医院有维持同一盈利标准的限定,因此降低服务价格,提升服务质量,唯一有效可行的方法只有控制实体成本的支出。只有将成本管理能力达到同类相关企业的标准,医院后勤才可能得到稳步的发展。

四、公立医院后勤实体成本管理要点

(一)公立医院后勤实体成本管理的基本手段

按照成本定义划分部门控制标准,创建成本管理架构。仅通过缩减开支,采购低成本材料来实现对机构成本的管理不合理。医院必须建立以控制预算目标为导向的成本控制手段,对机构进行更有效的成本管理。在实施全面性调研与系统科学计量后,运用经济指标分解法或预算分析法、定额比较法最终确定相应的标准成本。

医院财务部门每年会根据全院年度预算方案,对医院后勤部门下达一定的部门预算费用指标(人员经费、管理费用、能源消耗等)。在下达费用指标的同时,为强化后勤部门更有效地履行年度部门预算执行进度,提高部门增收节支、提能增效的积极性。在医院相关政策制度的规范下,医院后勤部门设定考核指标,实行成本管理。

人员经费指标及考核标准:定岗定编。对后勤部门员工劳动报酬、生活津贴和福利补助等,实行定岗定编管理,主要包括员工工资、补助工资、职工福利费、离休退休人员费用和人民助学金等项。

"三公"经费指标及考核标准:医院财务管理制度。严格规范后勤部门公务接待支出报账手续,按规定使用公务卡结算,超过经费的部分按比例减轻奖励绩效,减额被限制为部门奖励绩效的总额。

资产使用效率,考核标准:设备利用率与设备完好率。统计设备完好率 $\eta=(1-L/H)\times100\%$、设备利用率 $W=(h/H)\times100\%$,直接作为后勤部门奖励系数。

公立医院后勤成本管理的体系建设。必须把各个成本项目与标准成本进行评估和考核,既要分析指标本身的实施情况,还要检测影响指标的所有作用要素,目的是核算成本管理的有效性。由职能部门负责,在费用发生地点建立成本费用管理责任制,通过定勤、定责、定期检验审查部门标准成本执行情况,监督整体费用支出情况,发现差异及时纠正。制定医院后勤成本核算效益评价管理办法。

创建成本管理信息回馈机制。制定成本管理信息回馈机制,调查审查中发现的与标准成本差异较大的项目和部门,分析原因,制定计划,最大限度地降低成本差异。必要时将成本差异、成本费用控制执行情况反馈至医院管理层,以便有效地运用决策,安排财务研究,完全实现成本费用管理规划。

(二)公立医院后勤实体成本管理重点

合理更新设备。用新的、效率更高、更经济合理的设备,更换技术上陈旧、落后或经济上不宜继续使用的设备的活动,是保证社会再生产正常进行的必要条件。但这种更新必须具备规划性、产出高于投入的目的性,过多与过分的更新都会加重债务负担,减少利润形成。

量化管理。随着后勤实体业务量的快速增长,所有物资的消耗量和需求量也增加。因此,加强对物资成本的控制和节省是很重要的。一是运用采购优化手段,通过降低分散采购的选择风险和时间成本,实现规模采购。二是加强库存物资的管理,完善物资的订货、出入登记、统计、验收手续,定期、不定期地进行盘点,确保账实相符。三是建立物资领取的报批和发放手续,定额审批领用物质消耗。四是鼓励员工合理使用、保管物资,减少浪费。

预算管理。加强预算规范化管理与执行刚性约束力,强化预算支出管理,明确支出范围,切实加快支出进度,减少消费支出。特别是在招待费、会费、车辆使用费等相关支出方面,建立健全的节约制度;接待工作必须落实中央八项规定的策略,简化接待程序,杜绝铺张浪费。建立办公用品管理体系,实现部门办公用品的合理配置,减少不必要的浪费和开支。对费用预算支出进度指定专人进行监测,医院实行经费公示制度,年末财务部门对需要公布的项目逐一公布。

人员管理。医院拥有一支具备良好技术素质的后勤人员队伍,医院的后勤管理工作就会有条不紊。这有助于医院医疗技术领域的广泛发展。通过完善医院后勤部门的绩效奖励机制,分析和解决医院后勤部门人力资源管理的新难题,充分激发医院后勤部门人员的工作热情,使后勤部门人员的个人利益与后勤部门整体利益有机结合起来,医院后勤实体才能健康可持续地发展。

内部控制管理。后勤实体必须建立行之有效的内部控制管理制度,创建新型的成本、费用控制方法。使内部控制制度更规范,更具现实意义。通过内部管理,规范权利和义务,真正做到分级承担、责任明确、约束不规范行为。

五、RJ 医院后勤部门加强成本管理举措

(一)标准化建设目标管理制度

明确医院后勤部门和各业务单元职能定位,发挥各业务单元在管理、运营、服务方面

的主体功能。后勤部门和各业务单元签署综合目标责任书（经济目标责任、安全生产责任、党风廉政责任、服务质量责任）。在各业务单元构建一系列的监控、评估、考核、奖惩体系，形成各业务单元内部的决策、制衡机制，提高单位管理水平和服务效率。部门则实行目标管理绩效考核，充分发挥考核的绩效导向和杠杆作用，提高工作效能，推进医院后勤部门工作的贯彻落实，确保医院后勤保障任务顺利完成。

（二）成本管理驱动下的业务管理

梳理并完善各项财务管理规定，制定《RJ 医院后勤业务活动管理办法》《RJ 医院后勤部门目标责任综合考评办法》等规章制度。通过加强财务管理，严肃财经纪律，对"三公"经费使用全过程进行监督和评估，将"三公经费"管理情况作为部门内部审计、监察的重要内容；以预算控制为代表，以成本计算为基础，积极构建以资金控制为重点，以细化管理为手段的完整的成本管理系统。

（三）智慧后勤——AI 后勤

运用"互联网＋"对后勤管理服务进行管理，切实提高后勤服务的质量和标准，解决医院后勤服务保障需求与后勤管理服务之间的矛盾。梳理规范后勤职能，为医院后勤的发展方向进行有益的尝试。整合优化后勤资源配置，提升资源利用效益。有效防范医疗、餐饮等职工生活保障成本的支出漏洞。建立起管理者、服务对象与服务之间的无障碍沟通机制。智慧后勤为后勤部门的长远发展，提供了最重要的服务需求、服务资源配置的"大数据"支持，让科学决策常态化，并通过"大数据"对服务对象意见的反馈进行分析，实现精准的人性化服务。

（四）能本管理促进后勤资源优化配置

RJ 后勤部门的能本管理，强化了以能为本的管理理念，根据人的能力决定工作单位，不仅提高了工作人员的能力和岗位的匹配程度，还提高了工作的效率，更打破了人情、关系的阻力，实现了员工个人能力与岗位的高度匹配。这不仅增强了员工的危机意识、责任意识和竞争意识，也迫使员工由"要我学"变为"我要学"，极大地调动了员工自觉学习业务知识、努力提高工作技能的积极性。能本管理像一个助推器，迫使员工不断学习新的知识技能，因为员工都知道如果不认真学习新的技能、新的管理经验、新的业务知识，就难以胜任科技含量越来越高的工作，从而影响自身的收入与发展。这有利于形成讲学习，重能力，讲贡献，论业绩的组织氛围。

（五）建立医院后勤成本核算和效益评价体系

建立医院后勤成本核算和效益评价体系，为实施 RJ 医院后勤全方位、多元化的质量管理做补充；完善医院后勤成本控制环节，加强人、财、物等方面费用开支成本的控制。这些为后勤服务医院提高自身管理水平和服务质量提供了重要保证。只有了解医院所有层面的成本开支，避免浪费，才可以确保后勤服务的健康发展，完成运营与服务宗旨，保证医院后勤部门为医院推出优质的服务。

六、结语

综上所述，医院后勤实体成本控制是公立医院建设发展过程中的重要内容。面对当前医院会计核算与医疗管理的重大革新，医院发展得越快，对后续工作保障的适应要求的程度越高。后勤实体成本的控制应在改革中不断开拓、创新发展。要改变传统的粗放管理模式,朝着集约化、专业化、智能化及社会化的方向不断改革与完善。要结合医院自身的实际情况,准确地利用市场经济规律,理论联系实际,为改善医疗服务质量的管理,优化医疗服务提供更优秀、更平稳的后勤保障。

参考文献

[1] 毛锦涛. C医院后勤成本控制体系构建研究[D]. 重庆:重庆理工大学,2016.

[2] 徐艳. 大数据时代企业人力资源绩效管理创新[J]. 江西社会科学,2016(02).

[3] 程子伟. 医院后勤外包服务成本控制探讨[J]. 中国医院管理,2017,37(04).

[4] 应鉴林. 实行成本核算促进医院发展[J]. 中国卫生经济,2005,24(12).

[5] 林宏峰. 探究后医改时期医院后勤社会化管理存在的问题与对策[J]. 企业改革与管理,2017(10).

原载《新会计》2019 年第 4 期

新时代公立医院出纳转型思考

上海交通大学医学院附属第九人民医院　陈欣霞　梁　颖　霍子瑜　张雯静　张海斌

|摘　要|

　　公立医院作为新时代我国公众健康保障的重要力量,必须满足人民日益增长的健康需求。本文分析了新时期下公立医院出纳面临的挑战,提出了公立医院出纳转型路径,以期为公立医院出纳转型提供参考。

|关键词|

　　新时代　公立医院　出纳　转型

　　出纳是按照有关规定和制度,办理本单位的现金收付、银行结算及有关账务,保管库存现金、有价证券、财务印章及有关票据等工作的总称。医院会计作为政府会计的重要组成部分,受到国家财政部门的高度重视,出纳作为医院财务部门最基础的岗位之一,由于直接接触货币资金,岗位风险突出,一直以来是医院财务管理与风险防控的重点。进入21世纪以来,以互联网为代表的信息技术快速发展,新技术、新理念不断涌现,传统资金结算模式发生了深刻的变革,人工智能、"互联网＋"等技术理念给公立医院出纳工作带来了巨大冲击,出纳工作的转型因此也迫在眉睫。本文分析了传统出纳工作所面临的挑战,提出转型的方向与路径。

一、新时代公立医院出纳面临挑战

(一)传统公立医院出纳职责与特点

　　出纳是单位经济活动最基础的环节,传统公立医院出纳岗位,一般会延伸到门急诊与出入院等窗口的收费人员,主要工作职责包括:批价、收款、上解银行、报销(含审核)、记账等。传统公立医院出纳特征包括:一是窗口收费人员众多。公立医院财务部门窗口收费人员众多,一般占财务部门总人数的绝大部分。二是现金收入量大。从货币资金占用情况看,由于公立医院传统收费窗口结算系统以及患者就诊习惯的因素,公立医院收入组成中现金占比较高。三是备用金额度普遍偏高。医院开设收费窗口众多且工作时间比较特殊。特殊的工作时间导致医院出纳无法及时从银行支取,满足当天窗口收费找零工作所需的零钞与出院患者所需结账退款,必须提前预备大量现金。四是出纳报销业务工作繁重。目前,公立医院的经济业务类型非常复杂,涉及医疗、教学、科研、经营等跨事业企业多领域核算,同时随着医疗事业的不断发展,设备、药品、耗材的品规越来越复杂,财务出纳每月需要支付大量的不同类型支出,工作异常繁重。

(二)传统公立医院出纳面临的挑战

　　一方面,新技术与新理论对传统经济模式的挑战冲击不可避免地会对公立医院出纳业务产生深刻的影响。为了改变传统医院经济管理模式下出纳岗位面临的诸多问题,如人力资源消耗大、现金管理存在风险、交易频繁、资金结算量大等问题,目前上海的公立医院内就已经出现以自助结算机器作为人工收费窗口补充的运营模式,通过多年的发展,上海的公立医院已经推广了自助结算服务,而在浙江温州已经有公立医院基本完成机器结算对人工窗口的替代,取得了很好的社会效益与经济效益。

另一方面,自助结算机器面世与推广的背后是大量医院收费人员的转岗与安置,这对公立医院收费岗位人员而言无疑是一项充满艰难选择的挑战。多渠道的线上结算方式出现,使出纳人员面临互联网思考模式的挑战,他们不得不改变传统经济模式下结算渠道相对单一、记账、对账方式单一等惯性思维,转而建立互联网时代多渠道、多形式、网络化结算、记账、对账等新方法。

面对信息浪潮冲击,公立医院出纳人员自身存在的问题日益凸显,现有出纳人员能力水平与新形势要求间存在较大差距。作为我国事业单位的重要组成部分,公立医院在医改前相当长时间内并没有建立系统科学的管理模式,权责关系不明晰,管办混淆,经济管理水平相对落后,出纳岗位则普遍存在专业能力偏低、后期培训不足、职业规划缺乏等方面问题,对现有岗位、现有工作方式依赖性很强,思维模式固化,转岗或再上岗难度大,面对挑战,相当比例的出纳人员存在被淘汰的风险。

二、新时代公立医院出纳转型对策思考

(一) 转型路径与方向

一是成为具备财务专业背景的信息系统维护团队成员。线下的机器收费员与线上多渠道结算方式相结合的模式终将替代目前的窗口人工结算,在部分金融领域,如银行窗口已经得到实现。但再完善的信息系统也需要专业的维护团队,其中具备扎实财务专业能力的团队成员不可或缺。

二是成为财务部门派驻临床科室的财务助理。目前,专业分工越来越精细,临床医护人员资源的稀缺已经得到各方的认同与重视。通过引进行政助理人员,解放医护人员的非医护工作压力模式已经在各发达国家医疗系统中广泛应用。其中熟悉财务专业知识,帮助临床完成各项经济管理工作的财务助理,是行政主任团队的重要组成部分。

三是成为面对保险机构、患者,提供专业医疗保险服务的财务人员。尽管我国商业医疗保险市场还远未成熟,但在发达国家的医疗体系中,公立医院均有面对保险机构与患者的专业队伍。其主要职责是合理合规地审核确认医疗机构提供医疗服务的收费编码,在维护医疗机构合理补偿、减轻患者就医负担与保证医疗保险机构及时支付三方间寻找平衡点,是保障医疗机构发展的重要组成部分。

(二) 转型对策与方法

一是公立医院总会计师或财务负责人对出纳岗位转型的认同与重视。作为分管医院经济管理工作的总会计师或财务负责人,必须担负起医院传统财务人员转型的历史使命。无论是从自身岗位职责,还是从具体工作的要求看,传统的管理模式已经不能适应现阶段医院持续发展的需要。全面预算管理、全成本核算、绩效考核乃至内部控制,无一不要求医院经济管理全面化、精细化、系统化,而传统核算方法无法做到核算单元的不断细分,无法进行超越人力资源限制的海量运算,也无法将财务与业务进行深度融合。医院总会计师或财务负责人,必须认清传统财务人员转型的历史趋势与迫切要求,将加强财务人员能力培养、提升财务人员能力水平、促进财务人员升级转型作为最核心的工作要点。

二是出纳人员须对所处环境有清醒认识,主动提升自身能力。医院出纳人员需要对自身所处环境有比较客观清晰的判断,充分认识岗位升级转型的必然性与迫切性,从日常工作内容出发,结合身边已经发生的社会、科技、文化等变化,联系患者与临床科室对财务出纳工作的要求,主动思考岗位升级转型的可能方向与路径,并有针对性地加强自身相关能力的培养,做好面对冲击与挑战的准备。

三是转型所需专业能力的培养与培训。通过思考出纳转型的若干可能,加强能力培养与培训。

信息化思考能力。出纳人员可能不需要精通专业的信息化知识,但需要培养信息化思考的能力,在了解与经济管理相关的信息技术基础上,能够发现相关需求或问题产生背后可能的问题症结所在,具备利用信息技术搜索解决方案或为信息专业技术人员提供经济管理方面的合理建议的能力。

运用管理会计的能力。如转型为临床行政财务助理的角色,则需要掌握基本的管理会计知识并能加以运用。为了解放临床医护人员的生产力,财务助理人员不但要从事简单的经费报销业务,同样需要了解科室经济运营的状况,包括科室预算、成本控制与绩效情况,既能将医院经济管理的战略意图与实施方案传达到临床科室,又能站在科室的角度,为医院与医疗保险机构进行有效沟通,提供有价值的财务数据支撑,最大限度地争取医疗保险资金对医疗服务所提供价值的认可,对财务助理管理会计的水平提出了比较高的要求。

人际沟通的能力。目前,人工智能的特长侧重于可计算与可复制方面,依靠超高的计算能力与强劲的工作强度,人工智能将很好地替代这些领域的人力岗位;反之,创造性强、不可预见性大或需要人文关怀的岗位,被替代的可能就较低。公立医院每天要接诊数以万计的患者,每个患者的心理活动各不相同,当大量收费人员因结算模式的升级从原有岗位脱离出来后,如果具备良好的沟通能力,可以在新的岗位上继续发挥作用,通过有效的沟通,优化就医流程,化解医患间的矛盾,提升患者的就医满意度,体现自身价值。

三、结语

公立医院在新时代下,顺应医改潮流,提升服务能级是大势所趋,传统出纳岗位职责最终被信息化技术手段所替代则不可避免。在这一环境下,主动思考公立医院出纳岗位转型,运用信息化思维模式,从业财融合、管理会计的视角探索转型路径,大胆践行是公立医院财务管理与出纳人员面对冲击、应对挑战的应有态度。

参考文献
[1] 喻莉. 出纳在会计环节的作用、存在的问题与对策[J]. 纳税,2018(19):90.
[2] 周海平. 公立医院收费环节内部控制建设研究[J]. 管理观察,2015(7):147-148,152.

原载《新会计》2019年第1期

基于新医改的公立医院高值耗材管理

——基于某三级医院数据调研

上海申康医院发展中心 陈志军

| 摘　要 |

本文对某三级综合类医院及三级中医类医院的相关数据进行了调研分析,发现目前医院高值耗材管理问题,提出通过政府部门合理定价、建立阳光采购平台、引进SPD物资供应链,以及借助HRP信息化管理平台等,提高物资采购供应效率、重点降低高值耗材费用,规范公立医院高值耗材的管理,提升管理效率,提高医疗质量,缓解患者医疗负担。

| 关键词 |

合理定价　阳光采购　SPD物资供应链　信息化建设

一、引言

医用高值耗材是指医疗器械中直接作用于人体,对安全性有严格要求,临床使用量较大,限于某些专科使用且价格相对高昂的消耗性医疗器械。目前尚无相关制度明确高值耗材的价格界定,一般多为介入类材料、植入性材料、填充物及起搏器类等价值较高的耗材。国家医改相关文件明确提出,强化公立医院成本管理,百元医疗收入(不含药品收入)中消耗的卫生材料降到20元以下。目前,医院高值耗材采购管理和使用管理中均存在管理不严、资源浪费的现象。加强医用高值耗材的管理,对控制医疗成本消耗、减少医疗资源浪费具有显著的促进作用。

本文对国内某省三级综合类医院和三级中医类医院2015—2017年的收入和成本数据进行分析,了解在公立医院综合改革的背景下,耗材收入及成本费用数据的变化趋势,为进一步提出耗材费用控制要点和对策提供数据支撑。

二、综合类医院高值耗材使用情况调查分析

(一) 医疗收入构成情况

2015—2017年,某三级综合类医院和三级中医类医院的医疗收入结构呈现逐年优化趋势,其中,医疗服务性收入占比逐年增加,分别由2015年的19.73%和16.48%增加至2017年的24.52%和22.38%,药品收入(含中药饮片)占比逐年下降,分别由2015年的41.72%和44.64%下降至2017年的33.92%和37.25%。这说明医院正通过调整医疗服务结构和医疗服务价格,实施药品集中采购和规范用药管理等方式,控制药品费用、优化医疗收入结构,提高医疗收入的含金量。但与此相对应的,耗材收入占比不降反升,三级综合医院和三级中医院的耗材收入占比分别由2015年的18.02%和9.27%增加至19.5%和10.12%,表现出与药品费用控制、优化医疗收入结构相悖的变化趋势。加强耗材的控制迫在眉睫,变化趋势见图1、图2。

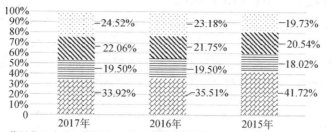

图 1　2015—2017 年某三级综合类医院医疗收入结构变动情况

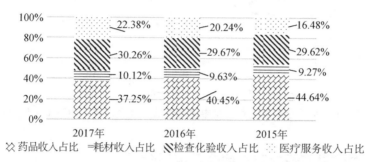

图 2　2015—2017 年某三级中医类医院医疗收入结构变动情况

（二）医疗成本构成情况

2015—2017 年,某三级综合类医院和三级中医类医院的卫生材料费用占医疗支出的比重逐年增加,分别由 22.51％和 15.04％增加至 26.74％和 17.84％。医院卫生材料费包括了可收费耗材和不可收费耗材的费用,继公立医院药品零差率后,正逐步开展耗材零差率。耗材取消加成后,不可收费的卫生材料费将成为医院的"纯费用",金额和占比越大,医院的费用负担越重。统计发现,某三级综合类医院和三级中医类医院的高值医用耗材费占卫生材料费用的比重,分别从 2015 年的 61.81％和 50.03％,下降至 48.06％和 35.49％(见图 3),说明在控制医疗不合理费用政策下,高值耗材的使用有所控制,但仍是耗材费用控制的重点内容。

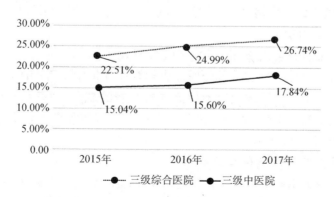

图 3　某三级综合类医院和三级中医类医院卫生材料费占医疗支出的比重

（三）百元医疗收入卫生材料消耗情况

某三级综合医院和三级中医医院的百元医疗收入（不含药品收入）消耗的卫生材料费在 2016 年略有下降，分别降至38.23 元和 26.04 元，但在 2017 年略有上升，分别增至39.60 元和 27.97 元，总体呈现控制成效不明显的状况。需要医院加大控制力度，推出具体举措控制卫生材料消耗，特别是高值耗材的消耗。材料消耗变化见图 4。

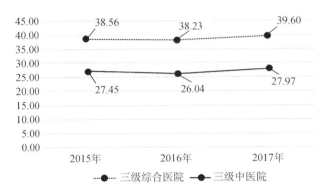

图 4　某三级综合类医院和三级中医类医院百元医疗收入消耗卫生材料费

三、综合医院高值耗材存在问题及原因分析

（一）医用高值耗材的虚高定价

医用高值耗材生产和流通企业规范管理参差不齐，导致医疗耗材市场混乱，存在恶性竞争，造成高值医用耗材虚高定价和回扣现象。虽然国家先后采取了多种干预措施来降低高值医用耗材价格，但效果未达到预期。高值耗材生产质量差别也很大，过度崇信和使用进口高值医用耗材，缺乏规范化价格核定和有效监管，也导致医用高值耗材费用居高不下，增加了医疗成本。

（二）医用高值耗材使用量呈上升趋势

目前，三级医院病种难度及三四级手术结构不断增长，同时随着科学技术的不断进步，疾病复杂程度及诊断治疗水平不断提高，适用于医疗领域的新技术、新材料和新设备不断出现，耗材使用量相应增加。由于新材料和新设备的购买成本较高，部分医用高值耗材收费尚未纳入医疗保险报销范畴，同时，医院缺乏对过度使用医用高值耗材问题的约束措施，导致了医疗费用的增长。

（三）医用高值耗材品种繁多、不规范收费形式多样

医用高值耗材项目品种繁多，部分医疗机构存在提供给患者的医用高值耗材费用单据不详细，甚至存在违反收费政策以不规范方式收费的现象，医疗机构缺乏自查约束机制，各级主管部门也缺乏监督，查处奖惩力度不够。不规范收费加重了患者的经济负担，给医疗行业的形象带来极坏影响。

（四）医用高值耗材规范化管理不到位

目前，公立医院医用耗材的采购和管理的专业化水平不高，管理人员大多对临床需求了解不够，对耗材专业性能了解不全，现有相关法规文件缺乏对耗材全流程管理的规范化操作办法，导致大多数医院尚处于粗犷式管理模式，缺乏精细化管理，另外，加大防腐倡廉

力度,强化"红包""回扣"灰色收入治理,对医用高值耗材管理具有促进作用。

四、综合医院高值耗材管理对策

(一)建立科学的定价模型以及定价策略

相关政府部门应就医用高值耗材建立科学合理的定价机制,完善医用高值耗材价格管理机制。在合理成本补偿的定价基础上,逐步实现医用高值耗材生产的利润率水平与社会平均利润率水平相接近,改变目前因放开价格缺乏监管而出现的乱涨价、价格欺诈行为,医用高值耗材价格管理要引进市场竞争机制,除列入国家基本医疗保险目录的医用高值耗材和特殊医用高值耗材由政府定价外,其余耗材应由生产经营企业自主定价,但政府应限定最高零售价格,允许供应企业降低销售价格,以保证医疗卫生服务收费价格改革的顺利进行。

(二)强化耗材价格监管

政府主管部门应监督医疗市场的运行,重点对医院医用高值耗材使用行为、产品质量、采购价格、信息披露及相关政策法规的执行情况予以适度管制和监督,对医用高值耗材市场进行必要的宏观调控,促进医疗市场良性发展。医院也要加强价格管理,对每一品规医用高值耗材的基本内容作出明确的规定,对产品质量制定出基本的、便于测量的质量标准,并向社会公布,以便患者自主选择优质医疗服务。

(三)阳光采购"两票制"

根据医改政策推进医用高值耗材通过集中采购平台进行阳光采购,网上公开交易,鼓励采购国产医用高值耗材,成交价格予以公示。加强耗材质量安全监管,严格耗材市场准入,保障质量安全。逐步推行高值耗材"两票制"重点规范公立医院医用高值耗材的采购环节,控制高耗材成本。

(四)建立内部控制制度下的 SPD 物资供应链模式

SPD 供应链是搭建"供应商、医院供应中心、科室病区"的信息平台,由科室在 SPD 信息系统的平台上发出订单需求,供应商根据订单将医用耗材配送到医院供应中心,经过验收入库、附条形码等一系列操作后直接配送到临床使用科室,定期按实际使用医用耗材的品规和数量与供应商进行结算,数量可计算到最小定数(包),最大限度地减少医院物资库存量并有效解决缺货问题。从耗材采购、配送到患者使用全部环节均通过扫描条形码,形成医用高值耗材相关经济活动关键环节、关键岗位相互分离制约,促进高值耗材收支配比。

(五)采用 HRP 系统实现耗材全程可追溯管理

在医院大力建设"互联网+"的信息时代,HRP 系统建设在许多大中型医院均已建设实施,以二维条形码自动识别技术为基础建立的医用高值耗材监控与管理系统,能够实现信息源、信息处理器和信息用户的自动化,能同步追踪记录高值耗材使用信息。通过数据接口完成不同系统间的数据传输,将医院电子病历系统、HIS 收费系统、手术麻醉系统、成本核算系统、绩效管理系统等多个信息系统有效链接,实现数据资源共享,形成基于信息化管理的医用高值耗材全过程闭环式可追溯管理,见图 5。

(六)单病种付费医保支付制度改革

根据我国医用高值耗材现状,在按项目收费的基础上,对常见病、多发病的住院治疗

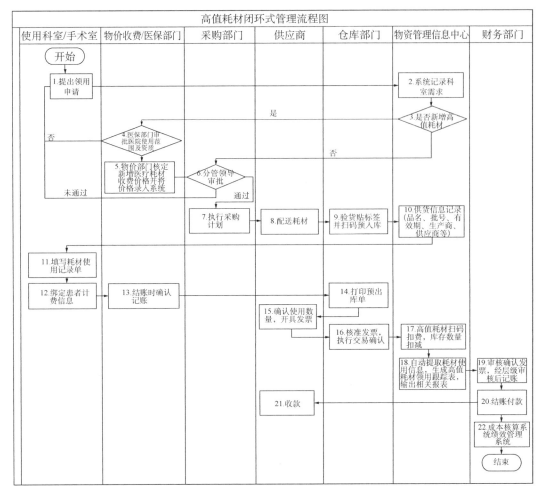

图 5　高值耗材闭环式管理流程

实行单病种最高限价,逐步过渡到按病种和 DRGs 为主的复合型医保支付方式改革。按单病种收费的优点是收费方式公开、公平,可避免过度治疗,减少治疗时间,节约卫生资源。按单病种收付费改革将会使公立医院形成降低服务成本的有效机制,遏制过度医疗服务,科学合理使用耗材,自发控制医用高值耗材的使用量,提高卫生资源的使用效率。

五、结语

在经济杠杆的驱动下,过度不合理地使用医用高值耗材增加了患者的医疗费用负担,并直接危及医疗保险资金的平衡,引发社会矛盾。科学有效的管理措施能合理控制公立医院医用高值耗材费用,帮助政府用于调控医疗服务总量和结构,建立更加公平合理的费用价格体系,理顺医患关系,促进优化卫生资源配置。未来公立医院将顺应医药价格改革的重点工作方向和思路,利用大数据技术建立医用高值耗材价格和使用量常态化监测机制,组织和引导卫生事业向着有利于不断增进人民群众健康的方向发展。

参考文献

[1] 吴清，孙冬杰，庞浩. 二维条形码技术在医用高值耗材管理中的应用[J]. 中国卫生质量管理，2018，25(10):15-17.

[2] 彭雪莲. 新型医疗物资供应链 SPD 模式在医用耗材管理中的应用探讨[J]. 产能经济，2018(10):353-356.

[3] 丁度吉，林宇腾. 医用高值耗材二级库条形码应用[J]. 医疗装备，2014，28(11):66-68.

原载《新会计》2019 年第 2 期

专题三

内部控制与绩效评价

关键绩效指标在医院绩效评估中应用

——以上海××医院为例

上海交通大学医学院附属新华医院　李敏强

|摘　要|

绩效管理作为公立医院管理的重点内容,在实现公立医院可持续发展、实现公立医院改革目标等方面具有重要意义。本文从公立医院KPI体系搭建入手,以完善绩效评估体系和考核机制为重点,以上海××医院为例,分析了在实施综合目标管理考核基础上引入关键指标考核的路径和效果。

|关键词|

公立医院　关键指标　绩效考核

关键绩效指标法(Key Performance Indicator,KPI),是将关键指标作为绩效考核的核心内容,将关键指标作为主要评价依据,将员工的绩效与关键指标进行比较,从而进行评估的方法。实践证明,KPI关键绩效指标法可以在优化资源配置、提高员工效率和积极性等方面发挥积极作用,并为医院可持续发展、完善医院绩效管理体系提供有效支持。本文对上海某医院,采用关键绩效考核方法进行研究。

一、绩效评估体系构建

(一) 构建方法

围绕公立医院体现公益性,强化精细化管理的要求,该医院通过检索、汇总、分析,研究大型综合性医院进行绩效评价的思路、方法及利弊。

该医院在汇总、分析成果及广泛了解医院各层次人员绩效评价需求和认同的基础上,经过讨论,提出医院实行绩效评价的初步思路和框架,邀请医院职能处室负责人、临床科室主任、工会等不同层面专家组成委员会,进一步咨询、论证医院绩效评价的思路和框架,并形成方案。

(二) 构建原则

关键绩效指标(KPI)必须充分体现"关键"性,围绕主要指标设计。

1. 以病人为中心指标

文明服务方面:病人满意度测评主要通过在相关科室门诊病房服务区域对患者和家属现场访谈和问卷调查、病人服务投诉和医患纠纷投诉统计、对医务人员进行医德医风考核;创城工作检查主要为响应全国区域创建县级文明城市三年行动全院控烟、环境卫生等任务,以及科室和员工参与度与完成情况的专项考核,公民行为规范的评估。

合理控费方面：采用同比和环比手段重点关注综合目标考核中的门急诊及住院均次费用核心指标考核，严格控制医疗费用的不合理增长。

2. 以质量为生命指标

医疗综合质量方面："以病人为中心"关注医疗质量与医疗安全，从创新技术项目开展、病史书写质量、医疗纠纷和事件发生数量等环节进行医疗质量和安全考核，促进医疗质量持续改进。

临床路径管理方面：根据临床路径规范，结合医院实际鼓励科室自行申报、医疗管理部门审核，积极、稳妥地促进各科室增加专业和病种的数量，按照入径率、服务收费和质量考核并进行激励，为 DRGs 工作的开展奠定良好的基础。

3. 以政策为导向指标

费用结构调控方面：重点关注政策导向，提倡合理控制医疗费用增长，通过科室药品收入、自费药品、医用耗材占医疗收入比等指标考核，调结构，腾空间，有力提高服务性医疗收入占比。

医保管理：根据医院医保付费总额控制的指标和要求，对各科室专业医保费使用的合理性和合规性实施动态监控、动态分析、动态考核，保证医保政策制度平稳运行，为下阶段纳入市级区域性医保总额预付结算制度政策管理试点提供基础。

（三）考核指标

科间测评是为了考核医技科室服务的特设指标，主要内容包括临床科室对该科室的服务需求满意度、检查报告的及时性和准确性、与临床科室的主动沟通性、新业务项目的拓展宣传等。

各科室指标及具体分值，如表1、表2所示。

表 1　临床科室指标及具体分值（总分 10 分）

类别	医疗质量			合理控费		费用结构调控			医疗服务
项目	医保管理	医疗综合评分	临床路径管理	门急诊均次费用	住院均次费用	门急诊药占比	住院药占比	耗占比	文明服务
分值	1	2.5	1	0.5	0.5	1	1	0.5	2
考核科室	医务科								党办

表 2　医技科室指标及具体分值（总分 10 分）

类别	医疗质量		医疗服务
项目	医疗综合评分	科间测评	文明服务
分值	2	4	4
考核科室	医务科		党办

KPI 关键指标的设计不能一成不变，而是要与医疗改革大方向保持一致，最终构建与医院实情相匹配、评估基础较完善的指标考核体系。

二、绩效评估实践

（一）实践方式

绩效评估一般为月度与年度。月度评估反映运营情况和医疗质量情况；年度绩效评估中可适当增加科研教学工作的考核。月度评估，核心指标具体表现为医疗业务、医护质量、社会效益和运营效率四大类。除医疗业务、医护质量指标具有共性外，其他指标在二级、三级指标设置上都有所区分。由于护理人员比重大，工作性质又有别于医生的群体，对护理人员由护理部直接实行垂直管理并单列考核，单独考核其工作量和护理质量。

（二）医疗业务考核指标

目前，医疗业务考核指标有门急诊人次（按具体科室细分为康复门诊人次、冠脉治疗人次、血透治疗人次等）、手术例数、会诊人次等指标，具体如表3所示。

表3　医疗业务考核指标一览（部分）

指标类型	核心指标	科室
医疗业务	门急诊人次	儿童保健科 心血管内科 ……
	专家门诊人次	
	康复门诊人次	康复医学科
	出院人次	儿童保健科 心血管内科 ……
	手术例数	
	冠脉治疗人次	心血管内科
	手术外麻醉人次	麻醉与重症医学科
	正畸与种植例数	口腔科
	……	

在表3中，门急诊人次、专家门诊人次等为部分医疗业务共性指标基本不变，此外，应根据各科实情，设置具有代表性的个性指标予以展现，如正畸与种植例数、冠脉治疗人次等。同时，可设置鼓励性指标（如无痛胃肠镜占比）、约束性指标（如医保总额控制）等，并根据每个科室工作内容的不同，每年进行相应的调整。

（三）医护质量指标

医护质量指标主要是对医疗业务后续质量跟踪进行的评估，主要内容包括麻醉分级例数、重点病种例数（可按医院需求进行重点病种跟踪）、三四级手术例数、处方合格率、并发症发生率、初诊准确率等指标。具体内容如表4所示。

表 4　医护质量指标一览(部分)

指标类型	核心指标	科室
医护质量	处方合格率	各临床科室
	并发症发生率	
	初诊准确率	
	三四级手术例数	
	重点监测病种	
	人均护理工作量比	护理人员
	院内褥疮发生率	
	护理质量评价	
	……	……

绩效价值应特别关注护理人员,侧重体现其技术含量、风险责任的指标评估机制,如院内褥疮发生率、人均护理工作量比值、护理质量评价等指标,以体现护理人员的劳动价值并为护理考核提供依据。

(四)运营效率指标

由于医院各临床医技科室规模、水平均不相同,在医疗业务指标设置的基础上,应同时对运营效率指标进行细分。如可设置病床占用率、人均手术例数、临床路径的入径率、完成率等内容,以此体现各科室工作效率的评估效果。

(五)社会效益指标

社会效益指标主要体现患者满意度,可根据医院实际情况进行设置。比如,目前正在各大公立医院推行的第三方支付与诊间确费工作,可将诊间确费占比等指标进行量化考核;又如,精神文明考核,可按照患者满意度、定期调查问卷内容等设置成不同级次,作为考核依据。

(六)绩效评估指标权重的确定

考核指标确立后,要合理设置相应的权重。权重的确定可以借助科学的数理统计方法。权重也体现了医院在不同发展时期的经营管理理念和管理侧重点。公立医院要适当降低以收支结余为考核重点的指标权重,否则医生重视的是创收多少,社会效益意识淡薄;需侧重医疗质量权重,加大医疗安全的考核权重,重视患者满意度,提高反映医院可持续发展的成长性指标权重以适应医院发展的需要。

(七)考核结果的应用

依据权重分配与实际评估结果确定科室综合考核分数,并注意评估在口径上的可行性。如分配政策应向一线科室倾斜,护理人员应按岗位进行排名,主流分配向脏、苦、累、风险高、技术服务难度大的岗位倾斜,病房护士排名要高于门诊护士,病房 ICU 类护士由于抢救病人劳动强度大,需要适当给予补贴,门诊服务岗的护士排名应低于门诊医技岗的护士,先进科室的护士长给予相应的奖励。绩效考核结果还与科室主任考核相结合。

（八）实施保障

××医院成立由院管理层直接挂帅的考核小组,组织关键绩效考核体系和相关内容目标的设定,院管理层和相关职能部门各司其职。

管理层在医院中层干部会议上剖析解读考核方案,安排科主任和科室明确考核目标任务,相关职能部门分别启动考核程序,按目标考核内容板块分组实施,如党办负责文明服务类考核,医务部负责医疗质量类考核,绩效办负责对考核结果进行汇总排序,医院管理层根据考核结果在全院范围内进行分析表彰,奖励优秀员工,找出差距,指导策略,鼓励更多的科室做好工作,增强绩效考核的结果应用。

科主任目标责任书是实现指标的重要载体。在××医院,绩效部门在每年年末都会根据医院发展的整体目标并结合实际情况,针对不同科室制定、下达科主任目标责任书,在下一年进行考核,由于参照了平衡记分卡的相关内容,科主任目标责任书涵盖了以上四个方面的内容,保证了考核的完整性。图1展示了××医院科主任目标责任书。

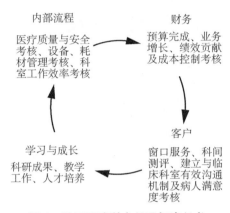

图1　××医院科主任目标责任书

三、结语

本文分析研究发现,2016年至今,该医院在全面实施综合目标考核基础上,引用了关键绩效指标考核方法,并面向临床医技科室和部门。从实施效果看,关键绩效考核体系已成为医院考核管理的重要方法,员工绩效管理意识增强,激发了其主观能动性,重症疑难病人收治、复杂手术占比、新医疗技术开展例数逐年增加,科室和医院整体医疗服务效率、医疗质量和安全、患者满意度、医疗费用控制等各项指标得到全面、稳步提升。

医院的特殊性和复杂性决定了这是一项系统工程,临床一线指标量化的科学性和精确性仍需探索。KPI体系的建设必然是循序渐进的动态过程。在××医院,运营管理信息化平台已经投入运行,该系统将医院物流、采购、资产、人力、绩效等信息管理系统与财务管理系统进行有效联通,实现业务财务管理流程的纵向一体化,并且在此基础上,××医院将财务管理、成本管理、预算管理、内部控制等管理有机地融入运营管理信息平台的相关流程,实现医院财务多维度一体化的管理。平台将整个医院的运营管理变成了不断优化的闭环,可以为KPI体系完善提供支撑和优化。如何更好地提取并运用相关数据是××医院下一步努力的方向。

参考文献

[1] 顾松涛，等. 基于人文角度的临床医生绩效薪酬满意度与工作绩效影响因素分析及关系研究[J]. 中国医院，2017(4):39-40.

[2] 刘娜，等. 医院绩效管理浅析[J]. 卫生软科学，2015(1):292-294.

[3] 江文，等. 新医改时期公立医院绩效管理问题及对策研究——以某地级三甲医院为例[J]. 中国卫生产业，2016(13):3-4.

[4] 吴正一，等. 医院绩效考核信息管理系统的建设与思考[J]. 中国医院管理，2015(11):16-18.

原载《新会计》2018 年第 9 期

县级医院内部绩效考核实践探索

上海交通大学医学院附属新华医院　李敏强　颜　菲　施秀虹　程　明

一、引言

20世纪80年代,国内公立医院广泛运用企业成本核算模式进行医院财务管理,并进行绩效分配,随之带来医院补偿机制不到位,运营困难;成本浪费现象严重,"看病难"问题比较突出等。此后,为缓解上述问题,收支结余绩效管理模式应运而生,但仍旧出现医院缺乏公益性、绩效奖金过分依赖收费价格、分配不公平等弊端,不能完全体现按劳分配的原则。

随着医疗卫生体制改革的不断深入以及县级公立医院改革方案的出台,破除医疗药品收入直接挂钩,改革县级医院补偿机制,促进医院坚持公益性,提高服务效率,改善服务绩效,是当前亟待解决的问题。作为上海市县级公立医院改革重点单位,××分院进行内部绩效改革。

××分院以上海市"标化工作量"薪酬分配体系改革政策为背景,建立符合临床科室综合发展的绩效模式,取得了一定成效。本文对其介绍。

二、医院"标化工作量"薪酬分配体系改革指导思想与基本原则

(一)指导思想

医院"标化工作量"薪酬分配制度改革,是根据崇明县卫生计生委《关于完善崇明县公立医院政府投入机制的实施办法》的文件精神,即以推进公立医院内部运行机制改革为目标,促进公益性发展为宗旨,结合我院发展战略目标,构建符合县级公立医院持续发展的医院内部绩效薪酬分配体系。

(二)基本原则

第一,保持医院内部收入分配与社会经济发展和我院医疗技术发展水平同步。严格执行工资总额预算管理规定,合理控制人员经费支出。第二,调整和完善原有收入分配方式。严禁将科室收支结余直接作为收入分配基数。根据岗位,体现生产要素、技术要素、管理要素、责任要素等特点。第三,坚持收入分配以"标化工作量"绩效为基础、以医教研综合考核为依据,坚持多劳多得、优绩优酬,提高临床一线医务人员待遇,向关键岗位、业务骨干和业绩突出员工倾斜。第四,注重公平与效率。第五,探索深化人事制度改革。

三、医院"标化工作量"薪酬分配模式实践

(一)改革调整思路

首先,细化考核,优化方案。取消原分配方案中收支结余分配因素,建立围绕患者满意度、岗位工作量、服务质量、病种难易度、临床科研产出和教学质量、成本控制和医药费用控制、医德医风等为核心内容的内部绩效考核机制,进一步提高绩效管理的精细化程

度。其次,规范行为,加强考核。严格规范医疗行为,加强考核监督;严格控制不合理成本增长,加强核查监控。最后,调整两头,缩小差距。重点分析高收入科室与人群收入结构,调整发展中出现的不利因素;重点分析低收入科室与人群倾斜政策,制定公益性人性化分配方案。

(二)具体调整措施

第一,临床医技科室绩效奖金分配调整。根据科室业务性质,临床医技科室绩效奖金分配按照临床及医技科室分开核算。对于临床科室,各工作量标化值参照医院总体工作量发展情况及科室业务能力,建立以门诊工作量作为基础工作量,住院床日数、急诊数和手术数(分大、中、小)与门诊数建立一定的科学系比,同时对各科室自身开展的各类治疗诊疗工作进行量化,形成医院的全部量化工作量。各项指标如下:门诊1、急诊2、住院床日数6、大手术200、中手术100、小手术50,治疗诊疗1。总标化工作量为各项目系数的总和,即总标化工作量=门诊人次×1+急诊人次×2+住院床日×6+大手术×200+中手术×100+小手术×50+治疗诊疗×1。为体现临床科室危重病人工作量奖,医院另设定 ICU/SICU 标化工作量奖,系数为12,每个标化工作量值为4元。临床科室每月绩效奖金=总标化工作量奖×岗位技术风险系数×成本控制系数×月度综合质量考核分±专项奖惩。

医技科室工作量参照临床科室标化工作量,将检验检查项目根据收费金额、难易程度、成本等情况将业务项目划分标化值。每个标化工作量值同样为4元。医技科室每月绩效奖金=标化工作量奖×岗位技术风险系数×成本控制系数×月度综合质量考核分±专项奖惩。

第二,细化考核流程,加大考核力度。科室绩效奖金核算在考核标化工作量基础上,结合岗位技术风险、成本控制、医教研等考核系数加以修正,完善综合考核。

岗位风险系数的确定依据岗位性质、岗位专技要求、职务职称、工作强度、不确定性等指标评估制定。

$$成本控制系数 = 1-(当月实际成本控制率-年度成本控制率目标)$$

医院成本控制是按照既定的成本目标,对成本形成过程的一切耗费进行严格的计算、调节和监督,及时揭示偏差,使成本被控制在目标范围内,保证成本目标的实现。县级公立医院改革中要求医院加强成本管理,提高医院成本控制意识,从根本上解决患者医药费居高不下的问题。因此,无论是临床科室还是医技科室,绩效奖金中均增加成本控制系数考核,该考核指标设定依据以近两年科室成本率及医院总体成本控制情况设定。

在月度综合质量考核分的管理上,医院引入平衡计分卡、关键指标考核等考核模式,根据县级公立医院改革要求、三级医院评审要点及医保最新政策等,对各临床医技科室进行四维度综合能力考核,包括医疗质量、医疗安全、规范诊疗、合理用药、合理控费、成本控制、患者满意度、医教研发展等。根据每月考核结果计算月度综合质量考核得分,并与奖金直接钩挂。此外,为保证核算工作的公平公正,对业务工作量人次异常增长情况,及时核查,取消相应奖励措施,同时增加扣罚,如无指征入住病区等不合理增加出院人次、住院床日等行为。

第三,成立绩效考核小组,注重绩效改革沟通。为保证"标化工作量"薪酬改革工作的顺利开展,医院成立绩效改革工作小组,成员来自绩效管理办公室、医务科、党政办、护理部、院感科、医纠办、人事科、科教科、医保办、精神文明办等主要考核科室,定期召开会议推进工作,设定工作具体方案,同时召集各临床医技科主任,组织双向沟通会议,讨论修改工作方案,以确保改革工作的执行力。

临床医技科室成立绩效考核小组,制定与医院考核方案相配套的科室内部绩效考核方案,突出服务能力的要求,正确处理好效率和公平的关系,且以公平为重,达到奖勤罚懒、奖优罚劣、分配梯度适宜、员工凝聚和谐的目标。

第四,其他补充调整措施。其他无法直接运用临床医技科室"标化工作量"薪酬改革的科室,参照科室近两年月平均奖金设定主要工作量标化值,如药剂科以处方数、中心配置袋数及住院床日数为绩效奖金考核指标。供应室以每月发出、消毒、收回数设定标化值等。

第五,加强信息化建设,注重管理权威性。为保证日常考核的数据支持,医院投资建立了药物使用动态监测系统、病案管理系统、临床路径单病种管理系统、设备管理系统、办公自动化系统,完善 HIS 系统,成本核算系统、人事管理系统等,同时对各项上报流程、患者就医流程等予以标准化。以上具体管理措施的建立,均为绩效考核的科学落实提供保障,以质量为生命,以管理促发展。

四、结语

医院进行"标化工作量"薪酬改革后,纠正了原分配制度中过分依赖收支结余分配模式的影响,有力地体现了工作量、工作指标、岗位因素等方面的考核,更好地体现了公平、公正原则,也更符合县级公立医院改革要求。分配模式完全与收入脱钩,分配体现了工作量、工作质量、难易度、技术含量,充分调动职工工作积极性,调整了因医疗收费价格问题影响绩效收入而带来的分配不公平,加大了医疗工作量和质量内涵的考核指标。引入平衡计分卡和关键指标考核,保证了"标化工作量"及"双控双降"工作的顺利进行,规范医疗行为,促进医院公益性发展。收入比例得到优化,遏制药品及材料费的过快增长。绩效奖金分配摒除药品收入、材料收入,促进医院优化收入结构。2014 年,药品及卫生材料在医疗收入中的占比下降,检查、治疗和手术费用在医疗收入中的占比提高。

医院进行"标化工作量"薪酬体系改革取得了良好的社会效益和经济效益。

原载《新会计》2016 年第 6 期

公立医院内部控制浅谈

复旦大学附属妇产科医院　于　一

目前公立医院普遍存在重医疗轻管理问题。如何加强公立医院内部控制建设,是公立医院面临的首要任务,本文对此进行探讨。

一、公立医院内部控制现状

1. 管理模式落后

公立医疗现仍处于传统的经验型管理,医院管理基本以家长制管理模式为主,无章可循和有章不循的现象较为普遍,内部控制制度的基础十分薄弱,执行中遇到问题,往往忽略或强调灵活为由不按制度办理,制度形同虚设。

2. 复合专业人才不足

目前公立医院内部控制人员基本是由原来会计人员担任,懂会计电算化知识的综合性人才少之又少。而目前财务软件运用普遍,审计软件也随之而来,对新情况和新问题,公立医院应对机制较为薄弱,没有适时对内部控制系统的相关制度作出补充和调整。

3. 内部控制体系标准评价监督机制缺乏

目前多数公立医疗机构内部控制体系标准和评价监督机制没有有效地建立。由于医疗卫生行业的特殊性,内部控制设计仅局限于事后审批上,把业务流程的规章制度当作是内部控制制度来执行。

4. 预算控制不完善

公立医院预算编制简单,根据上年预算的收入和支出进行增量预算,即在前一年决算数据的基础上,按比例增加或减少预期收入和支出,没有细化到具体项目和具体执行部门。预算编制的缺陷,导致对事前控制缺乏力度,造成了执行预算时脱节,削弱了其约束力。医院的预算管理大多流于形式,调整随意。

二、公立医院内部控制要点

1. 加强内部控制制度

将内部控制贯穿于医院经济活动的决策、执行、监督中。创立风险评估小组,工作小组由医院管理层和各科室负责人组成,发挥党风廉政建设责任制作用,保障执行《内控规范》的工作顺利有序进行。制定开展风险防控工作实施方案,对风险防控工作总体构架、思路进行统一安排部署,对如何开展风险排查及防控工作、提高内部控制的有效性、如何排查与防控进行研究。

2. 加强风险管理

把加强内部控制与日常业务等工作有机结合,制定和落实防范措施,形成"人人查找风险、人人参与监管"的良好局面。纪委办公室负责组织协调内部控制工作。审计具体负责对财务、采购、基建、资产管理等部门或岗位进行审计监督。准确查找风险点,认真分析岗位职责,实行风险分级管理,明确防控重点,强化防控措施、落实防控责任,实行重点监督、重点管理、重点防控。运用信息化手段,建立完善权力网上公开运行和电子监察系统,采取网上审批、网上公示等流程,对医院重大事项决策,追踪管理控制。

3. 加强评价与监督

以制约和监督权力为核心,以建立健全制度、强化管理、规范权力运行为重点,以提高制度执行力和形成长效机制为目的,通过监督检查、跟踪问效、考核评估等方式,对内部控制机制建设进行全面考核评估,并根据评估结果结合医院绩效考评,不断推进内部控制机制建设取得新的成效,促进医院安全发展、科学发展、和谐发展。

评价与监督的主要内容:内部控制制度是否切实可行、有效实施。内部控制制度管理防范做到措施具体,制度健全,落实到位。是否有健全完善的内部控制长效机制,是否查清了风险点、完善了相应的防控措施和权力运行流程及制度,是否建立重大事项集体决策和会签制度,相关人员是否在授权范围内行使等。

4. 加强内部控制人员培训

将职业道德修养和专业胜任能力作为选拔和任用内控人员的标准,同时要建立对内部控制管理人员的选用与培训制度、在职人员继续教育制度,以确保医院内部控制工作规范、正确。培养参与意识,将内部控制制度真正地落实到医院各部门、各岗位、各环节中。

三、公立医院内部控制内容

1. 预算业务控制

应建立和完善预算组织管理,规范预算编制程序,完善编制方法,细化预算项目编制。明确预算批复责任,合理进行内部预算指标分解;严格控制预算追加调整、严格按规定审批权限,同时医院应建立预算执行分析机制,定期通报预算执行情况。

2. 收支业务控制

建立健全医院财务制度,使财务控制贯穿于医院经济活动的全过程。加强收入管理制度,实现钱账分管。建立健全票据管理制度。建立健全支出业务管理制度,医院实行财务支出逐级负责制的管理原则,即各级各口指定分管负责人把好支出审批关,规定财务支出审批的基本办法为:归口管理、权限明确、审批联签、各负其责。

3. 采购业务控制

医院政府采购预算与计划制定应由医院预算小组负责,政府采购执行以及验收由采购中心负责。医院政府采购预算与计划制定应由医院预算小组负责,政府采购执行以及验收由采购中心负责。建立各类采购、审批、验收、使用等管理制度,并严格执行。制定采购相关岗位的岗位职责,明确职责权限,采与购,需求制定与内部审批,合同签订与验收,验收与保管等岗位相互分离。编制医院年度政府采购计划时征询各职能部门、采购中心及使用科室的意见,沟通协调。计划报医院预算小组通过后,严格按照计划执行。除财务科、采购中心参与政府采购外,医院审计部门和纪委应对采购流程进行监管,相互制约,相互协调。政府采购项目验收时,应根据验收管理制度和合同进行验收,使用科室、管理科室及安装工程师在验收单上签字确认。采购业务过程中发生质疑与投诉由采购中心统一负责。采购中心会对政府采购项目的各类文件进行存档管理,采购信息定期在医院公开网站上公布,若有涉密政府采购项目将根据有关规定在签订保密协议或者在合同中设定保密条款。

4. 资产控制

医院对资产实行分类管理,建立健全资产内部管理制度。各项资产要有相应的购进、领用、报废、处理等制度,做到有章可循,便于操作。建立财产物资定期盘存制度,账账、账实核对制度,财产盘盈、盈亏、报废核销、批准权限及责任制度等。尤其需要加强实物控制措施,即对医院实物安全所采取的控制措施。实物控制的措施主要有:第一,限制接近,严格控制对实物资产的接触,如限制非出纳人员接近现金、定期存单等,以保护资产的安全。第二,定期进行财产清查,保证财产实有量与有关记录一致。

5. 建设项目控制

医院所有建设工程项目必须严格按照内部控制规范流程进行,从制度上确保内部控制规范的实施。应以基建工程制度、文件、管理办法为原则,对所有基建工程项目加以内部控制。凡应招标的项目必须履行招标手续。招标人员必须有纪检、审计、职代会代表参加。所有基建维修项目需经"三重一大"讨论通过。与勘察单位、设计单位、监理单位、施工单位及材料设备供应商签订合同,单位成立由纪检、财务、审计人员组成的合同会签小组,对合同条款逐条进行审核,审核合同的金额、支付条件、结算方式、支付时间、保修、违约责任、质量保证金的比例等内容。加强工程变更及现场签证的管理及控制。工程变更签证及工程质量、工程成本和投资效益,开工前必须充分进行施工图纸会审、技术论证和造价论证,将施工图中的问题提前解决,尽量减少施工中的设计变更与签证,开工后严格按照施工图和图纸会审纪要等有关文件为依据组织施工。加强工程概预算工作。所有工程付款必须提供施工进度报表且由监理工程师、单位工地代表、单位主管基建领导签字,审计事务所由单位纪检部门负责指定,由纪检人员全面负责,经专业的审计人员进行审计,可以查明竣工决算的真实性、合法性、有效性、正确性等。项目竣工后,应当按照规定的时限及时办理竣工决算,组织竣工决算审计,并根据批复的竣工决算和有关规定办理建设项目档案和资产移交等工作。

6. 合同控制

经济合同管理已成为医院内部管理的重要内容。医院经济合同控制应采取合同审签方式,审签是指经济合同订立前,医院各有关职能部门通过签审意见书对其合法性、规范性等方面进行的审查和评价。合同签订前由主管职能部门审核对方主体是否合法及资质、资格、委托人等情况。审核对方经营范围是否与合同标的内容相同,有无扩大经营范围。审核合同内容是否与招标文件和投标书一致。审核重大经济合同中是否有违反法律、法规及社会公共利益、社会经济秩序的条款或内容,是否有对医院不利或有损医院合法权益的条款和内容。财会部门根据合同履行情况及时办理收款结算和进行账务处理。未按照合同条款履约的,财会部门有权在付款之前向医院分管领导报告。

内部控制是医院管理的重要制度,是医院为维护财产物资安全、保证财务收支合法、实现经营目标的控制系统。医院内部控制建设要实行全过程管理,建立健全完善的内部控制体系。

原载《新会计》2015 年第 10 期

公立医院内部控制体系建设实践探索

上海交通大学附属第一人民医院　吴　涛

安永(中国)企业咨询有限公司　　董　圆　李晓宇

| 摘　要 |

内部控制体系建设是医院规范运营机制和防范风险的重要手段。建立高效的内部控制体系,不仅是政府对公立医院的监管要求,也是公立医院保证安全、稳定、高效地为公众提供医疗服务的基础。本文以实地调研为基础,总结分析了目前公立医院在内部控制体系建设中存在的问题,从实务角度提出公立医院内部控制体系构建整体思路,从管理职责与工作框架论述了公立医院内部控制建设中应重点关注的问题。

| 关键词 |

公立医院　内部控制体系　风控　建设　问题　思考

一、引言

公立医院是我国医疗服务最主要的提供者,也是重要的行政事业单位。建立高效的内部控制体系,不仅是政府对公立医院的监管要求,也是公立医院保证安全、稳定、高效地为公众提供医疗服务的基础。自《行政事业单位内部控制规范(试行)》颁布以来,虽然众多公立医院已经着手开展内部控制体系建设工作,但取得的成效并不明显。为了解决医院内部控制建设工作的开展及推进情况,2015年我们对Y医院的185名医护工作者或医院管理人员开展了问卷调查,询问受访者所在医院内部控制体系的运转情况以及其对风险及内部控制的看法。基于调研结果,我们对该医院内部控制建设工作中重点问题及成因进行了分析,并总结了公立医院内部控制体系建设的思路。

二、公立医院内部控制实践探索——Y医院

在实证调查过程中,共发放问卷185份,回收问卷138份,回收率达到74.6%,其中有效问卷125份。本次调查全面覆盖了行政管理人员及医护人员。其中,行政条线受访对象中,一般员工90人,占有效样本的72%,中层以上干部为35人,占有效样本的28%;医护人员受访对象中,拥有临床职称共71人,占有效样本的56.8%。因此,无论是从被调查者职务属性还是从调研规模来看,本次调查结果对本研究主题具有较强典型性和代表性。

(一)内部控制建设及评价概况

在125份有效问卷中,仅40%的受访者认为所在医院已经开展并将持续实施内部控制建设和评价工作。对于内部控制体系的运行情况及运行效果,仅有26.4%的受访者认为内部控制体系已完全落地,22.4%的受访者认为内部控制体系有效且能够满足单位管理层需要。从统计结果可以发现,公立医院内部控制建设工作的开展不尽如人意。一方面,内部控制建设工作尚未全面推进,也并未被全体员工所了解;另一方面,现有内部控制体系尚未落地并有效运行。内部控制体系运行情况调整结果见表1、内部控制体系有效

性调查结果见表2。

表1 内部控制体系运行情况

项目	完全落地运行	部分落地运行	逐步趋于闲置	一直闲置	总计
数量	33	69	8	15	125
比例	26.40%	55.20%	6.40%	12%	100.00%

表2 内部控制体系有效性

项目	有效且满足单位管理需求	部分满足单位管理需求	无法满足管理需求	无法判断是否有效	总计
数量	28	71	7	19	125
比例	22.40%	56.80%	5.60%	15.20%	100.00%

(二)内部控制建设存在的主要问题

1.内部控制体系建设职责定位不清

内部控制体系建设,是横向覆盖全业务,纵向覆盖全体员工的、长期的、持续性的工作。完整的内部控制管理组织架构应当包含三道防线。第一道防线包括日常业务运行过程中的一线业务处室及行政管理处室,主要负责内部控制体系的建设及执行;第二道防线由专门的风险与内部控制管理委员会及其下属的常设办事机构组成,负责全面领导和监督单位内部控制体系建设、持续运行、自我评价和持续完善工作;第三道防线由纪检监察、内部审计等部门担任,负责独立的监督和检查内部控制体系的运行情况。

从调查结果中发现,该医院的内部控制建设工作目前仍未形成体系化,未形成"三道防线"组织架构,员工对业务部门、风险管理部门及内部审计部门在内部控制体系建设中的定位不清晰。在"内部控制建设的责任部门(可多选)"项中,仅有32%的受访者认为,业务部门负有内部控制体系搭建的责任,而在"审计机构开展的主要工作"项中,仅有28.8%的受访者回答审计部门还负责内部控制评价工作。大多数受访者认为,内部控制建设工作应该是"某个部门"的工作,并且对内部审计部门在内部控制体系中的独立监督评价职能认识不清。相关业务部门对自己在内部控制建设工作中的职责和权利认识不清,必然导致参与程度不足、内部控制改进工作推进阻力大、部门间推诿情况的发生,降低了内部控制建设工作的效率及效果。具体调查结果见表3、表4。

表3 内部控制建设责任部门(多选)

财务部	院长办公室	审计部	各业务部门	内控部/法务部	其他
74	57	50	40	49	7
59.20%	45.60%	40.00%	32.00%	39.20%	5.60%

表4 审计机构开展工作(多选)

财务专项审计	绩效审计	离任审计	经济责任审计	管理过程审计	舞弊事项监察	内部控制评价	其他
96	70	55	47	54	35	37	13
76.80%	56.00%	44.00%	37.60%	43.20%	28.00%	29.60%	10.40%

2. 内部控制工作基础流程与标准不清晰

内部控制建设主要包括风险评估、制度管理、流程管理、监督评价。调查发现,在这四部分工作中存在如下问题。

(1)风险评估工作未能定期、有效开展。风险评估是内部控制建设工作的基础,只有在全面、清晰掌握单位所面临的风险,才有可能有的放矢地设计有效的内部控制,以保证目标的实现。《行政事业单位内部控制规范(试行)》中明确要求,行政事业单位每年需至少开展一次风险评估工作。

"医院是否定期开展风险评估",结果见表5。27.2%的受访者表示医院定期开展风险评估,尚未开展和不知道的受访者超过45%,数据的离散程度极高。"是否对风险评估结果进行了积极应对",结果见表6。仅24.8%的受访者认为,医院对主要风险已制定了应对措施并通过相关文件加以规范。

表5　是否定期(如每年、每季度等)开展风险评估

项目	定期	不定期	尚未	不知道	总计
数量	34	34	12	45	125
比例	27.20%	27.20%	9.60%	36.00%	100.00%

表6　是否对风险评估结果进行了积极应对

项目	应对举措,文件规范	应对举措,部分文件规范	应对举措,口头沟通	无应对举措,仅领导知晓	不知道	总计
数量	31	47	8	5	34	125
比例	24.80%	37.60%	6.40%	4.00%	27.20%	100.00%

以上结果说明,该医院的风险评估工作并未定期、有效开展。对风险认知不足,必然导致内部控制建设工作缺少明确的方向,变成以建章立制为核心的"泛泛而谈"的工作,内部控制体系的作用和效果也无法凸显。

(2)制度管理系统性不足。制度与流程是对管理要求的固化,是有形的内部控制建设成果。要建立系统、高效,并且能够有效运行的内部控制体系,完善的制度体系必不可少。Y医院运营至今,虽然建立了非常多的制度,但制度缺乏系统化管理。

从调查结果看,受访者对于目前医院制度建设的职责归属看法并不统一,仅20%的人员认为制度是由归口部门统一管理的,而超过60%的人员认为,制度是按需由各部门或工作组分别制定,另有19.2%的受访者表示尚不清楚制度建设职责的归属。数据表明,目前医院的制度建设还是由各部门分头编制为主,制度建设的责任部门尚不明确。从医院内部管理制度体系完善程度来看,大部分受访者认为,医院的制度体系覆盖面较好。但约40%的受访者认为,医院目前的制度体系间协同性不高,存在不健全、效率低下的问题。具体调查结果见表7、表8。

各职能部门分头制定规章制度是公立医院乃至企业都普遍存在的情况。虽然这种管理方法貌似具有"灵活性",但由于缺少制度管理部门对制度内容进行审阅,势必导致各制度的规定对业务执行的规定及要求不一致,使得员工在执行相应业务时无所适从。另外,

表7 医院内部管理制度建设职责

项目	归口部门	各部门	按需组建工作组	尚未明确	总计
数量	25	63	13	24	125
比例	20.00%	50.40%	10.40%	19.20%	100.00%

表8 医院内部管理制度体系是否完善

项目	大部分领域完善且实施	一部分领域完善且实施	建立但协同性不高	不健全、效率低	总计
数量	41	33	38	13	125
比例	32.80%	26.40%	30.40%	10.4%	100.00%

多数公立医院通常尚未建立制度的定期审阅、更新机制,致使制度文件不更新。业务执行人经常会遇到制度执行不下去的情况。缺少明确的执行标准,执行人只能报请领导批示。长此以往,制度严肃性逐渐丧失,变成"一纸文件"。业务处理过于依赖领导决策,使内部控制无法发挥作用。

(3)流程设计有待完善。流程管理是内部控制体系的关键环节,只有根据风险合理设置相关控制活动,才能构建有效防范风险的业务流程。

为了解公立医院控制活动的建立情况,本文分别从不相容职责分离、授权审批制度、会计控制系统、财产日常管理制度和定期清查制度、预算管理制度、绩效考评制度、重大风险预警机制和突发事件应急处理机制的建立等核心领域进行了调查。统计结果显示,不相容职责分离的检查控制的执行情况明显弱于其他领域。相关控制活动建立情况见表9。

表9 相关控制活动建立情况

内部控制活动	是	否
是否全面系统地分析梳理业务流程中所涉及的不相容职务,并实施分离	64%	36%
是否建立合理的授权审批制度	83%	17%
是否按照国家统一的会计准则建立规范的会计控制系统	78%	22%
是否建立财产日常管理制度和定期清查制度	81%	19%
是否建立并实施了预算管理制度	90%	10%
是否建立并实施了绩效考评制度	94%	6%
是否建立重大风险预警机制和突发事件应急处理机制	89%	11%

目前公立医院职能分配中,更多关注业务执行的便利,未重视业务流程中不同部门、不同岗位间的互相牵制,导致一项业务由一个部门甚至一人即可处理完成。职责未能做到有效分离,部门管理、职责分工、业务流程等相互制约和相互监督不够。由于缺少交叉复核和相互牵制,业务人员可能会利用职能便利,采取各种手段掩盖错误,从而导致发生错误、舞弊甚至腐败的可能性会增大。部门或人员又可能利用岗位职能与分工重合的便利,采取各种手段掩盖错误、舞弊和腐败。

在"最亟待规范的业务领域"中,41.6%的受访者选择了信息系统管理。虽然信息系统越来越多地在业务流程中使用,但医院对信息系统的管理仍不完善。实际业务中存在同一用户同时拥有供方主数据维护、库存收发、盘亏审核等多项不相容权限,收货数量可无限制地超出订货数量、信息数据未定期备份等问题。

信息系统使用是双刃剑,一方面,可以将业务流程固化在系统中,通过信息化手段,提高业务执行效果,还可以通过系统功能设置,减少或消除人为操纵因素,从而提升内部控制管理效果。但另一方面,医院系统中的信息极为敏感,如果在程序开发及变更管理、访问控制与信息安全管理、信息系统运维管理等方面管理不当,所造成内部控制方面的问题会通过系统放大,加重负面影响。

(4)监督评价机制有待提高。监督评价机制是促进内部控制体系持续有效运行的有力保障。通过对内部控制体系进行评价,可以发现组织内部现有业务中存在的问题并加以改进。对内部控制评价工作目的开展情况进行了调查,相关数据表明,医院的内部控制评价机制在以下方面还存在不足。

约10.40%的受访者认为,从未开展过内部控制评价,说明内控评价工作覆盖面不足,未对医院所有流程内部控制情况进行评价。具体结果见表10。

表10　内部控制评价工作的开展情况

项目	定期开展	不定期但经常开展	偶尔开展	未曾开展	不清楚	总计
数量	41	44	23	13	4	125
比例	32.80%	35.20%	18.40%	10.40%	3.20%	100.00%

仅32.8%的受访者认为,评价工作定期开展,说明内部控制评价工作尚未建立定期评价机制,或者内部控制评价工作开展情况未被全体员工所认识。

仅12%的受访者认为是依靠自身内部团队完成,而内部控制评价工作也大都需要依赖外部机构完成,医院内部尚未建立起内部控制评价工作团队。具体结果见表11。

表11　内部控制体系建设、运行与评价是否借助外力

项目	大量借助外部专业机构	部分借助外部专业机构	聘用了全职人员	独立实施,未借助外力	不清楚	总计
数量	28	65	5	15	12	125
比例	22.40%	52.00%	4.00%	12.00%	9.60%	100.00%

本文认为,公立医院内部监督机制建设存在的问题,是由以下原因导致。一是监督评价相关工作标准不明确,业务部门、风险控制部门与内部审计部门不明确各自在监督评价机制中的工作职责,对于相应评价业务的评价方法及标准(如覆盖范围、评价频率、测试方法、抽样原则、缺陷认定等)也不明确。工作标准不清晰导致内部控制评价工作无法有效安排和开展。二是医院内部未建立内部控制评价团队。受人员及专业知识等因素的限制,公立医院的内部控制评价工作大都靠聘请外部机构专业人员完成。这种方法虽然短期看成本较低、收效较快;但从长期看,过于依赖外部机构可能导致内部控

制评价无法持续开展,而外部人员由于对业务了解程度不足,可能导致无法发现内部控制体系运行中的关键问题。三是内部监督评价工作缺少激励。通过调查对象绩效考核指标,发现目前内部控制相关工作尚未纳入考核指标内。缺少约束与激励导致内部控制工作形成"做与不做一个样,干多干少没区别"的风气,阻碍了公立医院内部控制水平的提升。

三、公立医院内部控制建设体系构建思路

内部控制体系的建设,是一个长期过程,不可一蹴而就。公立医院要构建内部控制体系的建设框架,完善管理机构及工作流程,保证内部控制建设工作的有效开展。

(一)完善管理机构,建立风控三道防线

内部控制建设是应由全员参与的持续性工作,各级管理层和职能部门应当明确其在医院内部控制体系建设和运行中的角色定位,并切实履行相应职责。从风险防范和应对的目标出发,完整的内部控制管理组织架构应当包含三道防线。

第一道防线,应当包括日常业务运行过程中的一线业务部门及行政管理部门。就公立医院来说,业务部门一般包括所有临床医疗科室,行政支持和管理部门一般包括采购管理、后勤保障管理、基建管理、科研管理、人事管理、财务管理等相关职能部门,其主要职责包括基础风险信息的收集和评估、制度规则的起草与修订、执行内部控制、监督控制的执行情况、配合开展内部控制自评工作等。

第二道防线,应当由专门的风险与内部控制管理委员会及其下属的常设办事机构组成。风险与内部控制管理委员会(以下简称风控委员会)作为单位风险与内部控制管理相关工作的最高权力机构,全面领导和监督单位内部控制体系建设、持续运行、自我评价和持续完善工作,同时应指定某职能部门作为其常设办公室,组织、管理和汇报内部控制相关工作。风险与内部控制管理委员会的常设办公室(以下简称风控办公室),应当选择能够全面掌握单位业务运行情况并履行一定监督职能的部门,如利用财务管理在单位业务中的特殊作用,使其同时承担风险与内部控制办公室的职能。

第三道防线,应由纪检监察、内部审计等部门组成,通过开展独立的内部控制评价、专项审计及检查等,发挥监督和评价职能,发现内部控制体系中的薄弱环节并督促其改进,实现内部控制的闭环管理。纪委监察审计部门职责包括制定独立监督、评价管理办法、流程、工具,制定年度独立监督、评价工作计划,并在内部控制自我评价的基础上开展独立监督评价工作,并对整改情况进行跟踪监督。

(二)搭建内部控制工作框架,打造内部控制生态循环

内部控制体系建设工作,应遵循以风险为导向、制度为保障、流程为载体、评价为手段。根据这一思路,内部控制体系建设工作总体上可分为风险评估、制度管理、流程管理及评价管理等部分。公立医院应充分利用医院已经积累的管理基础与经验,在完善管理组织机构及职责的基础上,建立健全各项工作的基础流程与标准。其中制度与流程相关的标准属于内部控制执行标准,指导单位内部控制的日常运行,风险评估与监督评价相关的工作标准属于内部控制检查标准,指导单位如何对内部控制有效性开展持续动态的监控、检查和完善。四类工作紧密联合、相辅相成,构建自我行动、自我检查、自我完善、自我更新的内部控制生态循环。

1. 风险评估

根据《行政事业单位内部控制基本规范》要求,医院每年至少应组织开展一次风险评估工作。评估期间应与本院经营目标的设定期间相一致,通常为一个自然年度。医院内部的风控部门需建立统一的风险分类标准,制定规范的重大风险评估方法、程序与应对措施,明确风险考核标准和责任追究机制,促使风险管理工作落地和控制措施有效执行。在风险评估过程中,相关业务部门应充分参与到风险信息收集、风险评估以及风险应对策略制定中来,确保风险评估范围的完整性和风险应对策略的可行性。

2. 制度管理

为提升制度建设的效率效果,企业内部控制建设的成功经验是由某个部门牵头,负责制度的管理,包括制定制度管理规则,明确制度的格式内容要求,设计制度的编制、审核、发布、更新流程,并定期对制度体系运行情况进行检查等。公立医院可以借鉴企业制度建设经验,根据自身管理特色,设计制度管理架构。

在制度的内容方面,应遵循全面性、标准化、专业化和适应性原则。首先,制度应涵盖所有重要业务流程;其次,制度规定应清晰明确,包括责任部门及岗位职责、执行标准、执行频率,涉及文档及系统,做到"四定"提高制度的可操作性。再次,制度流程设计过程中,应特别注意建立流程之间的接口,明确流程对接过程中的职责划分,避免出现职能重叠或规定冲突,提高业务流转的效率。最后,制度内容应当符合国家有关规定和医院的实际情况,并随着外部环境的变化、内部业务活动的调整和管理要求的提高,不断修订和完善。

3. 流程管理

公立医院在开展流程管理工作时,应根据风险评估结果,建立覆盖全业务的流程框架,并以此为基础对各个业务流程的控制点进行梳理,发现内部控制体系中的控制弱点并加以改进。在控制活动设计过程中,除了确保物流、信息流、资金流的匹配外,需特别关注以下问题。

(1)厘清职责界限,确保不相容职责分离。责是应当担负的责任,是职务上对应承担的义务。权是个人职责范围内的支配力量,是国家行政体制与行业业务运行中所赋予特定人(单位)的支配力量。利是利益,利益有物质的和精神的。不论是事业单位还是企业,整体管理水平的提升,必须依赖于组织内各人员、各部门间权、责、利的清晰界定。三者相辅相成、相互作用,才能充分调动员工的积极性。在权责利的设置过程中,应该建立以责为中心的管理系统,以责定权,以责定利,做到责权相称和责利相称,并通过制度固化下来,便于执行。在流程设计中,应特别关注不相容职责分离,设计不相容职责检查表,定期对不相容职责分离进行检查。

(2)强化信息化手段在内部控制流程中的应用。公立医院在信息系统的引入过程中,应关注系统在"反映、控制、监督"方面的问题。

一是反映。信息系统应将业务翔实、准确地记录下来,并将数据转化为支持管理经营、内部监督、对外报送需要的报告。要实现这一目标,一方面,需要建立数据标准化,实现各业务系统与财务系统间的数据共享,这样才能提升数据的利用效率,从而为满足各项管理需求提供充分的数据支持;另一方面,应注重系统功能的进一步提升,尽可能实现业务办理数字化,提升管理效率。

二是控制。借助信息系统固化控制节点和控制规则，从而对业务活动的全过程进行实时控制，确保达到预定目标。系统的控制管理首先要在业务逻辑中，根据制度要求及授权审批体系，设计相应的审批环节，借助系统功能，最大化提升内部控制效率。此外，要特别关注系统账号权限的分配，权限的分配必须遵循不相容职责分离原则，从而强化内部牵制作用，防止错误和舞弊事项的发生。

三是监督。通过系统固化在线监督策略，对业务执行情况进行实时监督，并进行预警，从而更好地防范业务存在的风险。如可以通过在系统中对特殊药品的使用设置预警值，当累积使用量超过预警值时，系统自动向医务监管人员发送预警提示，从而在事前规避药品不当使用的风险。

4. 监督评价

强有力的监督机制是高效组织的保障。相对而言，授权文件等通常只是管理的规则要求，各部门是否去落实，还需要监督机制发挥效能促进实现。为促进内部控制体系的建立和完善，公立医院应通过设置科学、完整、规范的绩效考核指标体系，对医院内部各责任主体的内部控制执行情况进行定期考核和客观评价。考评体系的设计，应从各岗位的工作职责出发，通过设计定性和定量相结合的指标体系，对工作执行的效率及效果均进行评价。此外，评价结果应与个人利益直接挂钩，对员工产生约束力，监督机制才能发挥实效。纪委监察部门一方面应利用其独立性，充分发挥"第三道防线"的作用，对关键风险进行更有效的监控；另一方面也可以充分利用内部监控体系成果，更好地发现业务中存在的问题，并及时加以改进。

参考文献

[1] 张文贤，孙琳. 内部控制会计制度设计：理论・实务・案例[M]. 上海：立信会计出版社，2004.

[2] 张文贤，高建兵. 高级财务会计[M]. 北京：首都经济贸易大学出版社，2003.

[3] 张文贤. 会计制度设计案例[M]. 上海：立信会计出版社，2001.

[4] 冯雁，杨兴宇. 基于COSO风险管理框架下的公立医院内部控制体系研究[J]. 企业导报，2012(9).

[5] 梁志强. 公立医院文化软约束与内部控制[J]. 前沿，2012(18).

[6] 郑大喜. 基于财务风险导向的公立医院内部控制框架研究[J]. 中国卫生经济，2012(2).

原载《新会计》2016年第9期

公立医院收费环节内部控制建设研究

上海交通大学医学院附属仁济医院　　周海平

| 摘　要 |

本文将结合 N 医院目前开展的内部控制体系建设的实践过程,对公立医院收费环节内部控制建设进行研究,提出收费环节在公立医院内部控制关键风险点、主要控制措施、不相容岗位分离原则及三级稽核制度建立,为公立医院内部控制制度建设的有效性提供参考。

| 关键词 |

公立医院　　内部控制　　收费及资金管理

2012 年 11 月 29 日,财政部发布《行政事业单位内部控制规范(试行)》(财会〔2012〕21 号)(以下简称《规范》),要求行政事业单位自 2014 年 1 月 1 日起开始施行。近年来,行政事业单位均积极进行内部控制制度建设,公立医院作为行政事业单位的一部分,目前正着手建立符合医院管理特点的内部控制制度。

一、公立医院内部控制体系建设时要充分重视收费环节

目前大型综合性公立医院年医疗业务收入数以几十亿计,而这些收入绝大部分通过超过百位的财务收款人员从收费窗口(门诊急诊及出入院)把一元、十元、百元的现金,以上千万的交易次数收进医院缴存银行,转为医院银行存款,因此收费环节的内部控制是内部控制制度建设最重要的内容之一。

(一)公立医院收费环节的主要特点

目前大型公立综合性医院医疗业务水平较高、科室设置齐全,就诊量极大,收费环节具有业务量大、窗口众多、工作时间长、涉及人员广泛、业务种类复杂、收费人员业务水平参差不齐、舞弊风险高等特点。这些特点使收费收款环节成为公立医院运营中的重要风险领域,需要在内部控制制度的设计、实施和持续改进方面充分重视。

(二)公立医院收费环节的舞弊表现

收费环节的内部控制制度不完善导致近年来公立医院该环节的舞弊案例时有发生。主要表现有恶意退费、所收现金少缴缓交、挪用备用金、收款错误、现金保管不善甚至丢失、扰乱金融秩序的信用卡套现等情况。

二、公立医院收费收款环节的风险识别和风险评估

收费环节的风险评估包括目标设定、风险识别、风险分析和风险应对四个步骤,通过识别关键风险点及相关管理流程找到控制缺陷,并固化风险控制措施,防范资金风险。

(一)收费环节的关键风险点识别

在公立医院的收费环节,由于现金管理的特殊性,存在许多风险点,关键风险点包括:

现金侵占风险,即将应收已收现金侵占挪用,不入账或拖延入账;私收现金风险,即利用单据管理漏洞,采用冒领伪造单据等手段,私自收取现金并占为己有;串通退费风险,即通过串通,将患者遗失或遗弃的发票进行退费操作,私自将现金据为己有;备用金挪用风险,即各窗口收款人员将零钞备用金私自挪用;扰乱金融秩序风险,即利用公立医院资金流量大,采用信用卡套现等方式,扰乱金融秩序;其他涉及现金实物在现金分发、小钞兑换、院内运送、现金缴存和现金保管等方面也是收费环节的关键风险点。

(二)主要风险应对措施与手段

内部控制制度建设中主要的风险应对措施与手段包括不相容岗位设置及不相容岗位分离、单据控制、轮岗及轮班制度、授权及审批、现金物理隔离、内部复核及稽核等。

三、收费流程的内部控制制度建设

(一)收费环节的三级稽核制度建立

通常公立医院收费窗口分为门诊收费、急诊收费、入院收费和出院收费四种收费类别,并根据收费需要设置收费窗口,对于收款环节的内部控制应该建立三级稽核制度。

一级稽核,应由收费窗口楼层主管或各收费业务主管负责,主要功能是保证每日收款款项及时足额准确上缴。一级稽核的主要表单是收款工作站直接列印的当日收款汇总表,应列明应收金额,并单独列明现金金额、POS机收款金额、退费金额及退费单据,并与现金缴款单及上缴的现金核对一致。

二级稽核,应由财务处收费稽核岗位负责每日核对,主要功能是保证应该上缴的各类款项足额上缴。二级稽核的主要表单是由信息系统提供的分收费窗口的收款汇总表,应汇总各收款窗口当日应该解缴的各类款项,包括收款员姓名、现金、POS机收费、退款等,这两张表格应独立数据来源且核对相符。

三级稽核,应由财务处更高岗位负责,负责对每日银行收款记录与收款汇总表应收金额进行核对,抽查二级稽核的收费表单,并对银行POS机进账账号进行监控稽核,防止舞弊发生。

之后,财务部需要衔接收款金额和收入的核对、和银行存款的核对以及对账单的核对等会计核算工作,会计控制不在此赘述。

(二)收费环节的不相容岗位及不相容岗位分离

收费环节的岗位包括票据发放、收款、收款主管、稽核、监控、入账、对账、缴款等岗位,这些岗位也需要进行不相容岗位的分离。在不相容岗位的分离过程中,还需要注意的是有些公立医院在收费环节存在夫妻、兄弟姐妹等亲属关系,对于亲属关系也要注意不相容岗位的分离。

(三)现金留存的额度管理及控制

收费环节的现金留存额度管理主要有两个方面的内容:一个是每个收款员的备用金额度,应合理核定备用金金额,并控制领用备用金数量。如果能够按照窗口数量而非收款人员数量设置备用金发放数量,即实行备用金的"尾箱"管理,可以降低总体备用金金额,减少现金挪用风险。另外一个重要的额度管理是出院结账留存额度。由于出院业务的特点,每日需要留存一定金额的现金用于次日出院患者退费需要。对这部分额度要根据实际需要进行观察测算,按照从紧原则进行核定,并在每日执行时做好记录。

（四）现金资产的实物控制措施

由于现金的流动性特点,对现金实物资产的安全管理和物理隔离措施作为风险防范的手段必须有效运用。

在设备设施上要进行保障,达到现金管理的安全要求。首先应设立一级银库,对银库钥匙保管、密码更换建立规则,对现金入库、出库、调剂、存放明确工作规范及责任要求,无关人员不得出入银库,确保现金安全;其次应设立二级银库,临时保管备用金等窗口人员已领出现金,应限定保管人员并对二级银库的钥匙交接、每日密码发放制定规则;最后应设立坚固的"尾箱"作为各窗口备用金保管的小银箱,并对尾箱的上缴、领取、金额确认形成工作标准。

在缴款流程上要坚持"封包"管理,即收款员在一级复核监督下进行现金清点之后,直接将当日所收现金放入"封包"中,并在封包上写明金额、加贴封签,送交银行直接清点,避免第三人接触现金,防范缴款风险。在缴款时间上要和银行充分沟通,尽量做到当日款项当日上缴,减少现金院内留存量,从根本上降低现金保管风险。

在现金分发、小钞兑换、院内运送、现金缴存过程中,要做好"现金押运"工作,经由医院保卫人员押运,减少运输风险。另外,还要做好现金的定期盘点和不定期盘点,"尾箱"管理实现了备用金的每日盘点,在月末要坚持定期盘点,在人员调岗时进行监盘,并且财务部收费管理人员要不定期进行突击盘点,防范可能出现的风险。

（五）其他收费环节的控制手段

收费单据控制是收费环节内部控制的一个重要方面,应充分重视单据领用、保管、使用、核销等管理流程和控制环节。有条件的医院应该做到按照单据号码逐号核销,防止收费环节的漏洞。

设置退费专窗,只有经过审核批准的项目可以在退费专窗进行操作,并且明确所需要的手续防止监守自盗、恶意退费或串通退费的风险。

建立和健全轮岗制度也是收费环节必须控制的手段之一,收费环节的内部控制会因为管理越权、串通舞弊、人为错误等内部控制的固有缺陷而失效,轮岗是防止这些固有风险的有力手段,要极为重视。在实际收费工作中存在的人手不足,工作量大,经常轮岗导致工作效率下降,容易产生患者抱怨;合作时间久,工作配合度高,不轮岗工作较稳定;互相之间比较熟悉、一贯工作作风端正,轮岗没有必要等思想需要改正。

另外,对公立医院信息系统的完善也是防止收费风险的一项重要措施,通过信息系统将各关键控制点进行固化,已经执行的挂号、检验、检查等项目要时时回写到收费系统中,这样就可以从根源上杜绝串通舞弊行为。

四、结论与建议

收款环节是公立医院传统的管控重点,在公立医院内部控制制度建设过程中要充分重视对收款环节的制度建设,切实做好风险评估和判断,通过有效的控制手段防范收款环节的风险。

随着信息技术的发展和金融手段的提升,越来越多的新技术将应用到公立医院的收费流程中,包括自动挂号机、自动缴款机的使用,网上挂号付费的开通,有些医院已经或正在进行网上支付方式的探索,收款方式将由主要从窗口为主逐渐转向银行、网络等多种方式,在新方式下,对收费环节的内部控制重点、流程、制度和手段也需要不断变化。

参考文献

［1］马伊芳.加强医院门急诊现金管理的对策[J].中国卫生资源,2010,13(2):82-83.

［2］刘亚平.构建行政事业单位内部控制体系的思考[J].财会研究,2010(18).

［3］翟子宇.关于事业单位内部控制的思考[J].时代金融,2011(30).

［4］周琦.试论加强行政事业单位财务会计内部控制控制的思考[J].现代经济信息,2012(9).

［5］行政事业单位内部控制规范(试行).财会〔2012〕21号文,2012.

［6］周海平,孙志龙,吕和东.大型国有企业内部控制制度设计实施与评价,2012.

原载《管理观察》2015年第7期

公立医院内部经济责任审计探讨

上海市浦东新区周浦医院　管芝云

经济责任审计是指依据党和国家的方针政策、财经法律法规与制度等,对经济责任主体的经济责任履行情况进行审查评价的审计方式。经济责任审计有利于加强干部管理与监督,促进廉政建设,同时还能定期督查医院的国有资产,客观公正地反映被审计人员的经营业绩和经济责任。各级卫生管理部门对公立医院主要负责人实施任期经济责任审计已经成为管理趋势,但公立医院内部审计部门对内部管理人员实施经济责任审计的案例不多。本文对此进行探讨。

一、经济责任审计的法规依据、特点及重要性

(一)法规依据

自 2018 年 3 月 1 日起施行的《审计署关于内部审计工作的规定》第三条:"本规定所称内部审计,是指对本单位及所属单位财政财务收支、经济活动、内部控制、风险管理实施独立、客观的监督、评价和建议,以促进单位完善治理、实现目标的活动。"第十二条规定:"内部审计机构或者履行内部审计职责的内设机构应当按照国家有关规定和本单位的要求,对本单位内部管理的领导人员履行经济责任情况进行审计……"自 2018 年 1 月 1 日起施行的《卫生计生系统内部审计工作规定》也有类似条款。由上述规定可知,公立医院的内部审计部门有权对本单位内部管理的领导人员履行经济责任的情况进行审计。

(二)审计特点

经济责任审计与常规审计不同。常规审计主要偏向于财务类审计,按照各类财经法纪,对财务账目及相关情况等进行检查,对发现的财经类违规或者违反国家政策法规问题,提出改善经营管理的建议。而经济责任审计是为了确认被审计人员任职期间在本部门、本单位经济活动中应当承担的是直接责任、分管责任还是领导责任,经济责任审计报告一般会列入被审计人员的个人档案,人力资源管理部门、纪检监察等部门考核使用干部或者兑现承包合同时,可以将经济责任审计报告作为参考依据。

(三)公立医院内部管理经济责任审计的重要性

内部管理人员作为医院运营管理的主要成员之一,是实现医院战略目标不可或缺的重要力量。即使内部控制制度的设计非常完美,如果执行的人员有问题,就会难以准确地完成医院的管理目标。因此,对内部管理人员工作的再监督就被提上了议事日程。实施经济责任审计后,经济责任审计报告不仅可以作为考核使用干部的依据之一,也可以影射其他未被审计的人员,加强工作责任心,利于形成积极的廉政文化氛围,引导管理人员发挥最佳的工作执行力,有利于医院战略目标的实现。

二、公立医院内部管理经济责任审计现状

(一)制度与流程中交叉混乱

公立医院经常面对质量控制检查或其他审计,所以各类制度纷繁,且各部门自有制度

间以及部门间的类似制度均有交叉混乱现象。如公立医院采购归口部门有采购制度,但是信息管理部门有信息化采购制度,科研管理部门有科研项目采购制度,药剂科又有药品采购制度等。当采购出了问题时,其他部门将责任推卸给公立医院采购归口部门(物资供应部),而物资供应部对自己没有经办却要承担责任,颇有微词。

(二)逃避责任的文化氛围

在岗位职责没有细化的粗框架下,有些部门的工作能推则推,部门负责人不愿担责,互相推诿的现象普遍存在。公立医院一旦出现这样的文化氛围,即使出了问题也难以界定职责。

(三)责任追究制度缺失

没有责任追究制度时,管理人员即使出了问题也不愿追责。而没有追责更容易让其他管理人员认为:即使犯错也不用承担重大责任。这就很容易形成不良的工作作风,甚至给贪污受贿留下了滋生空间。

(四)审计独立性难以保证

机构的独立性是内部审计工作独立性的前提之一。如果内部审计部门不独立,将会不同程度地影响内部审计工作的独立性。同时作为公立医院的内部机构之一,审计人员与被审计人员均是同事关系,在应当回避的情况下未实行回避时,也会影响内部审计工作的独立性。

三、公立医院经济责任审计对策

(一)区分经济责任

经济责任审计是通过实施经济责任审计程序,判断被审计人员在此过程中应当承担的经济责任究竟是直接责任、主管责任还是领导责任。

直接责任是指被审计人员直接违反或者授意、指使、强令、纵容、包庇其他人员违反国家的法律法规等和单位内部管理规定,或有未经集体决策甚至力排众议而独自决策后造成重大安全生产事故、医疗事故、国有资产流失、损害医院名誉等严重后果的行为应当承担的责任。主管责任是指除了直接责任外,被审计人员对其直接分管或负责的工作不履行或者不正确履行经济责任的行为。领导责任是指除上述直接和主管两种责任外,被审计人员作为管理人员对其不履行或者不正确履行经济责任的其他行为应当承担的责任。重点关键岗位人员涉及的往往是直接责任与分管责任。

(二)实施内部经济责任审计

成立审计小组,制定审计方案。根据公立医院办公室或人力资源管理部门的经济责任审计通知,及时成立审计小组。在事先了解审计背景与被审计人员基本情况的前提下,围绕审计目标,拟通过抽查会计记录、访谈、盘点、内部控制测试、查阅决议及会议纪要等审计认为必要的审计程序,编制详细的审计方案,以提高审计效率,更好地完成审计目标。

核查部门制度与流程及执行情况。通过访谈、盘点、内部控制测试、查阅决议及会议纪要等审计程序,对被审计人员所在部门的制度与流程执行情况进行核查,发现问题及时沟通与记录。同时要区分是设计问题还是运行问题,初步区分被审计人员在此过程中应当承担的责任,积极提出审计改进建议。

检查部门间的配合。内部管理工作中经常会出现与其他部门沟通或者配合情况。除核查本部门内的制度与流程以及执行情况外,通过访谈、内部控制测试、查阅决议及会议纪要等审计程序,关注部门间的职责配合情况,对访谈中发现的问题或线索进行必要的追踪审计,以确认被审计人员的责任。

核查工作目标的实现状况。对内部管理人员的工作目标完成情况以及完成效率进行审查。参照公立医院对管理人员的工作任务安排以及年度实施计划,通过实施必要的审计程序,对内部管理人员的完成情况以及完成效率进行判断。对未能及时完成目标或有不正确履行的情况进行记录。

核查资产管理情况。通过实地盘点,对内部管理人员使用或管理的国有资产进行核查,如有毁损或者灭失的情况需要进行登记。

按照责任追究制度判断责任。依照法律法规、医院内部管理规定或通过查看医院人力资源部门的岗位职责以及责任追究制度,最终判断被审计人员在此过程中应当承担的责任。如果所属科室有更详细的责任区分,在不违背人力资源部门的岗位职责以及责任追究制度的前提下,可以采用科室制度中的责任区分规定。如果公立医院人力资源部门与被审计人员所在部门均未作责任区分,根据事件的轻重缓急程度,应当报经人力资源部门的分管负责人、院部负责人或者院部集体决策会议,直接确定相关责任。同时对这一内部控制的制度缺陷作出描述,建议公立医院尽快建立相应的责任追究制度。

出具内部审计报告时的注意事项。审计独立性说明:在出具的内部审计报告中应当加注"审计独立性说明"字段,对本次审计过程中审计人员应当实施回避及已经回避的情况、机构独立性的影响情况予以客观说明。如果审计的独立性受到一定程度的限制,也应当在报告中予以限制程度说明,以便报告阅读者予以酌情考虑。

审计建议:在审计报告中应当根据发现的问题详细列示审计建议,以供报告阅读者参考。除了针对问题提出的建议外,在公立医院的管理文化氛围方面也应当关注并提出合适的建议。

出具报告:完成审计底稿后,初步出具内部审计报告的征求意见稿。经当事人及其分管负责人书面同意后出具正式报告,及时提交给医院办公室或者人力资源管理部门书面签收。为防止损害扩大,对于发现的重大渎职或违规事项应当在发现时立即阻止并上报,而不能等正式报告出具后才上报。

四、结语

公立医院内部经济责任审计是指内部审计对本单位管理人员实施的独立客观的监督、评价和咨询活动。合理地运用经济责任审计与审计报告,可以促进公立医院加强内部治理与监督,完善内部控制手段,促进形成积极向上且团结一致的良好工作氛围,从而进一步提升公立医院的综合管理水平和服务能力,更好地服务患者与社会。

原载《新会计》2018 年第 11 期

专题四

信息化与移动支付

基于预算控制的医院内部控制信息化建设 [*]

——来自 XY 医院的实践

上海申康医院发展中心　陈志军

┃摘　要┃

医院提升服务能力、必须借助信息化管理手段。本文对国内三级医院的预算内部控制信息化建设调查结果分析发现,该医院建立以预算控制为核心的事前、事中、事后控制相衔接的内部控制信息化闭环式平台系统。通过医院各信息功能模块的有机结合,实现信息数据共享,并达到"业财融合"的实施效果,在加强资产管理,降低运行成本,提升管理效率的同时,从内部控制角度防范经济风险。医院内部控制信息化平台建设是提高预算执行率、强化内部流程控制、提升管理效率的必然举措,能促进医院健康发展。

┃关键词┃

预算控制　内部控制　信息化建设　临床路径

内部控制信息化建设是提高内部控制水平、防范化解运营风险的重要手段,也是医院建立管理控制机制、规范提高医院管理水平的重要机遇。借助预算管理的表单化、流程化、一体化手段,可以使医院的内部控制机制实现整体考虑和整合设计,有效提高控制措施间的关联性和有效性。笔者认为,通过实现预算信息化审批和管理系统整合,可以有效提升医院管理效率,强化医院内部控制管理。

一、医院内部控制信息化平台建设前期准备

(一)明确组织架构和职责

预算管理组织构架清晰、职责明确是预算系统有序运行的基础和保障,对医院预算管理决策层、管理层、执行层及监督层的权责进行明确,有助于在系统建设过程中识别不相容岗位,确定各类人员的操作管理权限,保障预算内部控制执行有效。

(二)再造内部控制流程

预算信息化建设是将各类预算制度在表单化、流程化的基础上,通过信息管理控制程序提升数据的准确性和运行管理效率,根据预算性质和支出类别的不同,系统设计人员不但需要根据支出授权审批制度,了解审批流转过程中涉及的具体环节和人员,而且需要了解不同类别业务在内部控制流程上存在的区别。

(三)梳理现有管理系统

预算控制必须嵌入医院内部控制信息化体系中,实现资源共享。梳理医院现有的管

---

*　基金项目:上海市卫生和计划生育委员会政策研究项目(2018HP01)。

理系统及其之间的衔接关系,包括账务核算系统、预算管理系统、成本核算系统、HIS收入核算系统、物资管理系统、资产管理系统、科研管理系统、人力资源管理系统及OA廉洁风险防控平台等,见图1,统筹考虑接口方案,才能最大限度地提高系统运行效率。

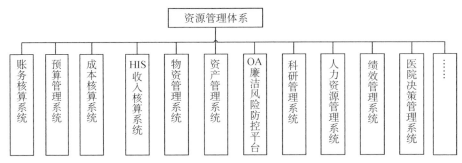

图1 医院资源管理体系

(四) 调研同行预算内部控制信息化建设情况

XY医院调研国内同行预算内部控制信息化系统建设情况,主要采用问卷调查法和实地调研法结合的方式,了解同行内部控制信息系统的框架逻辑、管理控制方式、系统整合方案、运行中存在的问题及建议等,借鉴经验并结合自身管理特点,量身设计预算内部控制信息化系统。

1. 问卷调查

调查范围是全国三级医疗机构,一共回收了94份电子问卷。调查对象中含总会计师或院级管理者18人、财务或审计部门负责人46人、会计主管13人。从床位规模上看,参与调查的医院含2 001张及以上30家,1 001~2 000张47家,中大型三级医院占比81.91%,调查结果具有代表意义。

调查结果显示:国内大多三级医院已建立全面预算管理体系,通过预算归口管理进行预算控制,采用支出授权方式进行支出审批,内部控制信息化建设切入点多为预算管理,但预算信息化程度不高,导致预算执行率低,内部控制流程实现信息化审批控制较少,预算内部控制信息化建设处于初级阶段。

2. 案例调研

调研范围选取国内在HRP建设中具有代表性的大型综合三甲医院,通过实地考察了解HRP系统建设模式、实施过程中遇到的困难和解决对策,借鉴预算内部控制信息化系统建设过程中的经验。

调查结果显示:尽管3家医院处于我国医院行业知名领先地位,并且正持续推进预算内部控制信息化建设,但3家医院HRP系统建设模式相差较大,有整体投入模式,优点是整体框架设计完整,但成本高、建设磨合期长;管理软件接口模式优点是成本投入少,实施效率高,但软件间无法做到无缝链接。国内目前尚缺少预算内部控制信息化标准模式,内部控制实施效果不明显,部分管理模块间仍存在数据无法共享的现象。

二、医院内部控制信息化平台系统设计及实施

(一) 总体框架体系

汲取国内现有模式经验,结合医院实际,完成以预算控制为核心的内部控制信息系统框

架设计,包括预算事前、事中、事后控制三大模块。作为医院 HRP 预算控制为核心的内部控制信息化平台,见图 2。将前端的资源获取体系、中端的流程审批体系、后端的统计分析体系整合,打通业务链各环节,全面实现集资金流、物流和信息流为一体的经济活动会计循环自动化,同时,不同侧重点的管理分析系统,可以为不同管理对象提供差异化服务。

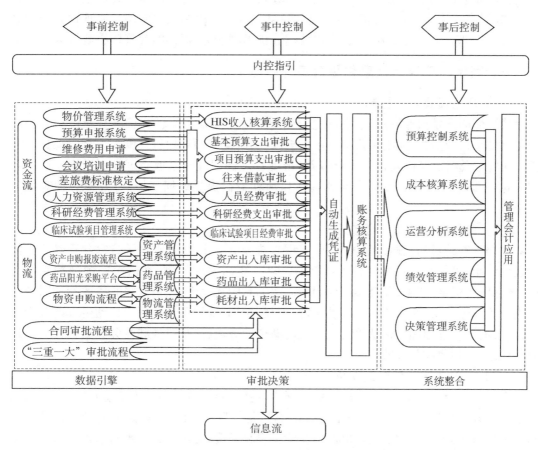

图 2　以预算控制为核心的内部控制信息化体系

(二)事前控制模块

事前控制模块是资源获取体系,主要是对预算支出发生前的业务管理控制,包括"三重一大"审批,合同审批流程、各类支出标准审核流程、物资申购和报废流程;科研项目预算管理系统、人事考勤系统等,以及基本预算编制申报、专项预算编制申报等,通过事前管理控制为预算支出提供前端引擎信息。

(三)事中控制模块

事中控制模块主要是对预算执行过程的管理控制,包括支出审批支出系统、人员经费支出审批系统、科研(项目)支出审批系统、专项支出审批系统、物资及固定资产采购支出审批系统、药品支出审批系统、其他往来项目支出审批系统。事中控制可以关联事前控制审批信息,同时,可以自动链接预算控制模块,自动获取预算科目余额,便于判断决策,并自动扣减预算发生数,预算额度实时控制。

（四）事后控制模块

事后控制系统主要包括预算分析系统、支出审批项目凭证转化系统。通过廉洁风险OA办公平台，对预算执行数据统计反馈、与账务核算系统实时对接，按照支出审批系统审批通过的数据，从相应管理系统中调取接口，自动获取数据及批量数据处理，实现自动生成会计凭证，产生后续预算分析报表。财务人员以审核为主，减少了凭证编制人员工作量，有效提高工作效率，同时实现系统数据共享，减少二次输入差错率。实现预算控制系统与其他管理系统全面无缝链接，强化数据分析运用能力，提供医院管理决策信息。

三、医院内部控制信息化平台运作效果

（一）强化预算实时控制

系统能够记录预算编制、上报、批复、分配、执行、调整、考核的全过程，通过与办公自动化审批平台的衔接，控制预算支出审批事项，实时反馈预算执行进度。预算管理报表分析模块能够随时反映医院预算执行偏差，帮助管理部门及时采取管理控制措施。同时各类细化的预算执行率的数据为预算调整和预算考核提供数据支持，有效提升预算执行效率。

（二）业财融合发挥整合效应

内部控制的目的是通过制衡机制、流程再造和信息化手段，在医院日常预算管理控制中发挥作用，以预算控制为核心执行事前、事中、事后共同控制，在医院的内部控制系统中，既可以将资金、成本、预算实现横向一体化的封闭式管理，又可以将业务数据和财务数据进行比较分析，如在物资和设备的采购、消耗、折旧、处置等各个环节自动生成财务会计凭证，帮助医院理顺和优化从采购到消耗的整个业务流程，在财务和业务数据管理上实现互相联通，发挥协同整合效应。

（三）管理会计分析决策支持

医院有效整合各类孤立的信息系统，通常这些信息系统不能实现信息互联互通，从而无法为管理者提供综合的有价值信息。内部控制信息系统的实施，运用科学的方法实现医院内部管理系统的相互改善和促进，从管理会计角度，为不同的管理需求提供易于使用的管理模型和分析模块，协助医院在面对政策性变化的形势下，对未来的影响因素进行预判，调整管理策略，制定应对措施，为医院运营管理提供分析决策支持。

（四）信息化建设推动医院发展

医院以会计核算为主线、预算控制为核心、物流及资产管理为基础，与其他业务或管理系统对接互换，实现各系统业务集成和数据共享，全面实现多系统整合的智慧财务内部控制信息化平台建设，为医院科教研全面发展提供支撑。

四、医院内部控制信息化建设完善思考

（一）注重前期调研设计

信息化本身不产生效益，但作为一种现代化工具，能为医院增收节支，创造效益，通过信息化建设降低运行成本，必须建立在科学合理的调研设计基础上。前期调研环节必须细致准确，要充分考虑财务规定及业务实际操作间的衔接，否则很可能会出现建设完成后对现有程序的设计方案调整，导致建设成本增加，不符合成本效益原则。

（二）信息部门应全程参与

在信息模块建设过程中，一般医院信息部门仅起到牵线搭桥的作用，没有真正参与到实质性建设中，导致初步运行阶段产生的技术问题及后续维护，均需要依靠外部信息公司力量解决，很可能导致需求得不到及时回应，影响使用效率。在建设过程中信息部门应参与项目实施流程中的每个环节，逐渐接收整套系统的建设工作，具有替代供应商的维护能力，以便实施后能起到日常维护的作用。

（三）平稳度过磨合期

再科学的信息化体系建设实施均存在磨合期，因打破原有工作流程，大多存在系统初始数据录入和原始票据扫描录入的工作，需要正面宣传和疏导。医院文化中的价值观、标准、理念都会影响到系统成功实施。因此，要加强培训，除增强员工对系统知识的了解及技能操作，更重要的是改变医院管理层，特别是中层管理人员的权利观念，规范管理人员的行为方式，形成新的文化理念，适应系统实施后新的组织结构和业务流程。克服员工磨合期内抱怨和抵触心理，最终实现全员配合实施的效果。

（四）平台功能需要持续改进

随着不断地开发功能和完善系统，资产管理系统除包含工作量、收入等数据，还应包含维修维护等投入数据。针对维修状态展开动态跟踪标记，便于设备检修保养，在物资管理模式中，医院将通过拓宽医院资源计划系统的供应链范围，逐步实现内部供应链与外部供应链的连接，这一方面可以提供更为精细化的物资管理模式；另一方面可以进一步降低医院物资所耗费的成本。

（五）持续推进临床路径建设

强化临床管理对医疗费用预算控制和成本控制的作用。探讨单病种临床路径管理对患者费用的影响因素分析，结合医保支付制度改革，努力降低医疗成本，将基于临床路径基础上的成本核算结果与预算管理、成本控制及绩效管理相结合，进一步促进以预算控制为核心的内部控制信息化体系建设。

（六）充分运用 ERP(企业资源计划)理论

在实践中将企业资源计划理念不断发展进步。目前越来越多的医院采用 HRP(医院资源计划)系统进行运营管理，利用行业云平台，储备行业大数据，打造智慧型医院。HRP 提供的数据导航还可以引发医院管理的变革，通过全流程、全要素、实时可控的闭环管理，给医院管理决策带来质的变化。

参考文献

[1] 周磊，姚刚. 医院报账管理系统的设计与应用[J]. 中国数字医学，2017，12(9):74-76.

[2] 卢程. 基于医院一体化管理的 HRP 系统总体设计思想的探讨[J]. 中国数字医学，2017，12(10):106-108.

[3] 费云. HRP 在医院实施的效果[J]. 中国管理信息化，2014，17(15):48-49.

[4] 雷鸣. HRP 系统在医院推行之我见[J]. 经济师，2016(6):250-251.

[5] 刘恺. 基于 HRP 建立医院资产精细化管理系统[J]. 当代经济，2017，10(29):88-89.

原载《新会计》2018 年第 11 期

移动支付在公立医院实践应用

上海交通大学医学院附属第九人民医院　陶　喆　张海斌

| 摘　要 |

本文概述了移动支付技术种类及在公立医院的应用优势,归纳了医院移动支付技术在使用过程中的常规交易流程,结合移动支付现金流的特征提出完善和改进医院业务系统信息流对策,并创建了符合医院实际发展状况的移动支付对账管理体系,以期为提高公立医院财务管理效率提供参考。

| 关键词 |

公立医院　移动支付　对账

随着网络信息技术的快速发展,移动支付成为现代支付的主要手段,得以广泛应用。移动支付主要分为近场支付和远程支付两种,近场支付指用手机刷卡的方式坐车、买东西等,很便利。远程支付指通过发送支付指令(如网银、电话银行、手机支付等)或借助支付工具(如通过邮寄、汇款)进行的支付方式,如掌中付推出的掌中电商、掌中充值、掌中视频等属于远程支付。

公立医院运用移动支付技术,改变了以往医院单一的收款模式,为患者就诊提供了更多的便利,简化了医院缴款、现金清点、找零流程。本文对此进行探讨。

一、移动支付模式公立医院应用优势

目前医院利用信息技术创建了高效、统一的互联网平台运营系统,将不同形式的线上和线下支付方式引入该系统,这不仅促进了医院经营结构的优化和调整,而且还全面增强了患者的就医体验感。

(一)患者就医途径多样化

由于互联网平台日益完善和成熟,且智能手机用户数量逐渐增长,以往的预约挂号方式已经难以满足患者的就诊需求,之前排队挂号的现象将退出历史舞台。目前人们可以通过电话、网站、窗口、诊间、手机等多个不同途径进行预约挂号。预约挂号平台、官网、微信公众号、支付宝等渠道已经越来越流行,这些多元化的就医渠道受到了众多年轻人的认可与支持。随着移动支付方式在医疗卫生行业的深入,患者足不出户就可以预约挂上专家号和专科号。这不仅为患者预约挂号带来了更多的便利,而且还大大简化了就医流程,目前已在多家医院大力实施。

(二)患者就医方式更为便捷

互联网支付模式的诞生,使传统支付结构发生了根本性的变化。不管是线上支付还是线下支付,大部分交易平台或商家都开通了微信和支付宝支付模式。随着互联网和医疗卫生行业之间的合作不断推进,患者在预约挂号、缴费、查询和打印报告上不需要花费太多的时间,也不需要来回往返多次,便可以在网络上查询预约就诊时间、检查时间和打印报告的时间,还可以通过查询候诊人数来判断自己什么时候出发比较合适,减少了患者就医等待的时间,降低了医患纠纷发生的风险。医院的检查叫号程序同样可以显示在患者的手机上,患者只需按照系统显示的编号顺序依次前往指定的地点检查。移动支付方式不仅提高了患者就医的速度,也提高了患者的就医体验,减轻了医院的工作量,同时也更好地提升了医院就诊质量和就诊效率。

(三)提高了医院财务运营效率

移动支付促进了医院财务结算效率的提升。当前公立医院的门诊量基本上都维持在较高水平,受业务流程等因素的限制,传统的收费窗口不仅耗时耗力,而且还极易出现差错。如果只是增加收费窗口,并不能解决其实际问题。而移动支付的扫码免密功能能够缩短排队、挂号、找零的时间,使结算流程变得更为通畅,提高了医院的财务运营效率。尽管医院扩大了网络覆盖范围,增加了接入系统端口的成本,但其成本效率却较为显著。

(四)增加医疗资源的透明度

信息网络技术和第三方平台的有效对接,在一定程度上提升了医疗资源的整合利用效率。患者可以时时了解到比较全面的医疗信息,有利于解决医疗资源在不同的地区、不同的人群之间分配不均匀的问题。地区比较偏远、医院比较匮乏的人群也能了解到比较完备的医疗信息,有利于解决医疗资源供需不平衡的问题。移动支付的普及为广大患者提供多元化的就医通道,切实降低了看病的成本,使人们享受互联网带来的好处。

二、移动支付模式公立医院实践

对账是医院周期性地对当期业务进行核对,发现漏洞,调节账户,预防金融风险等保障信息流与资金流一致的经常性工作。不同层级的信息流、资金流使医院财务对账工作的难度加大。对于移动支付设计对账系统,能确保对账业务高效、有序地进行。一般来说,在设计和核对对账系统的过程中,会充分地结合移动支付平台的现金流、信息流所呈现出的特点。

(一)移动支付的现金流分类

直接到账是患者借助支付平台向医院账户支付相关医疗费用。业务程序对外公开,且内容清晰,医院在与银行机构对账时,只需将银行对账单与医院信息系统对账单进行账务核对便可了解现金流状况。直接到账由商业银行或银联系统完成交易,其应用的业务场景有限,一般无法使移动支付多模式、多技术的需求得到切实的满足。

代理结算是患者依托移动终端支付其在就诊期间产生费用时,由第三方平台代理医院收取医药款,按特定的周期与医院进行结算,周期结束将患者支付的医疗费用划入医院银行账户内,按照一定的比例收取相关的手续费。通过第三方平台,在实施代理模式时可以向患者提供多种不同的支付渠道,这就大大提升了支付的效率,使患者能够体验到更优质的医疗服务。目前代理结算在移动医疗业务中已经普及。然而,代理结算的对账工作存在较大的难度,通过第三方平台进行资金流转,在此过程中需要将第三方平台的对账单、医院信息系统对账单和医院银行对账单等数据汇集起来进行核对。

(二)优化业务信息流满足现金流对账

为了给对账工作带来更多的便利,在开展移动支付活动中,与交易业务相关的系统或平台都需要进行详细的登记。图1中客户向交易平台或终端发起支付指令,交易平台或终端收到后,向支付平台发送收费指令时,由交易平台或终端自动生成一个收费订单号,

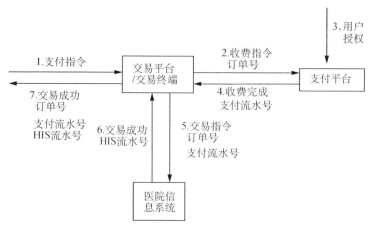

图1 业务信息流

支付平台收到订单后经客户授权,处理客户支付情况;客户完成支付后,平台会将记录交易信息并返回支付流水号;交易平台或终端将支付流水号和订单号发送给医院信息系统(简称 HIS 系统,下同),由此发起交易指令;HIS 处理成功以后,记录交易信息并返回此次交易的 HIS 流水号;交易平台或终端将 HIS 流水号相对应的订单信息记录下来,同时会向客户端反馈详细的订单数据。

(三)移动支付的对账模式

移动支付对账分为医院与支付平台直接对账、医院与交易平台对账和医院向第三方交易平台收款等。

医院与支付平台直接对账。适合用户直接向医院账户支付医疗费用的业务,具体对账流程如图 2 所示。

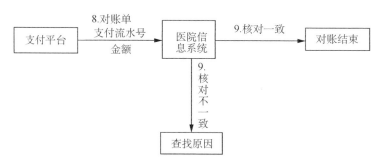

图2 具体对账流程

结合对账周期,支付平台按照特定的周期将产生的交易信息汇总生成对账单并反馈给医院,医院按照 HIS 系统所记录的交易信息与对账单、支付流水号进行核对。如核对结果不一致,则标注出差异数据并查找差异原因。每个支付平台所提供的对账单格式存在明显的差异,因此医院在进行对账时,必须要根据实际情况进行匹配,才能完成对账的相关工作。

医院与交易平台对账。适合交易平台代理医院向用户收取医疗费用的业务。根据特定的结算周期将款项支付给医院账户,具体对账过程如图 3 所示。

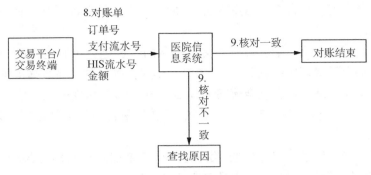

图3 具体对账过程

在临近一个结算周期时,交易平台会将相应的结算款项结转入医院的银行账户内。与此同时,将该结算周期内产生的交易数据汇总成对账单发送至医院,医院结合 HIS 系统所记录的 HIS 流水号,将对账单所对应的订单号与之进行核对,标注出差异数据并查找原因。

医院向第三方交易平台收款。第三方交易平台为客户进行多渠道支付提供相应的移动支付技术,结合用户使用的各种情景匹配合适的移动支付通道,同时代理医院向用户收取款项。为了提升平台的对账效率,简化对账的流程,在一个结算周期期满时,医院将结算指令发送给第三方交易平台,同时发送收款单、HIS 流水号、订单号等信息,第三方平台会将其与平台记录的订单信息进行核对,在核对正确的情况下对医院进行付款,核对不一致则查询原因,对账过程如图 4 所示。

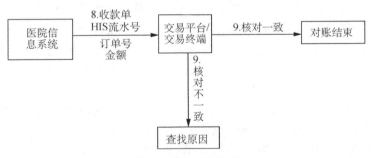

图4 具体对账过程

(四)构建自动化对账系统

如图 5 所示,自动化对账系统是由移动医疗对账系统、支付平台交易日志、第三方平台订单记录、HIS 系统交易明细和对账报告组成。

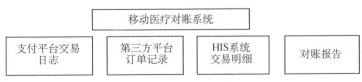

图5 自动化对账系统

支付平台交易日志,结合支付平台差异有针对性地进行定制,从支付平台下载交易信息或通过手工导入支付平台交易信息方法,全面地掌握支付平台所有交易信息,为自动化对账提供保障。

第三方平台订单记录。结合第三方交易平台的特征进行定制,实现人工导入或自动从第三方交易平台下载订单信息等目的,为管理第三方平台的交易数据提供更多的便利。

HIS系统交易明细。结合现金流转时间点将某个结算周期内交易明细详细地列示,为HIS系统直接与支付平台的支付日志对账、与交易平台的订单对账或为第三方交易平台收款提供有利条件。

对账报告。将支付平台交易日志、第三方平台订单记录与HIS系统交易明细进行核对,通过区分交易正常和异常记录,出具对账差异报告。

自动化对账系统正式构建后,不仅为对账管理节省了更多的人力物力,提高了工作效率,而且也在一定程度上增强了医院对账管理的风险防范能力和应对能力;此外,自动化对账系统还大大减轻了医院财务人员的工作负担,提升了医疗资源的整合利用效率。对于患者而言,可以结合自身的状况挑选最佳的支付渠道和支付方式。

三、结语

自动化对账系统,将医院的对账流程和对账单进行全面系统的管理,由此能全面地把控医院对账过程及其对账结果。通过不同的途径来梳理对账信息,进而将金融财务风险控制在最小化。系统能够在第一时间识别订单的差错,从而提升财务监管水平。未来还可将更多的服务渠道接入其中,如住院病人补缴预交金、停车场收费、小卖部收费等,相应的支付方式也会随之增多。当前我国医院的管理模式已逐渐从经验型的管理模式过渡到科学型的管理模式。科学管理模式所呈现出的主要特点是借助信息化方式来整合并分析数据,由此为管理决策的制定和实施奠定良好的基础。在自动化对账系统越来越先进和完善的情况下,对账业务规模迅速扩大,同时该平台的效益也呈现出递增的态势。

参考文献

[1] 陈伟,严斌,邹晓元,付浩.面向多支付渠道的支付对账管理平台在医院财务管理中的建设与应用——江苏省口腔医院为例[J].信息系统工程,2018(12):129-131.
[2] 季学远,冯莎莎.浅析医疗行业中移动支付技术的必要性[J].华东科技,2018(11):16-19.
[3] 谢汶君.浅谈医院的移动支付结算[J].财经界(学术版),2017(7):58-59.
[4] 陈嘉哲,沈柱洁.移动支付模式在医院的应用与前景浅析[J].财会学习,2018(11):1-2.

原载《新会计》2019年第6期

美国医疗支付信息化发展及启示

上海申康医院发展中心　何　堃

| 摘　要 |

一直以来,美国的医疗支付方式及其高度发达的医疗信息化是各个国家的研究方向,其高昂的医疗费用开支在医疗信息化手段的促进下,开始向"健康医疗"的方向发展,美国政府正在着手控制医疗费用的增长及庞大的医疗费用规模,信息化手段在医疗方面的运用在目前的美国医保支付体制下,朝着促使国民更加健康的方向发展,解决了经济压力对医疗发展的影响。本文对美国特有的医疗支付体制特征进行分析,探讨通过医疗信息化手段引领医疗健康管理发展方向,从而为我国医院管理发展提供借鉴。

| 关键词 |

美国　医疗支付方式　医疗信息化　成本控制　医院管理　移动医疗

医疗产业已经成为美国最大的产业,这在某种程度上是由其推行的医疗保险支付体制造成的,其长期发展形成的医疗保险体制无法改变,在医疗费用开支上,由于保险公司在保费支付控制上的强势地位,迫使美国的医疗机构进一步加强对医疗成本的控制,通过信息化手段的运用,在国民健康保障趋势方面,开发了不同的发展道路。

一、美国医疗支付信息化发展现状

美国的医疗支付体系经过不断演变,逐步形成了其独特并具有代表性的风格,医疗支付方式及信息化程度,有了迅速的发展。

(一)美国主要的医疗支付方式及其特征

1."基于数量付费"概念,按服务项目收费

按服务项目收费,就是按照提供的医疗服务项目的数量及单价来收费,也就是病人就医时根据医院提供的服务多少来收费,这与我国国内目前的医疗收费模式基本相同,但是由于医疗信息不共享以及利益驱使,在美国每年由于重复检查或不必要的治疗而造成的浪费高达医疗支出的15%,而且这也增加了医院被保险公司拒付的风险。

2."基于价值付费"概念,包括两种截然不同的付费方式:按人头付费和捆绑支付

按人头付费,也就是基于人口数量收费。它于20世纪90年代在美国被广泛采用,目前不少的转型方案,包括责任医疗组织、共享节省开支计划、替代性质量合同,都是按人头付费的举措。对保险公司而言,病人其实是无差别的,保险公司以费用包干的方式支付给医院,至于是否够用就在于医院对治疗安全效果和经济的控制。如果是全部按人头付费,医疗机构要承担按人头收取的费用与实际支出的差额,这很可能导致医院亏损,医院不得不在医疗质量和亏损间作出权衡和选择。由于美国保险公司在医保支付体制内的强势地位,这种方式在美国医保支付体制中占了较大比例。

捆绑支付,也就是为治疗某种疾病一次性购买套餐式的医疗服务。在这种模式下,患

者得到了更好的治疗保障,但是对保险公司而言,不必要的检查及治疗项目造成了不必要的保费支出。

(二)医疗信息化及移动医疗成本控制的发展

由于美国各州的情况不同,为了克服医疗支付中的各方矛盾,美国的医疗机构在医疗信息化及移动医疗方面作了很多努力。高度发达的信息化实现了医疗数据共享以及移动医疗。美国医院及保险公司通过高度发达的信息系统为其医疗事业发展提供了必要的保障,也使医疗信息共享及移动医疗成为可能。

1. 医疗信息共享,避免资源浪费

美国财政预算的 18% 花在医疗上,人口老化带来的问题也困扰着美国。在美国,90% 医生的办公室和医院都采用无纸化的医院信息系统,以美国马萨诸塞州为例,马萨诸塞州原先由于医疗信息在医院间无法共享,重复的医疗检查和不必要的治疗造成了巨大的浪费。治疗手段的不同,花费可能与疗效没有相关性,导致成本增加,治疗结果不理想,大量检查费用造成浪费,这是目前美国医疗面临的问题。

奥巴马在任期间,着手改进电子医疗信息系统,90% 以上的医院完成了信息化,但是医院间系统不同,且没有实现信息共享,使得大多数医生不愿意使用医院的信息系统,对病人来说也很困惑,每个医院都有各自的网站,病人也不知道如何使用这些网站,造成了巨大的浪费,而且也没有实现医疗大数据共享。

在医疗数据共享方面,瑞典走在了世界前列。瑞典各个省的健康档案都是相互共享、相互信任的。每个人有各自的社会保险号且终身携带,所有个人医疗信息都以这个保险号为标示。不过相比美国和中国,瑞典人口才 700 万,更容易实现医疗信息的共享以及一体化。而加拿大人口为 3 300 万,由联邦政府制定数据标准,各个省按照这个标准建立健康档案,从而实现统一数据标准的医疗信息数据并实现共享,如果我国想实现医疗数据共享,加拿大的模式也许不失为好的参考。

2. 共享电子病历促进医疗成本节约

美国的各级医院的收费是不一样的,通过共享信息,可以寻找低廉的治疗途径,将医疗总体费用降下来。目前在美国马萨诸塞州,医疗机构通过获得病人的授权,已经做到了一人一病历,基本建立了医院、保险公司、药店等医疗机构的电子病历信息共享,已经避免了重复检查和过度医疗造成的浪费。

病人的社会状况,也会对医疗的方向产生影响,电子病历不仅包括社会状况,而且病人的生活习惯等也会记录在里面。不同的医生在云端的同一病历里进行记录,并且可以互相查看,节约了大量的时间和成本。电子病历一般将近期的数据优先显示出来,供医生参考,而历史数据备查。在美国,一个医生平均 12 分钟看一个病人,包括看病、写处方、录入系统等,而数据共享提供了进一步降低成本的可能。

在美国,所有的药品销售机构都已经联网,任何药店都可以显示和记录病人既往药品购买记录。医疗系统里可以看到医生对病人开的药,服药的时间、药的成本也可以看到。

在美国开的药,能不能报销都由保险公司决定,保险公司也会想尽一切办法去节约成本。在哈佛医学院管理的医院中,用药剂量已经由人工智能控制,医生只开药但是不写剂量,剂量都是根据数据库中病人的各项医疗数据来计算的,而且系统会给出提醒,什么药用到一定量就不能再用。根据大数据进行精准医疗从而控制用药剂量,以减轻不良反应,

从而减轻对病人的伤害,同时控制药品的成本。

(三) 信息化发展催生移动医疗,降低就医成本

美国的医疗机构正着力于让民众在家中就可以得到远程医疗照看,通过可穿戴设备及便携式家用医疗设备来发送健康信息,通过聊天工具与医生进行沟通并支付费用。如果要做相关检查可以就近选择医疗机构,就近预约门诊,医生可以用手机直接开药,病人可以直接就近去药房买药,这些都节约了大量的就诊成本,并且为病人提供了便利,也为医疗资源的统筹使用提供了选择。另外,医生给病人的治疗方案都可以在手机终端上显示,甚至可以自动提醒病人按照提示来进行治疗和锻炼,而且所有的数据都会传送到数据库中。通过这种方式可以实时检查病人情况,并给出提醒,因此病人不用再去医院看医生以了解病情,数据都可以供主治医师和护士查看,并及时给出提示。这一切实现了真正意义上的移动医疗,从而降低了医疗的整体支出。

事后治疗转向事前、事中控制的“健康医疗”。由于按人头付费和捆绑支付方式的存在,促使美国医疗转向“健康医疗”发展,如保险公司对每个美国人民每年花在医疗费用上的钱包干支付给医院,而医疗机构能用少部分药物让人保持健康,大部分医疗费用成为医院的结余,如果医院能让病人保持健康,那么医院也就赚得越多。因此,美国医疗现在正在向着保障人民更健康而不是任其生病后再治疗的方向去发展,如预防、免疫等,相比治疗更加经济有效。美国的家庭医生会给病人开出最经济、有效的治疗方案,从而尽早地将疾病控制在初期并控制病人整体的医疗支出。

在美国,作为政府医疗保障的 Medicare 和 Medicaid 涵盖一半美国人口(老年人和穷困的人),剩下一半的人口基本都是通过其雇主支付保险费购买的商业医疗保险来获得保障,所以目前美国医改也就更重视利用移动医疗将“健康医疗”传达给病人的家里,医生只要有手机,就可以在任何时间、任何地方,通过病人的可穿戴医疗设备或手机来查看病人的健康数据并提供服务,为病人或亚健康人群提供定制化的预防及早期治疗方案,甚至可以通过手机 App 来实现提醒、记录、预警甚至看诊,从而降低病人病情发展的概率,保证国民的健康,降低美国整体的医疗支出水平。

二、美国医疗支付信息化启示与借鉴

美国近年来的医疗产业发展情况为我国的医疗事业发展方向以及医院管理模式提供了很好的参考。

(一) 推行“健康医疗”,降低医疗成本

人民健康是民族昌盛和国家富强的重要标志。2018 年,第十三届全国人民代表大会第一次会议批准,组建国家卫生健康委员会,作为国务院组成部门。这标志着为推动实施健康中国战略,已经把国家医疗战略由以治病为中心转变到以人民健康为中心。这必然也会促使医疗机构在提供医疗服务时,服务理念从疾病发生的事后治疗向着病前控制的“健康医疗”方向发展,在整体的医疗成本控制上更加节约,从而在整体上可以降低国家总体的医疗开支,并且也降低了医院的经营压力,国家可以节约更多的资源用于医学研究以及教学,其所形成的成果又可以进一步用于疾病防范及治疗,达到良性循环。这一切都必须通过高度发达的信息化手段来实现。

(二) 促进医疗支付方式创新及移动医疗,便民惠民、降本增效

2018 年,国务院常务会议确定发展"互联网＋医疗健康",缓解看病就医难题,提升人民健康水平。在不久的将来,我国就医流程以及医疗支付模式都将通过"互联网＋"等信息化手段发生巨大的变化。

1. 构建智能医院结算平台,创新医疗支付方式

构建统一的智能医院结算平台,通过该平台与社保卡线上支付、第三方支付、银行卡等各类线上支付绑定,为患者开通 App 等移动客户端全程就医支付通道;App 开通与各大医院的网上就医预约服务;患者在手机等移动终端上预约后生成就医二维码,凭二维码到院扫描作为签到;App 提示付款挂号费,通过 App 支付从社保卡(医保部分)以及其他线上支付方式(自费部分)完成支付;支付完毕后 App 提示至候诊具体地点,患者可根据提示确定具体候诊时间以及在院逗留时间,提醒患者及时到指定地点就医,以免过号;患者凭就医二维码扫码就医后,医生看诊后直接按照系统信息开具处方,患者直接通过 App 完成付款;支付完毕后扫码取药或检查,这一切都可以通过信息化手段得到实现。

2. 建立共享医疗健康电子档案

随着信息化手段的不断提高,人们可以实现统一、标准的居民电子健康档案库,个人的历史就医情况、个人信息、检查报告、电子病历、手术记录、用药情况等,都可以通过统一的标准电子格式被记录在居民健康档案库中,居民个人可以授权给就医的医院,从而医生可以查看其既往的相关医疗信息,减少重复检查,并且可以对病情的诊断、后续的治疗以及治疗的结果进行判断及跟踪,及时调整治疗方案。另外,对于政府而言,地区甚至全国的居民电子健康档案的形成,通过大数据的分析,政府可以在疾病防控、医疗资源配置等方面做到事先预测、事中控制和事后分析,甚至可能连来年针对某类疾病的药品的生产量都是可以预测和安排的了。

3. 利用互联网解决医疗资源区域分布不均

由于我国医疗资源分布不均,一线城市与二三线城市的医疗资源、医护水平、病历积累等方面都存在着巨大差异,病人不得不辗转于城市间就医。随着医疗支付模式的创新及电子档案库的建立,人们可以选择就近的医疗机构进行检查,足不出户就能将检查报告通过互联网传递,完成异地支付、病历推送以及就诊,这对大量非手术病人以及术后治疗的病人来说,缩短了地域差距以及就医路途成本。

三、结语

我国医疗卫生体制面临着新一轮的改革,公立医院也面临转型升级,医院管理对信息化的依赖度也正日益增强,如何将信息化发展与医院的管理紧密结合成为医院管理需要研究的重要课题。

在医疗成本的控制方面,医院应该建立标准数据接口的电子共享病历,不同的医院间实现医疗数据共享,从而避免重复检查产生的浪费,并且对患者建立伴随终身的医疗云档案,为治疗提供依据和参考。医院要建立个人医疗信息大数据,成为政府监控医疗质量、提高国民健康水平以及医院如何规划发展、制定预算等工作的重要参考信息,包括药品、耗材等在内的医疗资源生产供给,可以依托医疗信息大数据来进行预测和分析。

在公立医院管理服务方面,信息化的普及度以及运用的深度,会改变传统医疗诊治工

作,医院在保证病后诊治的同时,按照自身服务能力,加强病前预防以及病初控制等疾控手段,促进我国医疗系统健康发展。

参考文献

［1］秦立建,陈波,黄弈祥. 美国电子健康档案的发展对中国医疗改革的启示[J]. 经济要参,2014 (36):44-47.

［2］侯建林,孟庆跃. 美国卫生费用上涨和控制及对我国的启示[J]. 中国卫生政策研究,2010,3(12): 42-50.

［3］马伟航,张俊华. 美国管理型、整合性医疗卫生保健服务模式初探[J]. 中国卫生人才,2012,1 (6):78-80.

原载《新会计》2018 年第 9 期

公立医院 HRP 财务一体化实践探索

上海交通大学医学院附属新华医院　　郑开源

| 摘　要 |

医院 HRP 财务一体化分为构建财务一体化核算的框架、建立规范化财务核算、构建集中的预算管理平台、建立医院全成本核算体系。本文发现,HRP 具有高度信息化和集约化优势,有效提高了医院的综合管理水平,使医院的人、财、物得到合理使用,最大程度地降低了医院的经营成本,提高了医院的经济效益。

| 关键词 |

医院资源计划　　财务一体化　　集约化　　信息化　　路径

一、引言

随着医疗卫生改革的不断深化,国家对公立医院的运营效率和管理水平提出了明确的要求。上海申康医院发展中心作为上海公立医院的主体,以全面预算管理和绩效考核为抓手,对下属医院提出了"双控双降"的管理目标与要求。同时,公立医院也同样面临着持续增长的发展压力,必须通过提高精细化管理不断提升自身的运营效率。加快引进HRP,提升医院管理效率和精细度已成趋势。如何构建财务管理一体化,将 HRP 与医院各项工作有机结合是医院面临的现实课题。

HRP(Hospital Resource Planning,医院资源计划)是指医院引入 ERP 的成功管理思想和技术,融合现代化管理理念和流程,整合医院已有的信息资源,创建支持医院整体运营管理的统一高效、互联互通、信息共享的系统化医院资源管理平台。医院是结构复杂的机构,各管理部门和医疗业务部门之间的业务相互关联。医院医疗业务系统作为医院主要的信息系统,将为 HRP 的建设提供各种基础数据,包括患者数据、医疗收费数据、药品和医疗物资消耗数据,以及一切与成本绩效有关的数据。根据对医院业务的分析可知,医院所有职能部门发生的业务数据,凡是与财务有关的数据,均以资金流的形式传入财务系统,并经过加工处理,完成成本核算和综合绩效考核,形成完整的"以财务为主线的整体运营管理平台"。本文以公立医院为例进行探讨。

二、财务一体化建设实践及应注意的问题

(一)财务一体化思路

搭建财务一体化模型,构建财务一体化核算框架。梳理医院内部业务、财务核算的内容,建立符合医院内部管理及经营要求的财务一体化模型,搭建以财务核算、全面预算、成本管理为一体的财务管理体系,并有效地建立相互之间的关系,使各个系统相互勾稽,相互关联,互为监督与控制,全面、整体地反映财务核算。基于财务管理系统,建立规范化的财务核算。规范基础信息,统一核算制度和会计核算体系,建立与其他业务系统之间的衔接关系,实时地反映和监督业务与资产变化。构建集中的预算管理平台,建立统一的预算

管理方案。预算管理方案,包括预算组织、预算内容、预算项目、预算编制方法、预算编制审批过程和预算控制程度与方式。实现预算与财务系统、成本系统、业务系统集成应用,以预算数据作为业务系统执行过程中的控制依据。结合成本管理方法体系,建立医院全成本核算体系。以全院、科室、医疗项目、病种为基本核算对象,进行全成本核算,客观真实地反映医院的运营成果。通过客观分析、科学评价,为医院调整经营策略优化内部流程,实行有效的成本控制,提供决策依据。

(二) 财务一体化实践

财务核算、预算管理、成本核算框架的搭建是建立财务一体化核算的关键。系统之间的关联关系、一体化业务的体现、相互之间的勾稽和反映,是三者之间的精髓和灵魂。只有使三者之间的关系处于平衡,内在联系梳理清楚,才能真正地体现和发挥一体化的作用。

1. 构建财务一体化核算框架

根据医院运行情况、管理要求和现有的实际情况,梳理财务核算、预算管理、成本核算的内在联系,建立符合医院实际的一体化核算框架,并理顺其与整体规划和设计三者之间的关系,拟定实施步骤和方略,并预留相应接口。

(1) 规范基础档案,建立基础数据的维护标准及使用手册。基础档案的规范和使用,是保证各个业务系统正常运营、信息系统之间有效衔接、财务核算真实有效、运营状况清晰准确反映的基石。建立统一、规范、标准、完善的基础档案及其管理体系,是医院 HRP 系统建设的基础及成功与否的关键。在医院 HRP 财务一体化的实施过程中,第一步是梳理并建立规范标准的基础档案,如在医院行政机构组织的基础上,结合实体业务,建立一套既满足财务核算要求,兼顾预算管理,符合成本核算要求,又能精确反映医院业务,满足管理要求的科室档案。同时,档案的科学分类、项目档案级次及内容准确划分、人员信息的有效验证等,都是建立 HRP 系统基础档案的重点。

(2) 构建与组织机构和考核要求相适应的会计核算体系。构建满足医院核算要求和考核要求相适应的会计核算体系,是建立医院 HRP 财务核算一体化系统的核心。通过集中统一的会计核算平台,统一会计核算制度,明确会计核算流程,规范会计处理业务,落实内部控制制度,是实现医院从财务核算到财务管理的转变,推动财务核算精细化、管理化、控制化的保障。

(3) 实现收入业务的日清月结。门诊收入、住院收入是医院的核心业务,也是财务管理的重点,保证收入数据及时入账,做好收入的日常管理是财务核算重要环节。通过建立 HIS 系统与 HRP 系统之间的关系,每日获取 HIS 的收入数据,便于会计及时进行核对,查清收入状况,准确入账。

(4) 建立医院资金流平台,准确分析现金流量状况。通过建立出纳工作平台,建立医院资金流入流出的集中核算与管理,管理自有资金存量与流量。在了解医院本期及前期现金流入、流出和结余情况下,有效地评价医院当前及未来的偿债能力和支付能力,为医院未来的财务状况提供科学的决策和充分有效的数据依据。

(5) 建立院内票据管理系统,加强财务内部控制。医院票据是医疗单位开展医疗卫生服务、销售药品和卫生材料、提供劳务,以及从事其他业务活动取得收入时,提供给付款方的各种票据。各医院目前使用的票据种类均较多,业务频繁,数据量大,因此,提供票据业务管理,打造集中票据管理和核算平台,是帮助医院加强票据日常核算和管理,提升医院财务业务处理水平的关键。

(6)推进线上报销,随时进行费用的预算管理和控制。逐步开放信息录入权限,开放、推进线上报销管理系统,有效减少医院报销人员多、排队等待时间长、现金流量大、财务部工作量大、效率低的问题。此外,报销款网上支付,可以提升财务工作,减少现金流量和差错,将财务人员从琐碎的报销工作中解脱,对费用监控和分析有显著的效果。

(7)全方位的收付管理,实时反映和监督业务。通过对应收应付款项的全方位管理,实现财务管理与业务处理的紧密连接,实时反映业务运转情况,跟踪业务过程,监督业务流程,使医院业务运转更全面、合理、规范。通过应收应付系统,建立有效的应收、应付款管理和账龄分析,加强对资金流入、流出的核算与管理,强化对资金的控制,切实有效地体现了财务的监督与反映职能。

2. 建立全面预算管理体系

预算管理是财务管理的重要环节,但又不同于普通的财务管理,它涵盖了收入、费用、采购、人力资源等各种经营活动、各个业务环节,反映出医院全部经营活动计划和目标,具有全面管理特色的综合业务。其终极目的是通过将实际经营活动与预算设定目标进行比较、分析,不断调整生产经营,最终实现医院的战略目标。

(1)预算编制。它是预算管理的主要业务过程,利用预算管理平台系统,结合医院预算业务,将相关表样编制录入系统中,完成预算编制的具体工作。

(2)预算控制。它是预算管理的核心环节,医院可根据具体情况选择预算控制环节、业务环节、账务处理环节。预算系统与总账、收付报账系统、固定资产系统均可无缝链接,通过设置控制方案,可以对总账的凭证、收付报账的业务单据、新增资产审批单进行实时控制。从管理角度出发,业务环节的控制更体现了预算的事前控制性,能更好地便于医院进行业务管理。

(3)预算分析。预算管理的最终目标是能对医院的各项业务进行有效的比较、分析。预算分析包括比较分析、结构分析、比率分析、趋势分析、因素分析、多维在线分析、数据挖掘等,为医院的战略管理提供决策依据。

3. 实现医院全成本核算

医院实施成本核算是经营管理的有效手段,是医院主动适应市场经济并不断发展完善的重要措施。

(1)成本核算基础设置。它设置成本核算的基础档案、系统参数、公共数据等,是成本核算的前提和基础,关系到成本核算的过程和结果。

(2)基础数据采集。将核算期间内发生的需要核算的收入、成本数据采集至系统中,并设置成本的分摊参数单据,通过成本核算方法,对收入和成本进行归集分摊。

(3)科室成本核算。以医院科室作为成本责任中心,将医院业务活动中所发生的各种耗费按照科室分类,以医院科室作为成本核算单元进行归集和分配,计算科室成本的过程。

(三)财务一体化应注意的问题

HRP财务一体化系统实施,首先必须考虑医院整体运维过程的经济性,如果方案复杂,则会影响成本,整个方案也将被否决。要实现与医院HIS系统收费接口的对接,除了面对收费接口数据量大、数据冗余量多、执行方式和核算方法相对陈旧,还需对 HIS 前端数据接口信息重新规范、重新收集,过程复杂,很难实现 HIS 业务单元与 HRP 的接口对接。财务一体化的推行,在很大程度上要基于对信息孤岛的整合,医院现有的若干信息系统应用于不同模块,甚至归属于不同公司,客观上增大了应用流程及规则调整的难度,必须加以注意。

三、财务一体化建设成效

(一)信息互联共享,提升了会计核算效率

HRP 项目构建了运营管理平台,打破了原先的信息壁垒,实现了财务业务管理的纵向一体化。管理信息互联互通,使许多管理信息由通过凭证报表传递,转变为通过电子数据传递,缩短了数据传递的时间,也增加了信息量。同时 HRP 还实现了凭证引入功能,可以将经审核的业务数据直接生成会计凭证,减少了重复劳动,使财务人员从录入凭证的繁重工作中彻底得以解放,不仅提高了会计核算的效率,还提高了会计核算信息的准确性。

(二)升级管理职能,加强了财务监管能力

基于上述会计核算流程的改变,财务人员无需花费大量精力进行会计凭证录入工作,而将工作重点转向对业务部门上传信息数据的审核。HRP 通过对信息数据与原始凭证的核对等,对业务流程、审批权限、凭证合法性等逐一进行审核,及时发现经济业务过程中可能存在的问题,并与业务部门进行有效的沟通与反馈,切实规避财务风险,真正发挥财务的监督管理职能。

(三)实现信息追溯,提高了财务分析能力

财务业务管理的纵向一体化,不仅可以实现业务部门管理信息的及时传递,同时财务部门也可以针对某些财务指标的变动,利用管理平台直接追溯至业务信息,分析查找原因。这就极大地提高了财务分析的效率与准确性,能够为医院日常运营管理提供可靠的决策支持,也增加了财务信息的使用价值,使财务分析在医院经济决策中发挥更加重要的作用。

(四)统一管理平台,夯实了成本核算基础

医院成本核算由于缺乏必要的数据收集机制,目前仍然依托会计核算信息,对科室成本进行分类核算,无法满足医院及政府部门对医院成本信息的需求。HRP 系统实现了信息的互联互通,使运营管理平台同样可以成为查询收集各类信息的信息资源平台。各种海量的业务信息和财务信息,可以为未来开展项目成本核算、病种成本核算等,提供有力的信息支持,夯实会计核算基础。

(五)规范业务流程,完善了内部控制体系

HRP 系统的建设提升了医院管理的信息化程度,实现了业务流程规范化的再造,不仅规范了业务流程,同时也强化了内部控制,包括业务审核、财务审核、数据稽核和预算控制等。在关键环节加强了信息的自动控制和人为的审核,变事后审核为事中控制,有利于及时发现问题和隐患,加强医院内部控制力度,完善内部控制体系,保障医院经济业务的健康运营和持续发展。

(六)财务多维管理,强化了财务管理手段

统一运营管理平台的建立,不仅整合了不同部门的信息资源。平台搭建和信息对接

有助于财务管理的横向一体化,实现了财务的多维管理,增强了管理手段,提升了管理效果。医院 HRP 系统的实施,转变了核算模式,加强了财务监督,提高了管理效率。HRP 进一步深化了运营监控与绩效考核,实现医院预算、成本、资金一体化的财务管理模式,最大限度地发挥了财务管理在医院运营管理中的核心作用。

参考文献

［1］王曼,姚刚.基于财务一体化的管理的 HRP 系统设计[J].中国数字医学,2013,8(9):39-44.

［2］刘洋,曾凡,黄浩,等.医院资源计划系统的设计和实施[J].中国卫生质量和管理,2016,2(23):87-90.

原载《新会计》2017 年第 1 期

公立医院第三方支付实践与探索[*]

——基于 XH 医院的案例

上海交通大学医学院附属新华医院　王　冬　欧　铁　宋　雄　程　明

| 摘　要 |

　　为了解决医院长期以来存在的问题,以及有效解决"减少患者排队时间"问题,本文对 XH 医院结合医院发展需求,进行流程化再造,采用第三方支付直接嵌入 XH 医院就诊流程,方便病人就医,提高工作效率,降低交易成本,进行了分析。

| 关键词 |

排队　第三方支付　流程再造

　　目前,公立医疗服务中仍旧存在往返多次排队现象。医疗资源的紧缺以及传统的人工排队挂号机制,导致了"黄牛"等现象的滋生,破坏了就医环境,使得医疗资源无法得到公平、公正、合理的分配和利用。第三方支付有效改善了上述问题,公立医院也对其开展了积极的探索,对医院的挂号付费机制进行统一的管理,方便了病人预约挂号和就诊,极大地缩短了病人就医时间,提高了病人对医疗卫生机构的满意度。本文对此进行分析。

一、第三方支付分类

(一) 按《非金融机构支付服务管理办法》分类

　　(1) 网络支付。网络支付是依托网络技术支持,收付双方完成货币资金转移的行为。网络支付是在第三方支付机构的服务支持下完成的,基于互联网等渠道支持,第三方支付机构通过与银行对接,保障商家与消费者顺利完成支付流程。

　　(2) 预付卡发行与受理。预付卡是消费者只有先付款才能享受服务或产品的支付模式,这种卡是基于营利目的而设置的。目前市场上主要有两种预付卡:一是单用途预付卡,企业通过与银行达成协议,购买制作该卡的权利,这种卡只能用于发卡机构内部消费,WZ 医科大学第一附属医院新院区的第三方支付模式的核心就是此类模式;二是多用途预付卡,这种卡通常是在第三方机构与商家们达成某种协议后发行的,这种卡可到商家联盟内的营业点进行刷卡消费。

　　(3) 银行卡收单。银行卡收单,其本质是一种代收货币资金的行为,如果银行卡特约

---

　　* 基金项目:中国卫生经济学会资助第 17 批招标课题:第三方支付在公立医院的应用和规范化管理研究(CHEA1617070402)。

商户不方便或没有时间,收单机构则会借助受理终端帮助其完成货币资金代收。这里所述的受理终端指的是经过预处理的各类支付终端,如各种 POS 终端、金融 IC 卡支付终端等;收单机构可以是银行等金融机构,也可以是非金融机构。

(二) 按第三方支付机构主体分类

(1) 对支付机构进行分类,根据独立性可分为第三方支付机构和非独立的第三方支付机构。独立的第三方支付机构自身没有电商平台,整个销售过程中,不参与任何环节,仅负责支付服务,常见的有快钱、联通支付等;非独立的第三方支付机构则不同,它与电商平台往往具有合作或者从属关系,服务的主体也是合作的电商平台。

(2) 根据资本性质划分,有国有控股第三方支付机构,典型代表是银联商务;国有参股第三方支付机构,典型代表是通联支付;民营第三方支付机构,如支付宝等;外商独资第三方支付机构,如贝宝等;中外合资第三方支付机构,如首信易等。

(3) 根据业务范围划分,有单一与综合两种。单一业务支付机构,大多只针对某一类业务服务,举例来说,杉德作为著名的支付机构,其业务主体只有银行卡收单业务一种。

(三) 按第三方支付是否需要交易担保分类

(1) 交易担保型。交易担保型是指由电子交易平台与各大银行开展业务合作,依靠公司实力和信誉为买卖双方进行担保。这种具有担保功能的第三方支付平台,可以吸引更多的商家入驻,也能为消费者带来更多便利。买方检验物品后,就可以通知付款给卖家,第三方再将款项转至卖家账户。在交易型担保模式中,第三方平台实际承担了部分仲裁功能,天猫、淘宝采用的支付宝支付目前就是这种模式。

(2) 非交易担保型。非交易担保型是指平台仅记录整个交易的记录,买家付款实时到账或参照平台与商户的约定时间和期限提款。目前,许多商户的微信与支付宝扫码支付就是这种模式,公立医院应首先考虑非交易担保型账户模式。

二、第三方支付在公立医院应用分析

(一) 第三方支付公立医院应用概况

据不完全统计,全国实施第三方支付平台的三甲公立医院已超过 700 家,各级公立医院近千家。按照卫计委 2015 年发布的全国公立医院共有 13 304 家计算,第三方支付平台的应用比例约为 7.5%,占比较小。但从地理分布上看,覆盖 90% 的省份,即各省主要城市均有开展。从服务量上看,截至 2016 年 9 月,第三方支付在公立医院实施两年多来,患者总服务量约 5 000 万次,累计节省公立医院人力 8 400 个工作日,累计节省患者时间 18 326 小时,大大缩短了就医等候时间,给患者提供了便捷服务。

第一批开展第三方支付业务的医疗机构日交易可达 6 000 笔,其中挂号支付占 60% 左右。第三方支付平台在医疗机构的应用,缓解了就医"三长一短"("挂号排队、看病等候、取药排队时间长,医生问诊时间短"),在缩短挂号交费排队时间方面有明显意义。通过第三方支付进行挂号及诊间移动支付的方式,免去排队交费流程,使患者平均就诊时间缩短至 0.5～1 小时。就诊总时间由窗口排队挂号、就诊、缴费等所需平均耗时约 120 分钟缩短至 48 分钟,大大提高了患者就医的满意度(就医感受),也明显改善了医院的就诊环境。主要应用形式见表 1。

表1 第三方支付在公立医院的主要应用形式

第三方支付形式	实现方式	技术方案	优势
服务窗口	支付自助机	条码扫描、二维码扫描	医院设立固定自助机,安全性好
移动支付	App支付、协议代扣、当面付费	条码扫描、二维码扫描输入医院账号及金额声波付、条码扫描、二维码扫描	便捷快速准确、双方知晓小额免密码
信用支付	先诊疗后付费	第三方信用评估后,账户号直接信用付款	第三方垫付,医院资金安全,患者便捷

(二)第三方支付公立医院应用模式

(1)医保账户与第三方支付账户关联。第三方支付平台通过与社保系统建立数据接口,可以采集医保患者的基本信息。患者通过身份证号和社保号在第三方支付平台或App上注册虚拟医保卡,与医保中心信息库内个人信息及身份进行关联,同时实名绑定银行账户,在医保身份—待遇—付款等多个环节间通过第三方平台实现交易。医保患者的认证通过医保系统及银行个人征信系统共同完成。见图1。

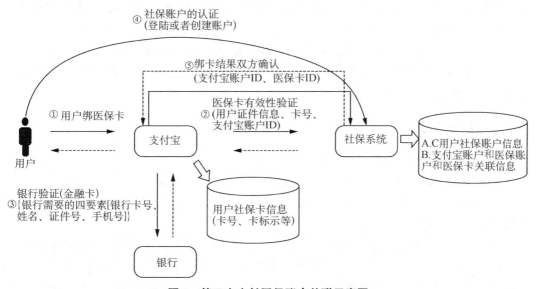

图1 第三方支付医保账户关联示意图

(2)医保分解结算流程。医保患者绑定信息后,经医保中心和第三方平台双重认定核验后,虚拟社保卡建立成功。在医院挂号就诊的信息会通过第三方平台传送至医保中心信息库,医保中心根据其享受的医保待遇,实时分解费用并将支付数据返回第三方平台,完成所需负担部分的支付。此流程的实现依托于第三方支付平台对大数据处理和信息安全保障能力,能够在极短时间内完成多方的数据分析与计算,以保证患者费用实时、准确的分解。见图2。

(3)医保患者身份核实与认证。第三方支付平台在患者身份认证方面具有优势,可以将身份信息通过国家公安网络、银行信息系统、医保信息平台以及电子照片等多重鉴

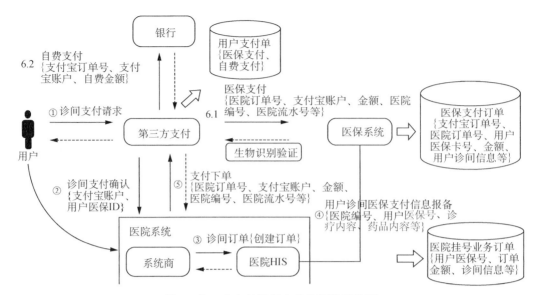

图 2　第三方支付医保患者分解缴费流程

别,改变了原有医生仅通过社保卡眼睛比对照片核实身份的现状,对识别患者身份的真实性和唯一性更加缜密。同时,在交易过程中,有动态密码实时刷新、虚拟社保卡输入支付宝密码等步骤,防止了社保卡冒名使用的骗保行为,对严格实名就医行为有很大帮助。在对真实就医信息关联后,对过度医疗、不合理用药、高额处方等行为也有所监控,对医院合理治疗的管理有促进作用。

三、第三方支付应用案例——XH 医院

(一) XH 医院第三方支付平台选型

为了选择适合于医院"门诊一站式"自助服务机的第三方支付平台,XH 医院"门诊一站式"自助服务机项目专项小组经过筛选和整理,备选了一批目前在中国成熟度高,信用较好的第三方支付平台。

(1)支付宝。支付宝最早出现是在 2003 年,由阿里巴巴公司研发推出。支付宝的最大功能是基于第三方平台提供支付服务。支付宝不仅具有便捷的支付功能,还有先进的风险管理技术,保障了使用者的支付安全。目前支付宝已经与诸多银行机构达成了战略合作协议,为广大商家、消费者带来了极大便利。

(2)财付通。财付通网站作为功能强大的支付平台与在线支付工具,凭借其高信誉,发挥着重要的中介作用。随着财付通功能的进一步完善,为提供商创造了可靠的在线支付通道,构建了安全稳定的统一计费平台,为在线交易创造了安全的交易环境,保障了交易的顺利完成。

(3)首信易支付。首信易最早出现于 1999 年,是一种新型的网上支付平台,服务主体是首都电子商城。首信易在我国创造了很多第一,是我国第一家"中立第三方网上支付平台",同时也是"二次结算""信任机制"的始创者。

(4)安付通。安付通不仅提供支付服务,还会全程监控买卖双方的交易流程,以促进

买卖双方安全顺利地完成交易为目的。安付通与多家商业银行达成了战略合作关系,支持网银支付,为买家顺利完成支付创造了极大便利。

（5）云网。云网属于国内成立较早的支付平台之一,诞生于 1999 年,作为一家商务公司,其对买家的购物体验极为关注,由其支付系统的研发及功能的改进即可看出。云网与中国建设银行合作最为紧密,是建行授权的第一家 B2C 商户。

（6）Apple Pay。Apple Pay,由其名称就可看出,与苹果公司有着莫大关联,是苹果公司在 2014 年推出的 NFC 支付软件,主要在苹果手机、平板等移动终端使用,并于 2016 年在中国正式上线。

为了确定选择哪些第三方支付平台,项目专项实施小组做了专题讨论,在专题讨论会中,有组员认为除了上述 6 家第三方支付平台以外,还应该选择按照医院个性化开发的预付费卡、银医通、银医联项目作为备选对象。见表 2。

表 2　各支付平台优劣势对比表

平台	优势	劣势
支付宝	① 有强大的网站品牌支撑 ② 在线支付手续费全免 ③ 市场份额大,使用客户群较多 ④ 与多家网银整合,安全方便	① 存在病人信息外泄风险 ② 不支持部分退费 ③ 无个性化开发方案 ④ 服务商处于强势垄断地位
财付通微信支付	① 有良好的网站品牌支撑 ② 在线支付手续费全免 ③ 与多家网银整合,安全方便	① 存在病人信息外泄风险 ② 不支持部分退费 ③ 服务商处于强势垄断地位 ④ 无个性化开发方案
首信易支付	① 提供统一接口及自动付款功能 ② 可实时查看订单明细 ③ 业务广,多种支付手段	① 存在病人信息外泄风险 ② 信用度低 ③ 知名度低
安付通	① 首创无上限卖家保障金 ② 帮助卖家管理交易 ③ 与 14 家网银整合,安全方便	① 存在病人信息外泄风险 ② 没有明确纠纷解决方案 ③ 收取注册费用
云网	① 实时购买,订单响应,转账结算 ② 高度自定义结算机制 ③ 量身定做的行业解决方案	① 存在病人信息外泄风险 ② 对商户收费 ③ 防御信用风险能力有待加强
Apple Pay	① 有良好的品牌支撑 ② 支持离线支付	① 存在病人信息外泄风险 ② 无法绑定社保卡 ③ 只有持有 iPhone 的客户可以支付
银医通	① 由申康中心为公立医院量身定做 ② 可以绑定社保卡 ③ 可以全市三甲医院通用	① 自助服务机投放率不高 ② 政府层面推动,管理标准不一 ③ 预存款模式,操作管理不便
银医联	① 由 XH 医院独立自主研发 ② 可以绑定社保卡	① 只可以在 XH 医院使用 ② 支持该功能的发卡行数量有限
预付费卡	① 由 XH 医院独立自主研发 ② 可以绑定社保卡	① 只可以在 XH 医院使用

综合各平台优劣势以及专项实施小组专家意见,XH 医院决定在"门诊一站式"自助服务机上搭载支付宝、微信、预付费卡、银医通、银医联等支付平台,构筑 XH 医院第三方支付一体化系统。

(二) XH 医院第三方支付应用流程

XH 医院在学习 WZ 医科大学第一附属医院新院区预付费卡的第三方支付模式后,建立了 XH 医院预付费卡第三方支付模式,主要业务流程如下:

(1) 窗口注册。患者来 XH 医院就诊时,如果需要使用预付费卡第三方支付模式,先要到 XH 医院财务收费窗口进行注册登记。在患者出具身份证及填写 XH 医院预付费卡注册申请表后,由经办人员将患者所填写内容录入 XH 医院预付费卡支付系统,并将该病人信息与待发放预付费卡绑定,注册完成后发放 XH 医院预付费卡。

(2) 预付费卡充值。患者在给预付费卡充值时,必须到 XH 医院财务收费窗口,由经办人员代为办理充值业务。充值出具身份证和 XH 医院预付费卡,并填写 XH 医院预付费卡充值申请表。经办人员核实患者信息后,按患者填写的 XH 医院预付费卡充值申请表上的申请金额为预付费卡充值。患者可以选择的充值方式为现金充值、银行借记卡充值、银行贷记卡充值。

(3) 预付费卡缴费。患者在办理了 XH 医院预付费卡后,无须再来财务收费窗口缴费。患者看诊时,由医生刷 XH 医院预付费卡读取患者信息,在开具医嘱后,系统自动扣费。见图 3。

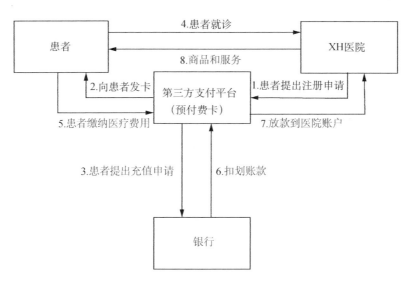

图 3　XH 医院预付费卡注册、充值、缴费业务流程图

(4) 预付费卡余额退款。患者需要办理 XH 医院预付费卡余额退款时,需凭身份证和 XH 医院预付费卡,填写 XH 医院预付费卡余额退款申请表后,在 XH 医院财务收费窗口审核患者身份信息,统一由经办人员退费。由于考虑到医患特殊矛盾,银行卡退还充值款需要较长时间周期,故退费形式一律采用现金形式。

(5) 预付费卡销户。患者如果需要办理 XH 医院预付费卡销户,需凭身份证和 XH

医院预付费卡,填写 XH 医院预付费卡销户申请表后,在 XH 医院财务收费窗口,由经办人员统一办理销户。经办人员核实患者信息后,将预付费卡余额退还患者,收回预付费卡后,在 XH 医院预付费卡支付系统中将患者信息进行销户处理。见图 4。

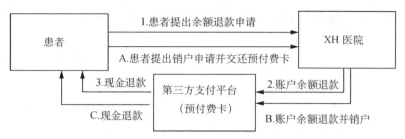

图 4　XH 医院预付费卡余额退款、销户业务流程

第三方支付有效解决了交易成本问题,降低信息成本、签约成本、契约成本,提高交易效率,进一步提升用户体验。XH 医院针对患者在该院的支付现状及支付需求,展开了以预付费卡为基础的第三方支付业务,意在优化就诊流程,提供个性化支付结算与增值服务。

四、第三方支付应用效果分析

XH 医院已正式启用一站式付费服务系统。随着医院各种推广举措的实施,通过第三方支付的业务笔数从系统启用当年 8 月占总体业务笔数的 3.65%,到 10 月占比 6.27%,到 12 月月末达到 20%;随着宣传的继续、就医流程的深入改进以及病患付费观念的持续改变,预计占比将会呈现指数级增长。第三方支付笔数见表 3。

表 3　第三方支付情况一览表

支付方式/月份	单位	第一个月	第二个月	第三个月	合计
微信支付		6 648	9 669	15 961	32 278
银医联		4 078	2 707	2 425	9 210
银医通	笔	5 501	4 391	3 841	13 733
支付宝		13 950	20 090	25 165	59 205
合计		30 177	36 857	47 392	114 426

在项目的具体实施过程中,病人体验效果是明显的,它确实起到了降低病人交易成本的作用。随着项目的逐步深入,它亦暴露出了部分问题,传统的风险点将逐步消失,而新的风险点会不断出现。医院在具体实施过程中,应不断根据新出现的风险点制定管控策略,持续重点追踪和防范新出现的风险,搭建合适的风险控制管理框架,不断加强内部控制体系。

参考文献

[1] 傅玉,赖科夫,王友俊. 第三方支付在医疗服务流程中的应用实践与体会[J]. 经济研究导刊,2017(5):139-141.

［2］张永光，王晓锋. 第三方支付在公立医院中应用研究［J］. 卫生经济研究，2016(8)：55-57.

［3］金明光. 医疗机构第三方支付应用研究［J］. 中国卫生经济，2015，32(2)：90-91.

［4］王安其，顾梓玉，郑雪倩，等. 手机支付在医院服务流程中应用探讨［J］. 中国医院管理，2015，35(6)：37-39.

［5］周良荣，刘艺臻，唐俊伟，等. 对公立医院改革的反思［J］. 卫生经济研究，2014(10)：37-40.

原载《新会计》2017 年第 11 期

医院财务数据集中管理探讨

上海市普陀区中心医院　高彩兰

一、引言

面对当前复杂的医院组织及医院核算和管理基础资料不统一的现状，财务业务信息数据无法共享、口径不一致，使得财务业务信息数据缺乏可比性；各业务系统独立运行，各类数据无法衔接，导致业务处理和管理执行效率不高。这一问题长久以来阻碍了医院的发展，因而实行财务业务数据集中管理很有必要。为更好地落实医院会计制度，保证财务数据及账务信息反馈的畅通准确，使医院的政府投入资金、成本费用等处于可控状态，提高财政经费的运行效率和效果，本文提出了医院财务数据集中管理的思路，对财务管理系统集中管理设计理念和方法进行探讨。

二、财务业务数据集中管理系统构建

1. 建立以财务核算系统集中管理为核心的财务业务一体化体系

（1）医院现金流管理。一方面，医院的现金流在各个业务环节中都存在，某些已经支出的费用，不到报销环节无法体现，等到真正核算才知道超支。另一方面，导致医院营运费用经常超支，原因是各环节成本控制不严，没有费用超支的预警提示，费用支出审批口多，审核不严，医院从相关领导到科室主任及各级医护人员的成本意识不强。

如何快速、便捷、有效地进行综合协调，从资金源上加以约束，如何管理和跟踪每笔经费的发生和支出，如何变事后管理为预先控制，将直接影响医院的运营效率。审批管理程序和控制手段的要求被提到议事日程上来。审批管控带来的直接或间接效果，最终从收支表上反映出来。

为了解决这些问题，构建现金控制信息系统。现金流业务审批管控是将各种费用申请和审批工作协同起来。确保业务流程连贯不被人为割裂，实现财务业务一体化。面对这些繁杂而又量大的费用支出，要及时反映资金流转的进度和时间，为下一步对医院实行流程化管理，在环节上提供帮助。通过银医互联实现银行自动收付款、信息下载、自动对账、余额调节表、长期未达账等自动处理。在资金管理中将费用支出与预算系统关联，使每笔费用的发生都有据可查。凡超出预算项目的新增费用，可通过新增费用流程系统加以控制，最终达到降低资金管理风险的目的。图 1 提供了某种新增费用的现金流管理系统和流程，能对医院现金流的管理起到控制作用。

（2）HIS 账务管理系统。整合医院 HIS 管理系统，将医疗业务收费纳入系统管理，并与财务核算系统集成，满足医院财务人员对门诊、住院收入、住院结算、病人预缴金、病人欠费等财务数据进行管控。

（3）药品账务管理。药品成本是医疗业务支出的最大成本，加强药品管理需要，通过将药品账务管理与财务核算系统联网，为财务人员对医院的药品采购、药库账务管理、药

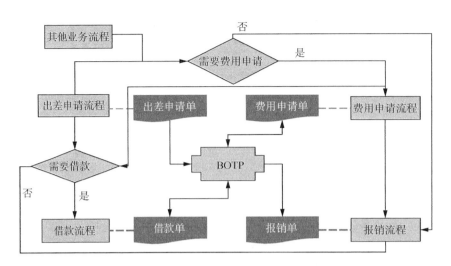

图1 现金流管理框架和流程图

房账务管理提供有效的支持,进一步提高药品成本核算的正确率。

(4)资产管理。财务核算系统与资产管理系统之间业务数据实时交互,包括物资、固定资产相关单据实时生成会计凭证,物资、固定资产、费用报销实时形成成本数据和预算执行数据,同时生成部门资产管理台账,使资产得到有效管理。

对上述系统之间的数据交换与集合,统一由医院综合管理部门进行集中监管,不但减少了操作人员手工录入大量数据的时间,还提高了工作效率及数据的正确率,为医院的运营管理提供更多分析数据,也为管理部门分析、研究提供便捷,使管理决策更加合理、科学。

2. 建立以科室成本核算为主的成本管理体系

成本核算从财务角度是指从确定费用计算对象到费用的归集分配的各种方法。成本核算从医院实际情况出发,通过自定义的成本分摊方案,对医院的科室成本进行多维度以及多角度的分摊。

(1)科室成本核算的法规依据和方法。科室成本核算的法规依据:一是卫生部、财政部颁发的《医院财务制度》和《医院会计制度》;二是事业单位会计准则。在核算过程中,必须结合医院的实际信息化管理基础,拟定适合自身管理模式的管理方法。通常医院可采用如下方法核算:收支配比法、业务当量法、作业成本计算法。

(2)科室成本核算应包括的内容。完整的科室成本核算应能满足医院"收入、成本、效益"分析等;能与财务报表和成本报表两个报表反映的收支节余保持一致。在成本核算时,利用成本分析工具,对科室成本进行分析核算,在科室成本核算体系中反映直接成本与间接成本数据的分摊;在反映门诊、住院各科室成本的构成情况时,反映各住院各科室、诊疗组、护理组医疗成本的影响程度以及控制成本的目标等,并按收益高低进行排序分析。为方便管理者了解各科室各诊疗组、护理组及门急诊等各科室的盈亏状况,也便于对每期成本的变化进行横向和纵向分析,要从成本变化趋势,寻找成本变动的因素,找出成本控制点,从不同属性、不同角度控制成本。

建立科室成本核算体系,从各管理层次、各部门多角度、"横向到边、纵向到底"的数据汇集,获得第一手原始数据。通过编制成本分析表,各级管理人员能及时了解各类成本结构及其变动趋势,还能主动承担控制成本的责任,以达到合理控制医院运营成本,提高资金使用效率目的。

3. 建立以全面预算管理为核心的运营管理体系

医院全面预算管理包括计划、控制、协调、激励、评价等功能为一体的运营管理工具,是现代医院管理控制的重要方法。医院收支通过实施全面预算管理,量化医院的经营目标、规范医院的管理机制。预算管理体系的建立,要根据确定的责任中心,编制全面预算。责任中心同时还指导和控制各个责任次中心的相关预算制定工作,在执行过程中,责任中心有责任和权利对预算执行的偏差进行合理评估与分析,提出改进建议,同时责任中心在业务运行的各个阶段,不断地进行事中监督与检查,真正做到事前计划、事中监控与事后检查总结,由此保障医院总体经营目标有效执行。

全面预算管理覆盖业务预算、资金预算、收入预算、成本预算、物资采购预算、新增项目预算、固定资产及其他投资预算等管理体系。建立完整的全面预算管理体系,包括下列内容:

(1) 统一预算科目、预算编制口径、预算模板、预算编制行为。由医院预算管理委员会(或预算责任中心)统一控制预算审批、预算调整,在医院统一管理和协调下,通过预算管理平台,将医院的各类基础数据、业务凭证、分析报表、审批审核等权限,落实到各相关预算执行部门,以达到统一管理分头落实执行的目的。

(2) 实现预算基础数据管理。在预算科目、供应商(客户)及供应物料等项目内容上,实施预算责任中心统一控制和各部门各科室自行控制相结合的方式,达到统分结合、管办分离;统而不僵、办按规定;管放适当、执行自如的管理目的。

(3) 预算执行情况分析。预算责任中心下达预算指标至各责任部门,通过运用相应的预算分析模板,对各类执行数据进行分析。预算责任中心对预算分析模板分析情况进行整理汇编,以使预算执行情况处于可控状态。

(4) 设置统一的预算执行预警平台。通过预警管理平台,自行定义会计核算、预算管理、成本管理等预警消息,实现对预算管理的多角度预警,加强预算管理控制,实现风险防范目的。

三、结语

建设现代医院财务数据集中管理体系,通过覆盖与医院资金流"总动脉"相关业务流程的管理,优化管理流程,提高资金使用效率,提高床位使用率,全面提升医院管理效率。财务数据集中管理的介入,让较为复杂的医院管理,包括人(医院人与社会人)、财(医院财和社会公共财)、物(物品,药品)在错综复杂的关系中得以融合畅通,使资源(包括医院和社会的)协同优化,在实现医院管理能力提升的同时,发挥医院最大的社会价值和功效,促进了医院的健康发展。

原载《新会计》2017 年第 1 期

医院科研经费流程管理体系探析

复旦大学附属妇产科医院　　黄伟忠

医疗卫生行业的竞争和精细化管理程度日益加深,医疗机构迫切需要改进科研经费管理体系,利用信息化手段改造医院科研经费管理体系。本文以某医院为例进行探讨。

一、医院科研经费流程管理现状

1. 会计核算手段落后

某医院为三甲专科医院,科研经费累计已近亿元,但经费管理仍停留在人工操作阶段,采用"科研经费本"手工记账方式进行经费审核及报销。一个课题项目设置一个经费本,经费本由项目负责人保管,报销时经办人将相关发票及单据依次交科研部门、分管院领导、财务部门审核,最后通过医院办公自动化平台公示审核结果。如审核通过,经办人携带经费本于规定时间至财务部门办理报销。如审核未通过,则由经办人领回报销单重新填写。

2. 科研经费管理不严

项目负责人由于专注临床研究工作,对经费疏于管理,登记错误时有发生,甚至还会出现经费本遗失的情况。而审核通过后,经办人未及时到财务部门办理报销,也会导致经费本与财务账的差异,增加财务对账的难度。

3. 缺乏信息技术支持

财务报销流程处理环节多、流程重复、内容分散,存在信息传递反馈迟缓,后期数据核对工作复杂等缺点,使有关人员难以获得及时的、准确的信息,更无法从预算和管理角度对科研经费进行全程控制。由于缺乏有力的信息支持,项目负责人不能实时查询各自的科研经费余额,科研部门也无法将经费使用与科研进度进行比较,经费下达、报销也需随经费本的流转进行,工作效率低下。如遇结题、审计及年末对账,项目负责人、科研部门、财务部门需花费大量精力对科研经费本及财务账进行核对整理。这样做不仅浪费精力还经常出错。

二、医院科研经费流程管理体系构建

1. 建立管理体系

笔者结合科研经费管理经验,以直线职能制为组织结构类型,以项目负责人、科研部门、财务部门、审计部门、分管院领导为使用主体,以建立覆盖项目立项、管理、实施、考核主体的逐级管理机制为目标,设计新型科研经费流程管理体系,并将其纳入科研经费信息集成化流程改进中。

科研经费流程管理体系(见图1)包括项目立项、预算管理、经费支出、结题验收四个方面。项目负责人、科研部门、财务部门是直接参与者,而审计部门和分管院领导则对整个体系起监管考核作用。在设计相应科研经费管理信息系统以取代科研经费本时,需严格按照上述体系建立相应模块,明确各部门职能。

(1)项目立项管理。科研项目获批立项后由科研部门通知项目负责人提交项目立项

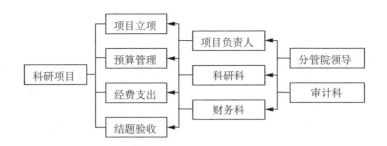

图1　科研经费流程管理体系

相关材料,同时在科研经费管理信息系统中创建该项目。一般由项目负责人创建,相关项目配套经费及院级以下课题也可由科研部门创建,内容包括项目名称、项目编号、负责人及课题组成员、资金来源等。创建完成后的项目由科研部门审核确认,只有审核通过且经费已下拨的科研项目才可进入预算管理模块。

(2)预算管理。财务人员将所有下拨到医院的科研经费录入科研经费管理信息系统。科研部门根据财务部门提供的到账证明,与系统中已立项项目进行核实。确认无误后,分配给该项目独立的核算账户及财务编号,同时根据立项批复文件给予医院配套资金支持并录入分类项目预算(如会议费、差旅费等),以便之后经费支出时对分类项目逐项审定,更好地监控经费使用。另外,经费到账信息将通过信息系统通知项目负责人,以便及时开展科研工作。

项目负责人需严格执行项目主管部门有关经费使用规定、管理办法及财务管理规定,按照经费预算严格执行,一般不得随意更改。如有特殊情况需要调整预算,必须事先向科研部门提出书面申请,并得到项目主管部门批准,方可更改。

(3)经费支出管理。经办人在系统中填写科研经费报销申请。经办人应详细填写报销申请各栏目(项目名称、财务编号、分类项目报销金额等),其中系统会自动审核是否超出相应的分类项目预算),系统会为填写完成的申请单生成唯一的申请单号。经办人将需要报销的发票、单据妥善粘贴,由项目负责人初步审核通过。系统中报销申请依次流转至科研部门及分管院领导处,审核报销材料与项目内容的相关性、合理性。审核通过后,经办人打印纸质报销单后到财务部门报销相关费用。如项目需购买材料及设备,需事先与设备部门进行沟通,由设备部门审批配置情况,统一采购或调度,合理有效地安排医院设备资源。若在上述审核过程中发现存在不符合报销规范或财务规定的问题,由相关部门联系经办人修改后重新进入报销流程(见图2)。

(4)结题验收管理。根据立项时录入的结题时间,相关项目负责人应在截止日期前全面清理经费收支和应收应付等款项,暂付款尚未结清的,应在结题前全部报销或归还。并从科研经费管理信息系统中导出项目结算明细表,完成结题验收报告经科研部门、财务部门审核确认后上报项目主管部门。需要时可根据项目主管部门要求配合提交相关材料,进行经费审计。确认结题的科研项目,结余经费按各类专项经费管理办法执行,取消系统中该项目的报销权限,并冻结有关操作。

2.设计系统功能

(1)实时查询,加强经费使用的监督。项目负责人可根据经费报销申请单号随时追

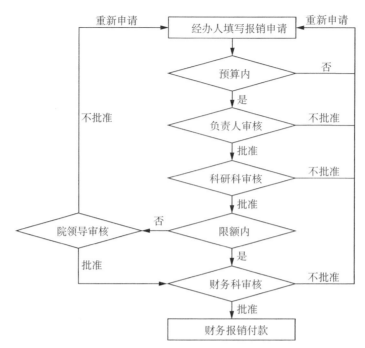

图 2 科研经费报销流程

踪报销进程。而科研经费管理信息系统根据不同的使用者，另外设置相应的查询权限和关键字。项目负责人和职能科室可根据时间、金额、摘要等要素查询各自权限范围内所有与上述要素相关的经费支出信息。科研经费管理信息系统实现了实时查询、追踪、监控科研经费的使用情况。

（2）数据汇总，方便科研经费统计。按年、月生成项目收支汇总报表，反映课题及医院配套经费使用情况，并与财务记账相核对，保证科研经费数据的准确性。报表数据可联查细化，根据不同条件或多条件组合统计与分析，生成相应的数据报表，为不同需求提供个性化服务。报表具备导出功能，方便办公软件对数据进行后续处理。

（3）自动对接，完善科室之间的沟通。科研经费管理信息系统应与财务管理、物资管理、药品管理等系统相连接，相关的经费支出信息通过软件程序接口自动传输给上述系统，实现系统之间的无缝衔接，减轻职能科室的工作量，同时保障信息的正确性和关联性，便于管理人员追溯信息来源。

（4）成本归集，为项目评估打下基础。科研经费管理信息系统结合项目预算，在系统中立项时统一规范科研经费的使用范围和标准。医院根据经费使用数据，结合科研项目类型、科研活动特点定期对科研工作进行评估。通过设置相关成本指标，结合项目开展进度，科学考核科研经费使用情况。

三、结语

科研经费管理信息系统可协助医院做好科研经费使用监管工作，但系统的建立只是医院改进科研经费管理体系及流程的一个方面。科研经费管理是医院管理的重点工作，相关科室在科研经费使用与管理中要真正做到各负其责，协调管理、密切配合，通过自查和专项检查,发现问题,分析原因,制定或修订有关制度和办法,建立加强科研经费管理的长效机制,促进科研经费管理的规范化、科学化。

原载《新会计》2017 年第 1 期

后　记

　　医疗改革和医院管理攸关千家万户，关涉广大人民群众的生命健康和社会公共卫生安全，因而一直是国家和社会关注的焦点，当然也是一个需要不断破解、需要逐步化解的难题。我们作为奋斗在医疗改革一线的财务人员，从财务会计的角度以及财务与医疗业务融合的高度，积极探索、研究和推进医院财务改革，大力强化成本控制和绩效考核，迅速适应信息技术发展大趋势，推动医院财务会计工作各环节的无纸化、移动化和信息化。这些探索性的工作，既是服从、服务深化医疗改革的客观需要，也是公立医院财务人员应有的责任担当。

　　在持续推进医疗改革的过程中，上海公立医院财务改革也一路前行。我们作为医院财务改革的推动者、参与者和实践者，一直在总结提炼医院财务改革的经验与教训，一直在借鉴国内外优秀的医院财务管理理论与实践。我们真切希望把亲身经历的改革发展、实践心得甚至经验教训，凝练成系统性的可复制、可推广成果，供同仁相互借鉴、相互学习，共同推动和促进我国医疗改革不断深化，为化解"看病难、看病贵"难题作出我们应有的贡献。幸运的是，在上海市会计学会的大力支持下，我们先后承接了几项重点研究课题，研究成果得到了专家们的一致认可，很多都已经应用到医院财务会计实践，并取得了很好的成效。看到这几份研究报告结集出版，我们的辛苦与努力终于变成散发着油墨香气的书籍，我们由衷感到高兴。

　　在本书出版之际，我们要特别感谢上海市会计学会。正是由于上海市会计学会学术委员会给予我们课题立项的机会，对课题研究严格要求并安排专家悉心指导，促成和激励着我们在繁杂的事务性工作之余，静下心来思考和研究医院财务管控的现实和未来发展方向；也正是由于上海市会计学会秘书处的策划和牵线搭桥，才促成了本书的面世。

　　在本书出版之际，我们要特别感谢上海市卫生健康委员会和上海申康医院发展中心，正是上级部门不断地推动深化医疗改革，督促着我们不停地探索对策、不停地改进实务。

　　在本书出版之际，我们要感谢派驻医院的领导和财务团队。没有他们的支持，我们不可能完成这些课题研究，不可能取得今天的研究成果。这些课题研究成果也是派驻医院财务团队协同研究、共同努力的结果。我们作为财务团队和课题研究组的代表，衷心感谢各医院领导的大力支持，感谢各位同事和参与者的辛勤付出和无私奉献。

　　最后，我们还要感谢立信会计出版社，特别是感谢责任编辑孙勇老师，他从前期策划、封面设计，到文字把关，都体现出高度的敬业精神和专业素养，确保了本书的编印质量。

　　当然，需要说明的是，囿于研究时的政策规定、技术条件和能力水平，部分课题的结论和建议可能并不完全适应当前新的形势和环境。尽管我们对部分课题作了很多修改完善，但限于我们的能力和水平，本书可能存在这样那样的不足与疏漏，垦请广大读者同仁不吝批评指正。

刘雅娟　陈志军　何堃　李雪辉　周海平

2021 年 8 月